HUMAN ANATOMY

개정6판

인체해부학

고려대학교 의과대학 해부학교실

전용혁 · 서영석 · 박선화 공저

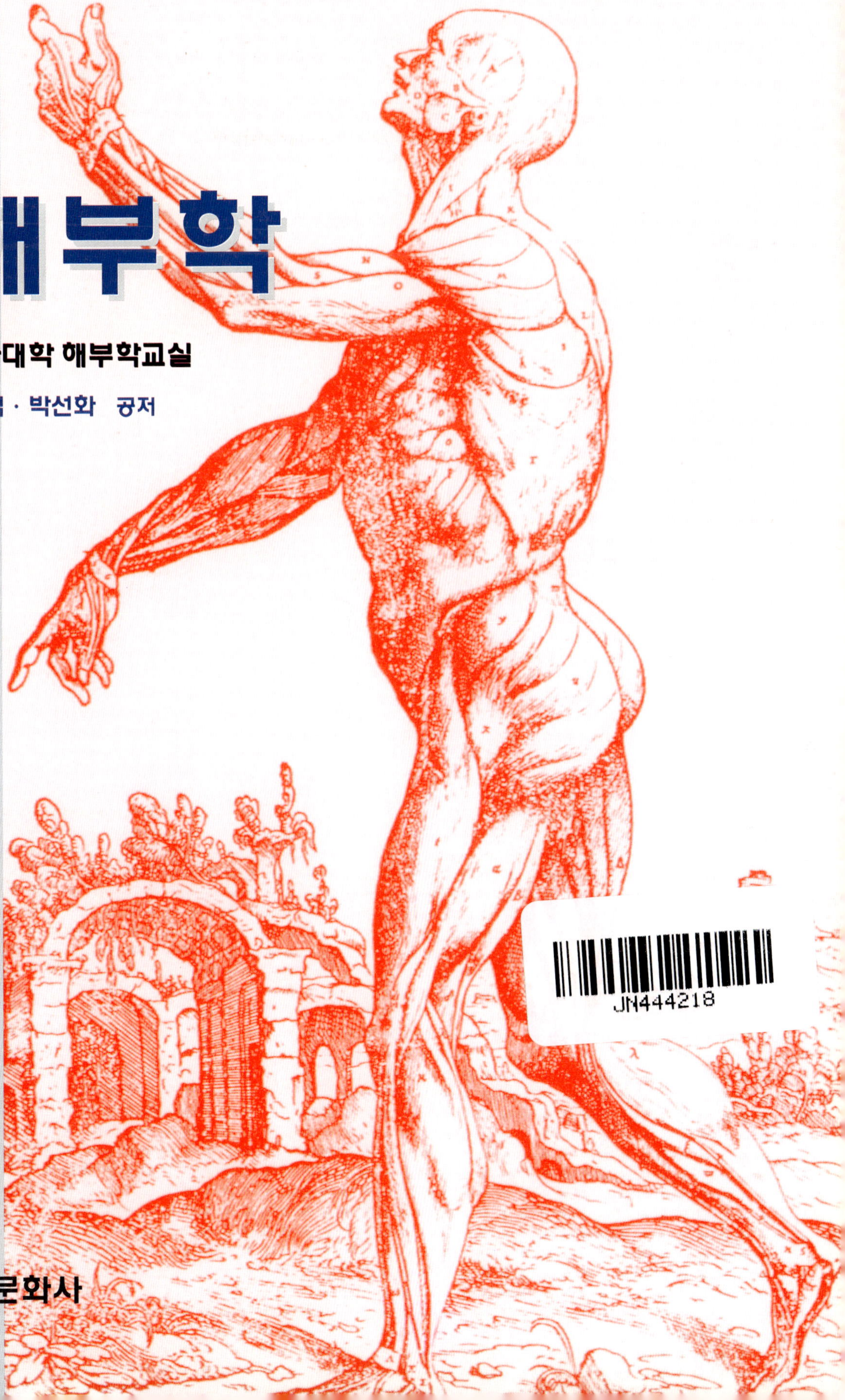

청구문화사

여섯째 판을 내면서

세월은 흐르는 물과도 같다더니 인체해부학 초판을 발행한지도 어느 듯 20여 년의 세월이 흘렀다. 오로지 학문에 대한 열정과 후학양성의 뜻을 세워 앞만 보고 정진에 정진을 거듭한 끝에 원저자들도 정년퇴임을 하게 되었으니 유수와 같다는 말의 이유를 알 것도 같다.

이 자리를 빌어 여러모로 미흡함에도 불구하고 그간 각별하신 격려와 성원을 보내 주신 여러 교수님들께 깊이 머리 숙여 감사를 드리며, 부디 배전의 성원과 격려로 지도편달 하여 주시길 바라마지 않는다.

그간 저자들의 졸저로 강의를 해주신 여러 교수님들의 성원과 후의에 보답 드리고자 5번의 걸친 개정작업을 꾸준히 벌여왔음에도 불구하고 아직도 부분적으로 오류가 있어 불편한 마음을 금할 수가 없어 여섯째 판을 준비하게 되었다.

이 책은 방대한 인체해부학 중에서 간호, 보건계열과 1~2학기에 강의를 마쳐야 하는 학과 학생들을 위해 필수적인 인체의 구조와 기능을 연계함으로써 인체해부학의 이해를 돕도록 구성한 지침서이다.

이미 세번째 판에서 새의학용어에 따른 신용어와 구용어를 함께 수록함으로써 앞으로 국가시험에서 모든 의학용어는 새의학용어로 출제한다는 원칙에 대비하였으며, 빠른 시간 내에 이해를 돕기 위한 간략한 표와 다양한 그림을 도입하여 학습효율을 높이도록 구성해 놓았다.

이제 와서 돌이켜 보니 이 작은 책자로 인해 수많은 분들과 오래 동안 인연을 맺었다고 생각하니 더욱 소중하고 감사한 마음을 금할 길이 없다. 부디 앞으로도 이 작은 책자가 이 분야를 공부하는 학생들에게 작은 도움이라도 되어주길 바라며, 부족한 부분들은 앞으로도 여러 분들의 지도편달을 받아 지속적으로 수정 · 보완해 나갈 것을 다짐 드린다.

끝으로 여러 가지 어려운 여건 속에서도 여섯 번씩이나 개정판을 발행해 주신 청구문화사 이상태 사장님을 비롯한 임직원들의 노고에 깊이 감사를 드리며 늘 건강과 행운이 함께 하기를 기원한다.

2009년 정월

저자 일동

셋째판을 내면서

이책이 처음 펴냈을 때부터 많은 사람들의 호응을 받아 왔기에 잘못된 부분을 고치고 부족한 것을 보충하여 곧 고친판을 내려고 하였으나 해부학용어를 우리말로 바꾸는 작업이 진행되고 있어서 미루어 왔다.

해부학용어는 초등학교를 다닌 사람이면 누구나 알 수 있는 우리말로 바뀌어야 한다는 당위성에 대하여 일일이 설명할 필요는 없으나 한 마디로 말한다면 국민건강을 위한 백년대계의 초석을 마련하는 것이라고 할 수 있다.

우리들이 지금까지 사용하여 온 해부학용어는 중국과 일본의 용어를 바탕으로 해방후에 급조된 것으로써 모두 한자로 되어 있어 발음만으로는 알 수 없는 것이 많을뿐만아니라 흔히 사용되지 않는 어려운 한자들이 너무 많아서 여러가지 건강과 관련된 신문, 잡지, 방송 등에서 고등교육을 받은 사람들까지도 잘 알 수가 없었다.

더구나 급속히 발전하고 있는 컴퓨터를 이용한 자동번역이나 자동읽기를 하기 위해서도 모든 용어들을 소리글인 우리말로 바꾸어야 하고 적당한 우리말을 찾을수 없다면 풀어쓰기를 해야 한다는 것은 미래를 위하여 너무도 당연한 일이다.

새로 만들어진 용어들은 아직까지는 만족할만한 수준은 아니지만 지금까지 사용되어 온 한자어와는 비교할 수 없을 정도라고 생각한다.

이번의 둘째판에서 고친 내용은 새용어의 사용과 더불어 아래와 같이 보완하고 변경하였다.

첫째, 새용어를 사용하였고 용어의 변경으로 인한 혼란을 덜어주기 위하여 옛 용어와 영어를 달아 놓았다.

둘째, 부분적으로 보완하면서 미흡하기는 하지만 모든 설명을 우리말 답게 표현하려고 노력하였다.

셋째, 그림을 변경하거나 보완하고 색깔을 넣었다.

넷째, 찾아보기를 우리말과 영어의 두가지로 정리하였다.

우리들이 반세기 동안 사용하여 왔던 옛 용어를 버리고 새 용어를 사용하는데 따른 혼란스러운 변화과정에서 의학 관련 분야에서 공부하는 학생들에게 많은 도움이 되기를 바란다.

1999년 12월 1일

펴낸이 씀

차 례

제 1장 서론 Introduction

제 2장 뼈대계통 Skeletal system

제 3 장 근육계통 *Muscular system*

제 4 장 신경계통 *Nervous system*

제 5 장 순환기계통 *Circulatory system*

제 6 장 피부계통 *Integumentary system*

제 7 장 소화기계통 *Digestive system*

제 8 장 호흡기계통 *Respiratory system*

제 9 장 비뇨기계통 *Urinary system*

제10장 생식기계통 *Reproductive system*

제11장 내분비계통 *Endocrine system*

서 론
Introduction

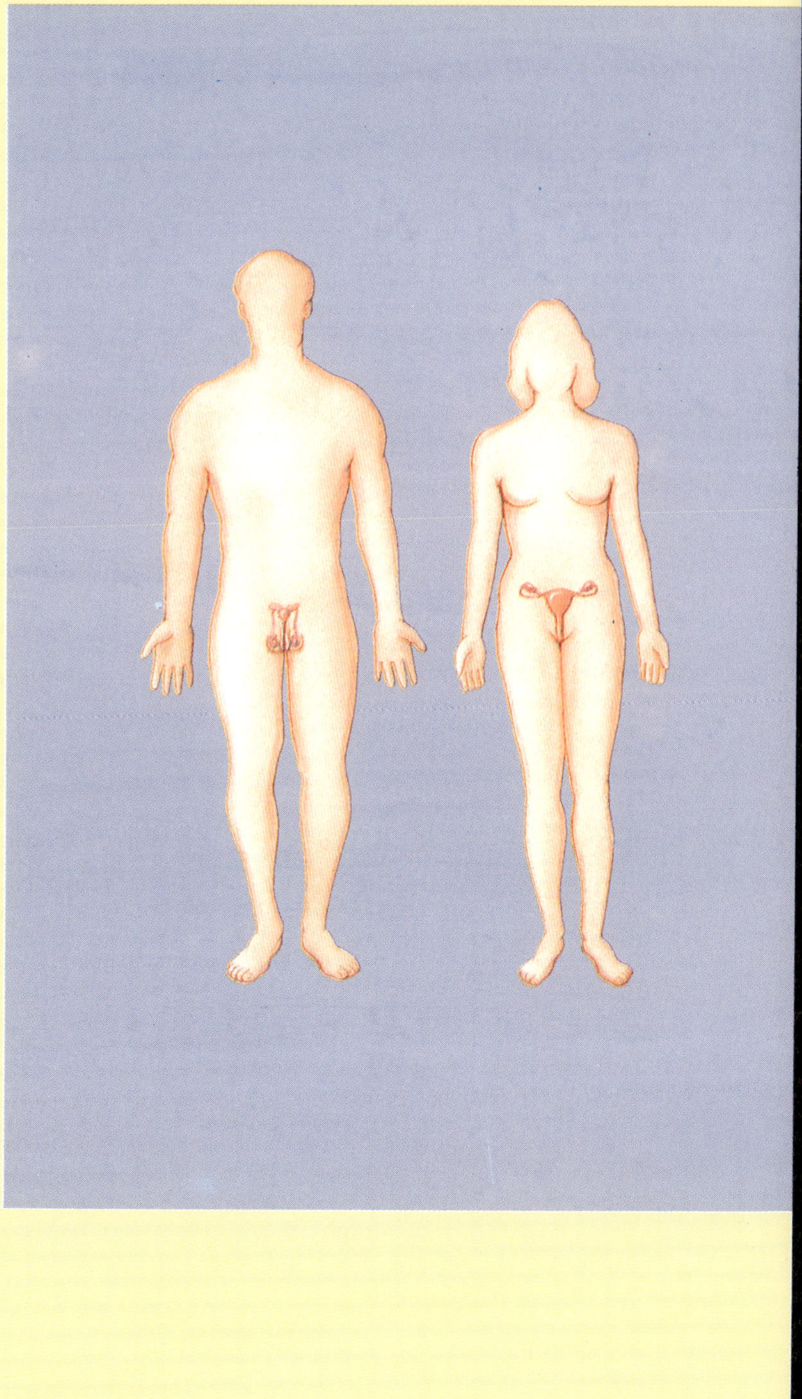

Chapter 1

제 1 장 서 론

해부학은 생체의 구조를 연구하는 학문으로서 생명현상을 탐구하는 과정에서 가장 처음 접하는 기본학문이다.

Anatomy란 라틴어의 cutting(tome) up(ana)이라는 뜻으로 생체구조를 공부하는 방법에서 비롯된 용어로써 2300여년 전 Aristotle이 처음 사용한 말이다.

해부학은 연구방법과 관찰범위에 따라 **육안해부학**(gross anatomy), **조직학**(histology) 및 **발생학 또는 태생학**(embryology)으로 분류된다.

육안해부학은 부위별로 해부하여 기술한 **국소해부학**(regional anatomy)과 기관들을 기능별로 묶어서 설명한 **계통해부학**(systemic anatomy)으로 구분한다.

이 책에서는 인체해부학을 공부하는 사람에게 복잡성을 덜 느끼게 하는 계통해부학을 주축으로 기술하면서 기능을 설명하였으며, 필요에 따라서는 현미경적 미세구조와 태생학적 설명을 덧붙여 이해하는 데 도움이 되도록 하였다.

사람 구조에 대한 개념

생체는 생명력의 유지, 즉 생존(survival) 그 자체가 가장 중요한 것이다.

생존하기 위해서 사람의 각 부분은 끊임없이 활동하여 내부환경의 **항상성**(homeostasis)을 유지해야 한다. 이러한 생체활동의 구조적 기능적 최소 단위는 **세포**(cell)이다.

세포는 그 구조나 기능이 대단히 복잡하고 스스로 생활을 영위하고 생식을 할 수 있다.

사람을 구성하고 있는 세포의 수는 무려 100조개 이상이나 되며 이렇게 많은 세포들은 원활한 기능을 수행하기 위하여 다양하게 집단을 이루고 있다. 세포집단은 형태학적으로 **조직**(tissue), **기관**(organ) 및 **계통**(system)의 3 단계로 설명할 수 있다.

조직이란 같은 종류의 세포집단이 **세포사이물질**(세포간질, intercellular substance)에 의하여 결속되어 있는 것이며, 세포사이물질은 세포가 만들어 낸 세포산물(cell product)로서 생명력이 없으며 조직에 따라 종류가 다르고 성분도 다르다. 생체에서 부분마다 다르게 보이는 조직의 다양성은 주로 세포사이물질 때문이다.

기관은 몇 가지 종류의 조직이 모여 어떤 특수한 기능을 수행할 수 있도록 만들어진 조직의 복합체이다.

계통이란 같은 기능 내지 서로 연관된 기능을 수행하는 일련의 기관들을 한데 묶어서 말하는 것이다.

예를 들면, 위(stomach)는 소화기계통을 구성하고 있는 여러 기관 중의 하나이고, 몇 가지 종류의 조직, 즉 상피조직, 결합조직, 근육조직 및 신경조직으로 구성되어 있다.

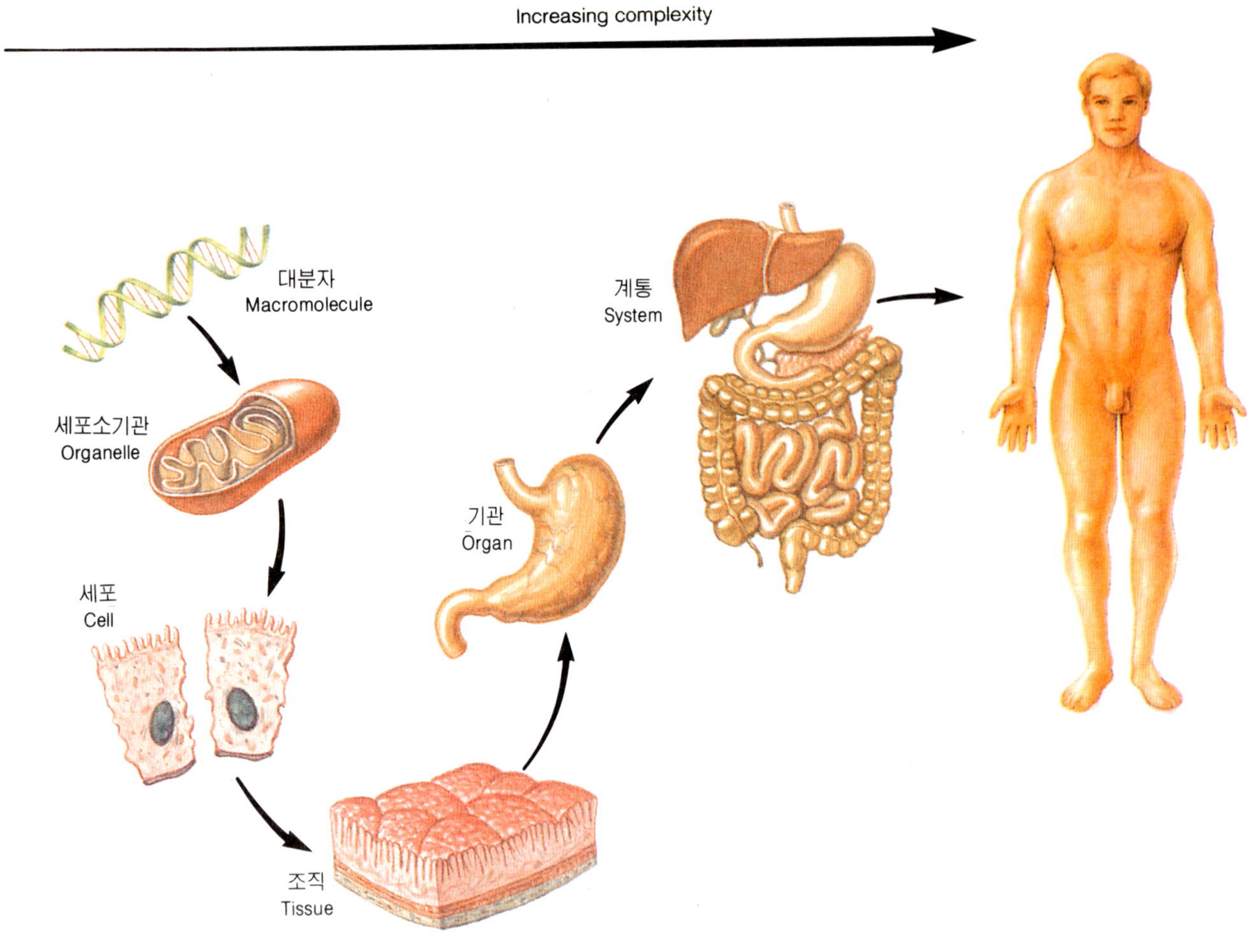

* 그림 1-1. 사람의 구성 단계.

사람은 다음과 같이 10가지의 계통으로 구분할 수 있다.

1. **뼈대계통**(골격계통, skeletal system)
2. 근육계통 (muscular system)
3. 신경계통 (nervous system)
4. 내분비계통 (endocrine system)
5. 순환기계통 (circulatory system)
6. 호흡기계통 (respiratory system)
7. 소화기계통 (digestive system)
8. 비뇨기계통 (urinary system)
9. 생식기계통 (reproductive system)
10. 피부계통 (integumentary system)

사람의 부분 명칭

사람은 중요한 기관들이 들어 있는 **몸통부분**(구간부, main part, body)과 운동을 자유롭게 할 수 있는 **팔다리부분**(부속부, accessory part, extremities)으로 대별 할 수 있다.

몸통부분은 **머리**(두부, head, cranium), **얼굴**(안면부, face), **목**(경부, neck, cervix), **가슴**(흉부, chest, thorax), **배**(복부, abdomen) 및 **골반**(pelvis)으로 구분된다.

몸통부분의 속공간(cavity, coelom)으로는 앞쪽에 **배쪽공간**(ventral cavity)과 뒤쪽에 **등쪽공간**

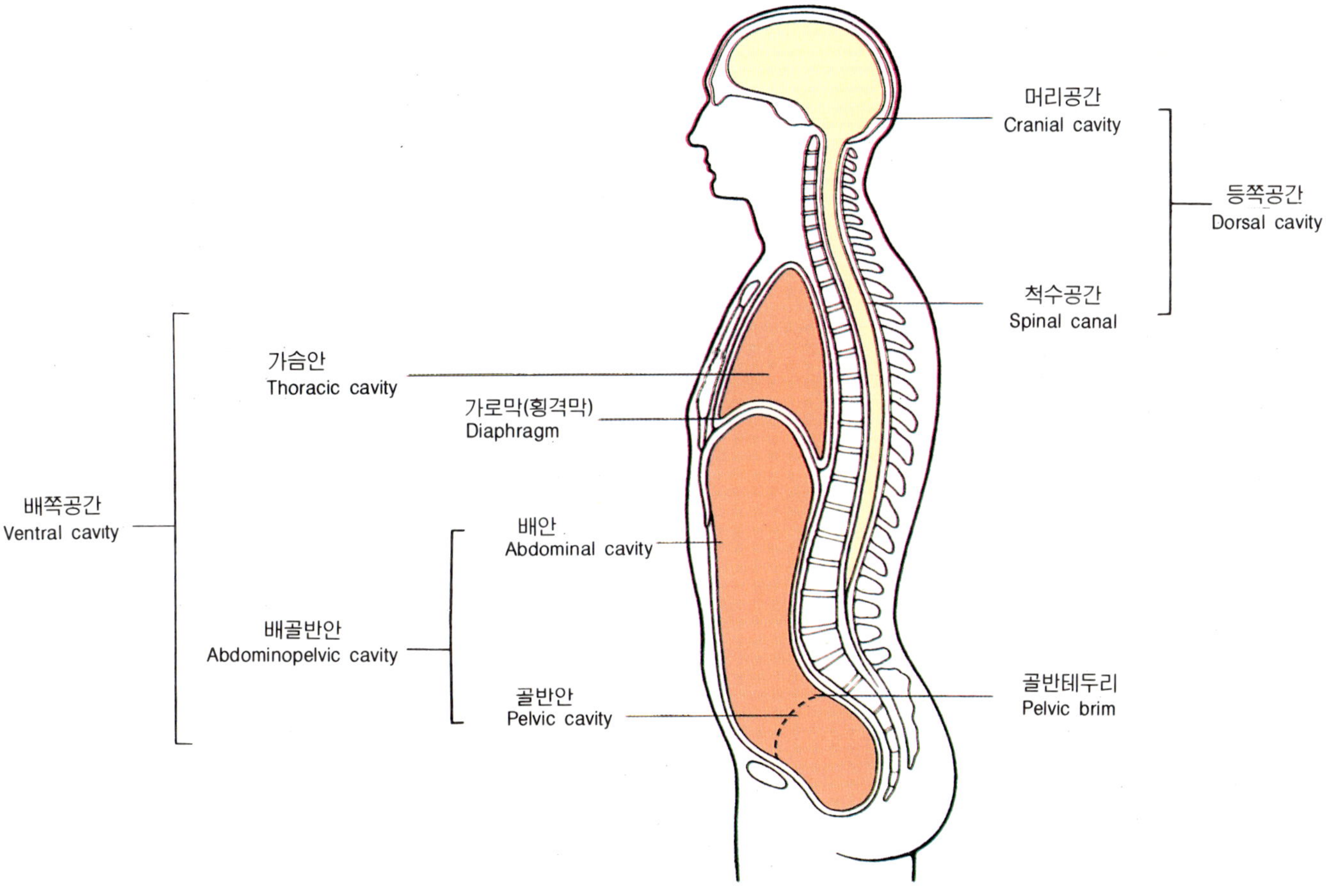

* 그림 1-2. 몸통부분의 공간.

(dorsal cavity)이 있다. 배쪽공간은 횡격막(diaphragm)을 경계로 **가슴안**(흉강, thoracic cavity)과 **배안**(복강, abdominal cavity)으로 구분되고 배안의 아랫부분을 **골반안**(골반강, pelvic cavity)이라고 한다. 등쪽공간은 뇌(brain)가 들어 있는 윗부분을 **머리공간**(두개강, cranial cavity)이라고 하고, 척수(spinal cord)가 들어 있는 아랫부분을 **척수공간**(척수강, spinal canal)이라고 한다.

팔(upper limb)은 **어깨**(상지대, shoulder, omos), **위팔**(상완, arm, brachium), **아래팔**(전완, forearm, antebrachium), **손목**(수근, wrist, carpus), **손**(수장, hand, palma) 및 **손가락**(수지, finger, digitus)으로 구분된다.

다리(lower limb)는 **엉덩이**(하지대, hip, coxa), **넙다리**(대퇴, thigh, femur), **아랫다리**(하퇴, leg, crus), **발목**(족근, ankle, tarsus), **발**(족, foot, metatarsus) 및 **발가락**(족지, toe, digitus)으로 구분된다.

기초적인 해부학 용어

해부학적 자세

사람의 각 부위 또는 각 장기들의 위치나 방향을 표현하기 위하여 신체의 기본자세를 정할 필요가 있다. 즉, 똑바로 서서, 눈은 수평으로 앞쪽을 바라보고, 팔은 반듯하게 펴서 양 옆에 붙이고, 양쪽 발도 붙이고, 손바닥과 발가락이 앞쪽을 향한 자세를 **해부학적 자세**(anatomical position)라고 한다.

사람의 면(planes)

사람은 입체이므로 3방향의 면을 생각할 수 있다.

1. **시상면**(sagittal plane) : 사람을 오른왼쪽으로 나누는 앞뒤방향의 면들, 그 중에서 중간의 대칭면을 정중면(median plane)이라 한다.
2. **관상면**(coronal plane, frontal plane) : 사람을 앞뒤쪽으로 나누는 오른왼방향의 면들.
3. **가로면**(횡단면, transverse plane, horizontal plane) : 인체를 위아래로 나누는 수평면들.

방향을 나타내는 용어(directions)

1. **위쪽** 또는 머리쪽(superior, cranial) : 머리 꼭대기에 가까운 쪽
2. **아래쪽** 또는 꼬리쪽(inferior, caudal) : 꼬리(발)에 가까운 쪽
3. **앞쪽** 또는 배쪽(anterior, 복측 ventral)
4. **뒤쪽** 또는 등쪽(posterior, 배측 dorsal)
5. **안쪽**(내측, medial) : 정중면에 가까운 쪽
6. **가쪽**(외측, lateral) : 정중면에서 먼 쪽
7. **속**(내, internal, inside) : 특히 속이 비어 있는 장기에서 안쪽면
8. **바깥**(외, external or outside) : 겉쪽
9. **몸쪽**(근위, proximal) : 팔다리에서 흔히 사용되는 용어로서 몸통에 가까운 쪽
10. **먼쪽**(원위, distal) : 몸통에서 먼 쪽

움직임을 나타내는 용어(Movements)

1. **굽힘**(굴절, flexion)

관절하고 있는 2개의 뼈가 형성하는 각(angle)이 작어지는 것이다. 즉 굽힘운동은 접는 운동이다. 척주는 앞쪽으로 구부리는 것이 굽힘이고, 위팔은 앞쪽으로 나가는 것이 굽힘이다.

2. **폄**(신전, extension)

굽힘운동의 반대이다. 즉 굽혀진 상태를 해부학적 자세로 되돌리는 운동이다. 폄운동이 해부학적 자세 이상으로 더 진행되는 것을 젖힘(과신전, hyperextension)이라 한다. 예를 들면 머리를 앞으로 숙이는 운동을 굽힘, 다시 수직상태로 되돌리는 운동을 폄, 그리고 계속 진행하여 뒤로 젖히는 운동을 젖힘이라 한다.

3. **벌림**(외전, abduction)

정중면에서 멀어지는 운동을 벌림이라 한다. 예를 들면 팔을 가쪽으로 들어 올리는 운동을 위팔의 벌림이라 한다.

4. **모음**(내전, adduction)

벌림의 반대운동, 즉 정중면 가까이로 끌어 들이는 운동을 말한다. 예를 들면 벌림상태의 위팔을 몸통에 끌어 붙이는 운동을 위팔의 모음이라 하고 손가락은 가운데손가락(middle finger)을 향하여, 발가락은 둘째발가락(second toe)을 향하여 모으는 운동을 각각 손가락과 발가락의 모음 운동이라 한다.

5. **돌림**(회전, rotation)

차축운동(pivoting), 즉 뼈의 긴축을 중심으로 제자리에서 돌아가는 운동이다. 예를 들면 머리를 수직으로 세운 상태에서 좌우로 돌리는 운동을 머리의 돌림운동이라 한다.

6. **휘돌림**(회선, circumduction)

원뿔(cone)의 옆면을 그리는 운동 즉 긴뼈에서 몸쪽끝은 고정되고 먼쪽끝이 원을 그리며 돌아가는 운동이다. 이 운동은 굽힘, 벌림, 폄 및 모음운동

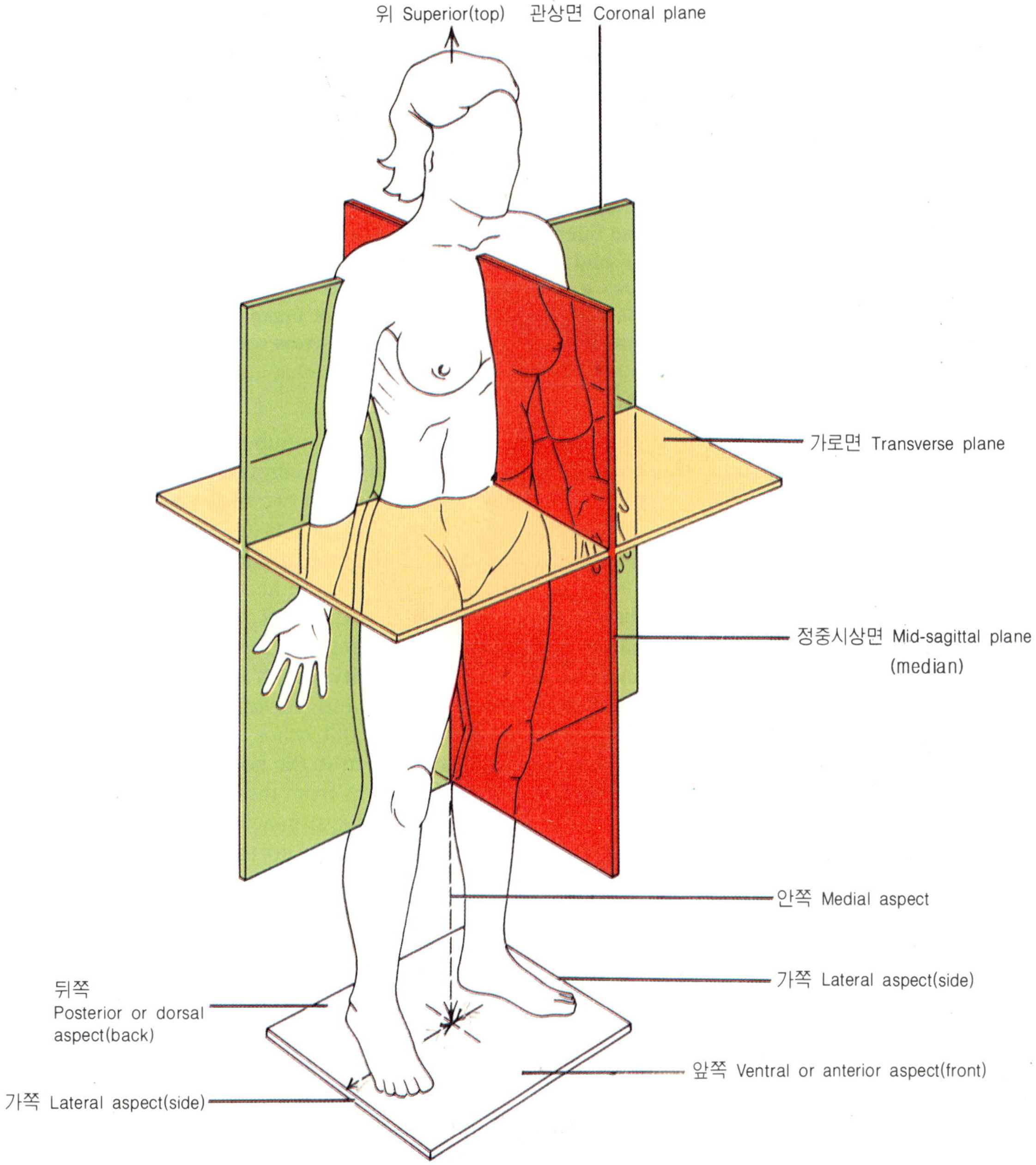

* 그림 1-3. 사람에서 면과 방향을 나타내는 용어.

의 연속동작이다. 예를 들면 머리를 휘젓는 운동을 머리의 휘돌림운동이라 한다.

7. 기타 특수 운동

뒤침(회외, supination)은 손바닥이 앞을 향하게 하는 아래팔의 운동이고 **엎침**(회내, pronation)은 뒤침의 반대, 즉 손바닥이 뒤를 향하게 하는 아래팔의 운동이다. **안쪽번짐**(내번, inversion)은 발바닥이 안쪽으로 향하게 발을 비트는 운동이고, **가쪽번짐**(외번, eversion)은 안쪽번짐의 반대운동이다. **내밈**(전진, protraction)은 신체의 어떤부분을 앞쪽으로 나가게 하는 운동이고 **들임**(후퇴, retraction)은 내밈운동의 반대이다.

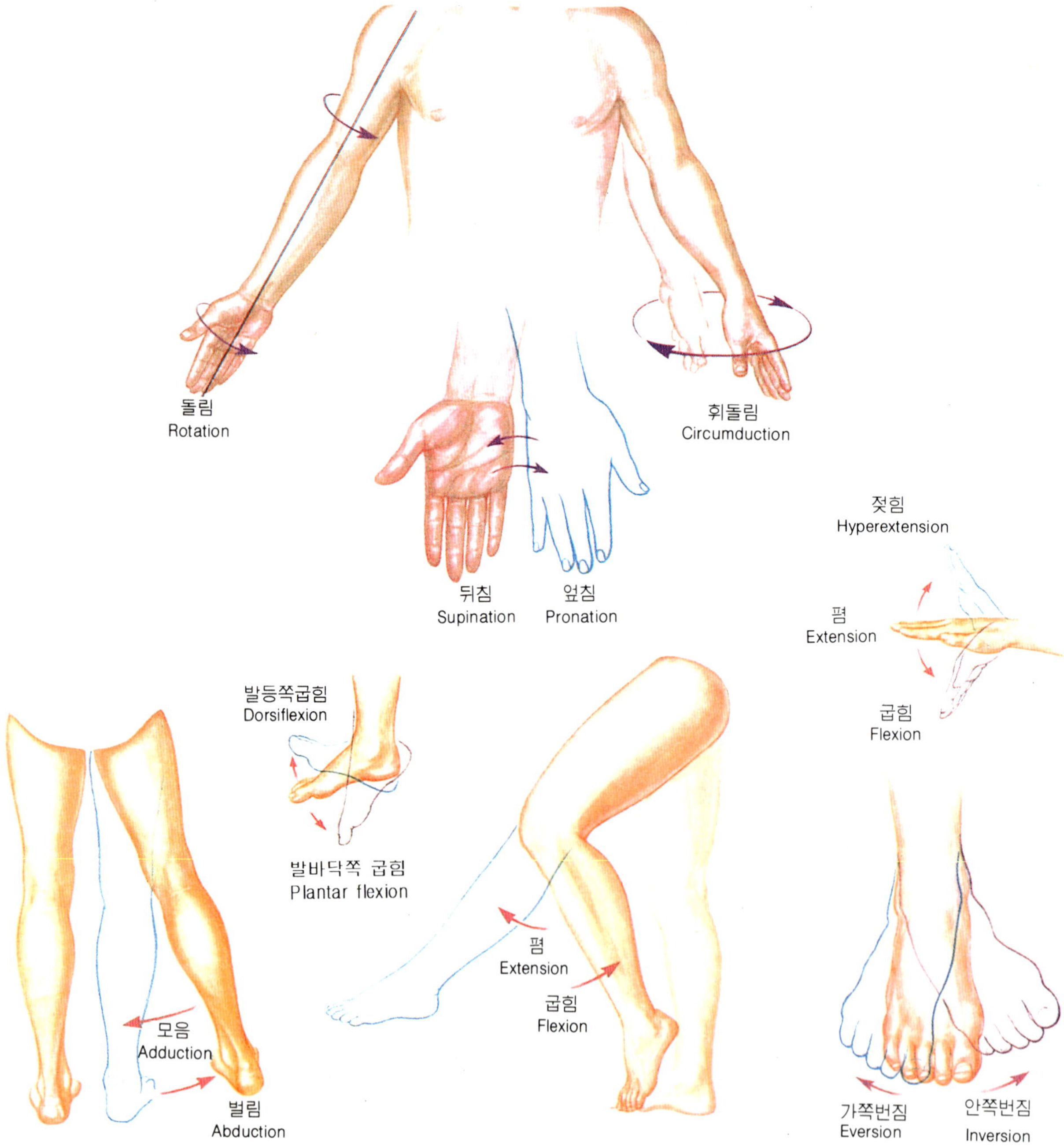

• 그림 1-4. 인체의 운동을 나타내는 용어

세 포

세포는 크기와 모양이 매우 다양하며 기능과 수명도 큰 차이를 나타내고 있다.

세포의 크기를 보면, 림프구(lymphocyte)와 같이 작은 것은 직경이 6㎛ 정도 밖에 되지 않으나 신경세포(neuron), 근육세포(muscle fiber) 및 지방세포(fat cell)는 거대한 것이 많으며 큰 것은 직경 100㎛ 이상이나 된다. 가장 작은 세포는 정자(spematozoa)로서, 꼬리를 제외하면 길이 4~5㎛정도이고 가장 큰 것은 배란 직전의 난자(ovum)로써 직경이 200㎛ 정도나 된다.

세포의 형태는 각각 특수한 기능을 수행하기에 적당한 형태로 다양하게 분화되어 있다.

세포의 기능은 자신의 생존을 위한 일들 이외에 각각의 특수한 기능을 갖고 있다. 신경세포는 전달기능을, 근육세포는 수축기능을, 샘세포(선세포, gland cell)는 분비기능을, 적혈구(red blood corpuscle)는 산소수송을, 그리고 생식세포(germ cell)는 분열 증식하여 정자와 난자를 생산한다.

세포의 수명도 차이가 심하여 일부 백혈구나 내장의 상피세포는 3~4일 정도 밖에 살지 못하나 신경세포나 근육세포 중에는 일생 동안 살아 있는 것도 많이 있다.

이와 같이 다양한 세포들의 구조를 보면 공통적으로 세포질과 핵의 두 가지 부분으로 구분되고 미세구조에서도 큰 차이는 없다.

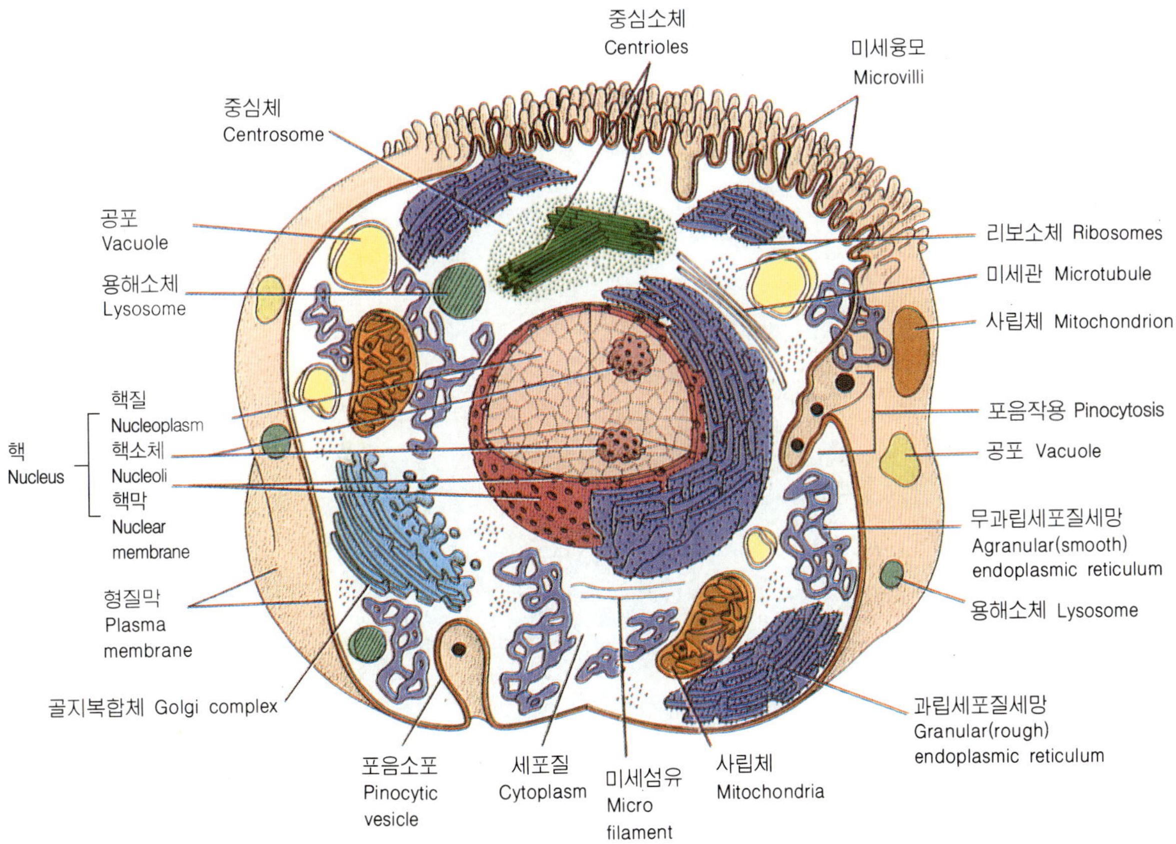

* 그림 1-5. 세포의 일반적 구조.

세포질(Cytoplasm)

세포를 구성하고 있는 물질을 살아 있는 물질이라는 뜻으로 총칭하여 **원형질**(protoplasm)이라고 한다.

원형질은 24가지의 원소와 이것들로 이루어진 수백 가지의 화합물로 구성되어 있다. 원소로서 가장 많은 것은 수소, 산소, 탄소 및 질소이고 이 4가지 원소가 전체의 99. 4%를 차지하고 있다. 화합물로서 생체에만 존재하는 특징적인 것은 단백질(protein), 지방(lipid), 탄수화물(carbohydrate) 및 핵산(nucleic acid)이고 가장 많은 것은 물(H_2O)로써 적당량의 이온(ion)상태의 염(salts)류를 함유하고 있으며 가장 많은 이온은 칼륨(potassium, K)과 인산기(phosphate, PO_4, HPO_3)이다.

세포질은 세포에서 핵을 제외한 부분을 말하는 것으로서 여러가지 구조물을 함유하고 있는데, 그 중에서 활동성이 있는 것을 **세포소기관**(cytoplasmic organelle)이라 하고 활동성이 없는 저장성 구조물들을 **세포포함체**(cytoplasmic inclusion)라고 한다.

세포소기관으로 **형질막**(plasma menbrane), **세포질세망**(endoplasmic reticulum), **골지복합체**(Golgi complex), **사립체**(mitochondria) 및 **용해소체**(lysosome)같이 원형질막과 같은 구조의 막으로 형성되어 있거나 싸여 있는 것이 있고 **리보소체**(ribosome)나 **세포중심**(centrosome)같이 막구조물이 아닌 것이 있어 각각 막성(membranous) 및 비막성(nonmembranous) 세포소기관이라 한다.

세포포함체에는 **당원**(glycogen)이나 **지방**(lipid)같은 저장영양소, 소포(vacuole) 형태의 **분비과립**(secretory granule) 및 여러 가지 **색소과립**(pigment granule)이 있다.

1. 형질막

형질막(plasma membrane)은 세포의 바깥경계를 이루고 있는 두께 75Å의 아주 얇은 막으로 여러 가지 물질을 구별하여 선택적으로 출입시키는 소위 선택적 반투막(selective semipermeable membrane)으로써 복잡한 기능을 수행하는 중요한 세포소기관이다. 기본적인 구성성분은 인지질(phospholipid)분자와 단백질분자들이며, 인지질분자는 일정하게 2층으로 배열되어 있으나 단백질분자는 세포에 따라 또는 한 세포에서도 부위에 따라 배열상태가 다르다.

인지질분자는 인산기로 구성된 "머리"와 2개의 지방산으로 구성된 "꼬리"가 있는데, 물과 친화력이 있는 친수성(hydrophilic)의 머리부분은 세포의 안과 밖을 향하여 물과 접촉하고 있고 물과 친화력이 전혀 없는 혐수성(hydrophobic)의 꼬리부분은 서로 마주 보고 배열될 수 밖에 없다. 이러한 구조적 특수성 때문에 원형질막은 두께에 비하여 믿을 수 없을 정도로 충분히 견고한 것이다.

단백질 분자는 내면과 외면에 접촉하고 있는 것, 내벽이나 외벽을 뚫고 들어가 있는 것 또는 전층을 뚫고 내면이나 외면에 부분적으로 노출되어 있는 것 등의 다양한 배열상태를 하고 있다(그림 1-5).

세포막을 통한 물질의 이동은 끊임없이 일어 나고 있다. 이런 현상은 이동과정 또는 수송방법에 따라 **피동운반**(passive transport)과 **능동운반**(active transport)으로 구별하여 설명할 수 있다.

피동운반이란 확산(diffusion)이나 삼투현상(osmosis)같은 물리적 현상에 의한 것이며 능동운반이란 에너지를 소모하는 복잡한 과정에 의한 것으로 **생리적 펌프**(physiological pump)라는 것과 **포식작용**(phagocytosis) 및 **포음작용**(pinocytosis) 등이 있다.

펌프는 확산현상과는 달리 농도경사에 역행하여 물질을 이동시키는 장치이다. 예를 들어, 세포속액의 양이온은 주로 칼륨(K^+)이고 세포바깥액에는 주로 나트륨이온(Na^+)인데 이런 상태를 유지할 수 있는 것은 Na^+이 세포속으로 확산되어 들어오는 속도보다 더 빠른 속도로 밖으로 퍼내는 장치인 나트륨(소디움)펌프의 역할 때문이다.

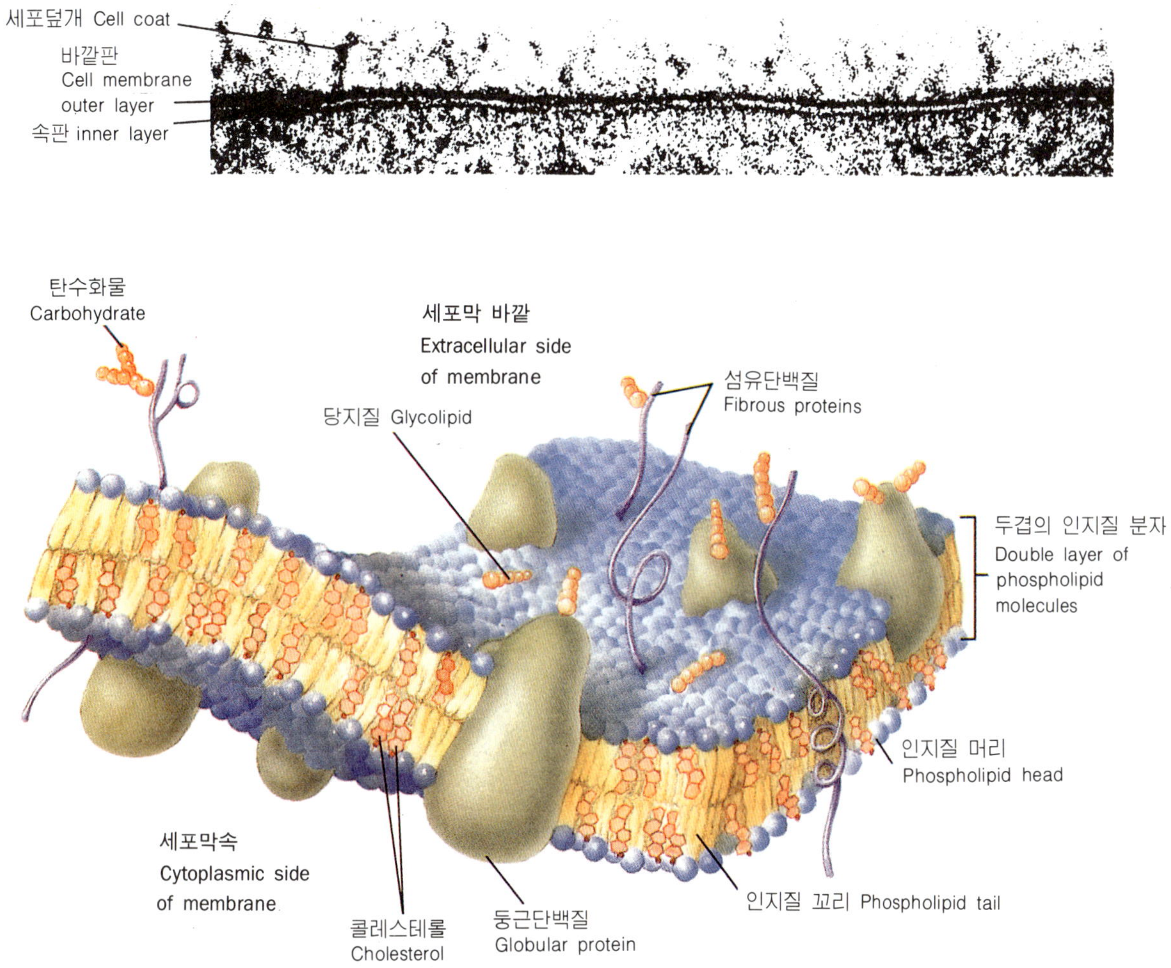

* 그림 1-6. 세포막의 구조. 세 층으로 보이는 전자현미경 사진(위)과 모형(아래)

포식과 포음작용은 세포막이 함입되면서 세포 밖에 있는 고형물질이나 액체물질을 끌어들이는 현상으로써 결국 주머니를 형성한 후에 세포막에서 분리시켜 **액포**(vacuole) 또는 **소포**(vesicle)의 형태로 이동시키는 것을 말한다.

2. 세포질세망

세포질세망(endoplasmic reticulum, ER)은 그 말의 뜻과 같이 섬세한 그물구조물로써 겉면에 과립이 붙어있는 **과립세포질세망**(granular or rough ER)과 과립이 붙어 있지 않고 매끈한 **무과립세포질세망**(agranular or smooth ER)의 2가지 종류가 있다.

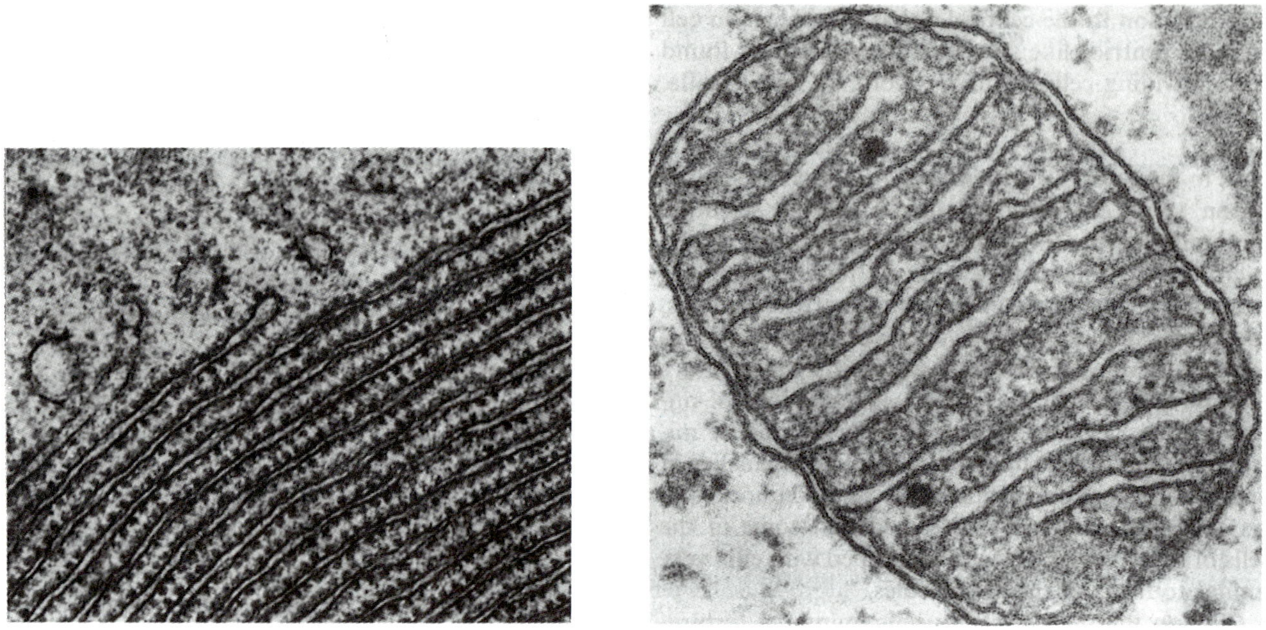

(a) (b)

* 그림 1-7. 과립세포질세망(a)과 사립체(b)

과립세포질세망은 흔히 굽은 편평한 액포들이 평행하게 여러 겹으로 배열되어 있고 세관(tubule)으로 불규칙하게 서로 연결되어 있어 형질막이나 핵막과도 연결되어 있는데 막의 겉면에 **리보소체**(ribosome)가 붙어 있는 것이다(그림 1-7a). 그 기능은 아직까지 충분히 알려진 것은 아니나 일반적으로 단백질 합성에 관여하며 세포내 물질의 이동통로로 알려져 있다.

무과립세포질세망은 막 구조물의 모양이 다양하고 배열이 불규칙하며 겉면에 리보소체가 붙어 있지 않은 것으로써, 그 기능은 세포에 따라 전혀 다른 것으로 알려져 있다. 예를 들면 간세포(liver cell)에서는 지방대사와 콜레스테롤(cholesterol)대사에 관여하고 고환, 난소, 부신겉질 등의 세포에서는 스테로이드(steroid)호르몬의 합성에 관여하며 위샘(gastric gland)의 벽세포(parietal cell)에서는 위산(염산, HCl)의 생산에 관여하는 것으로 알려져 있다.

3. 골지복합체

골지복합체(Golgi complex)는 일반적으로 작고 납작한 수조(cisterna)들이 여러 겹으로 포개어진 형태로서 핵 주위에 위치하고 있다.

이 수조들은 속층으로 갈수록 넓어지고 제일 속층에서는 구슬모양으로 돌출되어 떨어져나가는 상태를 볼 수 있다.

기능은 탄수화물을 합성하고 이들과 세포질세망에서 생산되어 수송된 단백질 분자를 결합시켜서 당단백(glycoprotein)을 형성하고 작은 소포(vesicle)의 형태로 포장하여 떼어내는 것이다. 이와 같이 형성된 소포를 **분비과립**(secretory granule)이라고 하며 이것들은 주변으로 이동되어 자신의 막을 형질막에 융합시켜서 그 내용물인 당단백을 세포 밖으로 내보낸다. 이런 현상을 분비라고 하며 모든 샘세포의 주된 기능이지만 다른 모든 세포들에서도 볼 수 있는 현상이다.

4. 사립체

사립체(mitochondria)는 광학현미경으로 짧은 실(thread, mitos)이나 과립(granule, chondria)모양으로 보이기 때문에 붙여진 이름이다.

사립체는 2겹의 막으로 구성되어 있고 속막은 여러개의 불규칙한 주름을 형성하고 있으며(그림 1−7b), 속막의 안쪽으로 작은 공모양의 구조물이 돌출되어 있는데 이 구조물은 여러가지 효소(enzyme)들이 기능하는 순서에 따라 질서있게 배열(citric acid cycle 또는 Krebs cycle이라고 함)되어 있어 포도당을 분해하여 에너지를 생산한다. 따라서 사립체는 세포의 발전소(power plant)라고 할 수 있다.

사립체가 갖는 이러한 기능 때문에 한 세포의 사립체의 수는 그 세포의 활동력에 비례하며 기능이 증가된 세포에서 사립체는 스스로 분열하여 수가 많아지면서 크기도 커진다.

5. 용해소체

용해소체(lysosome)는 분해효소체라고도 불리는 막으로 싸여진 단순한 소포(vesicle)로서 크기와 형태는 활동상태에 따라 변화된다. 형성초기의 비활동기에는 작은 소포이던 것이 활동이 진행됨에 따라 여러가지의 막 구조물의 조각이나 색소 등을 함유하면서 크기가 커지고 모양이 불규칙하게 변하기도 한다.

용해소체는 여러가지 효소를 갖고 있어 세포내의 불필요한 구조물을 파괴하여 소화시켜 버리고 외부에서 들어온 고분자물질이나 미생물 등을 분해하여 제거시킨다. 그러므로 용해소체는 세포내 청소부(garbage disposals)라 할 수 있다.

6. 리보소체

리보소체(ribosome)는 작은 둥근 과립으로서 리보핵산(ribonucleic acid, RNA)과 단백질로 구성되어 있는데 크기가 너무 작아서(15~20㎚) 광학현미경으로는 관찰되지 않는다. 이것들은 모든 세포내에 수 천 개 이상이 존재하고 세포질 세망에 붙어 있는 **부착리보소체**(attached ribosome)와 세포질 내에 유리되어 흩어져 있는 **자유리보소체**(free ribosome)가 있다. 부착리보소체는 밖으로 분비하기 위한 단백질을 합성하는 반면, 자유 리보소체는 세포 자체를 보수하거나 확장하는데 필요한, 즉 세포 속에서 사용할 단백질을 생산한다.

활발한 활동상태의 세포에서 자유리보소체는 염주같이 줄을 이어 나타나는데 이것을 무리리보소체(polyribosome, polysome)라 한다.

7. 세포중심

세포중심(centrosome)은 핵주위에 위치하고 있으며 **중심소체**(centriole)라는 2개의 작은 점상 구조물로 구성되어 있다.

중심소체는 극히 작고 짧은 원통형으로서 그 벽은 미세관(microtubule) 3개가 평행으로 붙어 있는 **미세관3짝** 아홉벌이 일정한 간격으로 둘러처져 있다 (그림 1−5).

기능은 아직까지 확실히 알 수 없으나 세포분열과정에서 **방추실**(spindle)을 만드는데 관여하는 것으로 알려져 있다.

8. 원섬유와 미세관

원섬유(fibril)는 세포내의 미세한 섬유구조물을 총칭한 것으로 세포의 종류에 따라 형태학적으로나 기능적으로 큰 차이가 있다.

예를 들면, 근육세포에는 수축기능을 하는 **근육원섬유**(myofibril)가 있고 신경세포에는 형태를 유지해 주고 물질의 이동과 관계가 있는 **신경원섬유**(neurofibril)가 있으며, 상피세포에는 **긴장원섬유**(tonofibril)가 있다.

그러나 모든 세포에 존재하고 있는 유사한 구조물에 대해서는 형태를 유지해 주는 **세포뼈대**

(cytoskeleton)로서의 기능 이외에 다른 기능이 알려져 있지 않아 세포소기관으로 인정하기 어려운 실정이다.

미세관(microtubule)은 세포분열시 **방추실**을 만드는데 관여하고 신경세포에서는 물질 이동에 관여하며 **섬모**(clium)나 **편모**(flagellum)의 운동단위로 작용하는 등 많은 기능을 갖고 있는 것으로 알려져 있다. 이것도 역시 모든 세포에 존재하나 같은 종류의 세포에서도 수량이나 존재부위가 다르고 세포기능의 변화에 따라 변화가 심하여 세포소기관이라고 하기는 어렵다. 기능은 물질의 이동과 관계가 있다고 알려져 있으나 아직까지 그 기전이 확실하게 알려진 것은 아니다.

9. 과산화소체

과산화소체(peroxisome)는 과산화수소를 분해하여 세포를 보호하는 효소를 지니고 있다. 특히 간세포와 콩팥세포에 많으며 아미노산과 지방산을 분해시킨다.

핵

핵(Nucleus)은 세포에 따라 모양이나 수가 다르지만 일반적으로 한 개의 세포는 한 개의 둥근 모양의 핵을 갖고 있다.

핵에서는 현미경하에서 **핵막**(nuclear membrane), **핵질**(nucleoplasm, karyoplasm), **염색질**(chromatin) 또는 **염색질과립**(chromatin granule) 및 **핵소체**(nucleolus) 등이 관찰된다(그림 1－5).

핵막은 이중막(double membrane) 구조로서 원형질막과 다른 점은 많은 구멍, 즉 **핵공**(nuclear pore)이 있다는 것과 세포분열과정에서 일시적으로 소실되는 것이다.

핵질은 염색질과 핵소체 같은 구조물을 제외한 부분, 즉 무형의 현탁액(colloid)부분을 말하는 것이다.

염색질은 여러가지 모양으로 진하게 나타나는 부분으로서 염기성 염료(basic dye)에 의하여 잘 염색되므로 염색질이라 부르게 된 것이다. 염색질은 수백만개의 핵산분자로 구성되어 있고 부분적으로 단백질 분자가 결합되어 있는 **디옥시리보핵산**(deoxyribonucleic acid, DNA)이다.

DNA는 구조가 특이하여 2개의 나선꼴 DNA 사슬이 역평행하므로 동일한 축 주위에 오른쪽 감기로 이중나선을 만들고 있다(생식기계통 참조). 이것은 세포의 활동상태에 따라 활동중인 유전인자의 부분은 용수철을 당겨서 늘여 놓은 것 같이 펴져 있어 현미경으로 관찰되지 않으나 활동을 하지 않는 부분은 응축되어 있어 현미경 관찰에서 실이나 과립 모양으로 나타나므로 이것을 **염색질과립**(chromatin granule)이라고 한다.

염색체(chromosome)는 세포가 분열할 때에 일시적으로 DNA가 짧은 막대기 모양으로 응축된 것이다. 사람의 염색체는 **보통염색체**(autosome)가 22쌍이고 **성염색체**(sex chromosome)가 1쌍으로 모두 46개이다(생식기계통 참조).

핵소체는 막으로 싸여 있지 않으며 **리보핵산**(ribonucleic acid, **RNA**)으로 구성되어 있다. RNA는 DNA와 같은 구조를 하고 있는데 다만 사슬의 길이가 짧아 분자의 크기가 작으며 구성성분에서 약간의 차이가 있을 뿐이다. 핵소체는 세포질의 RNA, 즉 **리보소체, 전령RNA**(messenger RNA, mRNA) 및 **수송RNA**(transfer RNA, tRNA)를 만들어 낸다. 따라서 다량의 단백질을 합성하는 세포에서 크게 발달되어 있다 (제10장 참조).

핵의 기능은 한 마디로 말해서 세포의 집행부라고 할 수 있다. 즉 여러 가지 복잡한 기전으로 각종 신진대사(metabolism)와 생식(reproduction) 등의 모든 세포활동을 조절하는 것이다.

조 직

조직(tissue)은 앞에서 설명한 것과 마찬가지로 같은 종류의 세포집단이다. 세포들은 흩어지지 않고 일정한 형태를 유지하기 위하여 각기 역할에 맞는 물질을 만들어 내어 세포 서로를 얽어매는데, 이러한 물질을 **세포사이물질**(intercellular substance)이라고 하며 무형의 액체인 **세포사이액**(intercellular fluid)에 묻혀 있다.

즉 조직의 구성성분은 세포와 세포사이물질 그리고 세포사이액이다.

조직은 구성하고 있는 세포의 종류에 따라 크게 4집단으로 분류한다.

상피조직(epithelial tissue)
결합조직(connective tissue)
근육조직(muscular tissue)
신경조직(nervous tissue)

이 장에서는 우선 상피조직과 결합조직에 대하여 설명하고 근육조직과 신경조직은 각각 제3장 근육계통과 제4장 신경계통에서 설명하기로 한다.

상피조직

상피조직(epithelial tissue)은 전신에 널리 분포되어 있으며 여러가지 종류가 있고 종류에 따라 기능도 다양하다.

상피조직은 다른 조직을 보호하거나 물질을 흡수, 수송, 분비하는 등의 여러가지 기능을 한다.

모든 상피조직은 세포사이질을 거의 가지고 있지 않으며 주로 세포들만으로 구성되어 있어 연약하기 때문에 항상 질긴 결합조직이 받치고 있다.

상피조직과 받치고 있는 결합조직 사이에는 바닥막(basement membrane)**이라고 하는 얇은 막구조물이 있고 혈관은 바닥막 아래까지만 와 있어 상피조직 내에는 혈관이 없다. 또 다른 특징으로 상피**조직은 항상 새로운 세포로 대치되고 있다는 점이다. 즉 늙은 세포는 파괴되어 탈락되고 세포분열에 의하여 새로운 세포가 보충되고 있다. 따라서 상피조직에서는 항상 분열과정에 있는 세포를 볼 수 있다.

상피조직은 구성세포의 형태에 따라 **편평**(squamous), **입방**(cuboidal) 및 **원주**(columnar)상피로 분류하고 이들 세포의 배열상태에 따라 **단층**(simple), **중층**(stratified) 및 **거짓중층**(pseudostratified)으로 분류한다. 거짓중층상피는 현미경으로 중층인 것 같이 보이나 실제로는 키가 낮은 세포와 키가 높은 세포가 섞인 단층상피를 말한다. 사람에서는 이것들을 조합한 다음과 같은 상피들이 있다.

1. 단층편평상피

단층편평상피(simple squamous epithelium)는 납작한 비늘모양의 세포들이 단층으로 배열된 것으로서 혈관 및 림프관의 내면을 싸고 있는 **내피**(endothelium)와 가슴막(늑막), 심장막, 배박(복막)을 형성하고 있는 **중피**(mesothelium)가 있다(그림 1-8).

2. 단층입방상피

단층입방상피(simple cuboidal epithelium)는 둥글거나 정육면체에 가까운 형태의 세포들이 단층으로 배열된 것으로서 난소의 **표면상피**(surface ep.)와 갑상샘의 소포상피(follicular ep.) 등이 있다(그림 1-9).

3. 단층원주상피

단층원주상피(simple columnar epithelium)는 원기둥모양의 세포들이 단층으로 배열된 것으로서 위장관의 **점막상피**(mucosal ep.)같은 것이다(그림 1-10).

표 1-1. 조직의 종류와 분류.

분 류	종 류		보 기	
상피조직	단층편평상피		내피세포, 중피세포	
	단층입방상피		집합세관(신장), 작은 관, 난소표면	
	단층원주상피		자궁관, 위장관, 담낭	
	거짓중층원주상피		호흡기도(섬모), 남성요도	
	중층편평상피		각막, 피부	
	중층입방상피		땀샘의 관	
	중층원주상피		큰 관	
	이행상피		방광	
샘 조 직	외분비샘	단순샘	위샘, 땀샘	
		복합샘	침샘, 이자(췌장)	
	내분비샘	줄기 또는 덩어리	뇌하수체	
		소포	갑상샘	
근육조직	민무늬근육(불수의근)		위창자관, 혈관	
	가로무늬근육(수의근)		뼈대근육	
	심장근육(불수의근)		심장	
결합조직	일반결합조직	성긴결합조직	중간엽	발생중인 태아
			점액조직	탯줄의 와튼젤리
			지방조직	피부밑조직
			세망조직	뼈속질(골수), 림프절
		치밀결합조직	불규칙성조직	진피
			규칙성조직	힘줄, 각막
	특수결합조직	연골	유리연골	갈비연골, 기관연골
			섬유연골	척추사이원반
			탄력연골	귓바퀴, 후두덮개
		뼈	해면골	
			치밀골	
		조혈조직	뼈속질(골수)	
			림프조직	가슴샘, 지라, 림프절, 편도
		혈액		
		림프		
신경조직	중추신경계	회색질	뇌, 척수	
		백색질	뇌, 척수	
	말초신경계	신경	말초신경	
		신경절	감각신경절, 자율신경절	
		신경종말	자유신경종말	
	특수감각기		눈, 귀, 코	

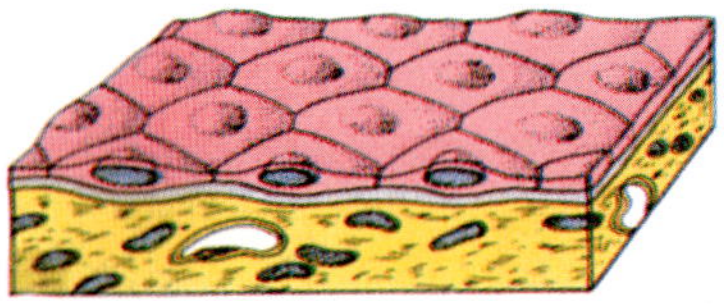

* 그림 1-8. 단층편평상피

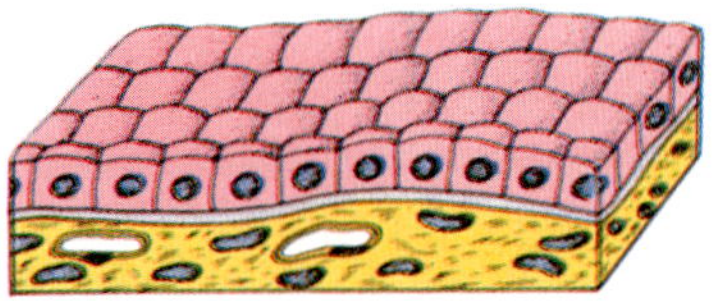

* 그림 1-9. 단층입방상피

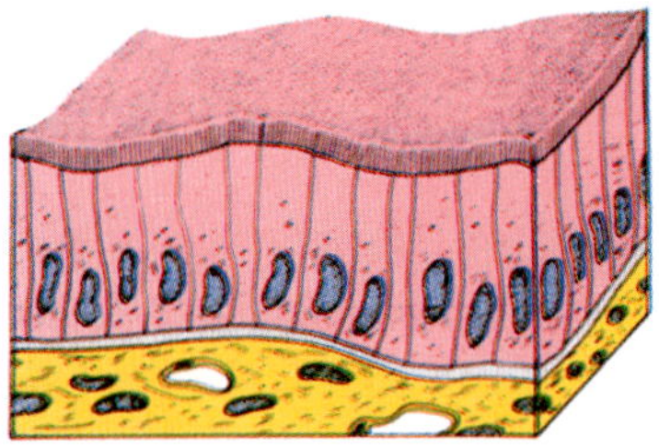

* 그림 1-10. 단층원주상피

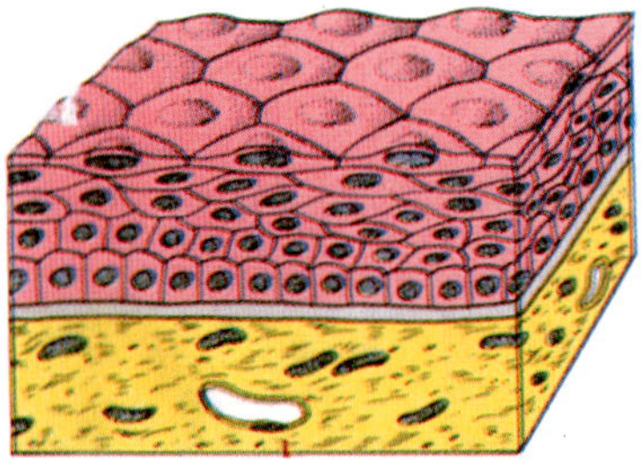

* 그림 1-11. 중층편평상피

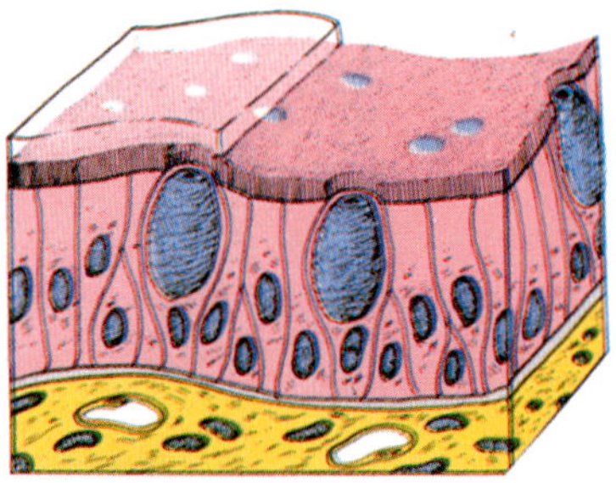

그림 1-12. 거짓중층원주상피

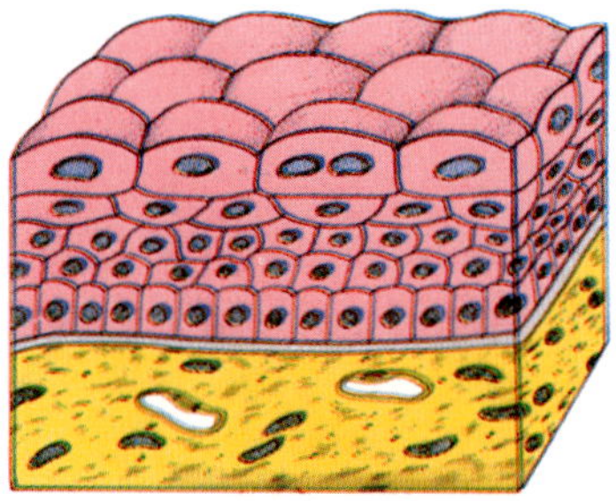

* 그림 1-13. 이행상피

4. 중층편평상피

중층편평상피(stratified squamous epithelium)는 겉부분은 편평세포, 속부분은 입방세포, 맨아래층은 원주세포로 되어 있으나 중층상피는 항상 제일 표층을 형성하고 있는 세포들의 모양에 따라 명칭을 부르기 때문에 중층편평상피라고 한다. 이 상피는 매우 튼튼하여 보호기능을 하는 것으로서 피부와 입안 및 식도 등의 점막을 형성하고 있다.

피부(skin)의 표피 겉층에는 각질층(horny layer)이 형성되므로 **각질상피**(keratinizing ep.)라고 하고 점막상피 겉층에는 각질층이 형성되지 않으므로 **비각질상피**(nonkeratinizing ep.)라고 한다(그림 1-11).

5. 중층입방상피

중층입방상피(stratified cuboidal epithelium)는 사람에서는 거의 없는 상피로서 땀샘(sweat gland)의 관(duct)에서 볼 수 있을 뿐이다.

6. 중층원주상피

중층원주상피(stratified columnar epithelium)는 사람에서는 드문 것으로 남성요도의 일부에 있다.

7. 거짓중층원주상피

거짓중층원주상피(pseudostratified columnar epithelium)는 역시 드문 것으로 침샘의 큰 관에서 볼 수 있다.

8. 거짓중층섬모원주상피

거짓중층섬모원주상피(pseudostratified ciliated columnar epithelium)는 표면에 많은 섬모(cilia)를 가지고 있는 상피로서 호흡기도의 속면과 부고환에서 볼 수 있다(그림 1- 12).

9. 이행상피

이행상피(transitional epithelium)는 특수한 상피로서 방광, 뇨관 및 뇨도 일부를 싸고 있다. 이 상피의 표층 세포는 거대한 버섯모양의 세포(umbrella cell)로서 뇨가 가득 채워져서 방광이 늘어났을 때는 중층편평상피 같이 되고 쭈그러졌을 때는 중층원주상피같은 형태로 된다(그림 1-13).

샘(Gland)

샘(gland)은 분비기능을 하는 특수한 **샘상피**(선상피, glandular epithelium)로 구성되어 있다.

샘은 분비물질을 배출하는 방법에 따라 **외분비샘**(exocrine gland)과 **내분비샘**(endocrine gland)으로 나눈다.

외분비샘은 분비물질을 관을 통하여 배출하는 샘으로써 샘세포의 분비기전에 따라 **샘분비샘**(누출분비샘, merocrine gland), **부분분비샘**(apocrine gland) 및 **온분비샘**(전분비샘, holocrine gland)으로 나눈다. **샘분비**는 대부분의 샘에서 일어나는 방법으로 분비물질만을 내보내는 것이다. **부분분비**는 분비물질과 함께 세포성분의 일부가 빠져 나가는 것으로 큰땀샘(large sweat gland)에서 볼 수 있다. **온분비**는 기름샘(피지선, sebaceous gland)같이 세포에 분비물질이 점차 증가되어 결국에는 분비물질이 가득찬 상태로 세포 전체가 죽어서 배출되는 것이다.

또한 외분비샘은 분비물의 성질에 따라 **점액샘**(mucous gland), **장액샘**(serous gland) 및 **혼합샘**(mixed gland)으로 나누고, 세포의 수에 따라서 **홑세포샘**(단세포샘, unicellular gland)과 **뭇세포샘**(다세포샘, multicellular gland)으로 분류한다.

뭇세포샘은 분비관(duct)의 분지상태, 분비부분(secretory portion)의 모양 및 배열상태에 따라서 여러가지로 분류한다. 즉 분비관의 분지상태는 **단순**(simple)과 **복합**(compound)으로 나누고, 분비부분의 모양은 **꽈리**(포상, alveolar, acinar)와 **대롱**(관상, tubular)으로 구별하고 혼합된 것은 **대롱꽈리**(관포상, tubulo-alveolar)이라고 한다. 예를 들면, 땀샘(한선, sweat gland)은 **단순대롱샘**(simple tubular gland)이고, 기름샘은 **단순꽈리샘**(simple alveolar gland)이며, 침샘들 중에서 순점액샘은 **복합대롱샘**(compound tubular gland)이고, 순장액샘은 **복합꽈리샘**(compound alveolar gland)이며 혼합된 점장액샘은 **복합대롱꽈리샘**(compound tubulo-alveolar gland)이다(그림 1-14).

표 1-2. 외분비샘의 형태와 보기

구 분	분비샘의 형태	보 기
대롱샘(관상선)	단순대롱샘 분지단순대롱샘 복합대롱샘	창자샘, 땀샘 위바닥샘, 자궁샘 혀의 Ebner샘, 눈물샘
꽈리샘(포상선)	단순꽈리샘 분지단순꽈리샘 복합꽈리샘	피부의 작은 기름샘 피부의 큰기름샘, 눈꺼풀샘 귀밑샘, 위의 날문샘 일부
대롱꽈리샘 (관상포상선)	단순대롱꽈리샘 분지대롱꽈리샘 복합대롱꽈리샘	위의 날문샘 일부 위의 날문샘 일부 혀밑샘, 턱밑샘, 이자

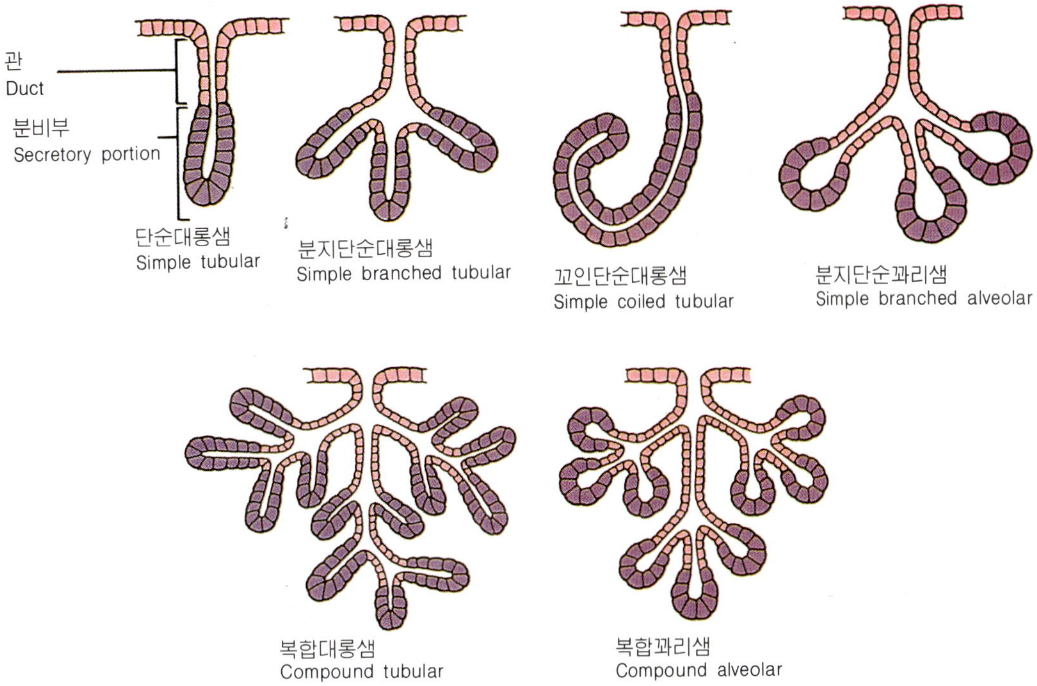

* 그림 1-14. 외분비샘의 종류.

막(Membrane)

막(membrane)은 신체에서 여러 부분(장기)의 겉이나 속을 덮고 있는 것으로써 덮고 있는 장소와 기능에 따라 다른명칭으로 불리고 있다. 중요한 것으로는 **점막**(mucous membrane), **장막**(serous membrane), **윤활막**(synovial membrane) 및 **피부**(skin, cutaneous membrane) 등이 있다. 피부는 전신을 둘러싸고 있으면서 중요한 여러가지 기능을 수행하는 거대한 장기이다.

1. 점막

점막(mucous membrane)은 바깥으로 통해 있는 소화관, 비뇨관 및 호흡관 등의 속면을 싸고 있는 막으로서 다른 종류의 막들과 마찬가지로 상피조직과 밑에 받치고 있는 결합조직으로 되어 있다. 이 막의 기능은 보호(protection), 분비(secretion) 및 흡수(absorption) 등이다. 예를 들면 박테리아의 침입을 방지하고 점액성 물질을 분비하며 영양소나 물, 염류를 흡수한다.

2. 장막

장막(serous membrane)은 외부와 통해 있지 않은 몸통공간(body cavity)을 싸고 있는 막이다. 이 막의 상피는 단층편평상피로서 중배엽성 기원이기 때문에 **중피**(mesothelium)라고 한다.

가슴공간을 싸고 있는 막은 **가슴막**(늑막, pleura), 배공간을 싸고 있는 막은 **배막**(복막, peritoneum), 심장주머니(pericardial sac)을 싸고 있는 막은 **심장막**(pericardium)이라고 한다. 이러한 장막들은 바깥벽의 안쪽면만 싸고 있는 것이 아니라 그 안에 있는 모든 장기들의 표면도 싸고 있다. 바깥벽의 안쪽면을 싸고 있는 것을 **벽쪽막**(벽측막, parietal membrane)이라고 하고 장기의 표면을 싸고 있는 것을 **내장쪽막**(장측막, visceral membrane)이라고 하며 이들 사이에 소량의 **장액**(serous fluid)이 있어서 장기들이 운동할 때 마찰을 경감시켜 준다.

3. 윤활막

윤활막(synovial membrane)은 **관절공간**(관절강, joint cavity), **힘줄집**(건초, tendon sheath) 및 **윤활주머니**(활액낭, bursa) 등의 속면을 싸고 있는 막으로서 불완전한 상피이다. 이것들의 기능은 모두 운동에 의한 마찰을 경감시켜 주는 것이다.

4. 피부

피부(skin)는 표면이 건조한 막으로서 여러가지 구조물을 가지고 여러가지 기능을 수행한다. 자세한 것은 제6장 총피계통에 기술하였다.

결합조직

결합조직(connective tissue)은 사람에서 가장 널리 퍼져 있고 가장 많은 양을 차지하는 조직으로서 다른 조직을 지탱하거나 조직과 조직을 서로 연결시켜 준다.

결합조직은 다른 3가지 종류의 조직들보다 형태가 다양하며 대체로 다음과 같이 분류된다.

결합조직은 세포의 수가 적은데 비하여 세포사이물질이 많은 조직으로서 각 조직의 특성은 세포사이물질의 성분과 양에 의하여 결정된다. 예를 들면 혈액은 세포사이물질이 액체이기 때문에 액체조직이고, 물렁뼈는 세포사이물질이 단단한 고무같기 때문에 견고하고 탄력성 있다.

세포사이물질의 섬유성 구조물은 **아교섬유**(교원섬유, collagenous fibers), **탄력섬유**(elastic fibers), **세망섬유**(reticular fibers)의 3종류가 있으며 대부분의 결합조직에는 이것들 중 1가지 이상이 들어 있다.

아교섬유(collagenous fiber)는 육안적으로 백색으로 보이기 때문에 **백색섬유**(white fibers)라고도 하며 흔히 다발을 형성하고 있으며 강력한 견인력을 가지고 있다.

세망섬유(reticular fiber)는 섬세한 그물을 형성하여 세포, 모세혈관, 신경섬유 및 근육섬유같이 작은 구조물들을 결속시키고 있다. 이 두 가지 섬유는 **코라겐**(collagen)로 구성되어 있다. 코라겐은 생체내에 있는 수백 가지의 단백질 중에서 가장 많은 것으로 전체의 약 1/4정도가 된다.

탄력섬유(elastic fiber)는 육안적으로 황색을 나타내므로 **황색섬유**(yellow fibers)라고도 하며 탄력성이 필요한 피부, 큰 혈관, 호흡기계통, 탄력물렁뼈 및 탄력인대 등에서 그물, 막 또는 다발을 형성하여 배열되어 있다.

세포사이물질의 무형물질(amorphous substances)도 매우 다양한다. 예를 들면, 성긴조직에서는 약한 점액성의 액체상태인데 비하여 뼈에서는 돌같이 견고한 고형물질이다.

- 일반결합조직(general connective tissue)
  - 성긴결합조직(loose connective tissue)
    - 세망조직(reticular tissue)
    - 성긴조직(areolar tissue)
    - 지방조직(adipose tissue, fat tissue)
  - 치밀결합조직(dense connective tissue)
    - 규칙(regular dense connective tissue)
    - 불규칙(irregular dense connective tissue)
- 특수결합조직(special connective tissue)
  - 뼈조직(골조직, bone tissue)
  - 물렁뼈조직(연골조직, cartilage tissue)
  - 조혈조직(hemopoietic tissue)
  - 혈액(blood)
  - 림프(lymph)

1. 세망조직

세망조직(reticular tissue)은 섬세한 **세망섬유**와 **세망세포**(reticular cells)로 구성된 성긴조직으로서 어떤 방향에서 보아도 그물모양으로 보인다. 즉 세망섬유는 분지하여 그물막을 형성하고 여기에 세망세포의 세포질 돌기가 겹쳐서 덮고 있는 형태이다.

세망조직은 림프절, 지라, 편도 등 가슴샘을 제외한 림프조직과 뼈속질(골수, bone marrow) 등의 뼈대(framework)를 형성하고 있다.

세망세포는 세망섬유를 생산하여 세망조직을 유지하는 일 이외에도 신체의 복잡한 면역기전(immune mechanism)의 일부를 담당하는 것이다. 즉 손상된 조직으로부터 들어오는 여러가지 해로운 물질을 잡아서 분해하여 여과시켜 준다.

2. 성긴조직

성긴조직(소성조직, areolar tissue)은 거의 모든 장기들에 분포되어 있는 조직으로서 아주 엉성한 조직이다. areolar란 말은 작은 기포들이 있다는 뜻으로 초기의 학자들이 붙인 명칭으로서 지금도 사용되고 있는 용어이다.

이 조직은 다른 조직들을 서로 연결하여 주는 역할을 하고 탄력성과 신장성이 매우 좋아서 조직간의 마찰을 경감시켜 운동을 가능하게 하고 충격을 흡수해 준다.

이 조직은 세포 수에 비하여 세포사이물질이 훨씬 많은 조직이지만 존재하는 세포의 종류는 다양하다. 가장 흔한 것은 결합조직의 기본 세포인 **섬유모세포**(섬유아세포, fibroblasts)이고 그 다음으로는 **큰포식세포**(대식세포, macrophages)이다.

그 외에 **형질세포**(plasma cell), **비만세포**(mast cell), **지방세포**(fat cell) 및 여러가지 **백혈구**(white blood cells)가 있다.

섬유모세포는 세포사이물질인 섬유질과 바탕물질을 합성해 내고 **포식세포**는 불필요한 물질들을 포식하여 청소해 준다. **형질세포**는 항체(antibodies)를 형성하는 림프구 계열의 특수한 세포이고, **비만세포**는 비교적 큰 과립(granules)을 가득 함유하고 있는 유별난 세포로서 혈액응고를 방지하는 물질인 헤파린(heparin)과 모세혈관의 투과성을 증가시키고 혈압을 상승시키는 히스타민(histamine)계열의 물질을 분비하는 것으로 알려져 있다.

3. 지방조직

지방조직(adipose tissue, fat tissue)은 근본적으로 성긴조직과 동일한 것이나 섬유모세포, 포식세포 및 비만세포 등은 극히 소수이고 주로 **지방세포**(fat cell)로 구성되어 있다. 이 조직은 영양소의 저장소이고, 콩팥 등 중요한 장기 주위에 보호벽을 형성하고, 체온의 방출을 막아주는 방열벽으로 기능한다.

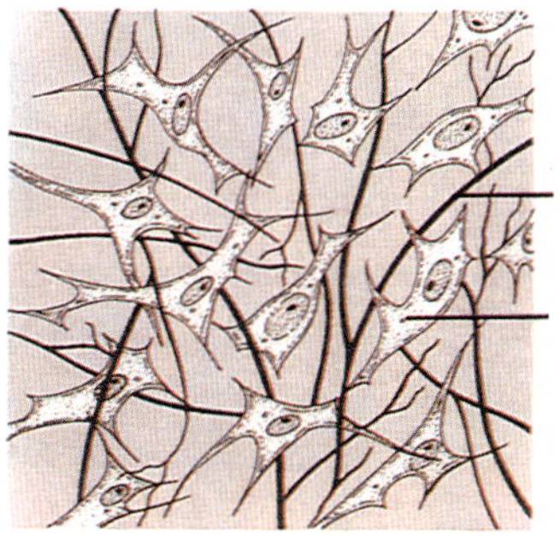

* 그림 1-15. 세망결합조직

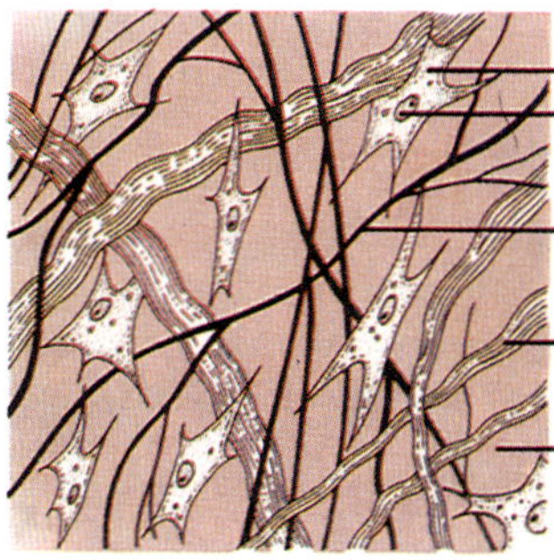

* 그림 1-16. 소성결합조직

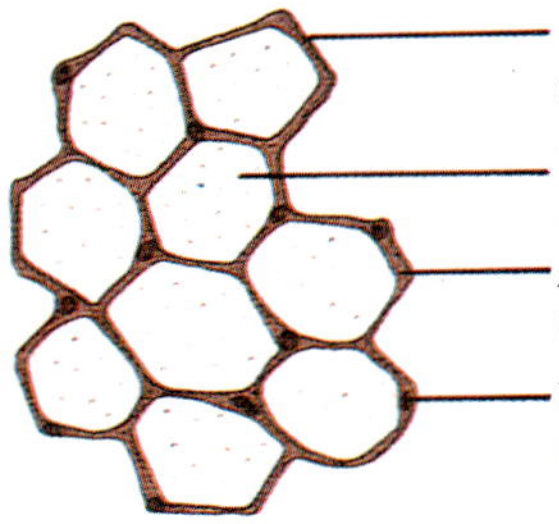

* 그림 1-17. 지방조직

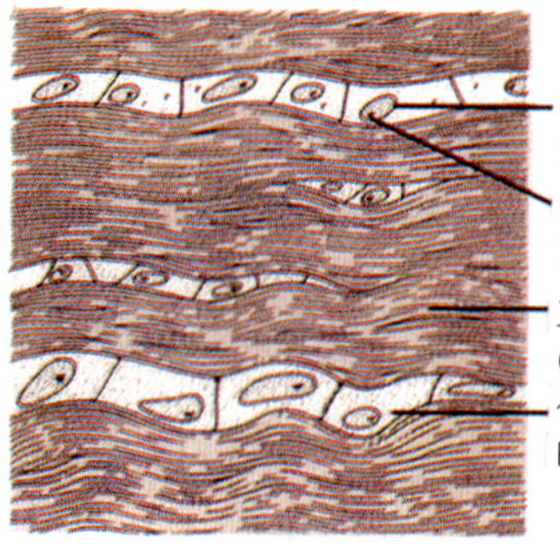

* 그림 1-18. 치밀결합조직

4. 치밀결합조직

치밀결합조직(dense connective tissue)은 치밀하게 배열된 섬유다발들과 비교적 적은 수의 섬유모세포로 구성되어 있고 섬유의 배열상태에 따라 규칙형과 불규칙형으로 나눈다.

규칙치밀결합조직은 섬유다발들이 평행하게 배열된 것으로써 **힘줄**(건, tendon), **널힘줄**(건막, aponeurosis), **인대**(ligament) 등이 있다. 탄력성이 필요한 인대는 대량의 탄력섬유를 함유하고 있어 노랗게 보이므로 **황색인대**(yellow ligament)라고도 부른다.

불규칙치밀결합조직은 섬유다발들이 불규칙하게 배열되어 있어서 어떤 방향으로나 힘을 받을 수 있는 것으로써 **진피**(dermis), **깊은근막**(deep fascia) 및 장기들의 **겉막**(피막, capsule) 등이 있다.

5. 뼈 및 물렁뼈

제 2 장 뼈대 계통에서 기술하였다.

6. 조혈조직

제 5 장 순환기계통에서 기술하였다.

7. 혈액

혈액(blood)은 무수히 많은 세포들이 혈장(plasma)이라고 하는 액체성 세포사이질에 떠 있는 것이다. 자세한 것을 제5장에서 기술하였다.

세망내피계통

생체염색을 하였을 때 림프기관과 골수에 있는 내피세포와 세망세포가 특이하게 염료를 섭취하고 저장할 수 있다는 사실에 근거하여 이를 **세망내피계통**(reticuloendothelial system, RES)이라고 통칭한다. 이들 세포군들의 기본적인 기능은 포식작용으로 인체의 면역기능과 관련 있는 것으로 알려졌다. 하지만 생체염색이 되는 일부 내피세포와 지방세포, 섬유모세포 등은 포식작용과 관계가 없으므로 이들을 제외하고 활발한 표식작용을 하는 세포군을 포함하는 **단핵포식계통**(mononuclear phagocytic system, MPS)이란 용어로 부르기도 한다.

단핵포식계통을 구성하는 세포들은 **큰포식세포**(macrophage)를 비롯하여 다양한 형태의 단핵세포들로 구성되어 있는데, 위치하는 조직이나 장기에 따라 다양한 명칭을 가지고 있다.

큰 포식세포는 주로 결합조직내 아교섬유다발 사이에 고착되어 운동성이 없는 **고정큰포식세포**(fixed macrophage)와 면역기능이 활성화되어 결합조직의 기질 속을 자유롭게 이동할 수 있는 **자유큰포식세포**(free macrophage)로 나눌 수 있다.

또한 단핵포식세포는 여러 장기에서 **세망내피세포**(reticuloendothelial cell)의 형태로 존재하는데, 간의 동물모세혈관에 있는 **쿠퍼세포**(Kupffer cell)가 대표적이다. 그 외 허파에 존재하는 **허파꽈리큰포식세포**(alveolar macrophage), 림프절 및 골수의 큰포식세포, 뼈조직내의 **뼈파괴세포**(osteoclast), 관절주머니의 **A형 윤활세포**(synovial A cell) 등이 있다.

뼈대계통
Skeletal system

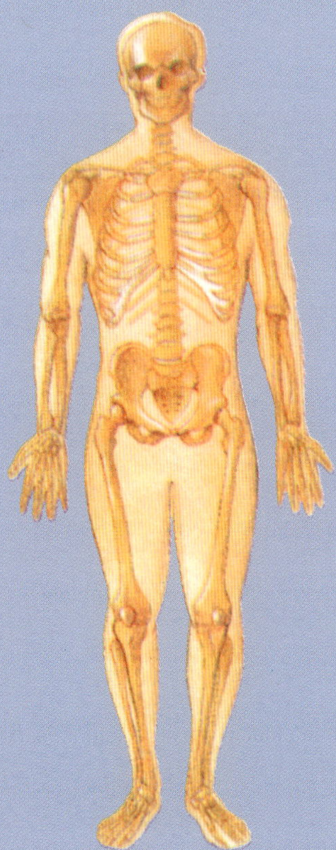

Chapter 2

제 2 장
뼈 대 계 통

뼈대계통은 사람의 형태를 유지하고 근육을 부착시켜 운동을 할 수 있게 한다. 사람이 움직일 수 없다면 신체를 구성하고 있는 모든 세포들에 필요한 적당한 환경을 유지시킬 수 없다.

생체는 바깥환경의 변화에 순응(adaptation)하여 속환경의 항상성을 유지해야 한다. 순응이란 바깥환경을 조절하거나 자기자신을 조절하는 것으로써 어느 경우에나 움직임은 반드시 필요하다. 운동할 때에는 실제로 거의 모든 계통의 기능적 협조가 요구되지만 운동기전을 이해하는 데 기본적인 것은 뼈대계통과 근육계통이다.

뼈대계통은 **뼈**(골, bone), **물렁뼈**(연골, cartilage) 및 이들의 연결구조인 관절을 보완하는 **인대**(ligament)로 구성되어 있다.

뼈대계통의 기본적인 기능은 버팀(support), 보호(protection), 운동(movement), 조혈(hemopoiesis) 및 무기질 저장 등이다. 뼈는 고층건물의 강철기둥같이 신체를 지탱하고, 견고한 뼈상자를 만들어 그 속에 연한 조직을 보호한다. 예를 들면, 머리뼈는 뇌(brain)를 보호하고 갈비우리(늑골곽, rib cage)는 심장(heart)과 허파(lung)를 보호한다. 또한 뼈는 관절을 움직이는 지렛대로 작용한다. 즉 뼈에 견고하게 부착되어 있는 근육이 수축하면 뼈를 움직여 관절에서 운동이 일어나는 것이다. 조혈기능은 **뼈속질조직**(골수조직, myeloid tissue)과 **림프조직**(lymphatic tissue)이 담당하는데 조혈작용을 하는 뼈속질조직은 적색뼈속질(red marrow)이라고 한다. 혈구의 생산은 생명을 유지하는데 중요하므로 조혈기관은 견고한 뼈에 안전하게 보호되어 있는 것이다.

뼈

1. 형태(Shape)

뼈(bone)는 존재하는 부위 또는 기능적 목적에 따라 다양한 형태를 이루고 있으나 일반적으로 다음의 4가지로 분류할 수 있다.(그림 2-1의 왼쪽).

1) 긴뼈(장골, long bone)

길게 생기고 양끝 또는 한쪽 끝에 관절부분이 있는 뼈로써 넙다리뼈(대퇴골, femur), 정강뼈(경골, tibia), 종아리뼈(비골, fibula) 및 위팔뼈(상완골, humerus), 자뼈(척골, ulna), 노뼈(요골, radius) 및 손발가락뼈(지골, phalanges) 등이 있다.

2) 짧은뼈(단골, short bone)

짧고 어느정도 불규칙하게 생긴 뼈로써 손목이나 발목에 있는 손목뼈(수근골, carpal bone)들과 발목뼈(족근골, tarsal bone)들 등이 있다.

3) 납짝뼈(편평골, flat bone)

머리뼈(두개골, skull)를 구성하고 있는 뼈들, 갈비뼈(늑골, rib) 복장뼈(흉골, sternum), 어깨뼈(견갑골, scapula) 등과 같이 납작한 뼈를 말하는 것이다.

4) 불규칙뼈(irregular bone)

위의 3가지 중에 하나로 분류할 수 없는 2가지

이상의 혼합형이거나 복잡하게 생긴뼈로써 척추뼈(척추골, vertebra), 나비뼈(접형골, sphenoid), 벌집뼈(사골, ethmoid), 엉치뼈(천골, sacrum), 꼬리뼈(미골, coccyx) 및 아래턱뼈(하악골, mandible) 등이 있다.

2. 육안적 구조(Gross structure)

긴뼈에서 각 부분의 명칭은 아래와 같다(그림 2-1의 오른쪽).

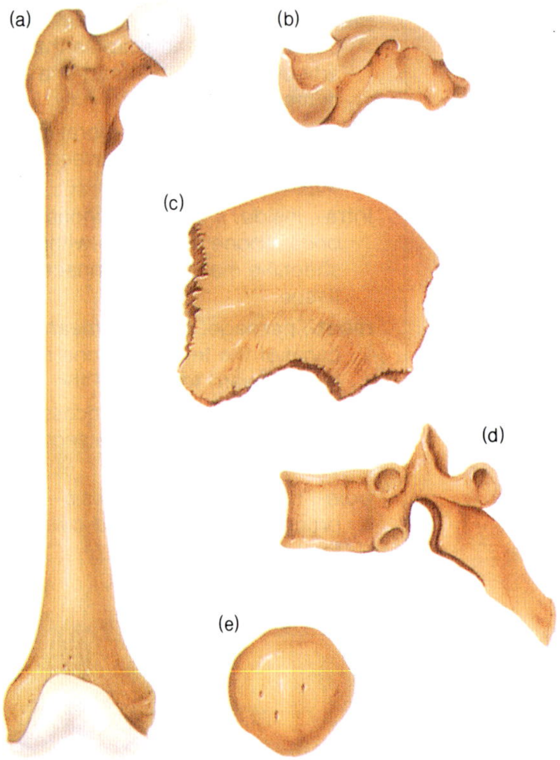

(a) 긴뼈(넙다리뼈), (b) 짧은뼈(목말뼈), (c) 납작뼈(머리마루뼈)
(d) 불규칙한 모양의 뼈(척추뼈), (e) 종자뼈(무릎뼈)

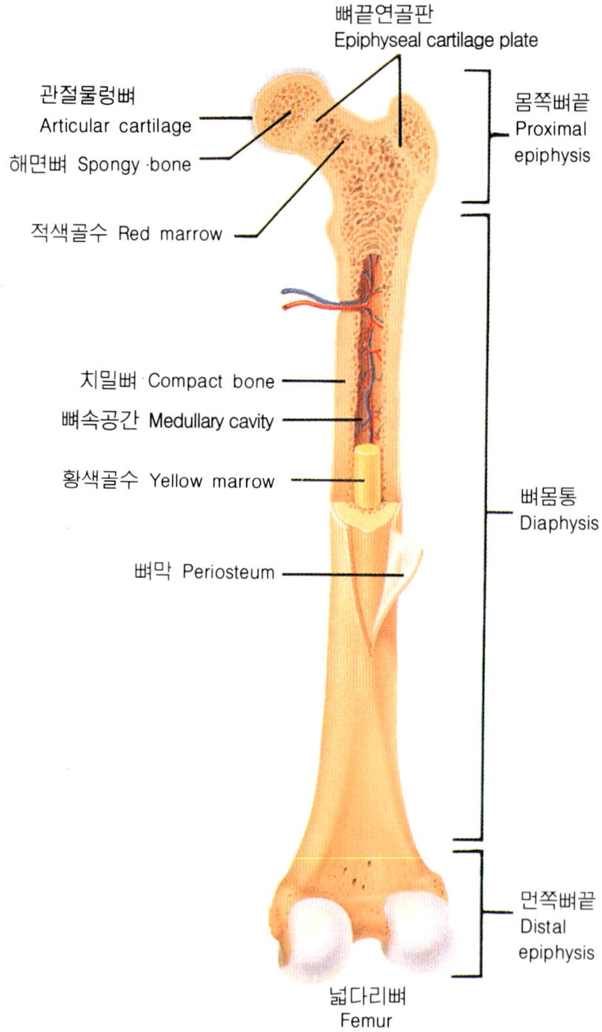

* 그림 2-1. 모양에 따른 뼈의 분류 및 긴뼈의 구조.

표 2-1. 성장한 사람의 뼈(총 206개)

몸통뼈대	머리뼈	머리통뼈	이마뼈(전두골, frontal bone)	1	
			마루뼈(두정골, parietal bone)	2	
			뒤통수뼈(후두골, occipital bone)	1	
			나비뼈(접형골, sphenoid bone)	1	(8개)
			관자뼈(측두골, temporal bone)	2	
			벌집뼈(사골, ethmoid bone)	1	
		얼굴뼈	코뼈(비골, nasal bone)	2	
			아래코선반뼈(하비갑개골, inferior concha)	2	
			위턱뼈(상악골, maxilla)	2	
			눈물뼈(누골, lacrimal bone)	2	(14개)
			광대뼈(관골, zygomatic bone)	2	
			아래턱뼈(하악골, mandible)	1	
			보습뼈(서골, vomer)	1	
			입천장뼈(구개골, palatine bone)	2	
		귀속뼈 (이소골)	망치뼈(추골, malleus)	2	
			모루뼈(침골, incus)	2	(6개)
			등자뼈(등골, stapes)	2	
		혀 뼈	목뿔뼈(설골, hyoid bone)	1	(1개)
	척 주	척추뼈	목뼈(경추골, cervical vertebra)	7	
			등뼈(흉추골, thoracic v.)	12	
			허리뼈(요추골, lumbar v.)	5	(26개)
			엉치뼈(천골, sacrum)	1	
			꼬리뼈(미골, coccyx)	1	
	가슴우리		복장뼈(흉골, sternum)	1	
			갈비뼈(늑골, costal, rib)	24	(25개)
팔다리뼈대	팔 뼈	팔이음뼈	빗장뼈(쇄골, clavicle)	2	
			어깨뼈(견갑골, scapula)	2	(4개)
		자유팔뼈	위팔뼈(상완골, humerus)	2	
			자뼈(척골, ulna)	2	
			노뼈(요골, radius)	2	
			손목뼈(수근골, carpal bones)	16	
			손배뼈(주상골, scaphoid)		
			반달뼈(월상골, lunate)		
			세모뼈(삼각골, triquetrum)		
			콩알뼈(두상골, pisiform)		(60개)
			큰마름뼈(대능형골, trapezium)		
			작은마름뼈(소능형골, trapezoid)		
			알머리뼈(유두골, capitate)		
			갈고리뼈(유구골, hamate)		
			손허리뼈(중수골, metacarpal bones)	10	
			손가락뼈(지골, phalangeal bones)	28	
	다리뼈	다리이음뼈	볼기뼈(관골, hip bone)	2	(2개)
		자유다리뼈	넙다리뼈(대퇴골, femur)	2	
			무릎뼈(슬개골, patella)	2	
			정강뼈(경골, tibia)	2	
			종아리뼈(비골, fibula)	2	
			발목뼈(족근골, tarsal bones)	14	
			목말뼈(거골, talus)		
			발꿈치뼈(종골, calcaneus)		
			발배뼈(주상골, navicular)		(60개)
			입방뼈(입방골, cuboid)		
			안쪽, 중간, 가쪽쐐기뼈(설상골, cuneiform)		
			발허리뼈(중족골, metatarsal bones)	10	
			발가락뼈(지골, phalangeal bones)	28	

뼈몸통(골간부, diaphysis)
뼈끝(골단부, epiphysis)
관절물렁뼈(관절연골, articular cartilage)
뼈막(골외막, periosteum)
뼈속막(골내막, endosteum)
뼈속공간(골수강, marrow cavity)

뼈몸통은 중량을 지탱하기에 적당하도록 벽이 두꺼운 **치밀뼈**(compact bone)로 만들어지고 속은 한 개의 커다란 공간이 있는 수도관 모양으로써 원기둥모양보다 무게는 가벼우나 견인력은 비슷하다.

뼈끝은 긴뼈의 양끝에 부풀어 굵어진 부분으로서 속은 수 많은 작은 방으로 불규칙하게 나누어진 **해면뼈**(spongy bone)로 되어 있고 겉은 얇은 치밀뼈로 싸여 있다. 이러한 모양은 관절의 안전성을 높여 주고 관절 주위에 많은 인대와 근육이 부착될 수 있게 넓은 표면을 제공하기 위한 것이다.

관절물렁뼈는 뼈끝의 관절면을 덮고 있는 얇은 유리물렁뼈판으로써 탄력성이 있어 충격이나 진동을 흡수한다.

뼈막은 불규칙치밀결합조직으로 된 섬유성의 막으로써 물렁뼈로 덮여 있는 관절면을 제외한 모든 부분을 덮고 있다. 이 뼈막으로부터 많은 섬유가 뼈내로 뻗어 있어서 뼈막이 뼈에서 분리되지 않게 접착시켜 주고 있는데 이 섬유를 **샤페이섬유**(Sharpeys's fiber)라고 한다. 뼈막은 **뼈모세포**(osteoblast)와 혈관을 가지고 있어 뼈의 성장과 재생기능에 관여한다.

뼈공간은 뼈몸통과 해면뼈의 작은 속공간들로서 골수(조혈)조직이 들어 있으며, 성인의 경우 머리뼈, 척추뼈, 갈비뼈, 복장뼈, 볼기뼈 등은 조혈작용을 하는 **적색뼈속질**(red marrow)이며, 그 외에는 조혈기능이 없는 **황색뼈속질**(yellow marrow)이다.

뼈속막은 뼈속공간과 혈관이 지나가는 통로인 **하버스관**(Haversian canal)을 싸고 있는 얇은 섬유막으로서 필요할 때는 뼈모세포로 분화될 수 있는 세포들로 구성되어 있다.

짧은뼈는 긴뼈의 뼈끝부분 같이 전체적으로 해면뼈로 되어 있고 얇은 치밀뼈로 싸여 있으며, 납짝뼈는 양면이 치밀뼈판으로 되어 있고 그 사이에 **판사이층**(판간층, diploe)이라는 해면뼈판이 들어 있으며, 불규칙뼈는 대체로 짧은뼈와 같은 구조이다.

3. 미세구조(Microscopic structure)

뼈는 다른 조직과 마찬가지로 세포와 세포사이질로 구성되어 있고, 세포수에 비하여 세포사이질의 양이 많은데 다만 세포사이질이 석회화(calcify)되어 있을 뿐이다. 즉 다량의 칼슘염(calcium salts)이 많은 아교섬유가 묻혀 있는 형태가 없는 바탕질(amorphous ground substance)에 침착되어 있는 것이다.

뼈의 또 하나의 독특한 구조는 그림 2-2에서와 같이 혈관이 들어 있는 세로관을 중심으로 하여 석회화된 세포사이질, 즉 **뼈바탕질**(bone matrix)이 원통상의 층판을 만들어 동심원상으로 배열된 것이다. 이러한 뼈바탕질의 각 층은 **뼈층판**(lamella)이라고 하고 이들 세로관 즉 중심관을 **하버스관**(Haversian canal)이라고 하며, 이들을 총칭하여 **뼈단위**(osteon) 또는 **하버스계통**(Haversian system)이라고 한다. 대부분의 하버스관속에는 한줄기의 대형 모세혈관이 지나가고 일부에서는 세동맥(arteriole), 세정맥(venule), 림프관(lymphatics)들이 지나가고 있다.

뼈세포(bone cell, osteocyte)는 뼈층판 사이의 작은 공간인 **뼈방**(lacuna)에 들어 있는데 이러한 뼈방은 **뼈세관**(canaliculus)이라는 미세관들이 사방으로 뚫려서 인접하고 있는 뼈방들이나 하버스관과 연결되어 있고 이것을 통해서 혈관과 접촉할 수 있다. 모든 뼈세포는 하버스관에서 0.1mm 이내의 거리에 위치한다.

뼈는 뼈층판의 배열상태에 따라 2가지 종류, 즉 치밀뼈(compact bone)와 해면뼈(spongy bone)로 구분된다.

치밀뼈는 여러개의 하버스계통이 밀착되어 있고

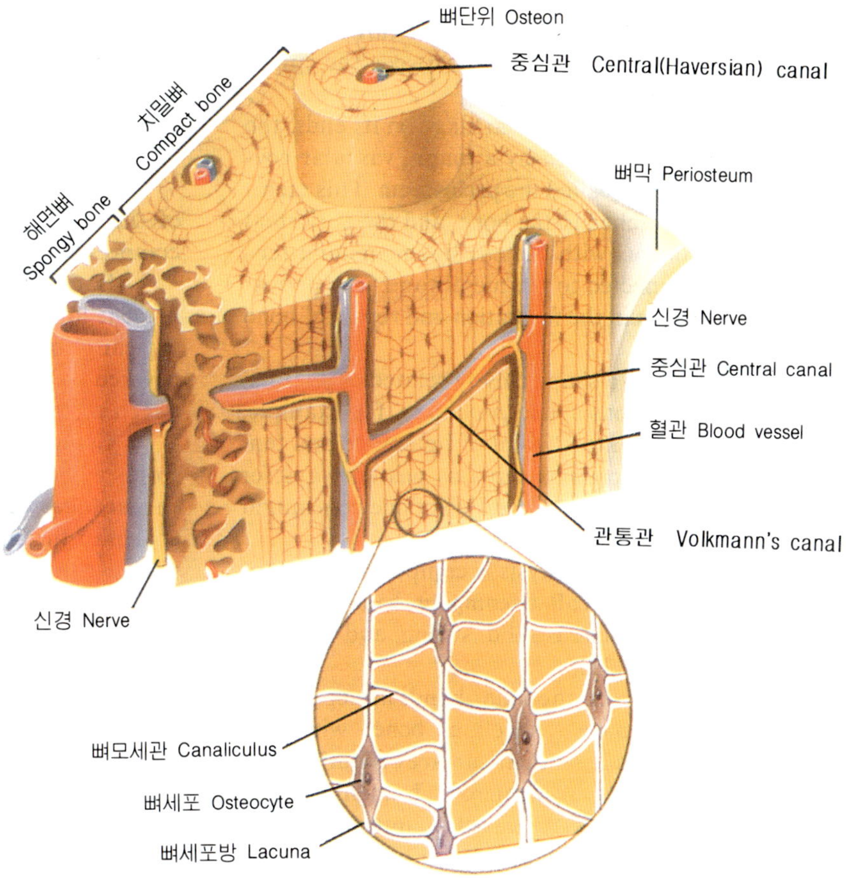

* 그림 2-2. 뼈의 미세구조.

그 사이는 불규칙한 **사이층판**(interstitial lamellae)으로 채워져 있다.

해면뼈는 얇은 돌기나 판상으로 된 뼈조직이 불규칙하게 배열되어 있어 해면 같은 모양이며 뼈조각 사이의 빈 공간은 조혈조직으로 채워져 있다.

뼈는 뼈바탕질이 대부분을 차지하고 있기 때문에 겉보기에는 생명이 없는 것같이 보이나 실제로는 그 속에 살아 있는 뼈세포들이 쉬지 않고 영양소와 산소를 받아들이고 노폐물을 배출하므로 많은 혈관들이 분포되어 있는 것이다.

뼈에는 큰 혈관이 뼈몸통(diaphysis)을 통하여 들어오고 이것 이외에도 많은 작은 혈관들이 뼈막(periosteum)으로부터 횡으로 위치한 **폴크만관**(Volkmann's canal)을 통하여 들어와서 하버스관 속의 혈관에 연결되어 있다.

뼈의 세포사이질은 무기질과 유기질로 이루어져 있다. 뼈 무개의 약 35%를 차지하는 유기질의 대부분은 뼈아교섬유(osteocollagenous fiber)이며 약 65%를 차지하는 무기질의 대부분은 칼슘염으로서 그중 인산칼슘(calcium phosphate)이 85%를 차지하고 있다.

뼈의 무기질은 나이가 먹을수록 증가하여 뼈의 탄력성이 감소되므로 쉽게 골절(fracture)을 일으키게 된다.

4. 발생과 성장(Development and growth)

대부분의 뼈들은 일단 물렁뼈모형이 형성되었다가 이것이 다시 뼈로 변화되는데 이러한 현상을 **물렁뼈속뼈발생**(endochondral ossification)이라고 하고, 머리뼈를 형성하고 있는 납작뼈는 간엽성 세포들이 증식하여 막의 형태를 이루고 이 막은 물렁뼈로 변화되는 과정을 거치지 않고 직접 뼈로 변화되는데 이러한 현상을 **막속뼈발생**(intramembranous ossification)이라고 한다.

긴뼈에서 물렁뼈속뼈발생은 뼈몸통에서 먼저 시작되고 이보다 늦게 양쪽 뼈끝에서도 일어난다. 뼈몸통부분와 뼈끝부분에 있는 양쪽의 **뼈발생중심**(ossification center)사이에 있는 물렁뼈를 뼈끝물렁뼈(epiphyseal cartilage)라고 하는데 이 물렁뼈는 계속 증식하여 두꺼워지고 양쪽에서 뼈발생이 계속 진행되어 점차 뼈가 길어진다. 결국 물렁뼈의 증식이 중지되고 물렁뼈판이 완전히 없어지면 성장이 끝난 것이다.

뼈의 부피자람은 **뼈모세포**(osteoblast)와 **뼈파괴세포**(osteoclast)의 기능에 의한다. 즉, 뼈파괴세포는 뼈속막에서 분화되어 뼈조직을 파괴하여 제거시켜서 뼈속공간을 확장시키고, 한편 뼈모세포는 뼈막에서 분화되어 뼈조직을 형성하여 겉면에 첨가시킨다. 이렇게 하여 작은 뼈속공간을 가진 가느다란 뼈는 큰 뼈속공간을 가진 굵은 뼈로 성장한다.

뼈는 유년기에는 파괴되는 것보다 생성되는 양이 많아서 빠른 속도로 성장하고 청년기를 지나 장년기에는 파괴와 생성이 균형을 이루며 노년기에는 생성보다는 변성되어 흡수되는 양이 많아서 뼈가 다공성(porous)으로 되어 부서지기 쉽게 된다. 이러한 현상을 노인성 **뼈다공증**(senile osteoporosis)이라고 한다.

뼈에 영향을 미치는 요소들은, 현재까지도 충분히 명확하게 알려진 것은 아니지만, (1) 운동(exercise), (2) 여성호르몬인 에스트로겐(estrogen), (3) 혈액내의 칼슘과 인(calcium and phosphorus)의 농도 비율, (4) 부갑상샘 호르몬, (5) 칼시토닌(calcitonin) 등이 있다.

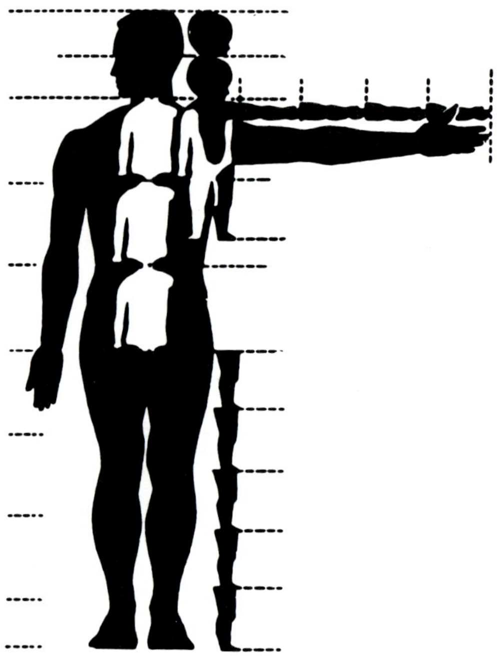

* 그림 2-3. 신생아와 성인의 상대적 크기.

유아에서부터 성인이 될 때까지 뼈대는 계속 성장하고 뼈들간의 상대적인 크기가 달라지지만(그림 2-3) 성인에서 노인이 될 때까지의 뼈의 변화는 주로 구성물질의 차이에 의한 것이다.

☆ 성장기간 동안의 변화

1) 머리뼈는 비교적 성장이 적다. 신생아의 머리는 신장의 약 1/4이고 성인에서는 약 1/8이다.
2) 가슴부분의 모양은 원형이던 것이 타원형으로 앞뒤가 편평하게 된다.
3) 골반은 비교적 크게 성장되며 여성에서 특히 더 넓어진다.
4) 다리는 상대적으로 길어지고 몸통부분은 짧게 된다.

5) 척주는 출생시에 없었던 2곳에 굽이가 생긴다. 즉 목굽이(경추만곡)가 생기면서 유아가 머리(목)를 가눌 수 있게 되며(약 3개월), 허리굽이(요추만곡)가 생기면서 허리를 곧게 펴서 바로 설 수 있게 된다(약 1년 6개월).
6) 머리뼈는 출생할 때의 용량이 350ml이던 것이 유년기에 급속히 성장하여 성인과 비슷한 1500ml로 된다.
7) 얼굴뼈는 머리통뼈와는 달리 유년기에는 천천히 성장하고 10대에 빠른 속도로 성장한다. 신생아에서 머리 전체의 크기에 대한 얼굴의 크기는 1/8이던 것이 성인에서는 1/2이 된다.
8) 긴뼈의 뼈끝부분은 출생할 때는 물렁뼈이던 것이 성인이 되면 얇은 관절물렁뼈판를 제외 하고는 모두 뼈로 변화된다. X-선으로 촬영하여 뼈몸통과 뼈끝 사이에 뼈끝물렁뼈판 (epiphyseal plate)이 나타나면 아직도 성장이 계속되고 있음을 의미하는 것이다.
9) 뼈대의 변화는 성장이 정지된 후에 늙어가는 동안에도 계속된다. 즉 뼈의 각종 돌출구조물 들이 나이가 늘어감에 따라 더욱 뚜렷해지고, 젊은 사람의 뼈는 절단되면 가장자리가 매끈하고 날카롭지만 노인에서는 부슬부슬하고 고르지 않다.

5. 남녀차이

일반남녀차이와 특별남녀차이로 나누어 생각할 수 있다. 일반남녀차이란 남자의 뼈대는 비교적 거칠고 크고 무겁다는 것이고, 특별남녀차이란 골반의 모양이 다르다는 것이다. 즉 남자의 골반은 좁고 깊은 깔대기 모양으로 두덩활(치골궁, public arch)이 90° 이하로 좁은데 비하여 여자의 골반은 넓고 얕으며 두덩활이 90° 이상으로 넓게 되어 있어 아기를 낳기에 적당하게 되어 있다(그림 2-29).

6. 형태를 표현하는 용어

모든 뼈에는 형태에 따라 많은 부분명칭이 붙어 있다. 이러한 명칭들은 근육, 혈관 및 신경등의 위치관계를 나타내는데 필요하다. 아래의 용어들은 뼈의 부분명칭에 흔히 사용되는 것이다.

1. 패임(depressions) 및 뚫림(openings)
   1) **우묵** 또는 **오목**(와, fossa, fovea): 낮은 패임
   2) **고랑**(구, sulcus, groove): 좁고 긴 패임
   3) **동굴**(동, sinus): 주머니모양이나 굴모양
   4) **구멍**(공, foramen): 뚫림
   5) **길**(도, meatus): 굴모양의 통로
   6) **관**(관, canal): 대롱모양의 통로

2. 돌출구조(projections, processes)
   1) 관절을 만드는 곳
      (1) **관절융기**(과, condyle): 부풀은 뼈끝부분
      (2) **뼈머리**(두, head, caput): 좁은 목이 있는 둥근 돌출부분
   2) 근육이나 힘줄이 부착되는 곳
      (1) **결절**(결절, tubercle): 작은 둥근 돌출구조
      (2) **돌기**(전자, trochanter): 큰 높은 돌출구조
      (3) **능선**(능crest, crista): 길고 얇고 낮은 돌기 또는 분수령
      (4) **줄**(선, line, linea): 능선보다 빈약한 것
      (5) **가시돌기**(극돌기, spinous process, spine): 날카롭고 긴 돌출구조
      (6) **거친면**(조면, tuberosity): 표면이 거칠은 낮은 돌출구조

물렁뼈

물렁뼈(cartilage)도 뼈와 마찬가지로 세포수에 비하여 세포사이질의 양이 훨씬 많으며 다량의 아교섬유들이 바탕질에 보강되어 있다.

물렁뼈가 뼈와 다른 점은 바탕질이 단단한 고무같은 교질(gel)로 되어 있고 무기질염의 침착이 없어 뼈같이 강직하지 않고 프라스틱같이 유연성이 있으며 물렁뼈에는 혈관, 림프관, 신경들이 **물렁뼈막**(perichondrium)까지에만 분포되어 있고 속에는 분포되어 있지 않아 관계통(canal system)이 없다.

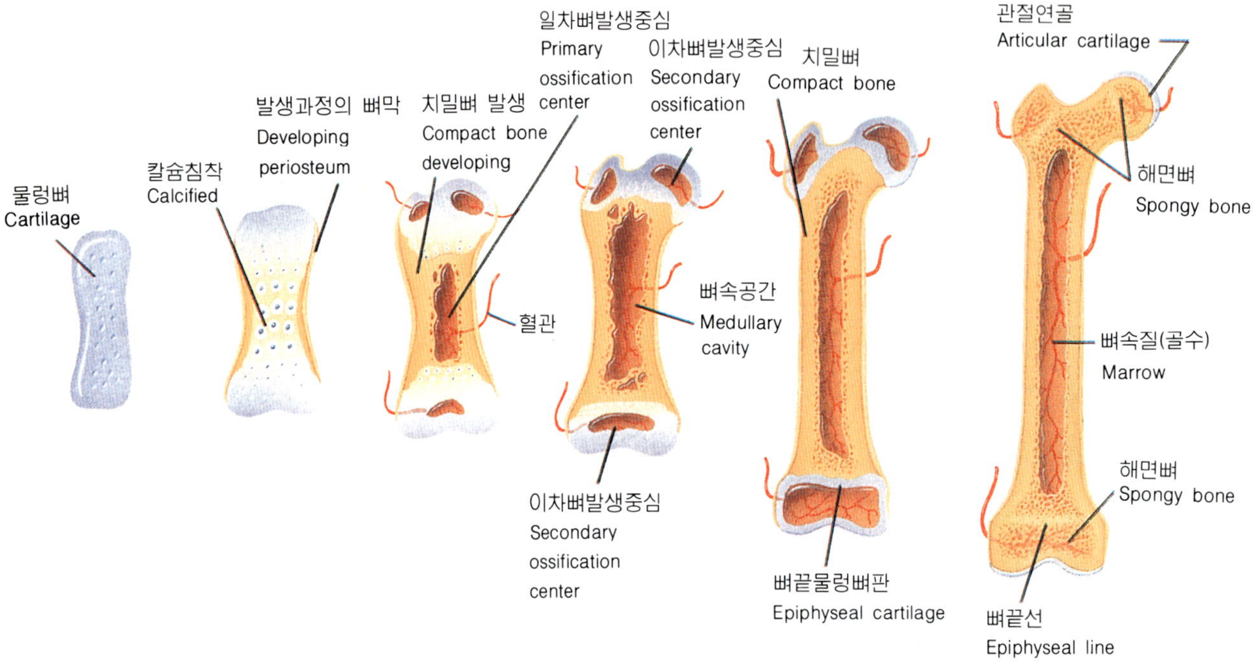

* 그림 2-4. 물렁뼈속뼈 발생의 변화과정

물렁뼈세포도 뼈세포 같이 작은 방에 들어 있으나 혈관이 없어 단순히 확산(diffusion)에 의하여 생활한다. **물렁뼈바탕질**은 확산이 잘 되므로 영양소와 산소가 물렁뼈를 싸고 있는 물렁뼈막에 있는 모세혈관으로부터 확산되어 들어오고 **관절물렁뼈**(articular cartilage)의 경우에는 관절공간의 윤활액으로부터 확산되어 들어온다.

물렁뼈의 종류로는 **유리물렁뼈**(초자연골, hyaline cartilage), **섬유물렁뼈**(섬유연골, fibrous cartilage) 및 **탄력물렁뼈**(탄력연골, elastic cartilage)의 3가지가 있으나 아교섬유는 3가지 종류 모두에 다량으로 존재한다. 섬유물렁뼈는 특히 많은 아교섬유를 가지고 있어 가장 질기고 강하며 탄력물렁뼈는 유리물렁뼈와 같이 섬세한 아교섬유를 가지고 있으면서 탄력섬유도 대량 함유하고 있어 탄력성이 높다.

물렁뼈의 기능은 연한 조직을 받쳐주거나 뼈를 연결시켜 주며 대부분의 물렁뼈는 유리물렁뼈인데, 탄력물렁뼈는 **귓바퀴**(이개, auricle)나 **후두덮개**(후두개, epiglottis) 등 유연성이나 운동성이 필요하면서 일정한 형태를 유지해야 하는 곳에 존재하고 섬유물렁뼈는 특별히 힘을 받는 관절주위의 인대나 관절사이의 **관절원반**(articular disc) 등으로 그리 많지 않다. 척추뼈사이에서 충격을 덜어주는 기능을 하는 **추간원반**(척추간판, intervertebral disc)은 섬유물렁뼈로 되어 있으나 모든 관절의 관절면을 덮고 있는 얇은 **관절물렁뼈**(articular cartilage)는 투명한 유리물렁뼈로 되어 있다.

인대

인대(ligament)는 제1장의 결합조직에서 설명한 것 같이 규칙치밀결합조직으로써 조직학적 구조는 **힘줄**(건, tendon)과 유사하다.

인대는 대부분이 아교섬유로 구성된 백색인대이지만 탄력성이 크게 필요한 부위에는 다량의 탄력섬유를 함유하여 노란색으로 보이므로 황색인대라고 부르기도 한다. 대표적인 황색인대는 뒤통수밑에서부터 목척추뼈와 가슴척추뼈의 가시돌기에 붙어있는 **목덜미인대**(항인대, nuchal ligament)와 척추뼈고리(추궁, vertebral arch)사이를 위아래로 연결하고 있는 **황색인대**(황인대, ligamenta flava)이다.

사람의 뼈

사람의 뼈는 존재하는 부위에 따라 **몸통뼈대**(구간골, axial skeleton)와 **팔다리뼈대**(부속골, appendicular skeleton)로 대별한다. 몸통뼈대는 머리, 목 및 몸통의 뼈들을 일컬으며 팔다리뼈대는 팔과 다리의 뼈들을 말하는 것이다.

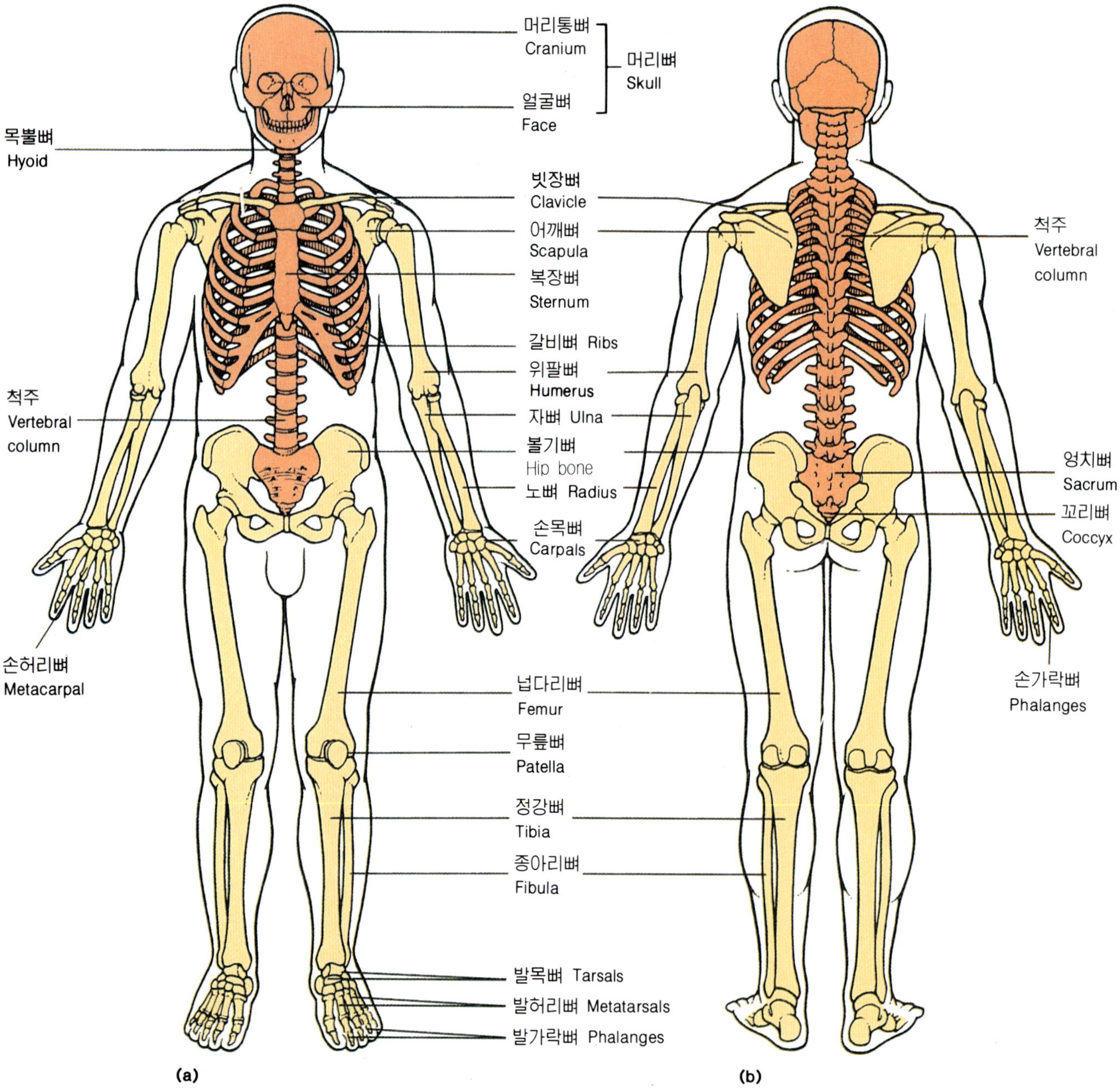

• 그림 2-5. 사람의 뼈. 붉은색은 몸통뼈, 노란색은 팔다리뼈.

몸통뼈대

1. **머리뼈**(두개골, skull)
2. **목뿔뼈**(설골, hyoid)
3. **척　주**(vertebral column)
4. **복장뼈**(흉골, sternum)
5. **갈비뼈**(늑골, rib)

팔다리뼈대

1. **팔뼈**(상지골, bones of upper limb)
2. **다리뼈**(하지골, bones of lower limb)

몸통뼈대

1. 머리뼈

머리뼈(skull)는 뇌가 담겨 있는 상자를 만들고 있는 **머리통뼈**(두골, cranial bones)와 얼굴을 만들고 있는 **얼굴뼈**(안면골, facial bones)로 구분할 수 있다.

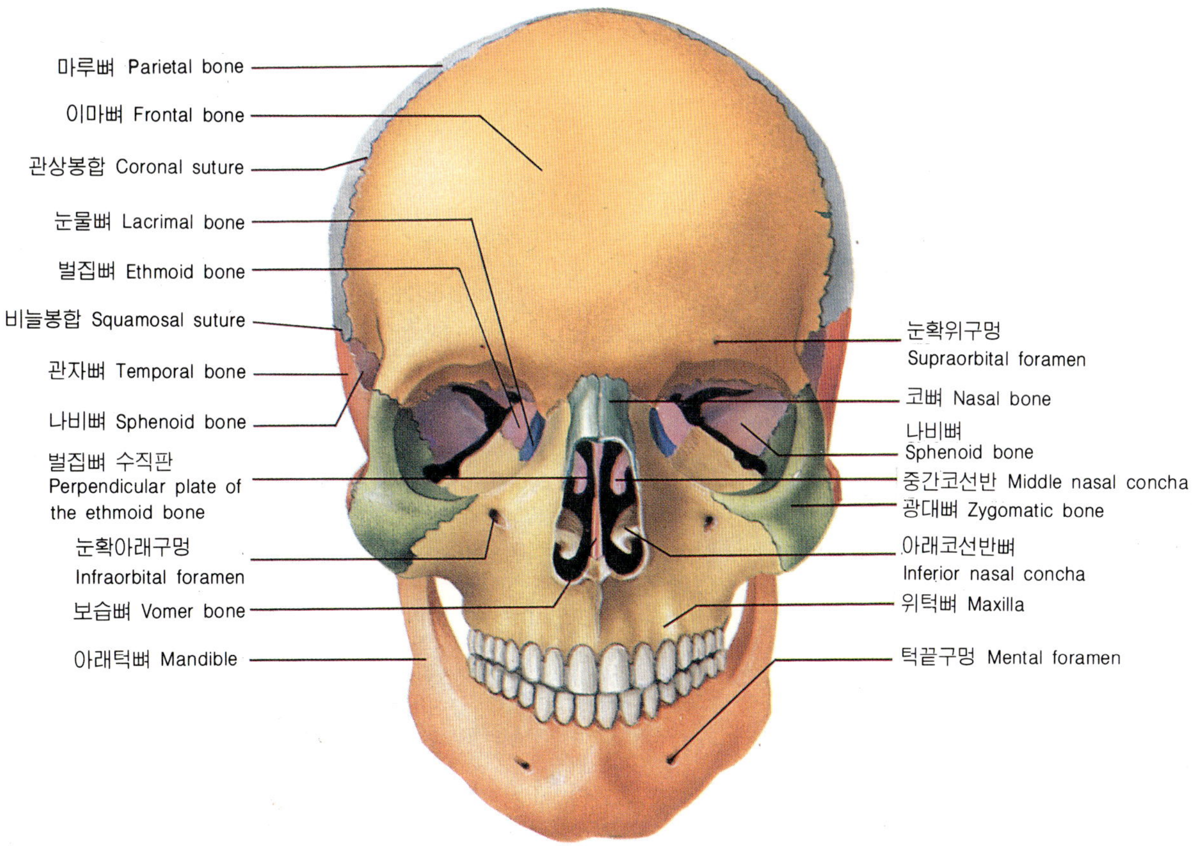

* 그림 2-6. 앞에서 본 머리뼈.

머리통뼈

이마뼈(전두골, frontal bone)
마루뼈(두정골, parietal bone)
관자뼈(측두골, temporal bone)
뒤통수뼈(후두골, occipital bone)
나비뼈(접형골, sphenoid bone)
벌집뼈(사골, ethmoid bone)

얼굴뼈

위턱뼈(상악골, maxilla)
아래턱뼈(하악골, mandible)
광대뼈(권골, zygomatic bone)
코뼈(비근골, nasal bone)
눈물뼈(누골, lacrimal bone)
입천장뼈(구개골, palatine bone)
코선반뼈(하비갑개골, inferior concha bone)
보습뼈(서골, vomer)

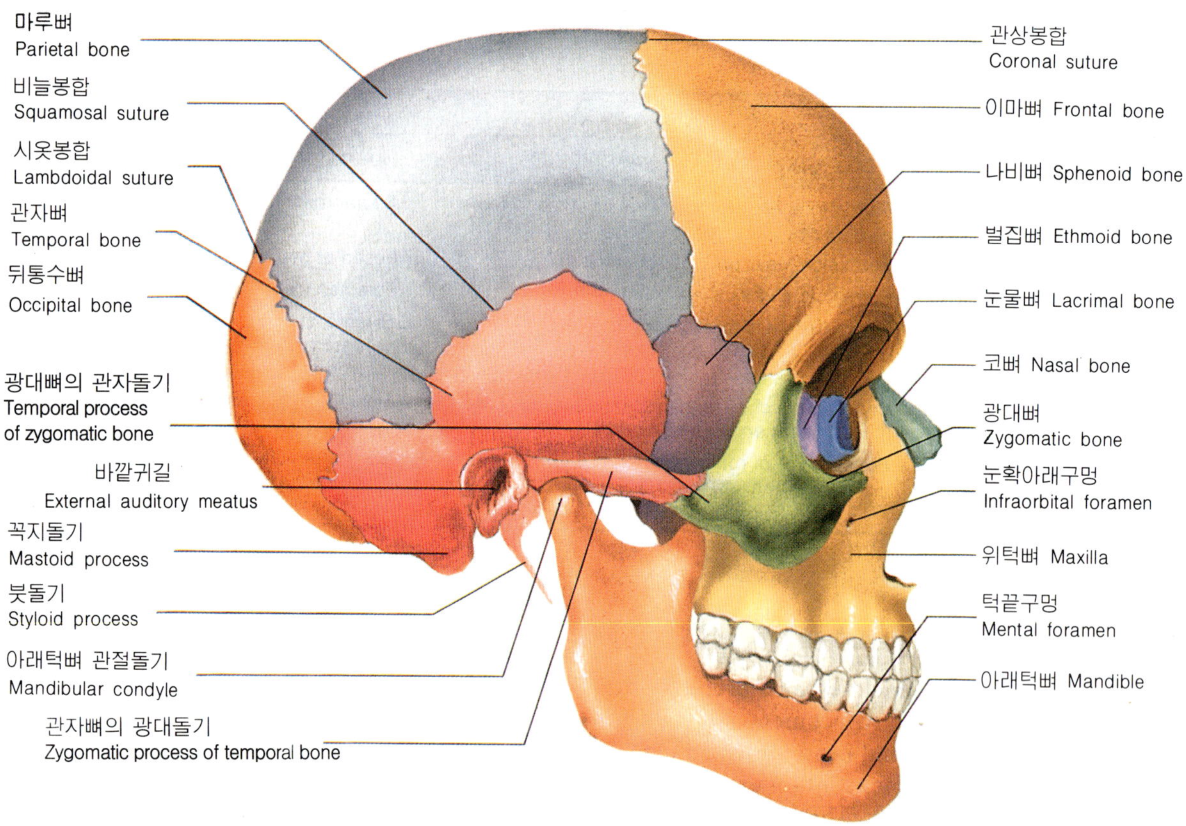

* 그림 2-7. 옆에서 본 머리뼈.

1) 이마뼈

이마를 형성하는 뼈로써 **머리뼈바닥**(cranial floor)의 앞부분과 **눈확**(안와, orbital cavity)의 천정을 형성하며 **미간**(glabella)안쪽에는 공기가 들어있는 **이마뼈동굴**(전두동, frontal sinus)이 있다. 이 뼈는 앞에서 얼굴뼈인 위턱뼈, 광대뼈 및 코뼈와 관절하고 아래가쪽에서는 나비뼈의 큰날개와 관절한다. 위가쪽과 위쪽에서는 마루뼈와 접하는데 이것을 **관상봉합**(coronal suture)이라고 한다.

2) 마루뼈

머리의 윗면을 형성하고 있는 한쌍의 사각형 뼈로서 이마뼈와는 관상봉합으로, 뒤통수뼈와는 **시옷봉합**(인자봉합, lambdoidal suture)으로, 관자뼈와 나비뼈 큰날개와는 **비늘봉합**(인상봉합, squamous suture)으로 결합되어 있고, 두 마루뼈 사이는 **시상봉합**(sagittal suture)으로 결합되어 있다.

3) 관자뼈

관자뼈는 비늘, 바위 및 고막틀의 3부분으로 구분한다.

머리통 옆벽을 형성하고 있는 납작뼈로 되어 있는 부분을 **비늘부분**(인부, squamous part)이라고 하고, 머리통 바닥(저부, floor)의 중간부분을 형성하고 있으면서 그 속에 **바깥귀길**(외이도, extenal auditory meatus), **가운데귀**(중이, middle ear) 및 속귀(내이, inner ear)를 담고 있는 긴 피라밋모양의 부분을 **바위부분**(petrous part)이라고 한다. 이 바위부분 뒤가쪽에서 아래로 돌출된 **꼭지돌기**(유두돌기, mastoid process)에는 가운데귀로 통하는 **꼭지동굴**(유두동, mastoid sinus)이 있다. **고막틀부분**(고실부분, tympanic part)은 바깥귀길의 아래부분을 형성하고 있는 작고 얇은 뼈로써 안쪽끝에 **귀청**(고막, tympanic membrane)이 붙어 있다.

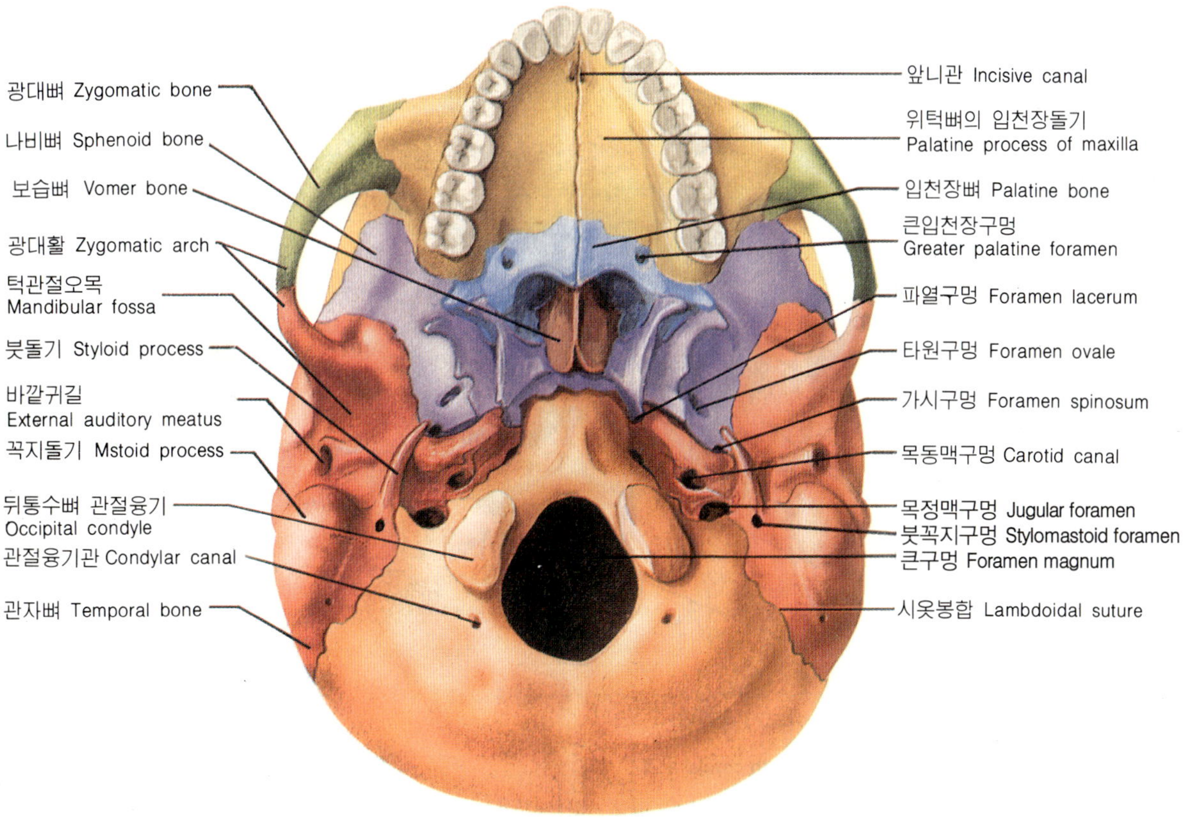

* 그림 2-8. 아래에서 본 머리뼈.

4) 뒤통수뼈

머리의 뒤아래부분을 형성하고 있는 구부러진 주걱모양의 뼈로써 특징적인 것으로는 아래쪽은 척수관으로 통하는 **큰구멍**(대공, foramen magnum)과 첫째목척추뼈인 고리뼈(환추, atlas)와 관절하는 **뒤통수뼈관절융기**(occipital condyle)가 있다. 뒤통수뼈는 머리통의 뒷벽을 형성하고 있는 납작뼈인 **비늘부분**(인상부, squamous part), 큰구멍과 양쪽 옆의 관절융기가 있는 **관절융기부분**(관절과부, condylar part) 및 나비뼈몸통과 관절하는 **바닥부분**(저부, basilar part)의 3부분으로 구분한다.

5) 나비뼈

머리의 중심부분에 있는 나비 모양의 뼈로써 **몸통**(body)이 있고 옆으로 뻗은 2쌍의 날개가 있으며 아래로 뻗은 2쌍의 다리가 있다. 나비와는 달리 **작은날개**(소익, lesser wing)가 앞쪽에 있고 **큰날개**(대익, greater wing)가 뒤쪽에 있다. 아래로 뻗은 널판모양의 발은 각쇠(iron angle)같이 앞쪽이 길이로 붙어 있고 여기에 얼굴의 중심뼈인 위턱뼈가 부착되어 있는데 옆에서 보는 모양이 박쥐날개같아서 **날개돌기**(익상돌기, pterygoid process)라고 한다. 몸통속의 빈 공간은 **나비동굴**(접형동, sphenoidal sinus)이라고 하고 몸통 윗면은 안장모양이어서 **말안장**(터키안, sella turcica)이라고 하며 말안장 중심부위에는 동글게 패인 **뇌하수체오목**(하수체와, hypophyseal fossa)이 있다.

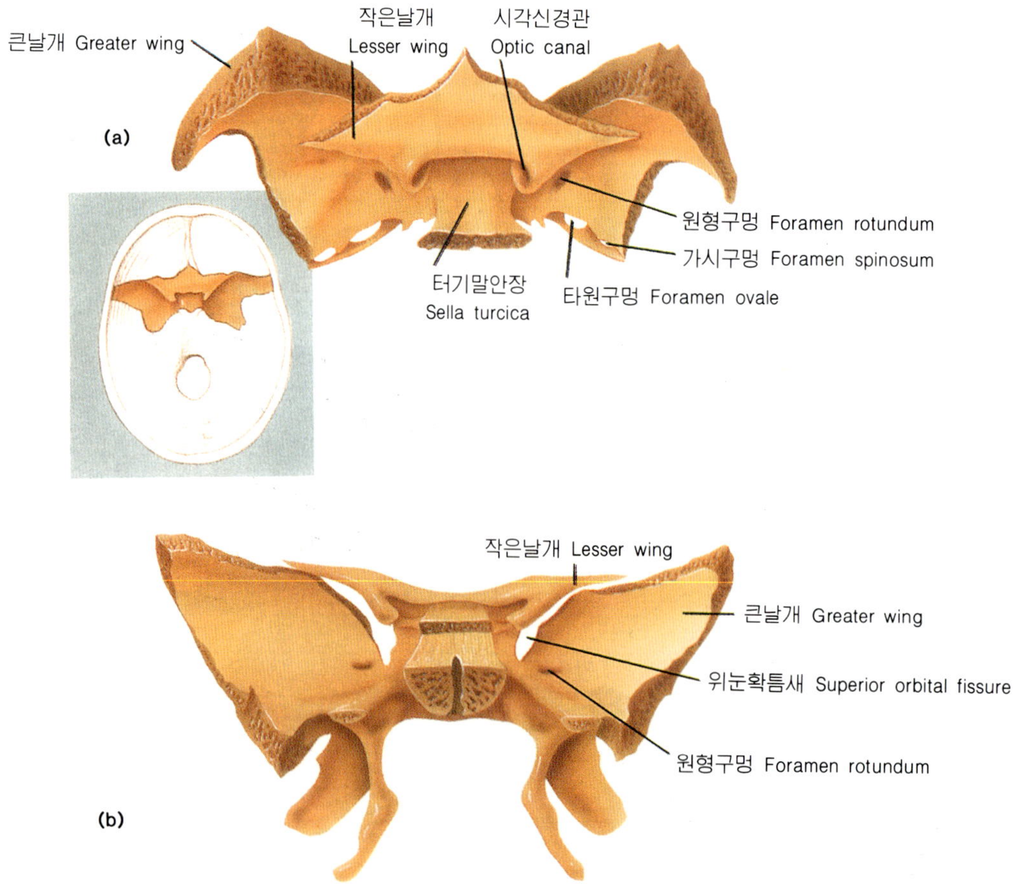

* 그림 2-9. 나비뼈. 위에서 본 모양(a)과 뒤에서 본 모양(b)

6) 벌집뼈

코안(비강, nasal cavity)의 윗부분에 있는 불규칙하고 복잡하게 생긴 뼈로써 머리통바닥 앞부분의 중간부, 눈확의 안쪽(코쪽)벽, 코안의 가쪽벽 및 코중격(nasal septum)의 일부를 형성하고 있다. 머리뼈바닥을 형성하는 부분에는 후각신경(후신경, olfactory nerve)이 지나가는 작은 구멍들이 많이 뚫여 있어 **체판**(cribriform plate)이라고 하고 체판에서 아래쪽으로 코중격의 윗부분을 **수직판**(perpendicular plate)이라고 하며 체판에서 위쪽으로 솟은 닭벼슬 모양의 돌기를 **볏돌기**(계관, crista galli)라고 한다(그림 2-10). 벌집뼈의 덩어리진 가쪽 부분은 **벌집뼈미로**(사골미로, ethmoidal labyrinth)라고 하는데 그 속에는 많은 공간들로 나뉘어져 있어 이것들을 **벌집뼈벌집 혹은 동굴**(사골동, ethmoidal air cells or sinus)이라고 한다.

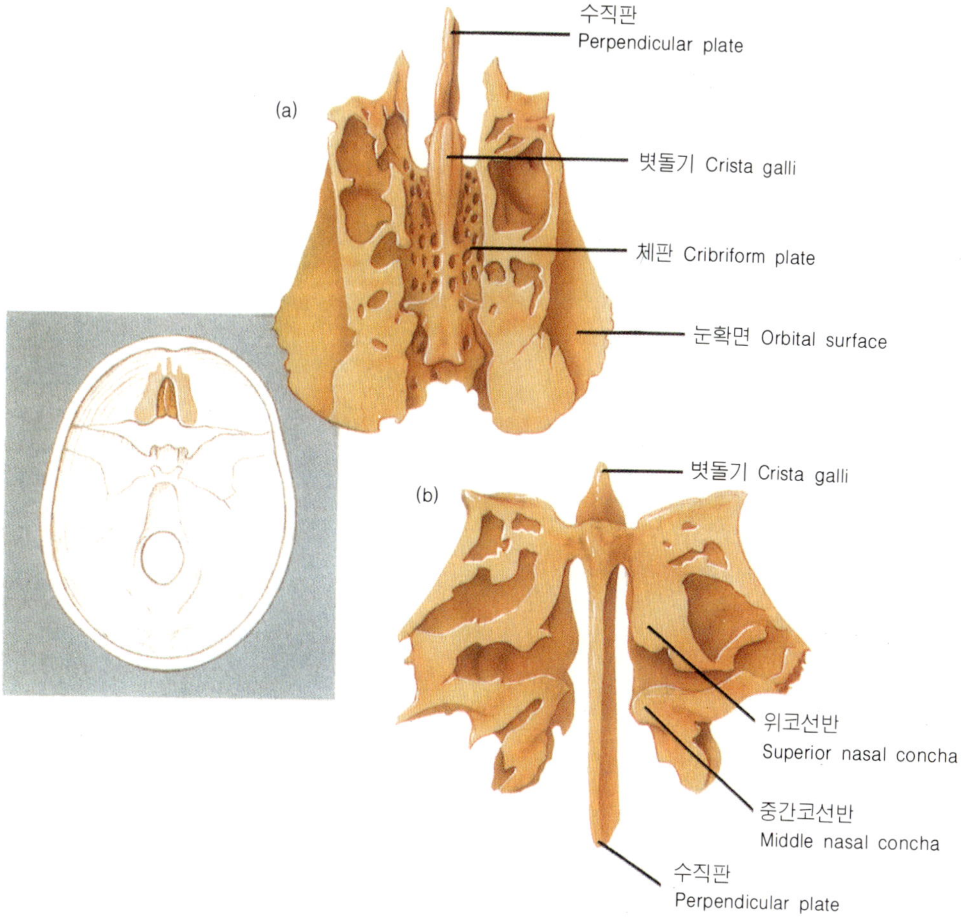

* 그림 2-10. 벌집뼈. 위에서 본 모양(a)과 앞에서 본 모양(b)

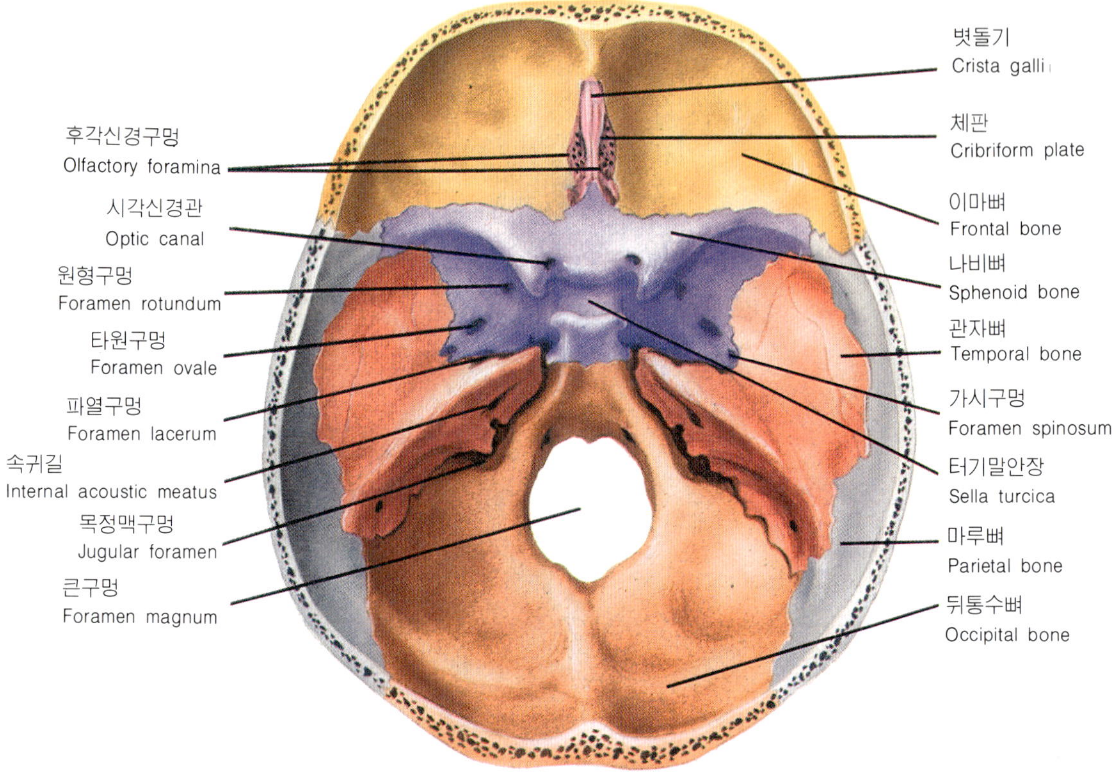

* 그림 2-11. 위에서 본 머리뼈의 바닥부분

7) 위턱뼈

얼굴의 중심부를 형성하고 있는 한 쌍의 뼈로써 위턱뼈속의 공간인 **위턱동굴**(상악동, maxillary sinus)은 코곁동굴(부비동, paranasal sinuses)들 중에서 제일 크다. 치아가 들어있는 활모양부분은 **이틀돌기**(치조돌기, alveolar process)라고 하고, 안쪽으로 뻗어나가 단단입천장(경구개, hard palate)를 형성하는 돌기를 **입천장돌기**(구개돌기, palatine process)라고 하며, 눈확밑에 신경과 혈관이 나오는 구멍 패임은 **눈확아래구멍**(하안와공, infraorbital formen)이라고 하고, 눈확가장자리 바로 안쪽에 형성된 **눈물고랑**(누구, lacrimal groove)은 눈물뼈(누골, lacrimal bone)의 눈물고랑과 합하여 **코눈물관**(비루관, nasolacrimal duct)이 지나가는 통로를 형성한다.

8) 아래턱뼈

아래턱뼈는 양쪽이 따로 발생하여 유아기에 정중면에서 결합되어 한 개의 뼈를 형성한다. 수평으로 있는 튼튼한 **몸통**(body)에서 위로 솟아 치아를 담고 있는 활모양의 부분을 **이틀돌기**(치조돌기, alveolar process)라고 하고 뒤쪽에 수직으로 된 네모판 부분을 **턱뼈가지**(하악지, ramus)라고 한다.

턱뼈가지의 위쪽으로 돌출된 2개의 돌기중 뒤에 있는 것을 **관절돌기**(condylar process)라고 하는데 관자뼈의 턱관절오목(madibular fossa)과 관절하는 **턱뼈머리**(mandibular head)를 가지고 있고 앞쪽에 있는 것은 **근육돌기**(coronoid process)라고 하는데 이 돌기에는 관자근(temporalis muscle)이 붙는다.

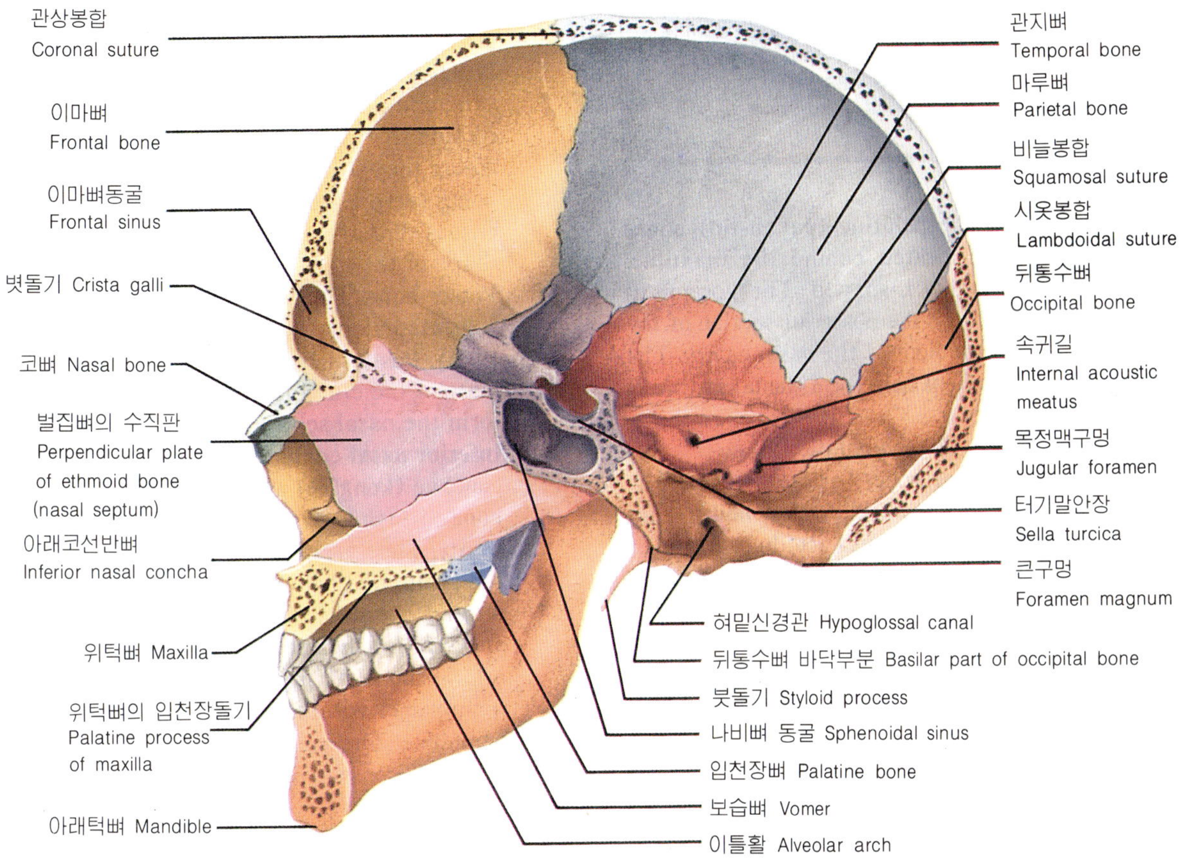

* 그림 2-12. 정중면에서 본 머리뼈

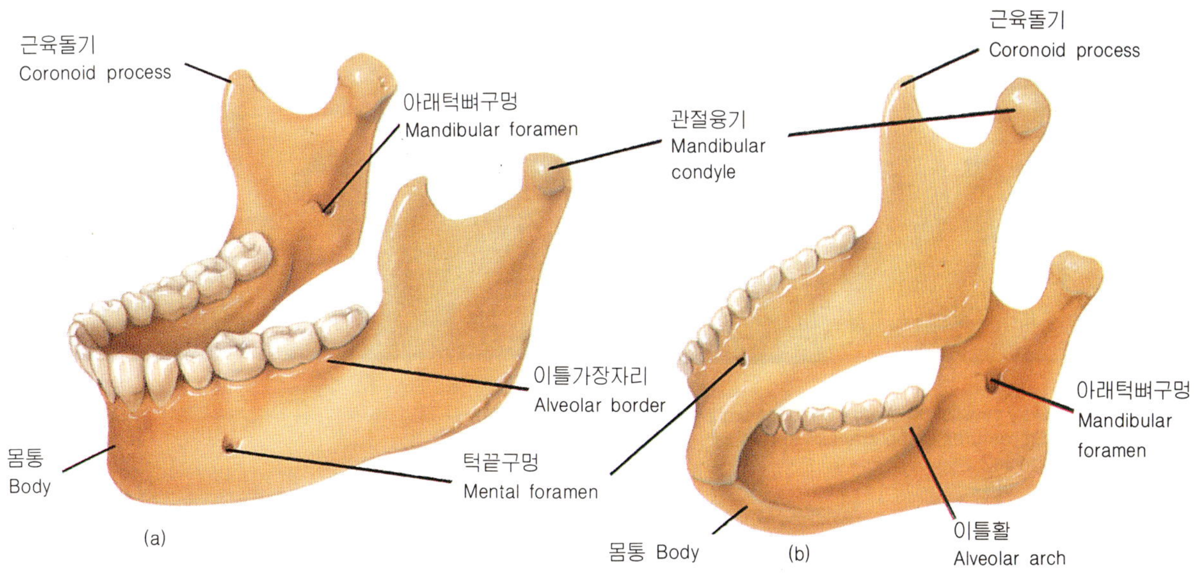

* 그림 2-13. 아래턱뼈. 위옆(a)과 아래옆에서 본 모양

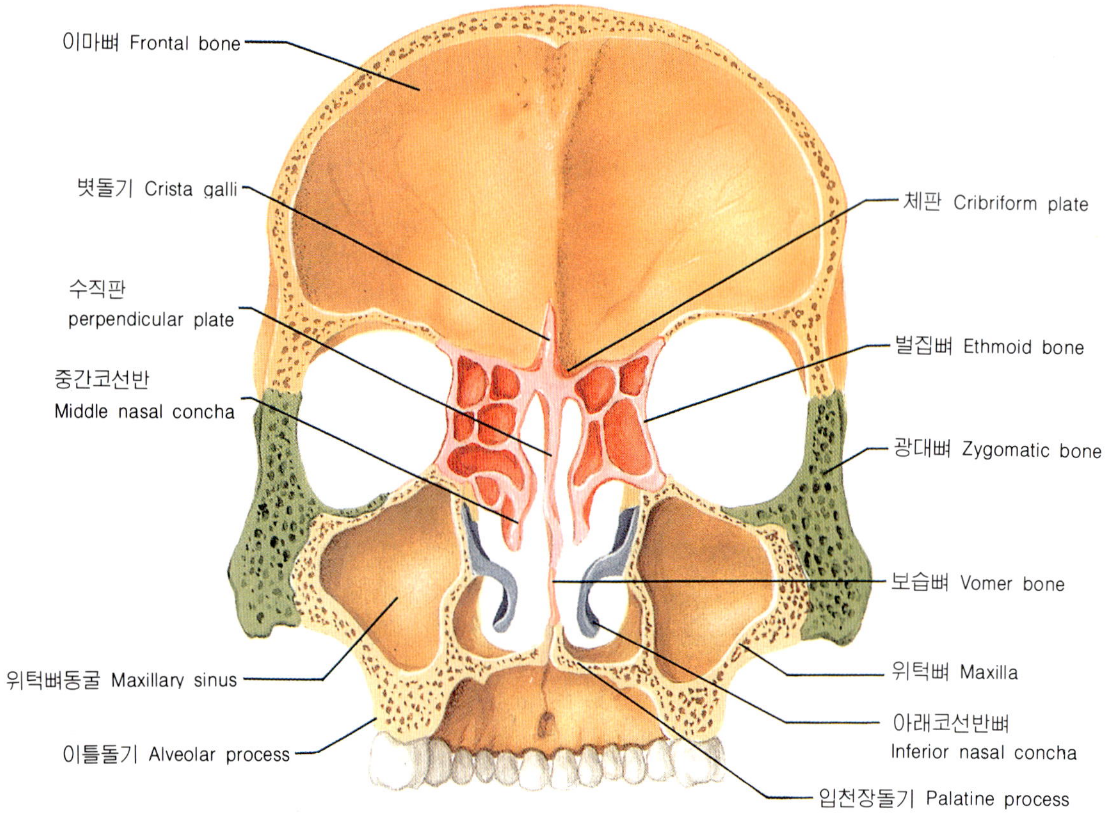

* 그림 2-14. 머리뼈의 관상절단면을 뒤에서 본 모양.

턱뼈가지 안쪽면 중심부에는 치아로 가는 신경과 혈관이 들어가는 **턱뼈구멍**(하악공, mandibular formen)이 있고 몸통부분의 앞가쪽으로는 신경과 혈관이 나오는 **턱끝구멍**(이공, mental formen)이 있다.

9) 광대뼈

얼굴의 모양을 좋게하고 눈확의 바닥과 가쪽벽의 일부를 형성하며 이 뼈의 **관자돌기**(측두돌기, temporal process)는 관자뼈의 광대돌기(권골돌기, zygomatic process)와 만나서 **광대활**(권골궁, zygomatic arch)을 형성한다.

10) 코뼈

코의 앞위부분을 형성하는 작은 한 쌍의 뼈로써 이마뼈 및 위턱뼈와 관절하고 있다.

11) 눈물뼈

모양이나 크기가 손톱과 비슷한 한쌍의 뼈로서, 코안의 가쪽벽과 눈확의 안쪽벽의 일부를 형성하며, **코눈물관**(비루관, nasolacrimal duct)이 지나가는 고랑이 파져 있어서 눈물뼈라고 이름 붙쳐진 것이다. 이 뼈는 위턱뼈, 이마뼈, 벌집뼈와 관절하고 있다.

12) 입천장뼈

L자 모양의 불규칙뼈로써 양쪽 뼈의 **수평판**(horizontal plate)이 서로 관절하여 U자 모양으로 코안의 뒷부분에서 가쪽벽과 바닥을 형성하고 있으며 **수직판**(vertical plate)의 위쪽끝부분은 눈확바닥의 일부를 형성하고 있다. 이 뼈는 주로 위턱뼈 및 나비뼈와 관절하고 있다.

13) 코선반뼈

작은 조개껍질 모양의 뼈로써 코안가쪽벽에 돌출되어 늘어진 모양으로 주로 위턱뼈에 붙어있다. 코안에는 이와 같은 형태의 돌기가 3쌍 있는데 **위코선반**(상비갑개, superior concha)과 **중간코선반**(중비갑개, middle concha)은 벌집뼈 가쪽부분에서 돌출된 것이고 **아래코선반**만이 독립된 뼈이다.

14) 보습뼈

코중격의 뒷부분을 형성하고 있는 작은 쟁기(보습)모양의 뼈로써 나비뼈, 벌집뼈, 입천장뼈 및 위턱뼈와 관절하고 있다.

☆ 신생아의 머리뼈(skull of newborn)

출생시에는 뼈발생(ossification)이 진행중에 있어 아직 뼈로 되지 않고 섬유막 구조로 남아 있는 부분이 있다. 그 중 넓은 부분을 **숫구멍**(천문, fontanel)이라고 하는데 이마뼈와 마루뼈가 만나는, 즉 관상봉합과 시상봉합이 만나는 부분은 가장 커서 **온숫구멍**(대천문, anterior fontanel)이라고 하고 시상봉합과 시옷봉합이 만나는 부분의 것은 **작은숫구멍**(소천문, posterior fontanel)이라고 하며, 머리 양쪽 옆으로는 **앞가쪽숫구멍**(앞측두천문, anterolateral fontanel)과 **뒤가쪽숫구멍**(뒤측두천문, posterolateral or mastoid fontanel)이 있다.

이 숫구멍들은 일반적으로 생후 1년반에서 2년사이에 없어진다.

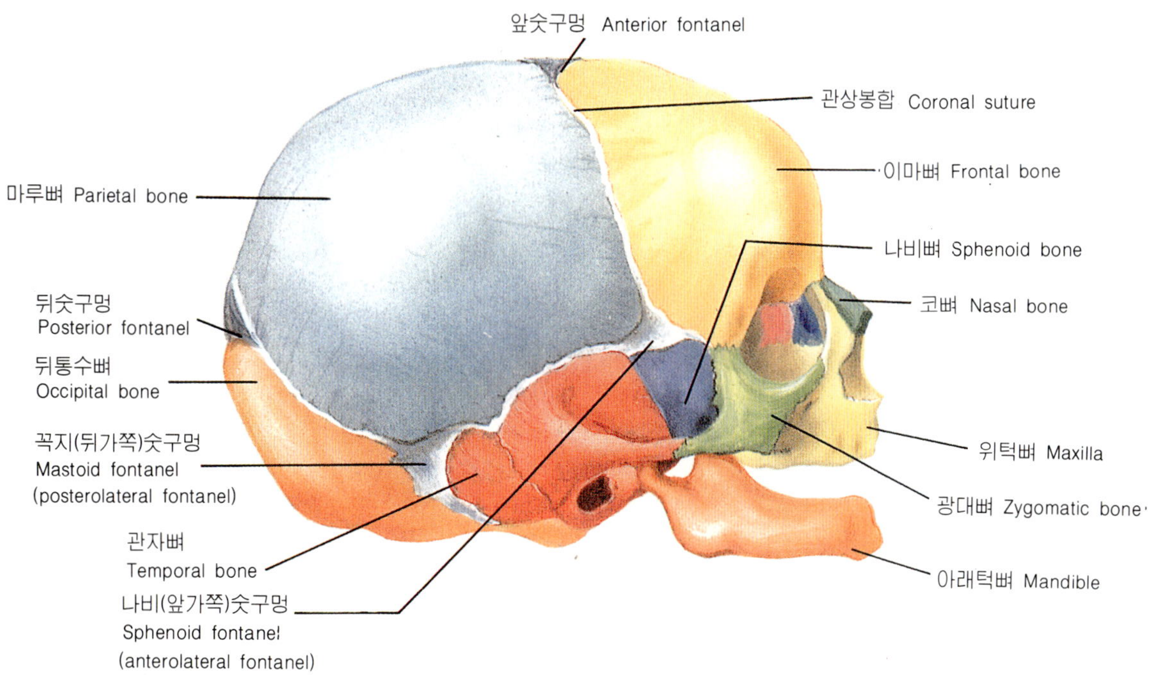

* 그림 2-15. 신생아의 머리뼈.

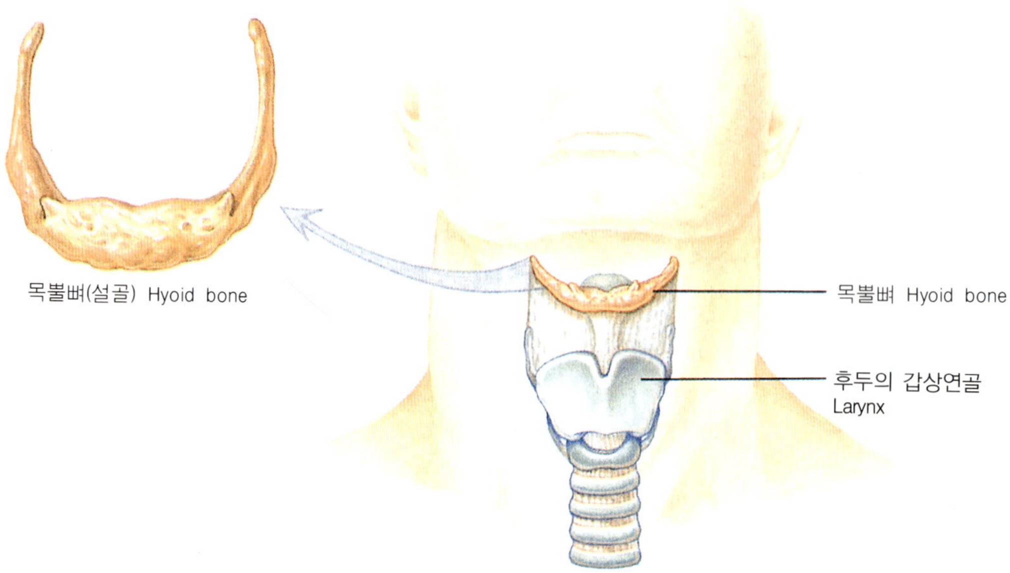

* 그림 2-16. 목뿔뼈.

2. 목뿔뼈

목뿔뼈(hyoid bone)는 아래턱뼈 뒤아래쪽 후두(larynx)의 위쪽에 있는 말발굽 모양의 뼈로써 다른 뼈들과 관절하지 않고 가늘고 긴 인대에 의하여 관자뼈의 붓돌기에 매달려 있으며 10여 가지의 근육들이 부착되어 있다.

3. 척추뼈

척추뼈(vertebral bone)는 신체의 중심축이 되는 **척주**(vertebral column)를 형성하고 있는 뼈들이다.

척주는 위로는 머리를 받치고 있고 앞으로는 갈비뼈(rib)를 달고 있고 아래로는 골반이 부착되어 있고 내부에 형성되는 **척주관**(vertebral canal) 안에는 척수(등골, spinal cord)가 들어 있다.

척주는 목부분에 7개의 **목뼈**(경추, cervical vertebrae), 가슴부분에 12개의 **등뼈**(흉추, thoracic vertebrae), 허리부분에 5개의 **허리뼈**(요추, lumbar vertebrae), 볼기부분에 1개의 **엉치뼈**(천골, sacrum), 맨아래 짧게 남아 있는 **꼬리뼈**(미골, coccyx)로 형성되어 있다.

척추뼈는 각각 그 크기나 모양이 약간 다르고 각 종류마다 특징이 있어 쉽게 구별되지만 기본형태는 모두 비슷하다. 즉 앞쪽에 위치하는 짧은 원기둥모양의 **척추뼈몸통**(추체, vertebral body), 뒤아래쪽으로 솟아오른 **가시돌기**(극돌기, spinous process), 옆으로 돌출된 **가로돌기**(횡돌기, transverse process), 위 및 **아래관절돌기**(상 및 하관절돌기, superior and inferior articular processes), 몸통과 돌기들사이에 척수(등골, spinal cord)가 지나가는 **척추뼈구멍**(추공, vertebral foramen)이 있다.

특별히 변형된 것으로는, 머리를 움직이기 편리하도록 변형된 첫째목척추뼈인 **고리뼈**(환추, atlas)와 둘째목척추뼈인 **중쇠뼈**(축추, axis)가 있다. 일곱째목척추뼈는 가시돌기가 길어 목을 굽힐때 솟아오름으로 **솟을뼈**(융추, vertebral prominens)라고

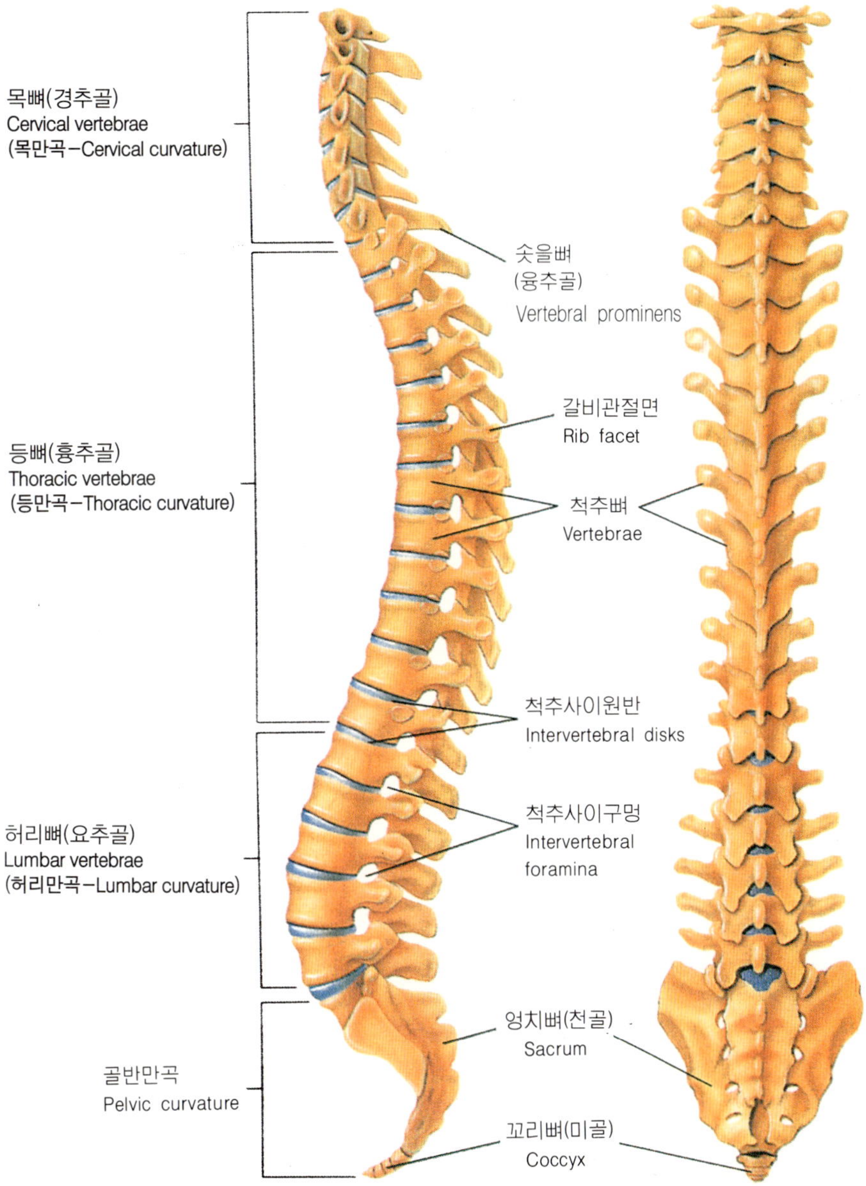

* 그림 2-17. 척주. 옆에서 본 모양(왼쪽)과 뒤에서 본 모양(오른쪽).

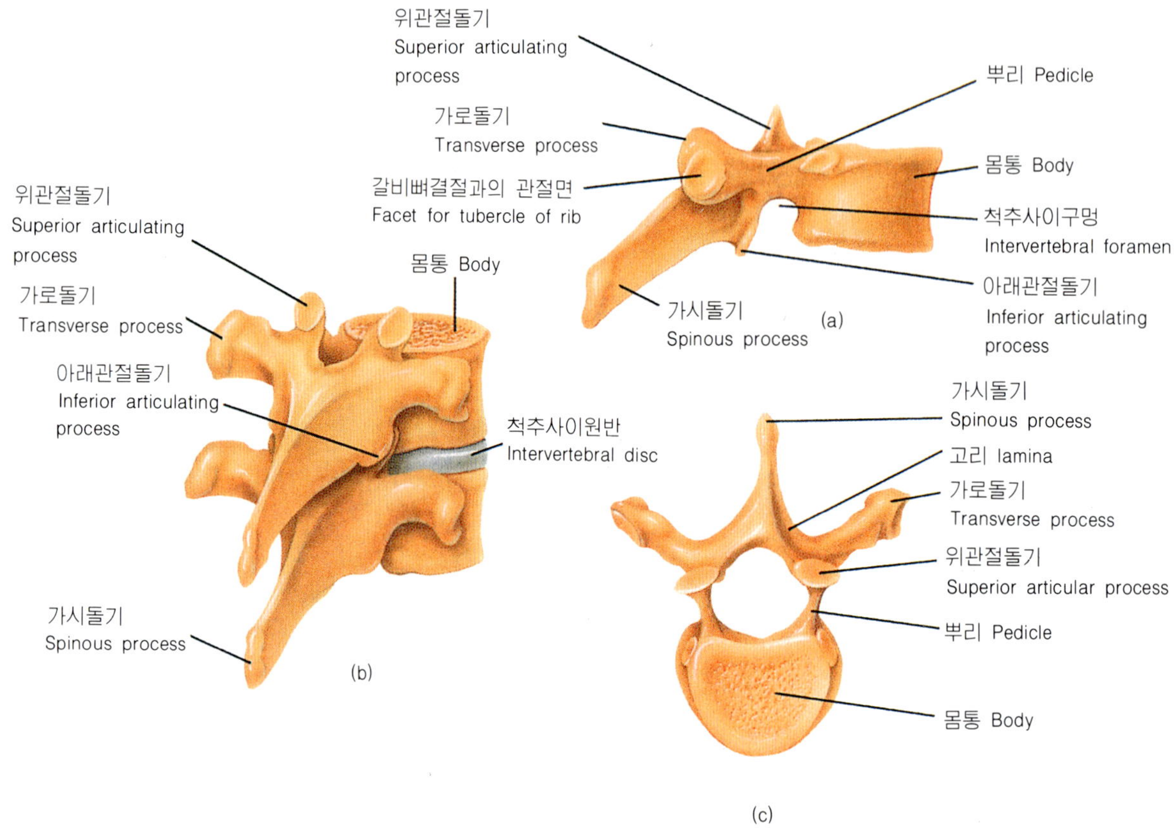

* 그림 2-18. 척추뼈의 일반적 형태

한다. 볼기부위에는 5마디의 척추뼈가 엉덩뼈(관골, hip bone)와 견고하게 관절하여 몸의 중량을 충분히 견디어 낼 수 있도록 1개의 뼈로 융합된 **엉치뼈**(sacrum)가 있다.

고리뼈는 몸통과 극돌기가 없어서 고리 모양이고 **중쇠뼈**는 몸통 상부에 **치아돌기**(치돌기, odontoid process)가 솟아 있어 고리뼈의 **앞고리**(전궁, anterior arch)와 **가로인대**(횡인대, transverse ligament)사이에 관절하여 회전운동이 가능하다.

엉치뼈는 발생시에 5마디이던 것이 융합되어 쐐기 모양의 큰 뼈가 된 것으로 그 융합된 흔적은 잘 나타나지만 부분명칭은 일반 척추뼈와는 전혀 다르게 부른다. **꼬리뼈**는 3~4개의 뼈가 융합된 작은 삼각형의 뼈로서 엉치뼈의 아래에 관절하고 있다.

4. 복장뼈

앞가슴벽의 중심부에 있는 단도모양의 뼈로서 3부분으로 구성되어 있다. 위부분의 손잡이를 **복장뼈자루**(흉골병, manubrium), 중간의 칼모양을 **복장뼈몸통**(흉골체, body), 그리고 물렁뼈로된 아래부분을 칼돌기(검상돌기, xiphoid process)라고 한다. 복장뼈자루와 몸통 사이의 관절을 **복장뼈관절**(흉골관절, manubrosternal joint)이라고 하며 약간의 운동이 가능하다. 이 관절부위는 앞쪽으로 약간 솟아있어 **복장뼈각**(흉골각, sternal angle)이라고 하며 외견상 쉽게 식별할 수 있다. 복장뼈자루의 위가쪽부분은 빗장뼈(쇄골, clavicle) 및 첫째갈비뼈(the first rib)와 관절하고 아래가쪽부분은 복장

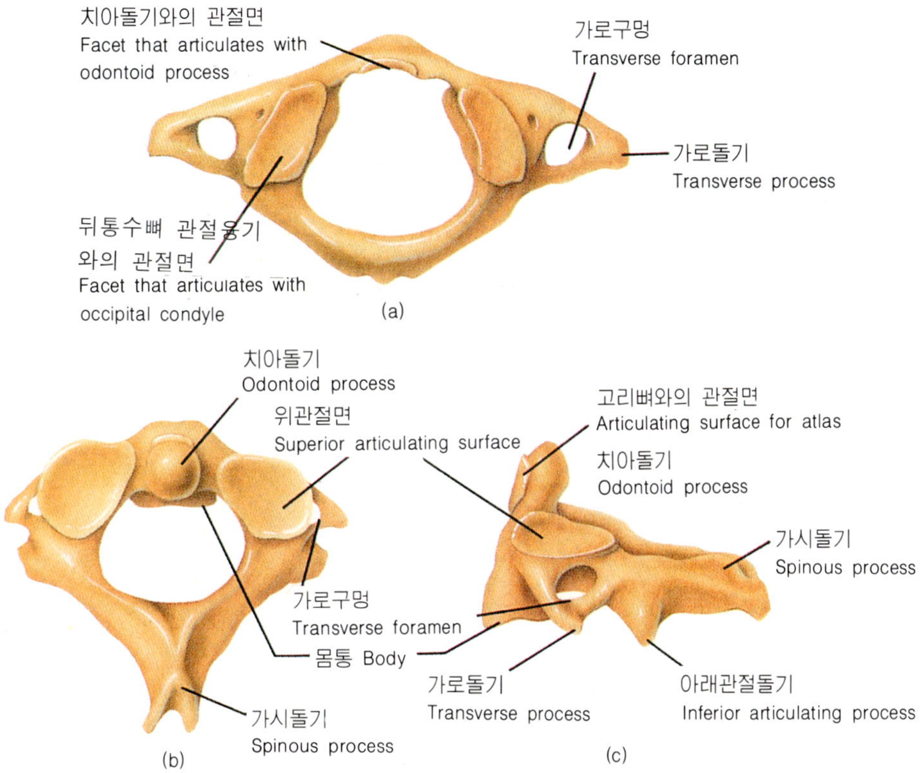

* 그림 2-19a. 위에서 본 고리뼈(a)와 위와 옆에서 본 중쇠뼈(b, c).

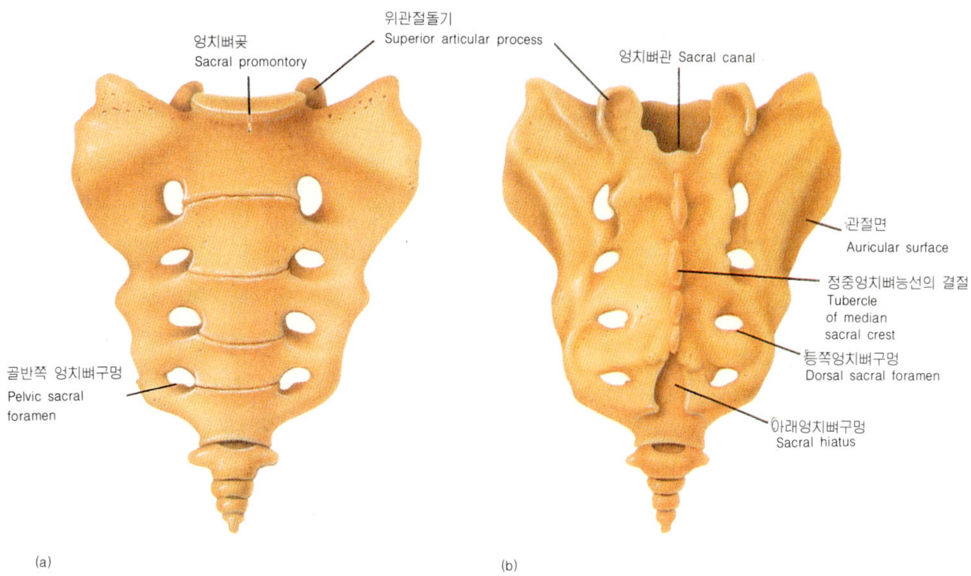

* 그림 2-19b. 엉치뼈와 꼬리뼈.

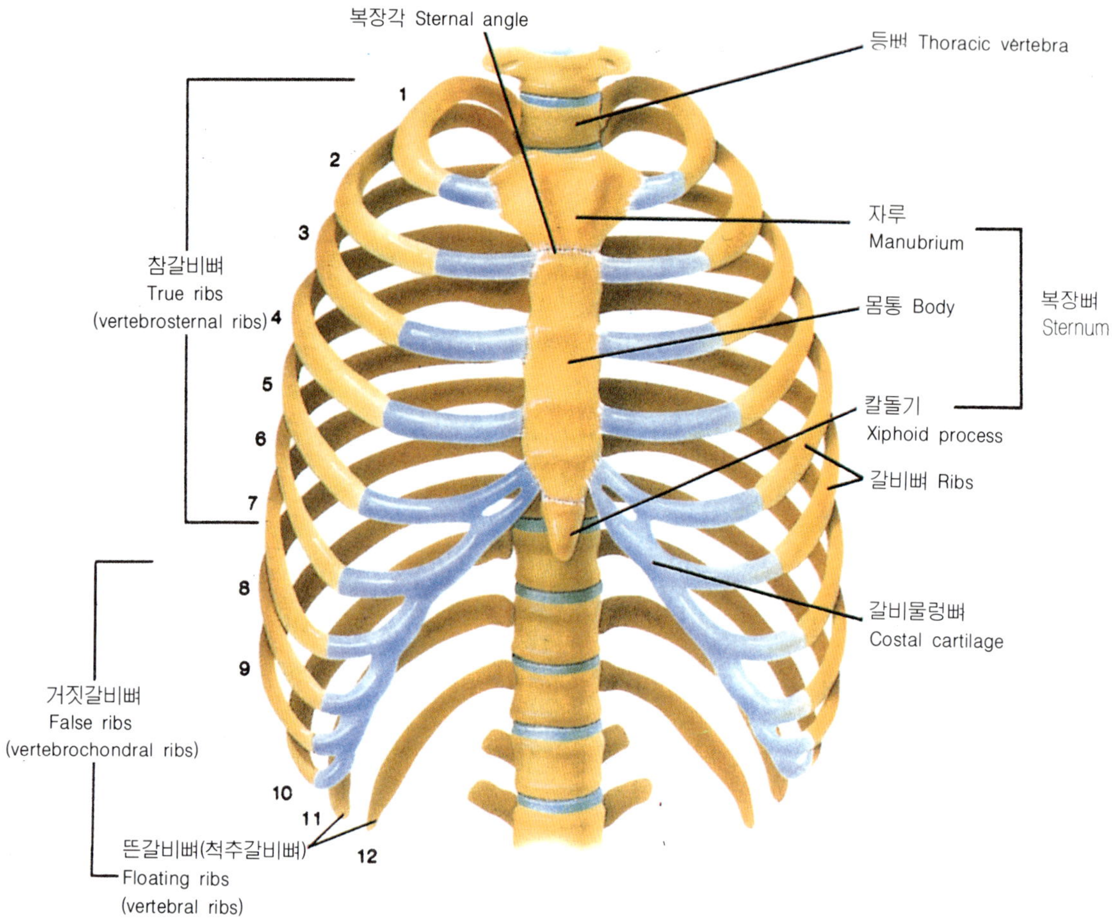

* 그림 2-20 12개의 등뼈, 12쌍의 갈비뼈와 및 복장뼈로 구성된 가슴우리.

뼈몸통의 위가쪽부분과 분담하여 둘째갈비뼈와 관절하며 이하 일곱째갈비뼈까지는 몸통과 직접관절하고 여덟, 아홉, 열째 갈비뼈는 간접적으로 관절한다.

칼돌기는 두께가 몸통의 절반정도로 얇고 물렁뼈로 되어 있으며 성인에서 서서히 뼈로 변화되어 간다.

5. 갈비뼈

갈비뼈는 12쌍으로 등뼈(가슴척추뼈) 및 복장뼈와 함께 **가슴우리**(흉골곽, thoracic cage)를 형성한다. 각 갈비뼈머리는 척추뼈몸통에, 갈비뼈결절은 척추뼈가로돌기에 관절한다. 특히 두번째갈비뼈부터 아홉번째갈비뼈 까지는 바로 위의 척추뼈몸통과도 관절한다. 즉 갈비뼈머리는 2개의 척추뼈몸통과 그 사이에 있는 척추사이원반(intervertebral disc)과 관절한다. 각 갈비뼈는 척추뼈에 부착된 곳에서 가쪽으로 나가다가 앞아래쪽으로 구부러져 **갈비물렁뼈**(costal cartilage)로 이어진 후 위안쪽으로 가서 복장뼈와 관절한다. 위쪽 7개의 갈비뼈는 직접 복장뼈에 관절하므로 **참갈비뼈**(진성늑골, true

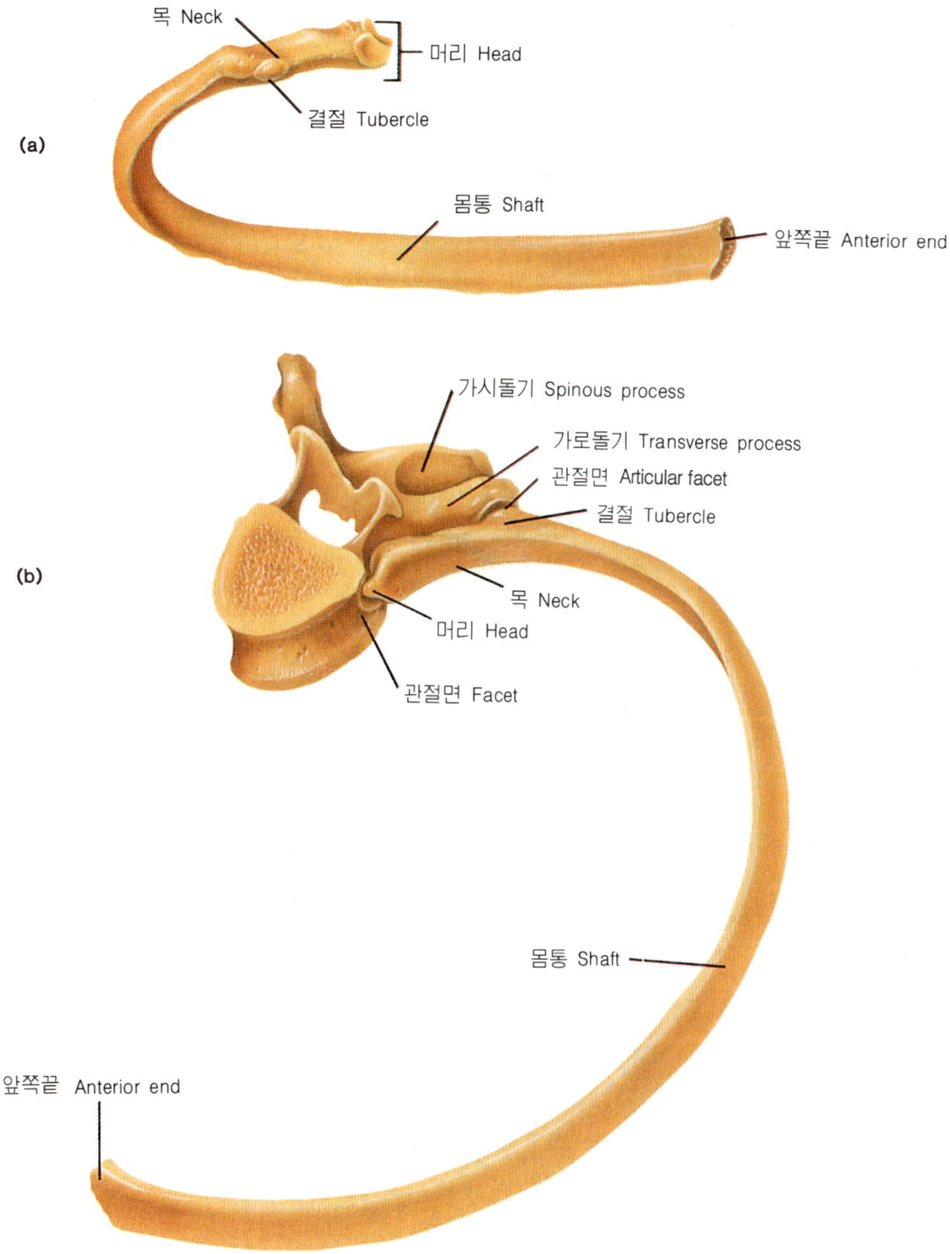

* 그림 2-21. 갈비뼈 및 척추뼈와의 관절

ribs)라고 하고, 그 아래의 갈비뼈는 **거짓갈비뼈**(가성늑골, false ribs)라고 한다. 거짓갈비뼈 중에서 위의 3개는 각각 바로 위의 갈비물렁뼈에 관절하여 간접적으로 복장뼈와 연결되어 있으나 맨아래 2개는 관절하지 않고 끝이 떠있으므로 **뜬갈비뼈**(부유늑골, floating rib)라고 부른다.

팔다리뼈대

1. 팔뼈

팔은 **어깨**(견갑부, shoulder girdle), **위팔**(상완, arm), **아래팔**(전완, forearm), **손목**(수근, wrist) 및 **손**(수, hand)으로 구별되며 뼈는 한쪽에 32개씩이다.

어　깨 – **빗장뼈**(쇄골, clavicle) 1개
　　　 어깨뼈(견갑골, scapula) 1개
위　팔 – **위팔뼈**(상완골, humerus) 1개
아래팔 – **자뼈**(척골, ulna) 1개
　　　 노뼈(요골, radius) 1개
손　목 – **손목뼈**(수근골, carpal bones) 8개
손 – **손허리뼈**(중수골, metacarpal bones) 5개
손가락 – **첫마디뼈**(기절골, proximal phalanges) 5개
　　　 중간마디뼈(중절골, middle phalanges) 4개
　　　 끝마디뼈(말절골, distal phalanges) 5개

1) 빗장뼈(clavicle)

어깨의 앞부분을 형성하고 있으며 몸쪽끝은 복장뼈자루와 관절하므로 **복장끝**(흉골단, sternal end)이라고 하며 먼쪽끝은 어깨뼈봉우리(acromion)와 관절하므로 **봉우리끝**(견봉단, acromial end)이라고 한다. 팔이 앞으로 그리고 내측으로 쏠리지 않도록 받쳐주고 있다.

2) 어깨뼈(scapula)

어깨의 뒷부분에 위치하고 빗장뼈와 함께 많은 근육들에 의하여 척추뼈, 갈비뼈 및 복장뼈에 연결되어 있다.

어깨뼈는 얇은 납작뼈로써 모양이 세모꼴임으로 3개의 모서리(연, border)와 3개의 각(angle)이 있다. 즉 **위모서리, 안쪽모서리** 및 **가쪽모서리**가 있고, **위각, 가쪽각,** 및 **아래각**이 있다.

뒷면에는 가로로 길게 솟아오른 능선이 있어 이것을 **어깨뼈가시**(견갑극, scapular spine)라고 하고 어깨뼈가시의 가쪽끝에 돌출된 넓고 편평해진 돌기

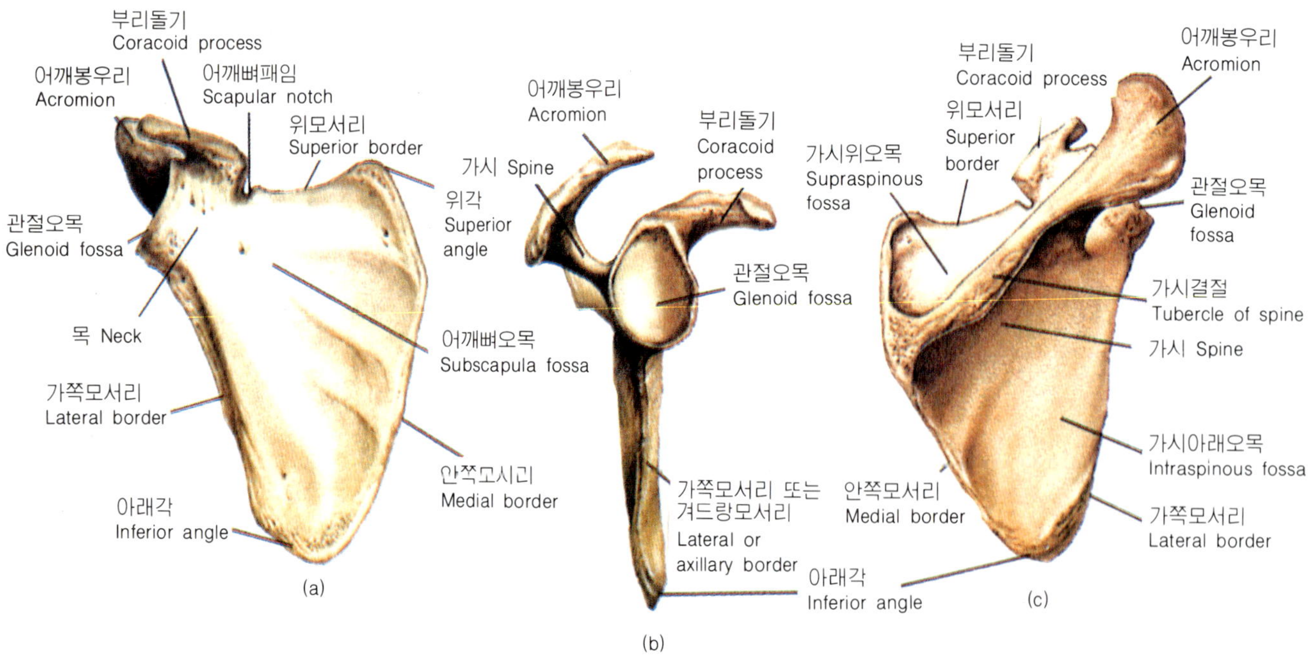

* 그림 2-22. 어깨뼈(우측) (a) 앞면, (b) 가쪽면, (c) 뒤면

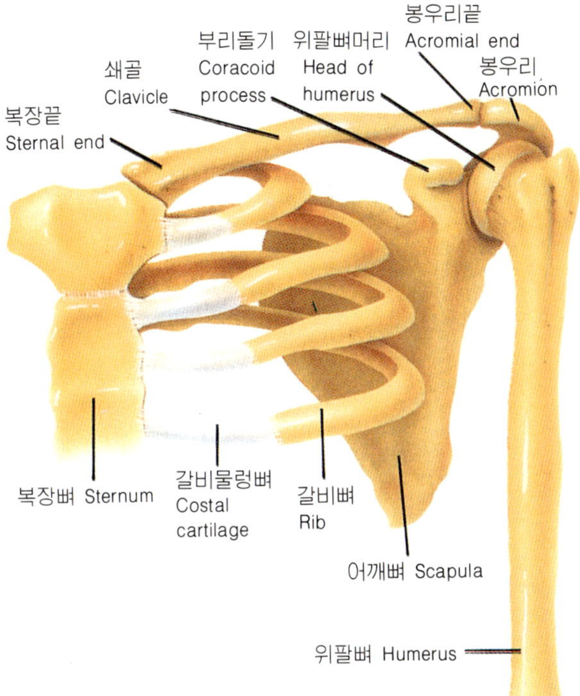

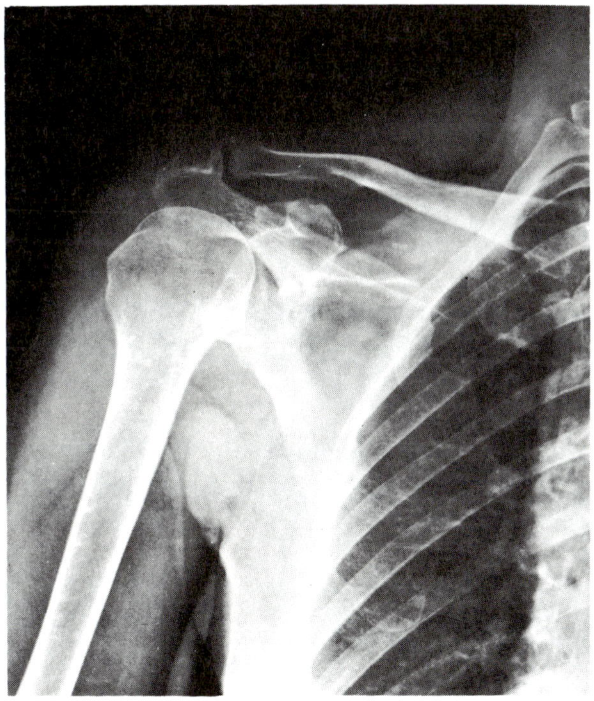

* 그림 2-23. 어깨를 구성하고 있는 빗장뼈와 어깨뼈.

를 **어깨뼈봉우리**(견봉, acromion)라고 한다.

윗모서리 가쪽에 손가락 모양의 돌기를 **부리돌기**(오훼돌기, coracoid process)라고 하는데 이 돌기의 끝은 빗장뼈 바로 밑의 어깨세모근과 큰가슴근 사이에 있는 **세모가슴삼각**(deltopectoral triangle)에서 만져진다. 가쪽각은 두껍고 튼튼해지면서 위팔뼈와 관절하는 **관절오목**(관절와, glenoid cavity)을 형성하고 있다.

3) 위팔뼈(humerus)

몸쪽끝에는 관절면을 갖고 있는 둥근 **머리**(head)와 그 밑에 **해부목**(anatomical neck)이 있고 가쪽으로 **큰결절**(대결절, greater tubercle)과 안쪽으로 **작은결절**(소결절, lesser tubercle)이 있으며 두결절 사이에는 위팔두갈래근(상완이두근, biceps brachii)의 긴갈래(장두, long head) 힘줄이 지나가는 **결절사이고랑**(결절간구, intertubercular groove)이 있다.

몸통부분에는 가쪽으로 **세모근거친면**(deltoid tuberosity)이 있고, 뒤쪽으로 **영양구멍**(영양공, nutrient foramen)과 **노신경고랑**(요골신경구, groove for radial nerve) 등이 있다.

먼쪽끝에는 근육이 이는 곳인 **안쪽** 및 **가쪽곁융기**(medial and lateral epicondyle)가 솟아 있고 자뼈와 관절하는 실패 모양의 **도르래**(trochlea)와 노뼈머리와 관절하는 둥근 **작은머리**(capitulum)가 있으며 도르래 위로는 앞면과 뒷면에 함입구조가 있는데 앞면의 것은 팔을 구부렸을 때 자뼈의 갈고리돌기(구상돌기, coronoid process)가 들어가는 **갈고리오목**(구상돌기와, coronoid fossa)이고 뒷면의 것은 팔을 폈을 때 팔꿈치머리(주두, olecranon)가 들어가는 **팔꿈치오목**(주두와, olecranon fossa)이다.

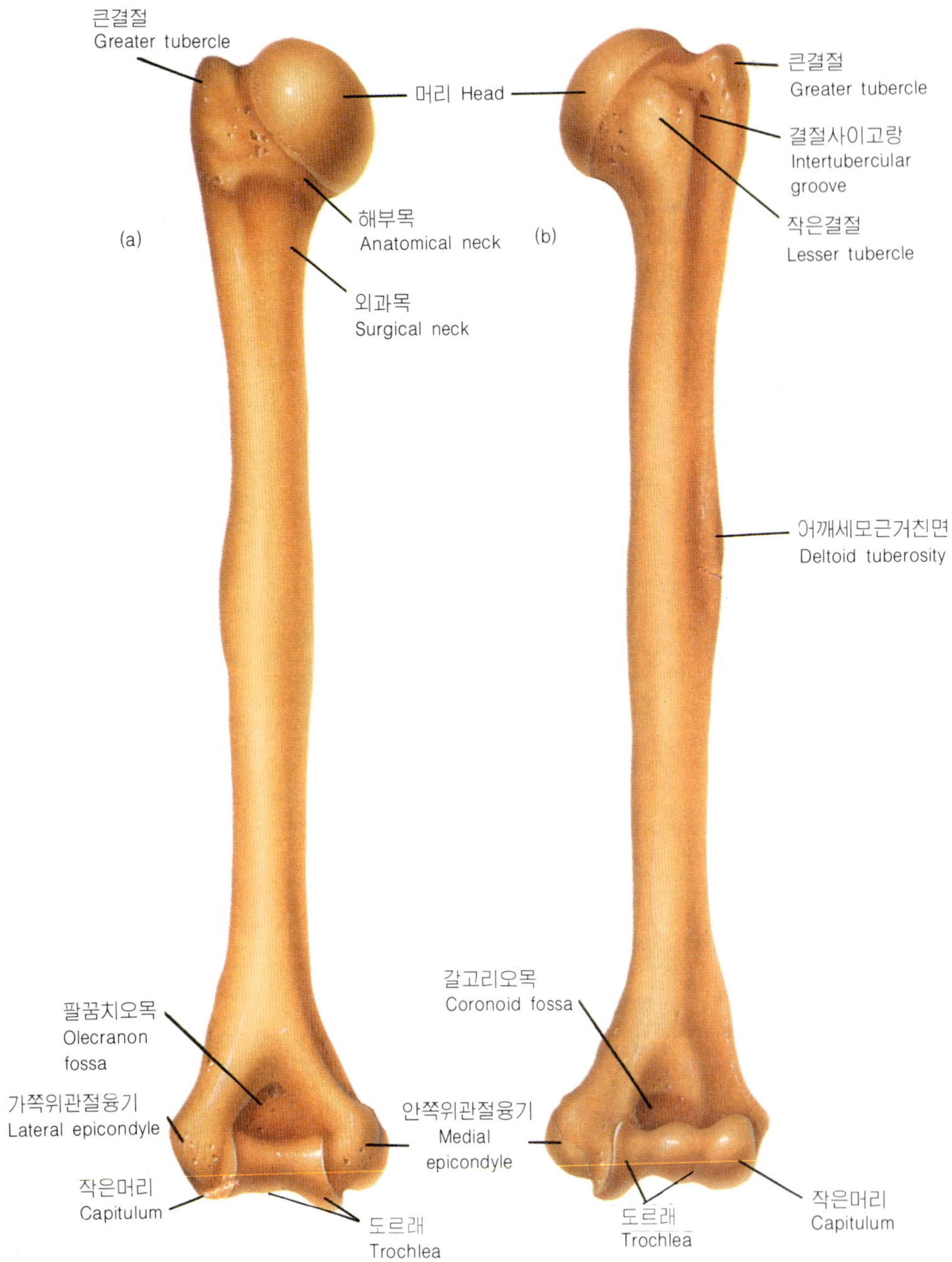

* 그림 2-24. 왼쪽 위팔뼈. (a) 뒤, (b) 앞

4) 자뼈(ulna)

몸쪽끝에는 위팔뼈의 도르래에 맞게 파져 있어 이것을 **도르래패임**(활차절흔, trochlear notch)이라고 하는데 이러한 형태로 인하여 **팔굽관절**(주관절, elbow joint)은 경첩관절(hinge joint)로써 굽히고 펴는 운동밖에 할 수 없는 것이다. 가쪽으로는 노뼈머리와 관절하는 얕은 **노패임**(요골절흔, radial notch)이 있다.

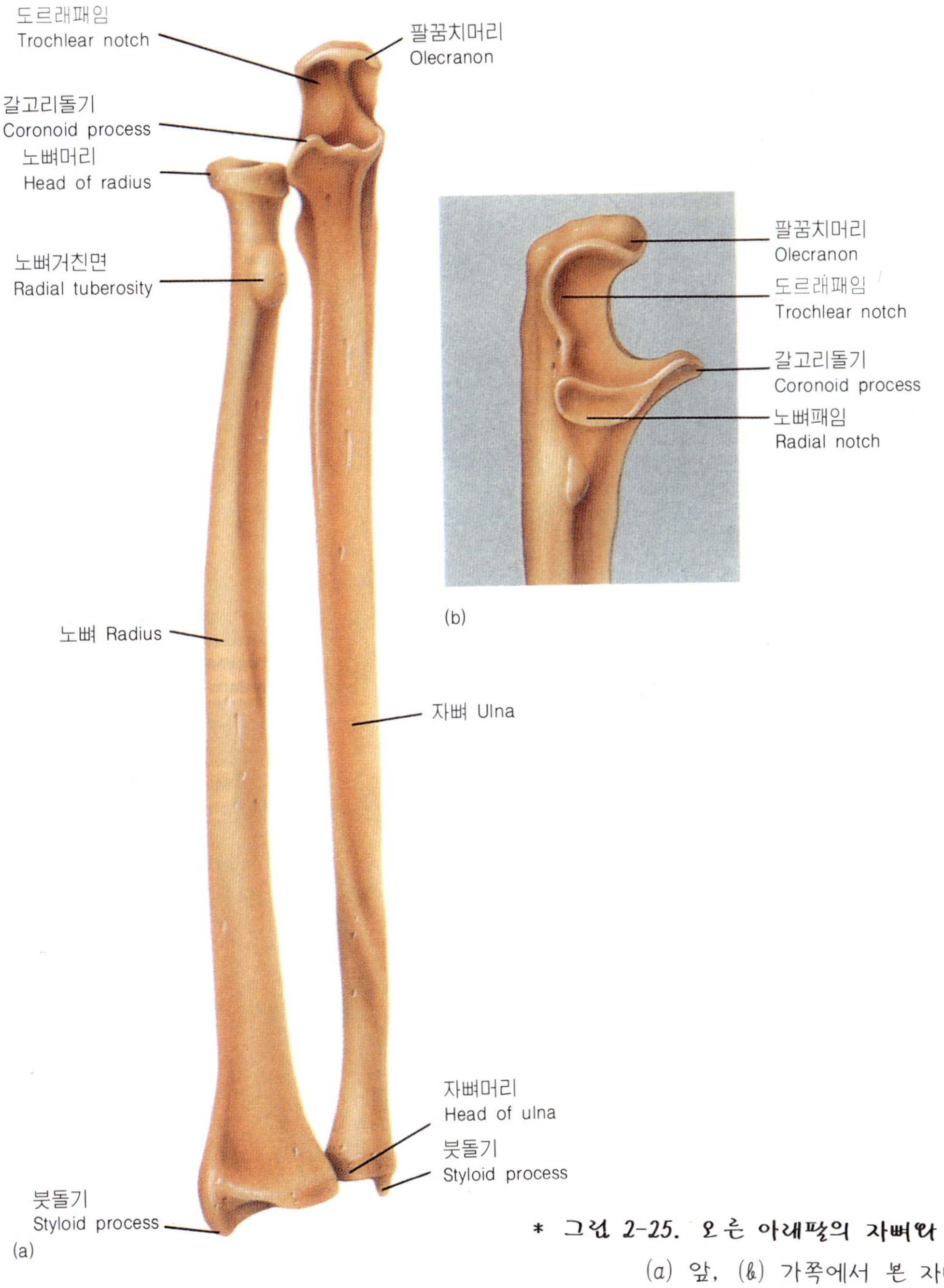

* 그림 2-25. 오른 아래팔의 자뼈와 노뼈
(a) 앞, (b) 가쪽에서 본 자뼈 머리부분

도르래패임의 위쪽 돌출구조를 **팔꿈치머리**(주두, olecranon)라고 하고 아래쪽 앞으로 돌출한 구조를 **갈고리돌기**(구상돌기, coronoid process)라고 한다.

먼쪽끝에는 **자뼈머리**(척골두, head)와 안쪽에서 아래로 돌출된 **붓돌기**(경상돌기, styloid process)가 있다. 자뼈머리는 노뼈와는 직접 관절하지만 손목뼈들과의 사이에는 **관절원반**(articular disc)이 있어 직접 관절하지 않는다.

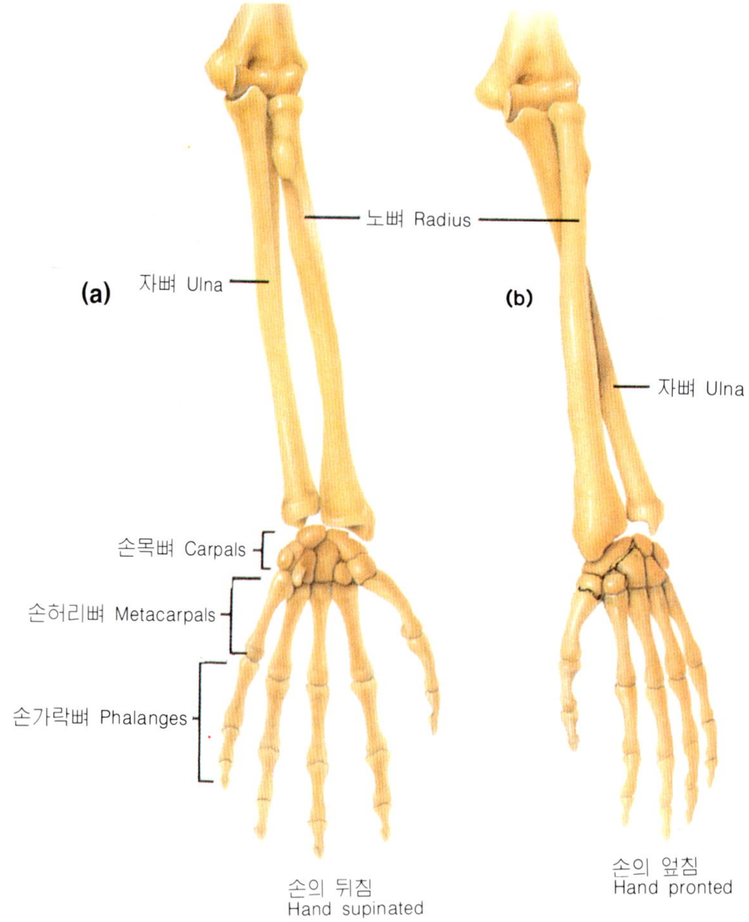

* 그림 2-26. 왼쪽 아래팔의 뒤침(a), 엎침(b)운동

5) **노뼈**(radius)

아래팔에 가쪽으로 자뼈와 평행하게 있으며 위쪽 끝에는 **노뼈머리**(요골두, head)와 그 아래 가늘어진 **노뼈목**(요골경, neck)이 있다. 노뼈머리는 위팔뼈의 작은머리와 관절하나 구부리고 펴는 운동은 자뼈에 부수되어 일어나는 것이고 노뼈는 손과 함께 돌림운동(pivot movement)을 하여 손의 엎침(pronation)과 뒤침(supination)운동을 가능케 한다(그림 2-26).

노뼈목 아래의 안쪽으로 솟은 **노뼈결절**(radial tuberosity)은 위팔두갈래근이 닿는 곳이다.

먼쪽끝은 자뼈와는 반대로 굵어져서 손목뼈와 관절하는 타원형의 넓은 관절면을 형성하고 가쪽에 돌출된 구조물은 **붓돌기**(styloid process)라고 한다.

6) **손목뼈**(carpals)

손목에는 8개의 짧은 뼈들이 있는데 흔히 손의 위부분으로 생각하지만 해부학적으로 손과 구별되는 부위이다. 그림 2-27에서 보는 바와 같이 8개 중에서 **콩알뼈**(두상골, pisiform)만은 배열에서 벗어나 앞쪽으로 돌출되어 있다. 이 뼈들은 인대

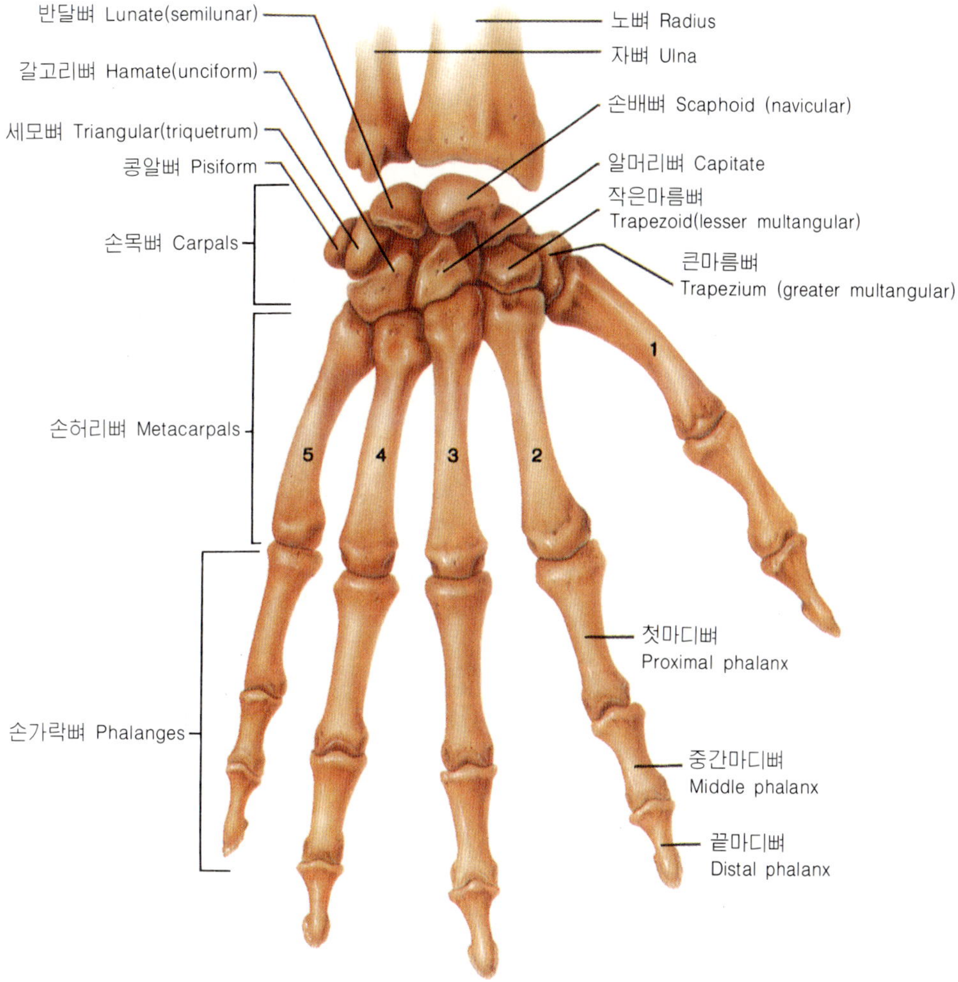

* 그림 2-27. 손목뼈(오른손등쪽)

(ligament)에 의해 단단히 묶여 있어 일정한 배열을 유지하고 있다. 윗줄은 엄지손가락(thumb)쪽에서부터 **손배뼈**(주상골, scaphoid), **반달뼈**(월상골, lunate), **세모뼈**(삼각골, triquetrum) 및 콩알뼈이고 아랫줄은 **큰마름뼈**(대능형골, trapezium), **작은마름뼈**(소능형골, trapezoid), **알머리뼈**(유두골, capitate) 및 **갈고리뼈**(유구골, hamate)이다. 이들 8개 뼈의 **뼈사이관절**(intercapal joints) 및 노뼈와의 관절인 **손목관절**(wrist joint)이 손을 움직이게 하는 관절이다.

7) **손허리뼈**(metacarpals)와 **손가락뼈**(phalages)

손에는 손바닥을 형성하는 손허리뼈와 손가락뼈가 있다. 첫재손허리뼈는 큰마름뼈와 자유롭게 움직일 수 있는 관절을 형성하고 있다. 사람의 손이 어떤 동물에서 보다 재치있게 움직이는 것은 바로 엄지손가락(thumb)의 자유로운 운동 때문이다. 손허리뼈머리(head of metacarpal)는 손가락뼈와 관절하고 주먹을 쥐었을 때 뚜렷이 나타난다.

손가락뼈는 첫마디뼈, 중간마디뼈, 끝마디뼈가 있으나 엄지손가락에서는 중간마디뼈가 없다.

2. 다리뼈

다리는 겉모양이 팔과 다르게 보이지만, 해부학적으로는 상동기관이다. 따라서 뼈대, 근육, 혈관 신경 등의 배열이 팔에서와 비슷하다. 다리는 **엉덩이**(관골부, hip girdle), **넙다리**(대퇴, thigh), **아래다리**(하퇴, leg), **발목**(족근, ankle) 및 **발**(족, foot)로 구별된다. 다리의 뼈는 한쪽에 31개씩이다.

엉덩이－**볼기뼈**(관골, hip bone)
  엉덩뼈(장골, iliac bone)
  궁둥뼈(좌골, ischial bone)
  두덩뼈(치골, pubic bone)
넙다리－**넙다리뼈**(대퇴골, femur)
무　릎－**무릎뼈**(슬개골, patella)
아래다리－**정강뼈**(하퇴골, tibia)
  종아리뼈(비골, fibula)
발　목－**발목뼈**(족근골, tarsal bones) 7개
발　－**발허리뼈**(중족골, metatarsal b.) 5개
발가락－**첫마디뼈**(기절골, proximal phalanges)
  중간마디뼈(중절골, middle phalanges)
  끝마디뼈(말절골, distal phalanges)

1) 볼기뼈(hip bone)

볼기뼈는 불규칙골 중에서 가장 큰것으로서 뒤쪽은 인대에 의하여 견고하게 엉치뼈와 결합되어 있고, 앞쪽은 반대쪽의 볼기뼈와 서로 관절하여 **골반**(pelvis)을 형성하고 있다(그림 2-28, 29, 30). 골반은 튼튼한 원형의 틀로서 몸통을 받쳐주고 다리를 부착하고 있다.

볼기뼈는 어릴 때 3개의 뼈로 분리되어 있던 것이 성장과정에서 서로 융합된 것으로 윗부분은 가장 크고 넓은 **엉덩뼈**, 아래부분은 가장 튼튼한 **궁둥뼈**, 앞부분은 서로 관절하는 **두덩뼈**이다.

이들 3개의 뼈가 만나는 부위에 넙다리뼈머리(femoral head)와 관절하는 **볼기뼈절구**(관골구, acetabulum)가 형성되어 있다.

엉덩뼈는 부채모양으로 위쪽 가장자리는 **엉덩뼈능선**(장골능, iliac crest)이라고 하며 앞뒤에 돌출된 부분은 **앞위** 및 **앞아래엉덩뼈가시**(전상 및 전하장골극, anterior superior and anterior inferior iliac spine), 그리고 뒤위 및 **뒤아래엉덩뼈가시**(posterior superior and posterior inferior iliac spine)이라고 하며 엉덩뼈의 바깥면에는 3개의 활꼴선이 있는데 이것은 볼기근(둔근, gluteal muscle)들이

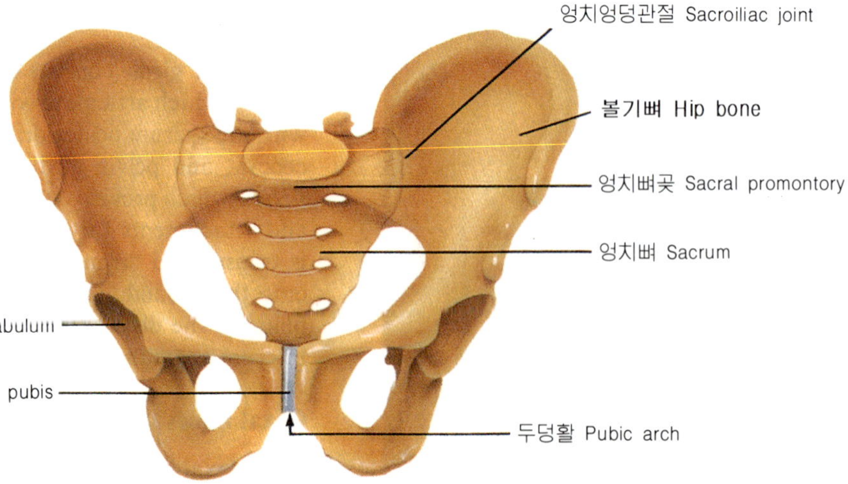

* 그림 2-28. 앞에서 본 골반의 형태.

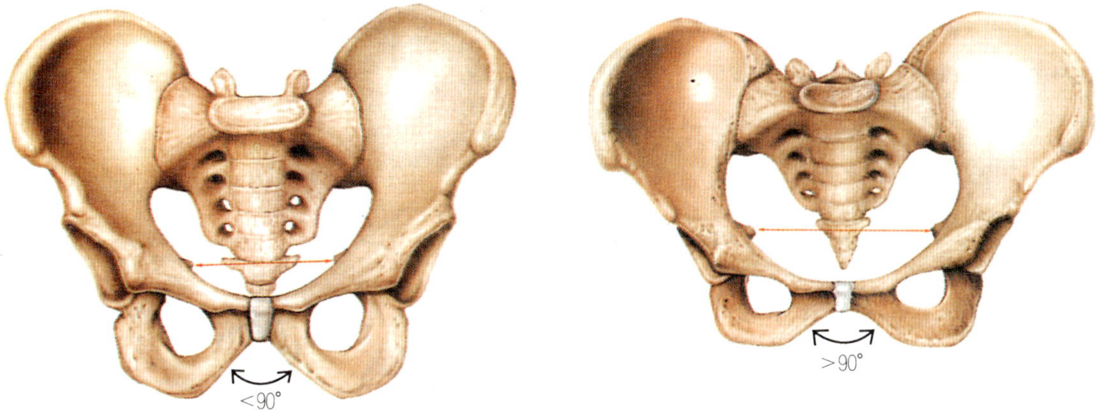

(a) 남자골반   (b) 여자골반

* 그림 2-29. 남·여 골반의 비교

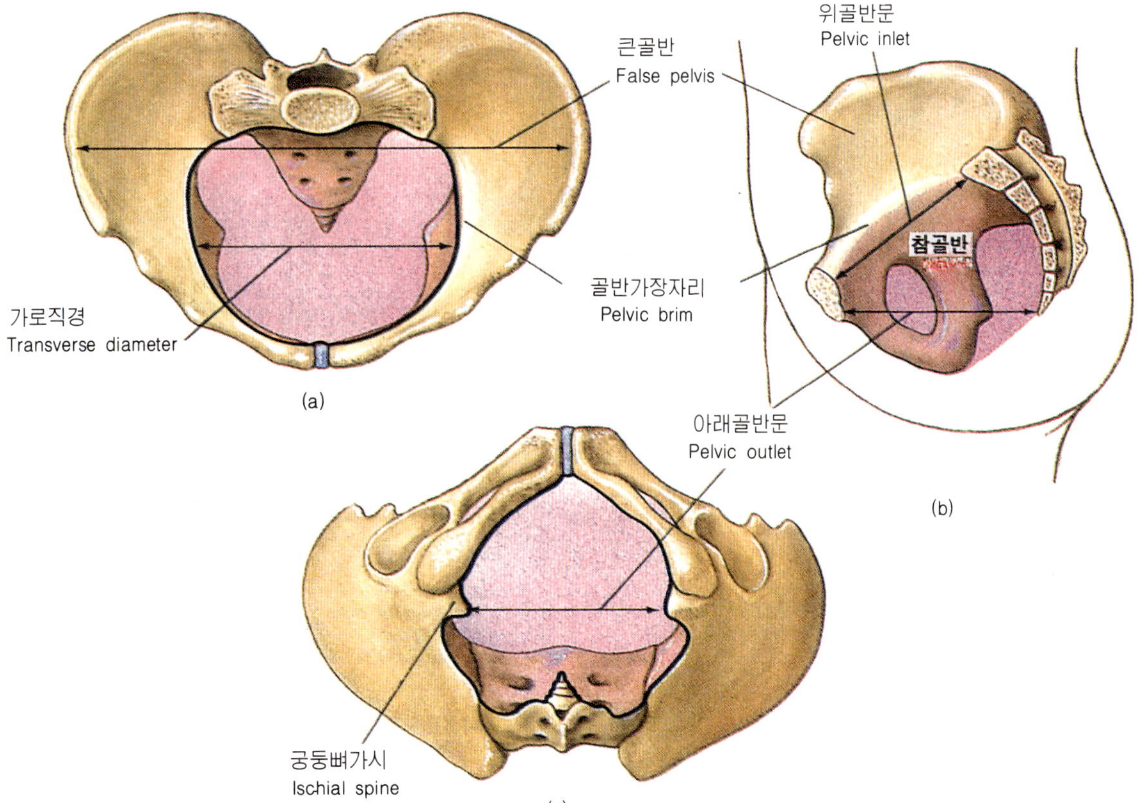

* 그림 2-30. 여성의 골반지름을 위(a), 정중면(b) 및 아래(c)에서 본 골반. 남·여 골반의 비교

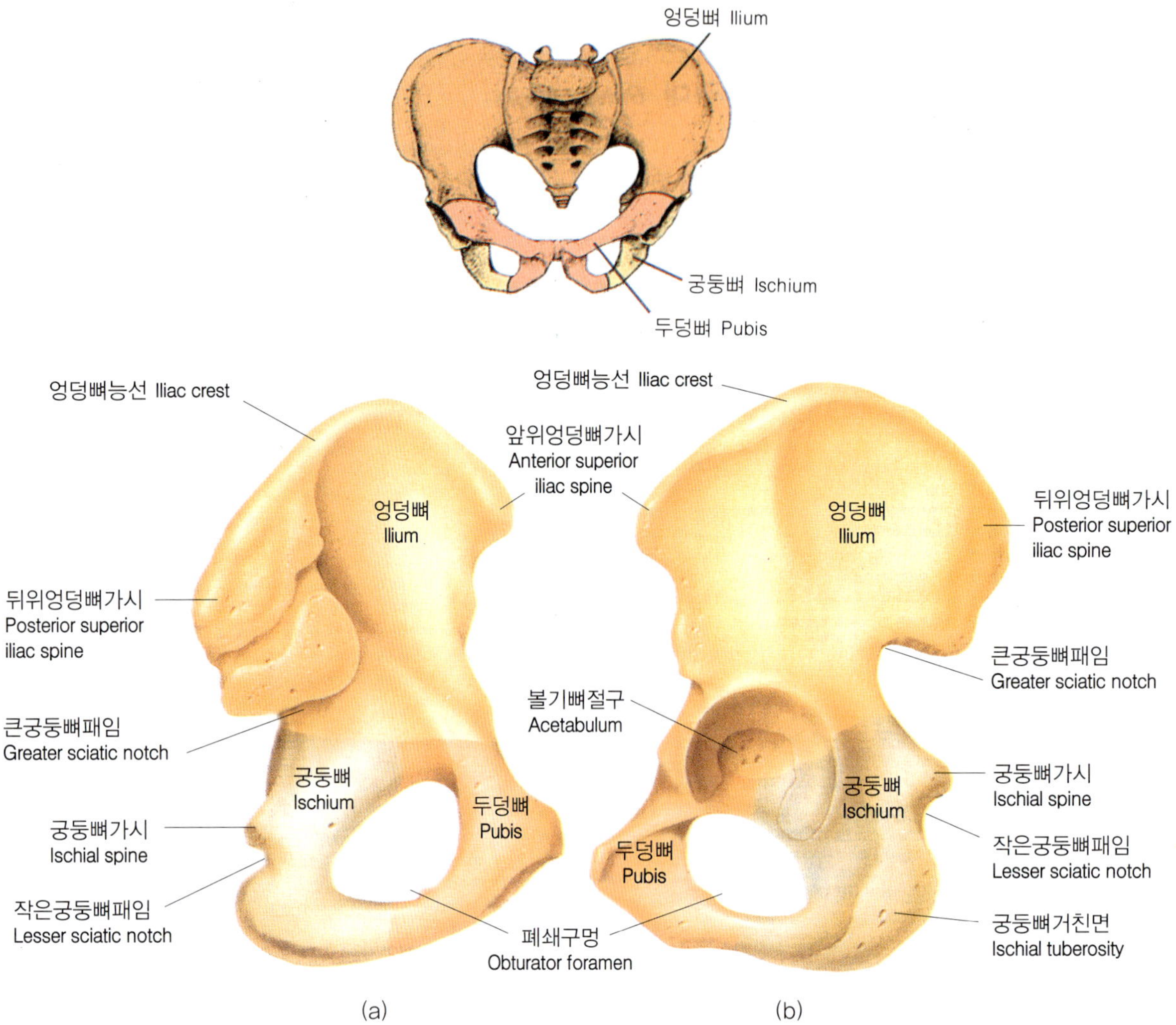

＊ 그림 2-31. 볼기뼈의 안쪽면(a)과 바깥쪽면(b)

붙어 있는 자리로서 **뒤, 앞** 및 **아래볼기근선**(후, 전 및 하둔근선, posterior, anterior and inferior gluteal line)이라고 한다.

궁둥뼈에는 여러가지 근육이 붙는 자리로서 아래 안쪽에 두껍고 거칠은 부분을 **궁둥뼈결절**(좌골조면, ischial tuberosity)이라 하고 뒤안쪽으로 돌출된 날카로운 돌기를 **궁둥뼈가시**(좌골극, ischial spine)라고 하며 궁둥뼈가시의 위아래 패임을 큰 및 **작은궁둥뼈패임**(대 및 소좌골절흔, greater and lesser sciatic notch)이라고 한다.

절구 아래로 궁둥뼈와 두덩뼈 사이의 큰 구멍을 **폐쇄구멍**(폐쇄공, obturator foramen)이라고 하며 이 구멍의 위아래부분을 **두덩뼈윗가지** 및 **아랫가지**(치골상지 및 치골하지, superior and inferior pubic rami)라고 한다.

속면의 **두덩결합**(치골결합, symphysis pubis) 윗면으로부터 뒤안쪽으로 뻗어 엉치뼈 앞쪽 윗모서리인 **엉치뼈곶**(천골갑각, sacral promontary)으로 연결된 둔한 능선을 **분계선**(위골반문, 골반입구, terminal line, iliopectineal line, arcuate line)이라고 하는데 이 선의 윗부분은 내장이 들어 있는 아랫배 부분이므로 **큰골반**(가성골반, false pelvis, greater pelvis)이라고 하고 골반장기들이 있는 이 선의 아랫부분을 **작은골반**(진성골반, true pelvis)이라고 한다.

2) 넙다리뼈

사람에서 가장 길고 무거운 뼈이다. 몸쪽끝에는 볼기뼈절구에 관절하는 공모양의 **넙다리뼈머리**(femoral head)가 있고 그 아래에 긴 목(neck)이 있으며 거대한 근육들이 붙은 **큰돌기**와 **작은돌기**(대전자와 소전자, greater and lesser trochanter)가 있고 뒤에서 두 돌기를 연결하는 낮은 능선 즉 **돌기사이능선**(전자간능, intertrochanteric crest)이 형성되어 있다.

무릎관절을 형성하는 먼쪽끝에는 커다란 **안쪽** 및 **가쪽관절융기**(내측 및 외측과, medial and lateral condyle)가 있고 관절융기의 겉부분을 **안쪽** 및 **가쪽겉융기**(내측 및 외측상과, medial and lateral epicondyle)라고 하며 안쪽겉융기의 위로 **모음근결절**(내전근결절, adductor tubercle)이 솟아 있다.

그 외에 넙다리뼈 후면에 수직으로 형성된 가늘고 날카로운 능선을 **거친선**(조선, linea aspera)이라고 하는데 이 능선은 아래로 가면서 점차 갈라져 안쪽 및 가쪽관절융기의 윗부분으로 이어지므로 각각 **안쪽** 및 **가쪽융기위능선**(내측 및 외측과상능, medial and lateral supracondylar ridge)이라고 한다.

3) 무릎뼈

무릎관절(슬관절, knee joint) 앞면에서 넙다리뼈 아래끝과 관절하는 작은 뼈이다. 이 뼈는 **종자뼈**(sesamoid bone) 중에서 가장 크고 누구에게나 있으며 넙다리네갈래근(대퇴사두근, quadriceps femoris)의 힘줄이 정지하고 일부는 이 뼈의 앞면을 지나 정강뼈 거친면에 정지하는데 이를 **무릎인대**(patellar ligament)라 한다.

종자뼈란 씨앗모양의 뼈로써 힘줄에 묻혀 있으며 사람에 따라 존재하는 위치나 수가 다르며 기능적으로는 중요하지 않다.

무릎뼈는 무릎을 폈을 때 두드러지게 나타나고 구부렸을 때는 두뼈 사이에 생기는 공간으로 밀려 들어간다.

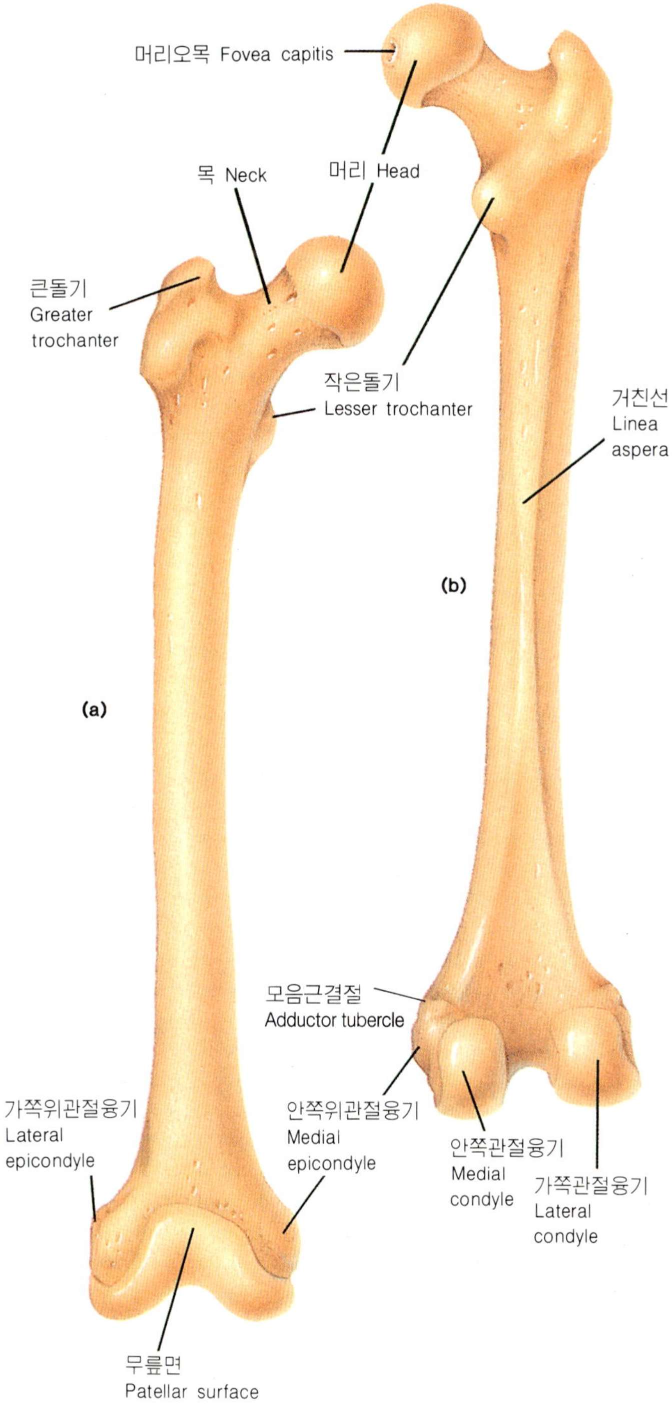

* 그림 2-32. 넙다리뼈. 앞(a), 뒤(b)

4) 정강뼈

아래다리 안쪽의 크고 튼튼한 뼈이다. 몸쪽끝은 넙다리뼈와 관절하여 인체에서 가장 크고 안전성이 높은 무릎관절을 형성하고 있다. **안쪽** 및 **가쪽관절융기**의 중간부분의 앞쪽으로 삼각형의 낮은 결절을 **정강뼈거친면**(tibial tuberisity)이라고 하며 이곳에 넙다리네갈래근 힘줄의 연속인 무릎인대가 붙는다.

먼쪽끝은 목말뼈(거골, talus)의 도르래가 관절하여 **발목관절**(족근관절, ankle joint)을 형성하는데 목말뼈도르래(trochlea tali)가 안쪽으로 밀려나지 않도록 **안쪽복사**(내과, medial malleolus)가 솟아 있다. 도르래가 가쪽으로 밀려나가지 않게 하는 것은 종아리뼈의 아래끝인 **가쪽복사**(외과, lateral malleolus)이다.

5) 종아리뼈

아래다리의 가쪽에 있는 가느다란 뼈로서 위끝과 아래끝이 정강뼈와 관절하여 고정되어 있어 움직이지 않게 되어 있다.

6) 발목뼈

발목뼈는 발의 뒤부분을 형성하고 있는 7개의 뼈들로서 정강뼈 및 종아리뼈와 관절하여 발목관절을 형성하는 **목말뼈**(거골, talus), **발꿈치뼈**(종골, calcaneus), **발배뼈**(주상골, navicular bone), 3개의 **쐐기뼈**(설상골, cuneiform bones), **입방뼈**(입방골, cuboid bone)등이 있다.

7) 발허리뼈와 발가락뼈

손에서와 마찬가지로 5개의 발허리뼈, 5개의 첫마디뼈, 4개의 중간마디뼈, 그리고 5개의 끝마디뼈가 있다.

☆ 발굽이(족궁, foot arch)

발은 전체적으로 중간부분이 위로 솟아올라 활꼴(arch)을 이루어 중력에 의한 충격을 흡수하고 발바닥 속의 연한 조직을 보호한다.

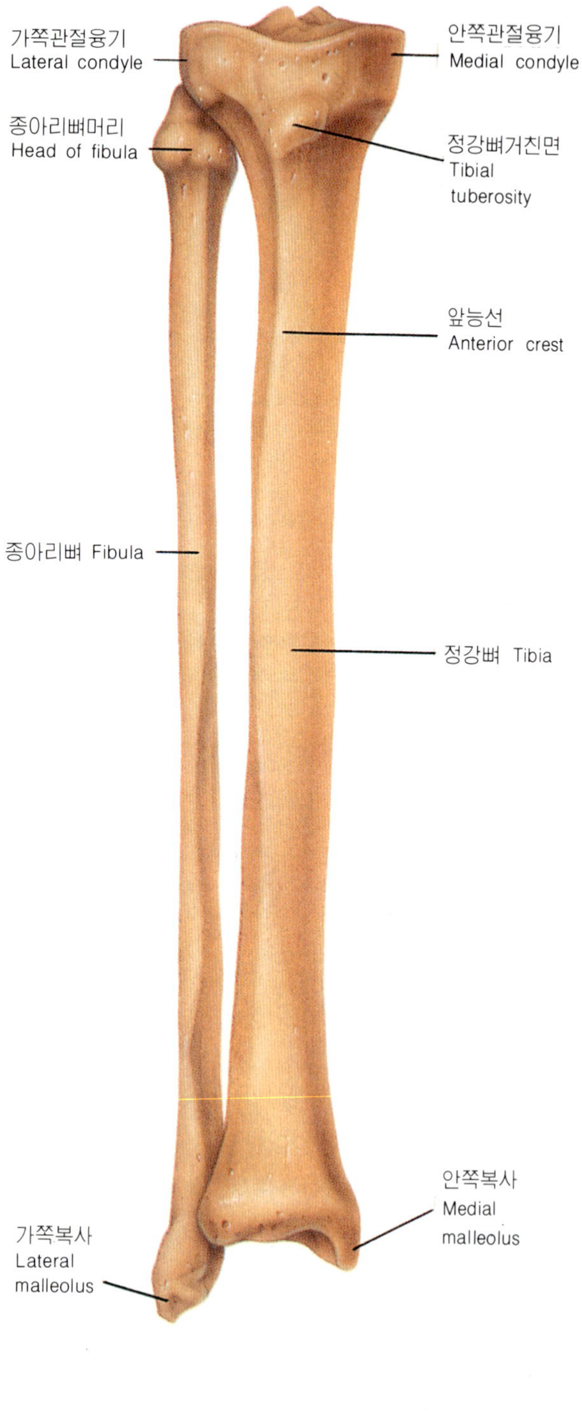

* 그림 2-33. 아래다리의 정강이뼈와 종아리뼈(앞).

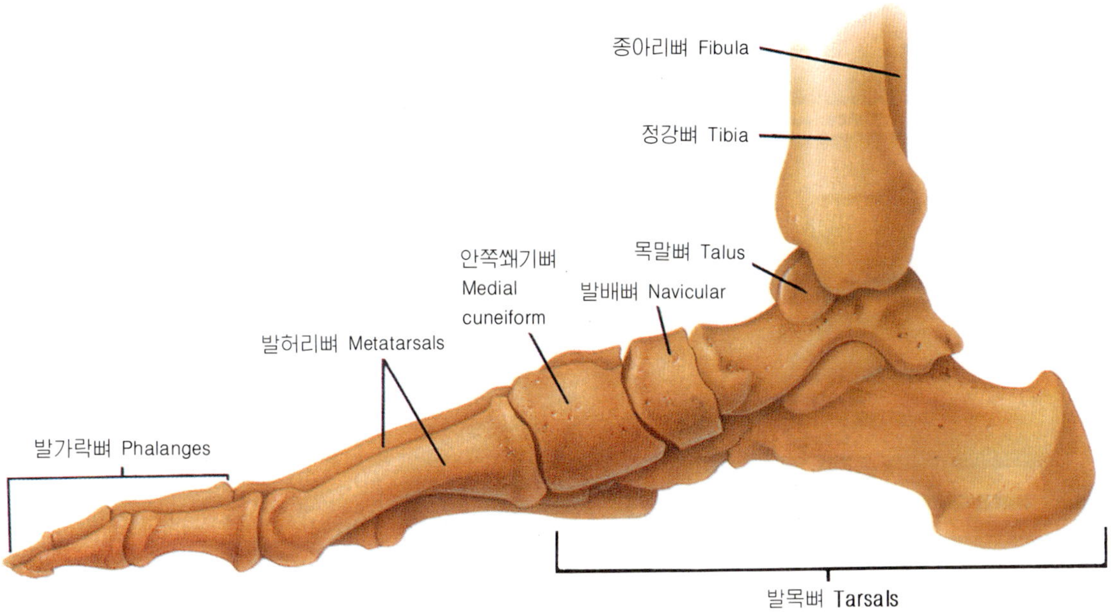

* 그림 2-34 안쪽에서 본 발뼈.

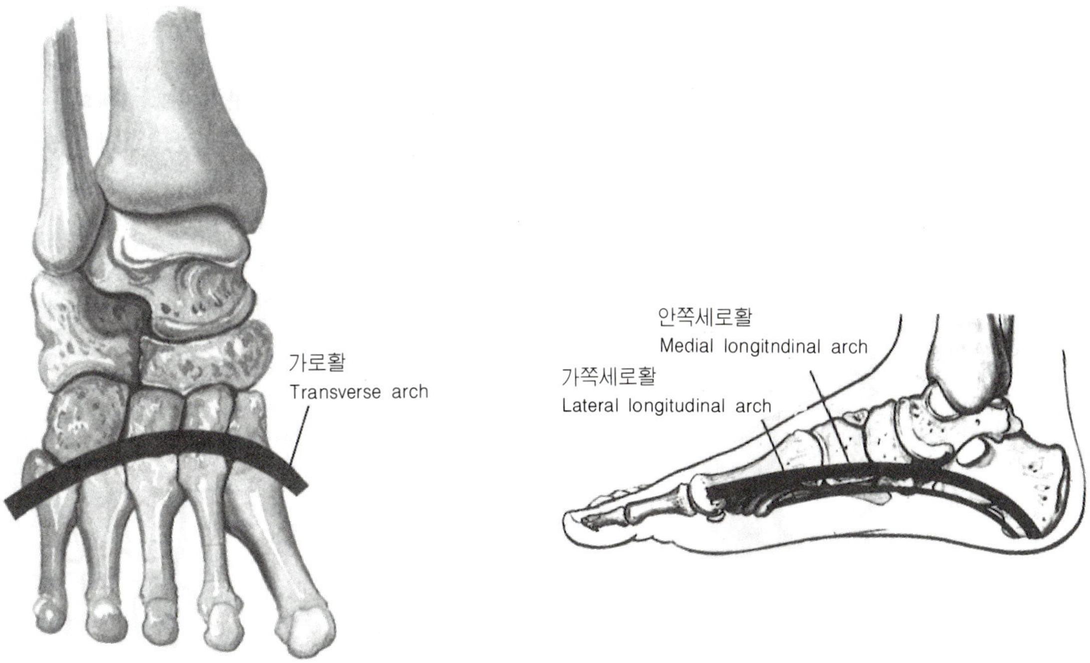

* 그림 2-35 발의 가로활(횡족궁)과 안쪽 및 가쪽세로활(종족궁).

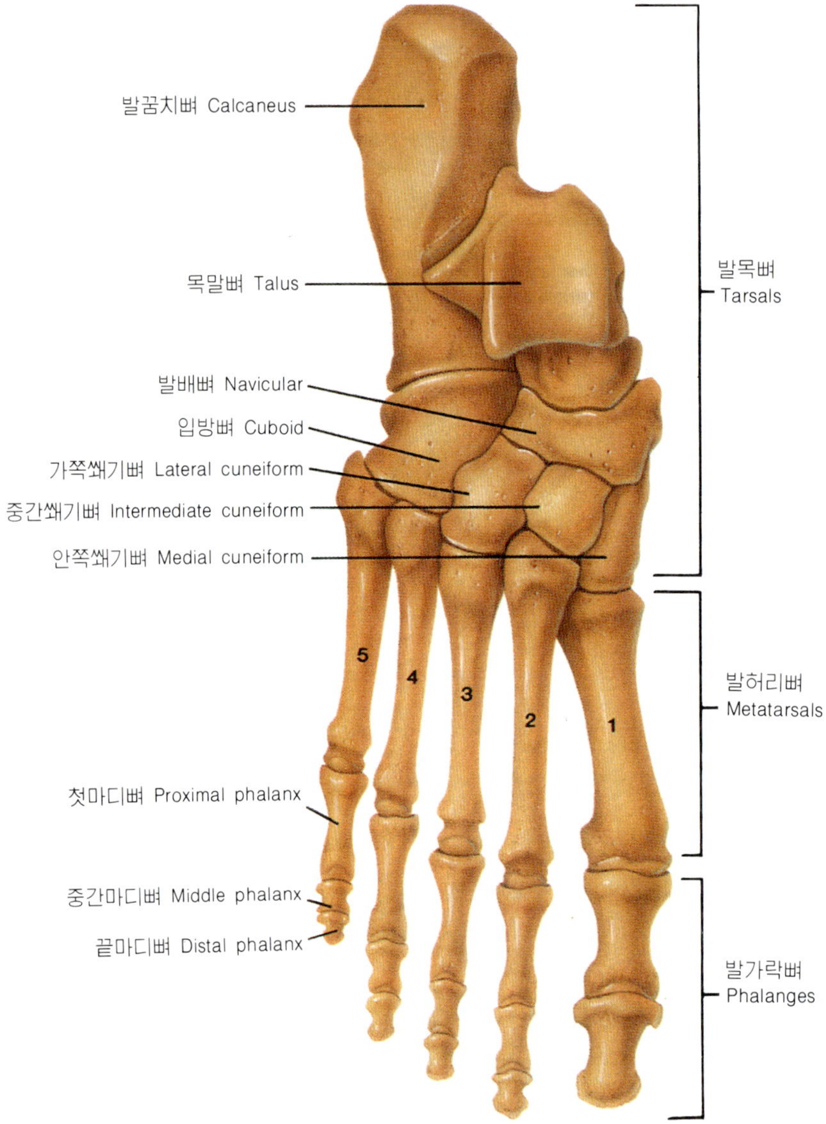

* 그림 2-36 위에서 본 발뼈.

길이방향으로 형성된 것을 **길이발굽이**(종족궁, longitudinal arch)이라고 하며, **안쪽길이굽이**는 발꿈치뼈, 목말뼈, 발배뼈, 3개의 쐐기뼈와 3개의 안쪽발허리뼈로 이루어지고, **가쪽길이굽이**는 발꿈치뼈, 입방뼈 및 가쪽 2개의 발허리뼈로 이루어져 있다. **가로발굽이**(transverse arch)는 발목뼈의 아래줄, 즉 3개의 쐐기뼈와 입방뼈, 그리고 발허리뼈들로 이루어져 있다.

관 절

모든 뼈는 접촉하는 관절면(articular surface)이 있으며 관절면이 서로 접촉하는 즉, 뼈와 뼈의 연결구조를 **관절**(articulation, joint)이라고 한다.

관절은 관절하는 방법과 관절면의 형태에 따라 자유롭게 움직일 수 있는 것부터 전혀 움직일 수 없는 것까지 다양하게 존재한다.

관절의 종류

관절을 분류하는 방법은 여러가지가 있으나 일반적으로 **섬유관절**(섬유결합, fibrous joint), **물렁뼈관절**(연골관절, cartilaginous joint), **윤활관절**(활막관절, synovial joint)로 구별할 수 있다.

1. 섬유관절

섬유관절은 두 뼈의 관절면이 결합조직으로 연결된 것으로 **봉합**(suture), **못박이관절**(정식, gomphosis), **인대결합**(syndesmosis)의 3가지로 분류한다.

봉합은 편평뼈(머리뼈)에서 볼 수 있는 것인데 관절면에서 불규칙하게 솟아 있는 손가락모양 또는 톱니모양의 작은 돌기들이 서로 맞물려져 있어 바느질한 것같이 보인다. 그러나 부위에 따라서는 거친면이 단순히 맞대어지거나 고기비늘 같이 포개어진 형태도 있다. 좁은 관절면 사이는 소량의 결합조직이 섬세하고 짧은 인대들을 이루어 연결하고 있다.

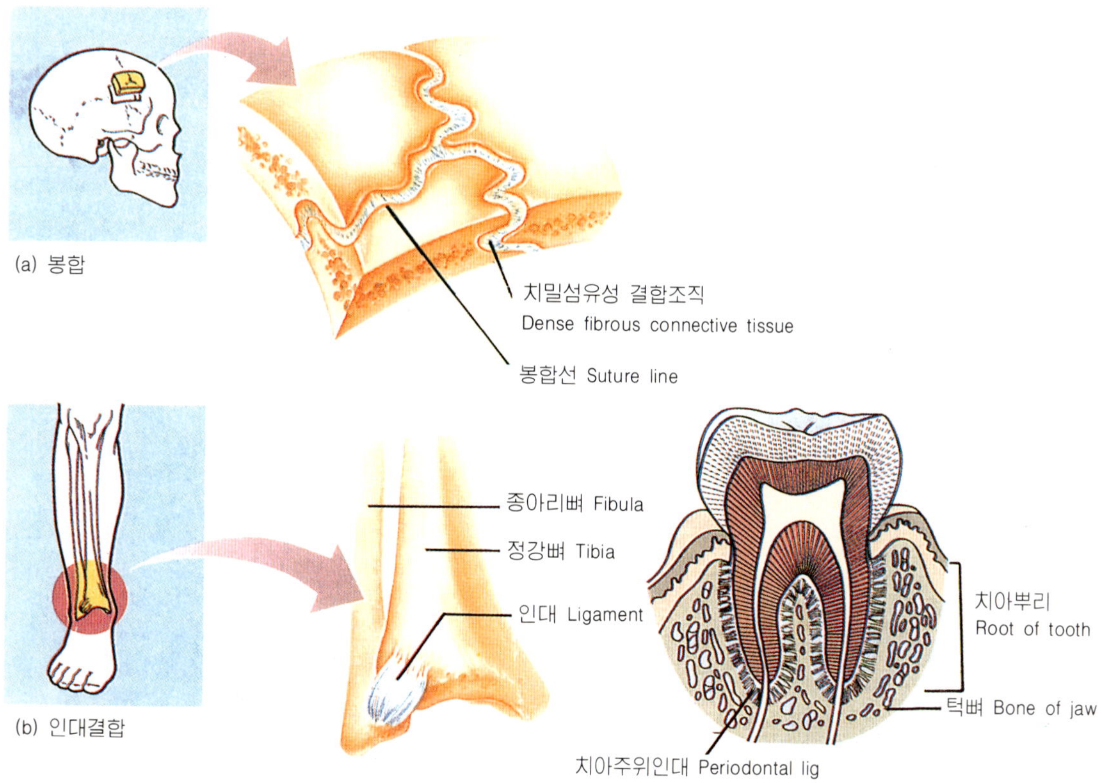

* 그림 2-37 섬유성관절.

못박이관절은 치아뿌리(치근, root of teeth)가 위턱뼈나 아래턱뼈에 박혀 있는 것으로서 치아뿌리와 턱뼈 사이에는 다량의 결합조직이 있어 튼튼하게 결합되어 있다.

인대결합은 위 및 아래 정강종아리관절(경비관절, tibiofibular joint) 같이 두 뼈가 근접하여 짧은 인대들로 연결된 경우가 있으며, 중간노자관절(중간요척관절, intermediate radioulnar joint) 같이 거리가 먼 두 뼈 사이를 넓은 섬유막으로 연결한 경우도 있다.

2. 물렁뼈관절

물렁뼈관절은 두 뼈를 물렁뼈로 연결한 것으로 **유리물렁뼈결합**(초자연골결합, synchondrosis)과 **섬유물렁뼈결합**(섬유연골결합, symphysis)의 2종류가 있다.

유리물렁뼈결합은 첫째갈비뼈와 복장뼈(흉골, sternum)의 결합에서 볼 수 있는 것으로써 두 뼈를 비교적 긴 유리물렁뼈(hyaline cartilage)가 연결하고 있다.

섬유물렁뼈결합은 양쪽 뼈의 관절면에 유리물렁뼈판이 덮혀 있고 그 다음에 섬유물렁뼈(fibrocartilage)판이 덮혀 있어 결국 양쪽의 섬유물렁뼈가 결합된 것으로써 그 사이에 액체나 묵같은 물질이 들어 있는 틈새(cleft)나 공간(cavity)이 있기도 하다. 이러한 관절로는 신체의 정중면에 위치한 **척추뼈몸통관절**(추체결합, intervertebral joint between body), **복장자루몸통관절**(흉골병체관절, manubrosternal joint) 및 두덩결합(치골결합, symphysis pubis) 등이 있다.

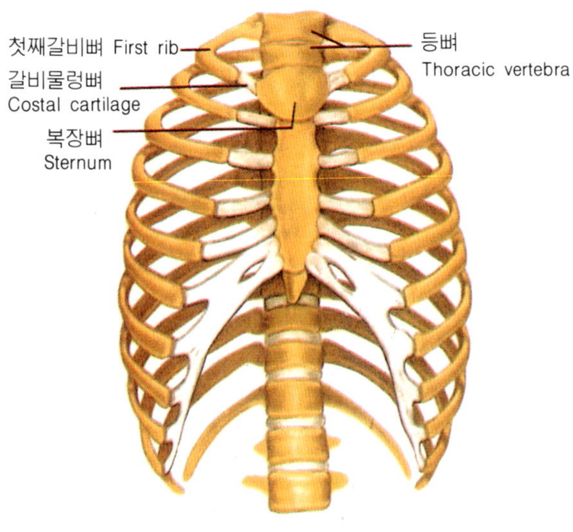

(a) 연골결합.

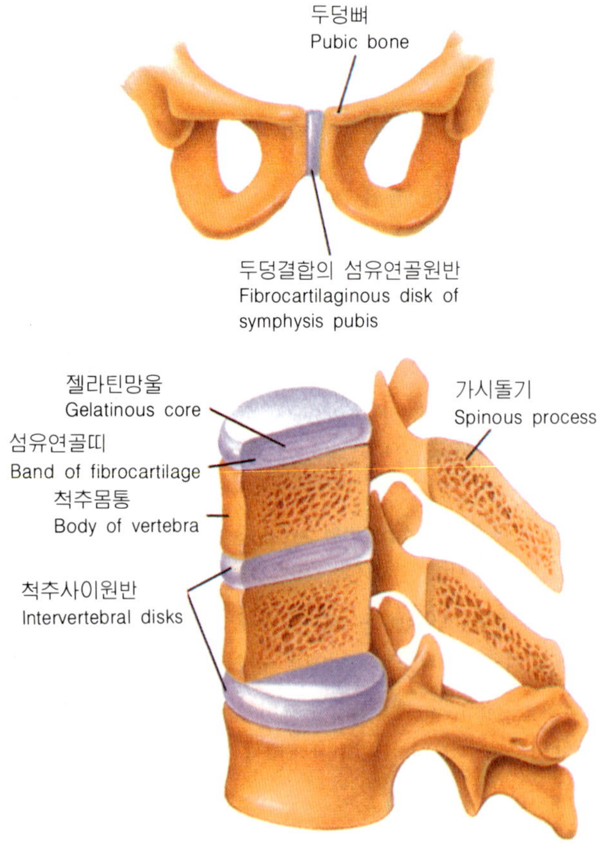

(b) 섬유연골결합

* 그림 2-38 물렁뼈관절.

3. 윤활관절

윤활관절은 마주대고 있는 두 뼈의 관절면에 **관절물렁뼈**(관절연골, articular cartilage)가 얇게 덮여 있고 관절부위는 전체적으로 **관절주머니**(관절낭, articular capsule)로 싸여져 있다. 관절주머니는 불규칙치밀결합조직으로 된 질긴 **섬유막**(fibrous membrane)으로써 안쪽면에는 얇은 **윤활막**(활막, synovial membrane)으로 발려있고 마찰을 경감시켜 주는 윤활액(활액, synovial fluid)이 들어 있어 지속적인 운동을 해도 손상되지 않게 만들어져 있다.

이러한 구조물만으로는 두 뼈를 붙들고 있는 힘이 약하여 관절이 손상되기 쉬우므로 관절의 형태나 기능에 따라 여러가지 방법으로 다양한 모양의 인대들이 붙들어 매고 있다.

윤활관절은 관절면의 모양과 배열에 따라 다양한 운동이 가능하며 아래와 같이 분류할 수 있다.

1) 절구관절(구상관절, ball and socket joint)

가장 넓은 범위의 운동이 가능한 관절로서 굽힘과 폄, 모음과 벌림, 안쪽돌림과 가쪽돌림, 휘돌림 운동이 가능하며 **엉덩관절**(고관절, hip joint)과 **어깨관절**(견관절, shoulder joint)이 대표적인 예이다.

2) 타원관절(과상관절, condyloid, ellipsoid joint)

손목관절(수근관절, wrist joint)에서와 같이 관절면이 타원형인 관절로써 한 뼈의 계란 모양의 관절면이 다른 뼈의 타원형 관절면과 만나고 있어 굽힘과 폄, 모음과 벌림, 휘돌림 운동이 가능하다. 그러나 돌림운동은 일어나지 않는다.

3) 안장관절(saddle joint)

타원관절과 같은 운동이 가능하나 관절면이 말안장처럼 생겨 있어 운동범위가 더 넓다. 엄지손허리뼈(제1중수골, first metacarpal bone)와 손목뼈 중의 하나인 큰마름뼈 사이의 관절인 **엄지손목손허리관절**(제1족근중수관절, first carpometacarpal joint)을 예로 들 수 있다.

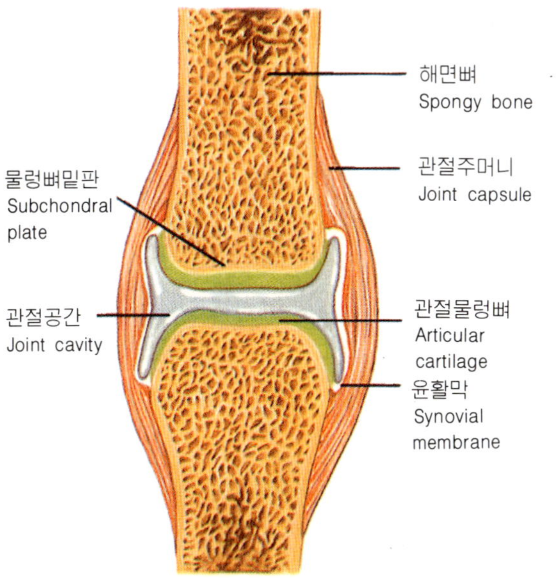

(a) 일반적인 구조

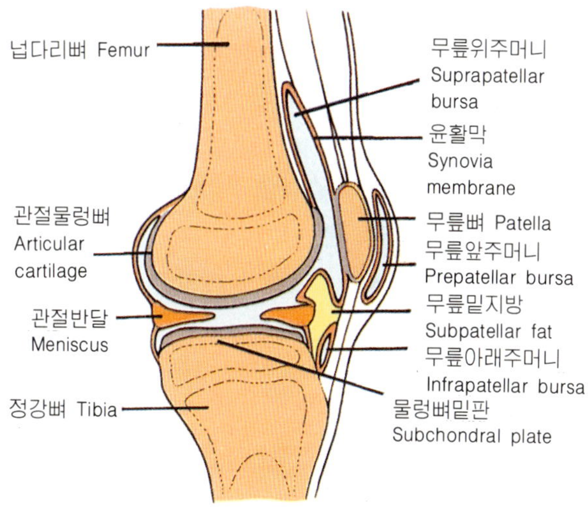

(b) 무릎관절의 구조

* 그림 2-39 윤활관절의 일반적 형태와 무릎관절의 구조.

4) 경첩관절(번접관절, hinge joint)

팔굽관절(주관절, elbow joint), **무릎관절**(슬관절, knee joint) 및 **손가락뼈사이관절**(지절골간관절, interphalangeal joint) 등에서 볼 수 있는 관절로써 뼈의 장축과 직각을 이루는 방향으로만 운동이 가능하여 굽힘과 폄 운동만이 일어난다.

5) 중쇠관절(차축관절, pivot joint)

첫째와 둘째척추뼈 사이의 **정중고리중쇠관절**(정중환축관절, median atlanto-axial joint)같이 고리뼈(환추, atlas)의 앞고리와 가로인대로 만들어진 구멍에 중쇠뼈(축추, axis)의 치아돌기가 끼어들어 맷돌같이 돌림 운동만이 가능한 형태이다.

6) 평면관절(plane or gliding joint)

윤활관절 중에서 가장 단순한 형태로써 관절면이 편평하여 약간의 미끄럼 운동과 돌림 운동이 가능하지만 대부분에서 강한 인대들로 묶여 있어서 실제로 돌림운동은 거의 일어나지 않는다. 척추뼈들의 **관절돌기사이관절**, **손목뼈사이관절**(intercarpal joints), **발목뼈사이관절**(intertarsal joints) 등에서 볼 수 있는 형태이다.

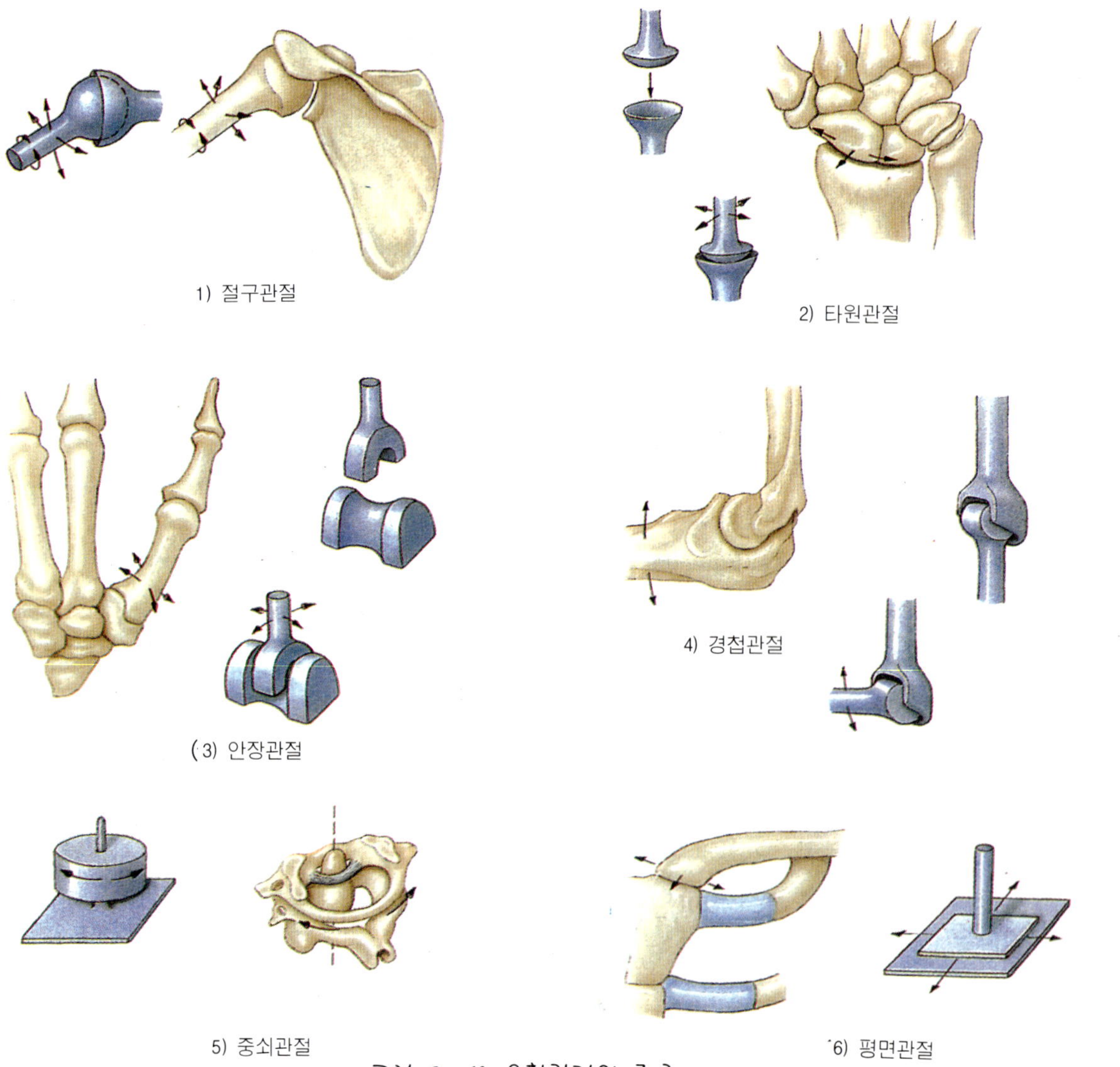

* 그림 2-40 윤활관절의 종류.

사람에서의 관절

1. 몸통뼈의 관절

몸통뼈들 사이의 관절은 주로 신체를 지탱하는 것이므로 운동이 가능한 관절은 많지 않고 운동범위도 좁다.

봉합(suture)은 이미 설명한 바와 같이 머리뼈들 사이에 있는 움직이지 않는 섬유관절이다. 머리에서 유일한 윤활관절은 아래턱뼈(mandible)의 관절돌기(condyloid process)와 관자뼈(temporal bone)의 관절오목이 이루고 있는 **턱관절**(측두하악관절, temporomadibular joint)이며 아래턱의 내밈과 들임 및·올림과 내림 운동이 가능하다.

척주에서는 뒤통수뼈관절융기(occipital condyle)와 고리뼈(atlas)관절돌기 사이의 **고리뒤통수관절**(환추후두관절, atlanto-occipital joint), 고리뼈와 중쇠뼈(axis) 사이의 **정중고리중쇠관절**(정중환축관절, median atlanto-axial joint), 나머지 척추뼈들 사이, 엉치뼈(sacrum)와 볼기뼈(hip bone) 사이, 등뼈들과 갈비뼈들 사이 등의 관절이 있다.

뒤통수뼈와 고리뼈 사이의 관절에서는 고개를 끄덕이는 운동이 가능하며, 고리뼈와 중쇠뼈 사이의 관절에서는 머리를 옆으로 돌리는 운동이 일어난다.

척추뼈들의 **관절돌기사이관절**은 모두 윤활관절로 되어 있고 **척추뼈몸통사이관절**은 섬유물렁뼈결합을 이루고 있다. 목뼈의 경우 몸통 사이의 섬유물렁뼈

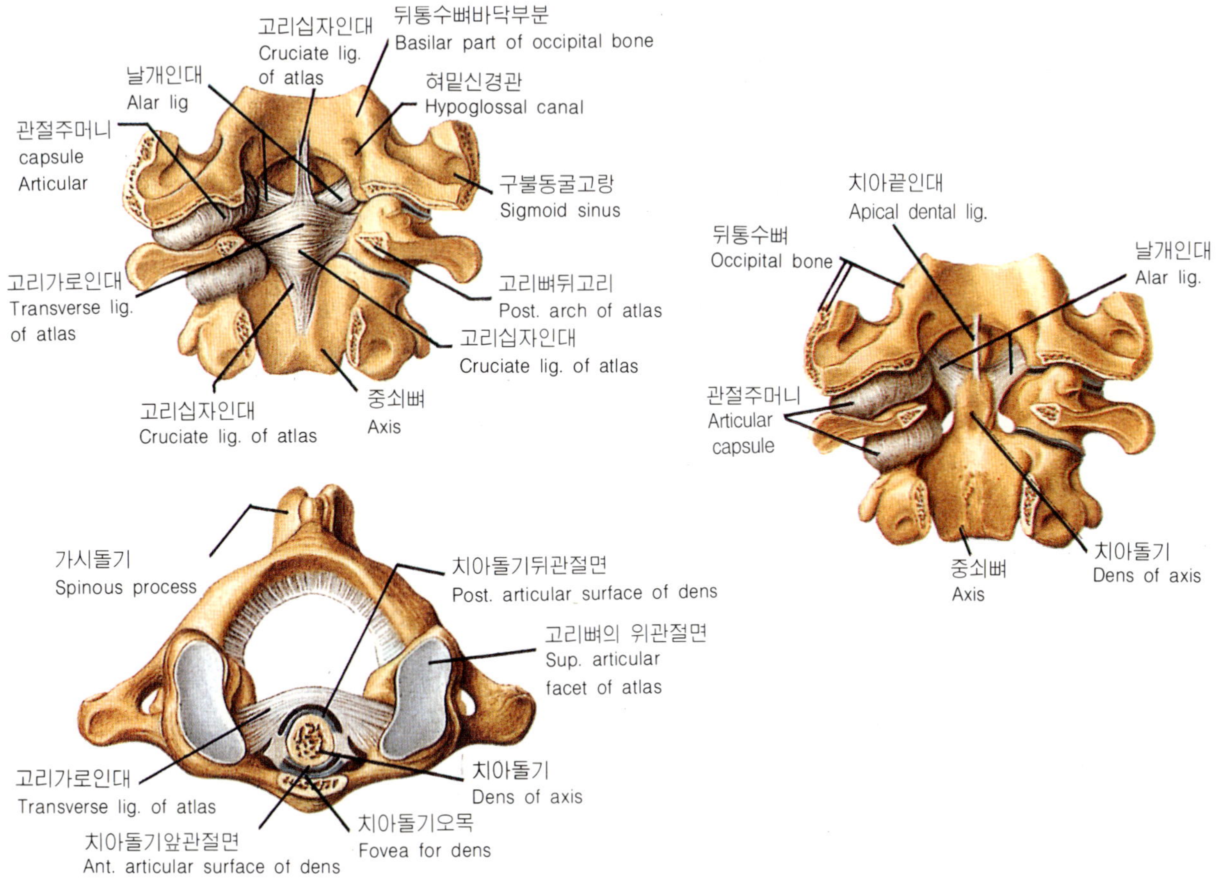

* 그림 2-41. 고리관절.

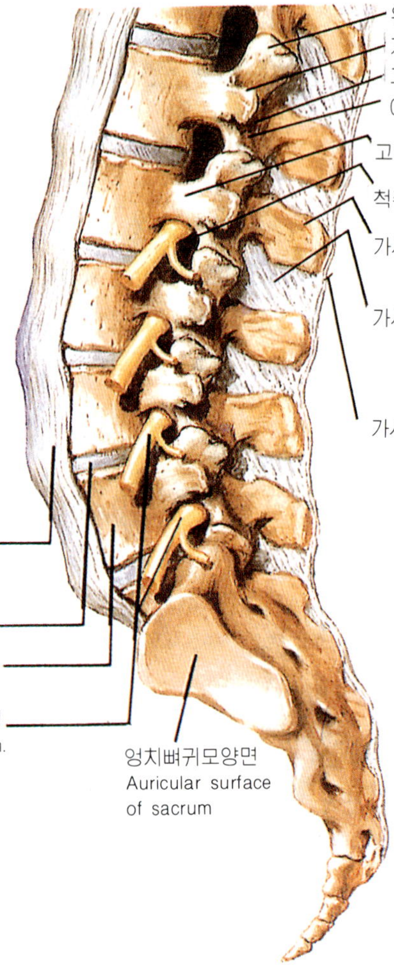

* 그림 2-42 척주의 인대결합.

결합은 척주를 지지하는 작용을 하며 윤활관절은 모두 한 단위로 작용을 하여 목의 돌림, 굽힘, 폄 운동이 일어나게 한다.

등뼈에서는 이 외에도 갈비뼈와의 윤활관절이 있어 호흡할때 갈비뼈가 얼마간 움직일 수 있다. 갈비뼈의 앞쪽으로 연속된 갈비물렁뼈는 복장뼈(sternum)와 관절하고 있다(갈비뼈 설명 참조). 허리뼈에서는 약간의 굽힘, 폄, 돌림 운동이 일어난다.

엉치뼈(sacrum)는 위로는 다섯째허리뼈와, 밑으로는 꼬리뼈와 섬유물렁뼈결합을 이루고 있으며 엉치뼈의 가쪽모서리에서 엉덩뼈(iliac bone)와 **엉치엉덩관절**(천장관절, sacroiliac joint)을 형성한다. 이 관절은 엉덩이를 몸통뼈대에 묶어 주는 관절로 섬유관절과 윤활관절의 혼합형으로 되어 있고 거의 운동성이 없으나, 임신 후기와 분만과정에서 호르몬의 영향을 받아 약간의 미끄럼운동(gliding)이 가능해진다.

어깨를 몸통뼈대에 묶어 주는 관절로는 윤활관절인 **복장빗장관절**(흉쇄관절, sternoclavicular joint)이 있어 복장뼈의 위가쪽부분과 빗장뼈 사이에서 미끄럼 운동이 일어난다.

2. 팔다리뼈의 관절

팔다리뼈들 사이의 관절은 몸통뼈들 사이의 관절과는 달리 운동성이 크다.

1) 팔의 관절

(1) 어깨부위의 관절

어깨부위의 관절로는 **복장빗장관절**(흉쇄관절, sternoclavicular joint)과 **봉우리빗장**(견쇄관절, acromioclavicular joint)이 있다. 여기에서는 어깨의 올림, 내림, 내밈, 들임 운동이 일어난다.

(2) 어깨관절

어깨관절(견관절, shoulder joint)은 어깨뼈(scapula)의 관절오목과 위팔뼈(humerus)의 머리 사이의 관절로 절구관절이며 굽힘과 폄, 벌림과 모음, 돌림 운동이 광범위하게 일어 난다. 관절 주위는 인대로 보강되어 있으나 불완전하여 짧은 근육들이 둘러싸서 신축성 있게 관절을 지탱하면서 운동범위를 넓게 해주고 있다.

(3) 팔굽관절

팔굽관절(주관절, elbow joint)은 1개의 관절 속에 3가지의 관절이 들어 있다. 자뼈(척골, ulna)와 노뼈(요골, radius)가 위팔뼈와 이루는 관절은 굽힘과 폄 운동만이 일어나는 경첩관절이고 노뼈와 자뼈 사이의 관절에서는 자뼈를 중심으로 손을 달고 있는 노뼈가 회전하는 엎침(pronation)과 뒤침(supination) 운동이 일어난다.

(4) 손목관절

손목관절(수근관절, wrist joint)은 노뼈와 자뼈의 먼쪽끝부분이 손목에서 서로 관절을 형성하고 있으면서 노뼈는 손목뼈와 직접 관절하고 자뼈는 손목뼈와의 사이에 물렁뼈판을 두고 관절하고 있다. 이 관절에서는 손목의 굽힘, 폄, 벌림, 모음, 휘돌림 운동이 일어난다.

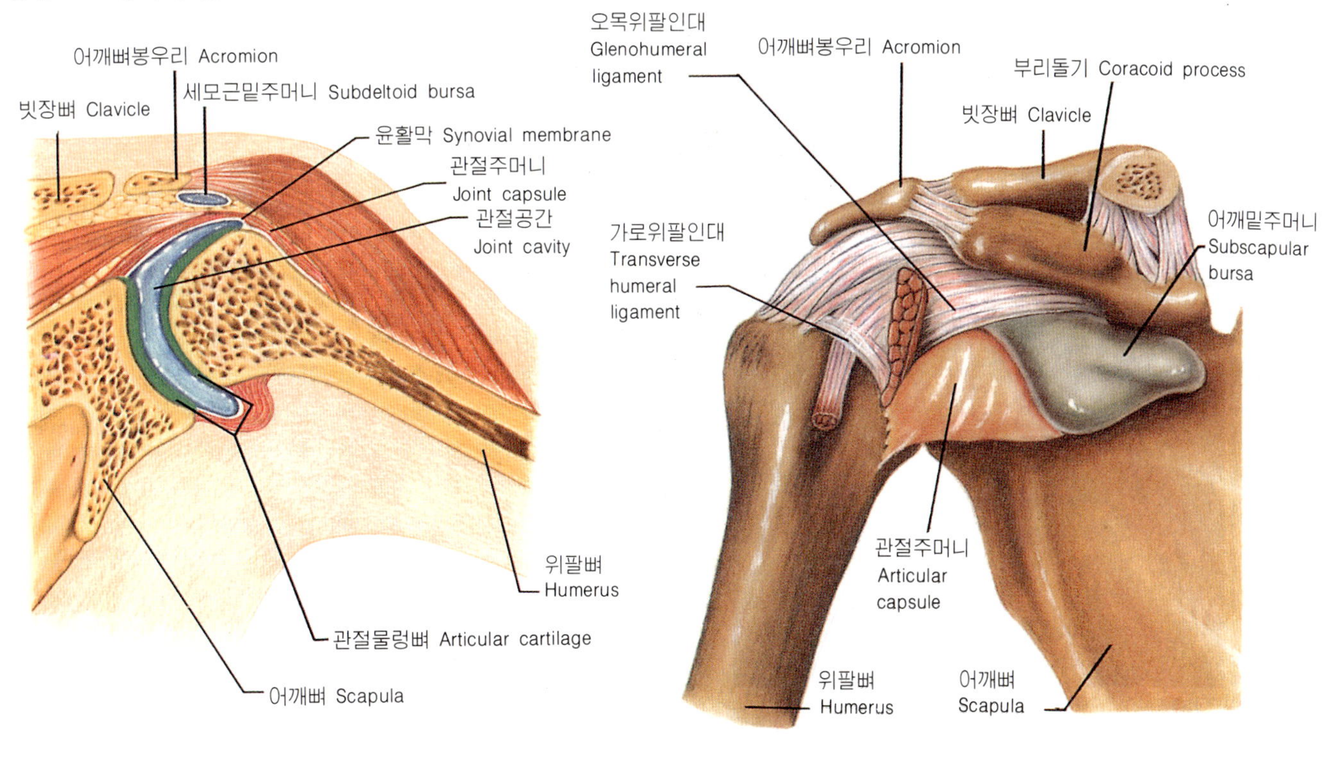

* 그림 2-43 어깨관절의 관상절단면(왼)과 바깥모양(오른).

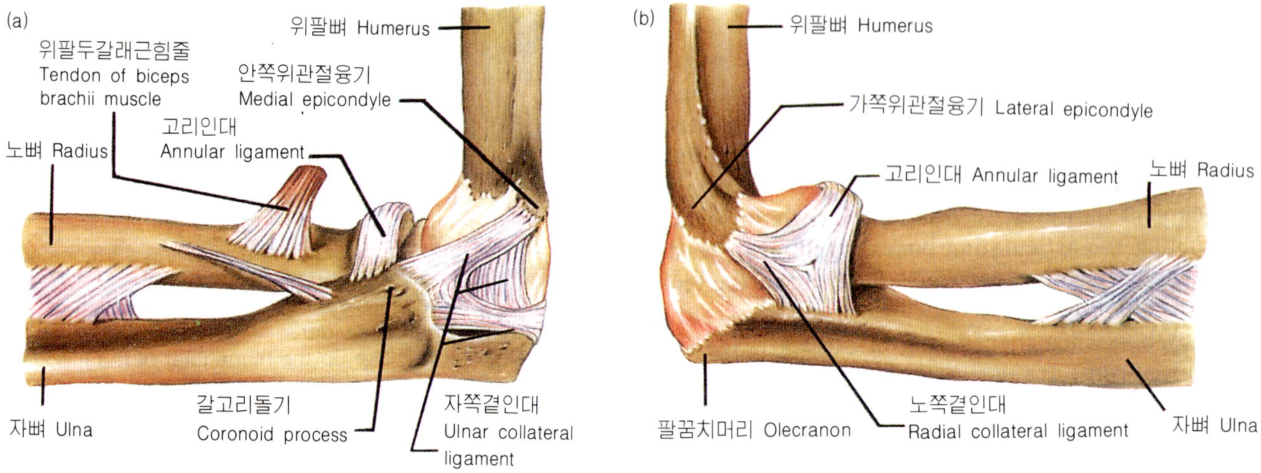

* 그림 2-44 팔굽관절.

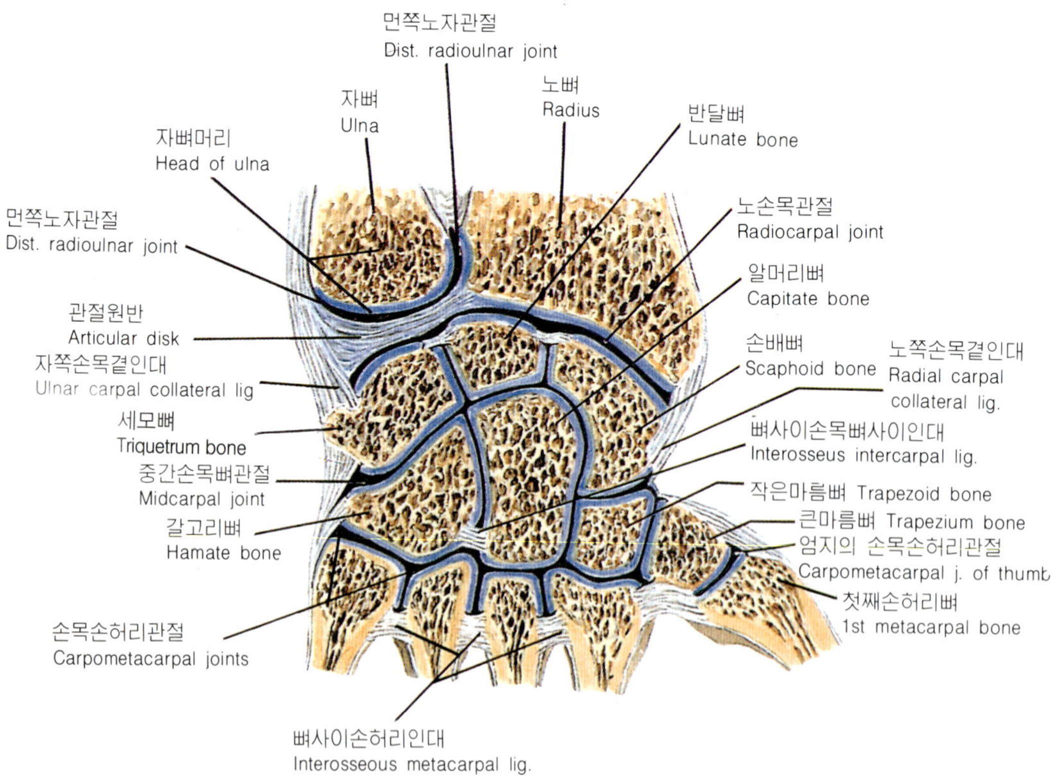

* 그림 2-45 손목관절(수직절단면).

2) 다리의 관절

(1) 볼기부위의 관절

볼기부위에는 허리보다 위부분의 중량을 지탱하는 **엉치엉덩관절**(천장관절, sacroiliac joint)과 양쪽 볼기뼈가 앞쪽정중면에서 관절하는 **두덩결합**(치골결합, pubic symphysis)이 있다.

(2) 엉덩관절

엉덩관절(고관절, hip joint)은 볼기뼈의 절구(acetabulum)와 넙다리뼈(femur)의 머리 사이의 관절로 각종 인대가 튼튼하게 둘러싸고 있으며 인대 안쪽면에 관절막이 있고 관절공간속에 **넙다리뼈머리인대**(대퇴골두원인대, ligamentum teres capitis femoris)가 있어 넙다리뼈를 절구에 묶어 주는 역할 외에 넙다리뼈 머리에 분포하는 혈관의 통로 역할을 하고 있다. 어깨관절과 같은 운동을 하는 절구관절이나 어깨관절보다 운동범위는 좁다.

(3) 무릎관절

무릎관절(슬관절, knee joint)은 넙다리뼈와 정강뼈가 관절을 형성하고 있는 불안정한 경첩관절이다. 넙다리뼈의 관절융기는 반달 모양으로 둥근 반면 정강뼈의 관절면은 편평하기 때문에, 그 사이에 끼어 있는 섬유연골로 된 **반달**(반월, meniscus, 그림 2 - 47의 왼쪽)의 가장자리를 두껍게 하고 무릎관절 안쪽과 가쪽에 튼튼한 **곁인대**(방인대, col-

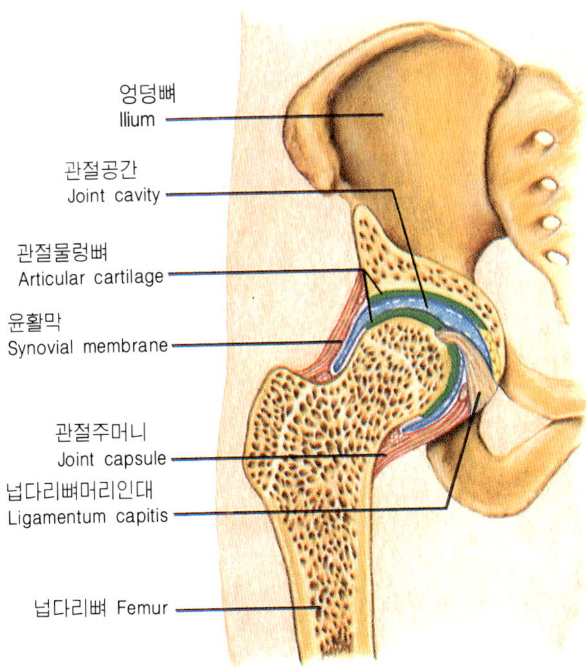

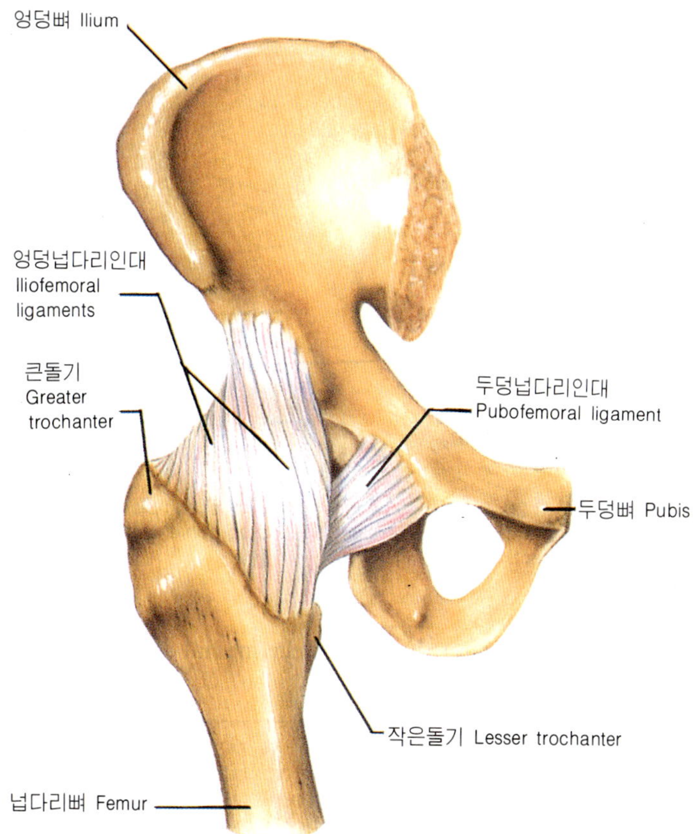

* 그림 2-46 엉덩관절의 관상절단(왼)면과 바깥모양(오른).

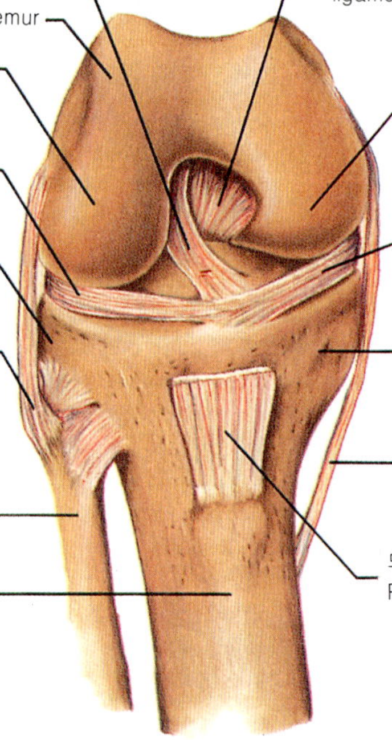

* 그림 2-47 무릎관절의 인대. 무릎을 굽히고 무릎뼈를 제거한 모양.

lateral ligament)로 보강하여 관절을 안정시키고 정강뼈의 전위(dislocation)를 막아준다. 또한 관절 속에는 **십자인대**(cruciate ligament)가 교차하고 있어 정강뼈가 앞뒤로 전위되지 못하게 막아 준다. 무릎관절의 운동은 이와 같은 보강된 구조물 때문에 굽힘과 폄 운동만이 가능하다.

(4) 발목관절

발목관절(족근관절, ankle joint)은 정강뼈(경골, tibia)의 안쪽복사(medial malleolus)와 종아리뼈(비골, fibula)의 가쪽복사가 목말뼈(거골, talus)와 이루는 관절을 말하며 등쪽굽힘(배측굴곡, dorsal flexion)과 바닥쪽굽힘(장측굴곡, plantar flexion) 및 제한된 휘돌림 운동이 가능하다. 목말뼈와 다른 발목뼈들 사이의 관절에서는 발을 안팎으로 비틀으는 안쪽번짐(내번, inversion)과 가쪽번짐(외번, eversion)이 일어난다.

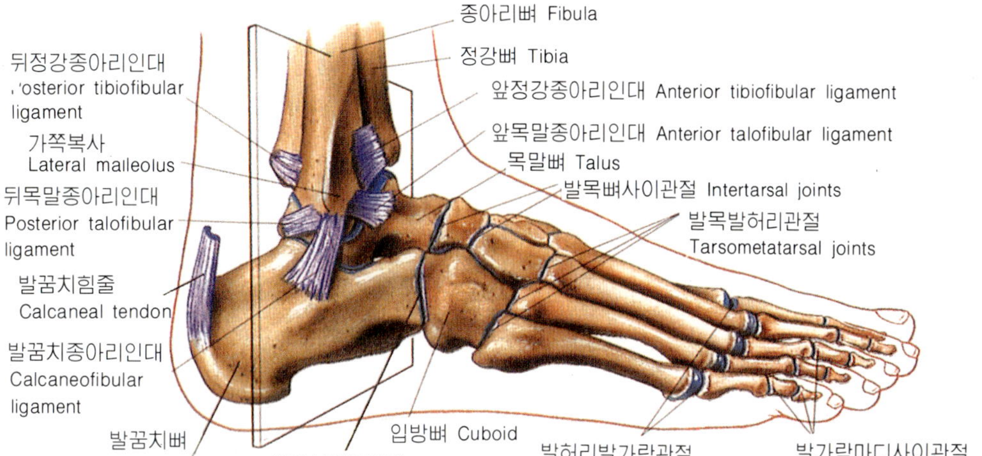

(a)

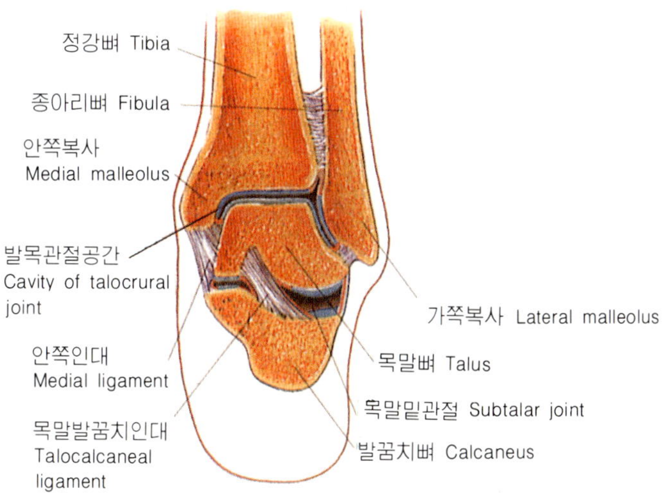

(b)

* 그림 2-48. 발의 관절(우측) (a) 외측면, (b) 후면.

표 2-2. 사람에서 중요한 관절들.

관 절	부 위	형 태	기 능
머리뼈 skull			
대부분의 관절	머리뼈들사이	봉합	유아에서만 유동성 있음
턱관절(측두하악관절 temporomandibular j.)	관자뼈관절돌기와 아래턱뼈머리	평면관절(위)	내밈, 들임, 옆당김
	(관절원반 위와 아래의 두 관절)	경첩관절(아)	올림, 내림
척주 vertebral column			
특수 관절			
고리뒤통수관절(환추후두관절 atanto-occipital j.)	뒤통수뼈 관절융기와 고리뼈 위관절돌기	타원관절	머리의 굽힘과 폄(경첩관절의 기능)
고리중쇠관절(환추축추관절 atianto-axial j.)	고리뼈와 중쇠뼈 치아돌기	중쇠관절	머리의 돌림
일반 관절			
척추뼈몸통사이관절(추체간관절 jj. between bodies)	척추뼈 몸통과 몸통	섬유연골결합	각 방향으로 약간의 운동
관절돌기사이관절(jj. between articular process)	척추뼈 아래관절돌기와 위관절돌기	평면관절	〃
가슴우리 thoracic cage			
자루몸통관절(흉골병체관절 manubrosternal j.)	복장뼈자루와 몸통	섬유연골결합	복장뼈몸통이 앞뒤로 운동(경첩관절의 기능)
갈비척주관절(늑골척추관절 costovertebral jj.)			
갈비뼈머리관절(늑골두관절 costal head jj.)	척추뼈몸통 및 척추사이원반과 갈비뼈머리	(경첩관절)	약간의 올림, 내림 및 돌림운동
갈비가로돌기관절(늑골횡돌관절 costotransverse jj.)	척추뼈가로돌기와 갈비뼈결절	(평면관절)	〃
갈비뼈물렁뼈관절(늑골늑연골관절 costochondral jj.)	갈비뼈와 갈비물렁뼈	유리연골결합	(거의 움직이지 않음)
복장갈비관절(흉골늑골관절 sternocostal jj.)	복장뼈와 갈비물렁뼈	(경첩관절)	〃
첫째복장갈비관절(예외)	복장뼈자루와 첫째갈비뼈	유리연골결합	(거의 움직이지 않음)
팔이음부 shoulder girdle			
복장빗장관절(흉쇄관절 sternoclavicular j.)	복장뼈와 빗장뼈의 안쪽장끝	평면관절	올림, 내림, 내밈, 들임, 돌림, 휘돌림
봉우리빗장관절(견봉쇄골관절 acomioclavicular j.)	어깨뼈봉우리와 빗장뼈의 가쪽끝	평면관절	〃
팔 upper limb			
어깨관절(견관절 shoulder j.)	어깨뼈관절오목과 위팔뼈머리	절구관절	굽힘, 폄, 모음, 벌림, 돌림, 휘돌림
팔굽관절(주관절 elbow j.)			
위팔자관절(상완척골관절 humeroulnar j.)	위팔뼈도르레와 자뼈도르레패임	경첩관절	굽힘, 폄
위팔노관절(상완요골관절 humeroradial j.)	위팔뼈작은머리와 노뼈머리	중쇠관절	돌림
노자관절(radioulnar jj.)			
몸쪽(근위 proximal)	노뼈머리둘래와 자뼈의 노패임	중쇠관절	돌림
중간(노자인대결합 radioulnar syndesmosis)	노뼈몸통과 자뼈몸통	섬유관절	(돌림)
먼쪽(원위 distal)	자뼈머리와 노뼈의 자패임	중쇠관절	돌림
손목관절(수근관절 wrist j)	노뼈 먼쪽끝과 손목뼈(손배뼈과 반달뼈)	타원관절	굽힘, 폄, 모음, 벌림, 돌림, 휘돌림
손목뼈사이관절(수근골간관절 intercarpal jj.)	손목뼈들의 사이	평면관절	약간의 미끄럼 운동
손목손허리관절(수근중수골관절 carpometacarpal jj.)			
첫째	큰마름뼈와 첫째손허리뼈	안장관절	굽힘, 폄, 모음, 벌림, 휘돌림
둘째와 셋째	손목뼈들과 둘째 및 셋째손허리뼈	평면관절	(거의 움직이지 않음)
넷째와 다섯째	갈고리뼈와 넷째 및 다섯째손허리뼈	경첩관절	굽힘 폄
손허리손가락관절(metacarpophalangeal jj.)	손허리뼈와 손가락의 첫마디뼈	절구관절	굽힘, 폄, 모음, 벌림, 휘돌림
손가락뼈사이관절(interphalangeal jj); 몸쪽과 먼쪽	첫마디와 중간마디, 중간마디과 끝마디	경첩관절	굽힘, 폄
다리이음부 hip girdle			
엉치엉덩관절(천골장골관절 sacro-iliac j)			
윤활관절	엉치뼈와 엉덩뼈의 귀모양면	평면관절	(거의 움직이지 않음)
인대결합	엉치뼈와 엉덩뼈의 귀모양면 뒤의 거친면	섬유결합	〃
두덩결합(치골결합 symphysis pubis)	양쪽 두덩뼈의 결합	섬유연골결합	〃
다리 lower limb			
엉덩관절(고관절 hip j.)	볼기뼈절구와 넙다리뼈머리	절구관절	굽힘, 폄, 모음, 벌림, 돌림, 휘돌림
무릎관절(슬관절 knee j.)	넙다리뼈관절융기와 정강뼈관절융기	경첩관절	굽힘, 폄
정강종아리관절(경골비골관절 tibiofibular jj.)			
몸쪽(근위 proximal)	정강뼈의 종아리관절면과 종아리뼈머리	평면관절	(거의 움직이지 않음)
먼쪽(원위 distal)	정강뼈의 종아리패임과 종아리뼈(복사위)	섬유결합	〃
발목관절(족근관절 ankle j.)	정강뼈 및 가쪽복사(종아리뼈)와 목말뼈	경첩관절	굽힘, 폄(바닥쪽굽힘 상태에서 모음, 벌림)
발목뼈사이관절(족근골간관절 intertarsal jj)	발목뼈들의 사이	평면관절	약간의 미끄럼 운동
발목발허리관절(족근중족골관절 tarsometatarsal jj.)	발목뼈들과 발허리뼈	평면관절	(거의 움직이지 않음)
발허리발가락관절(metatarsophalangeal jj.)	발허리뼈와 발가락의 첫마디뼈	절구관절	굽힘, 폄, 모음, 벌림, 휘돌림
발가락뼈사이관절(interphalangeal jj.); 몸쪽과 먼쪽	첫마디와 중간마디, 중간마디과 끝마디	경첩관절	굽힘, 폄

근육계통

Muscular system

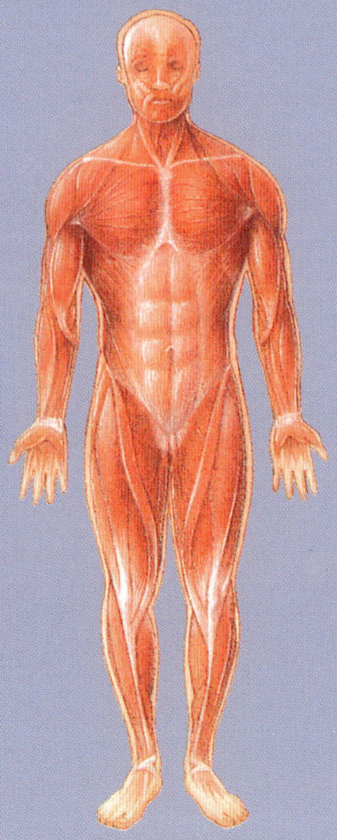

Chapter 3

제 3 장
근 육 계 통

사람에서 근육조직이 수축하여 일어나는 운동은 뼈대가 움직이는 전신적인 운동과 횡격막과 가슴우리가 움직이는 호흡운동 외에도 심장의 박동, 혈관과 림프관의 수축운동, 소화관의 연동운동을 비롯하여 여러 장기(organ)들의 수축운동, 각종 샘(선, gland)과 도관의 수축운동 등 매우 다양하다.

따라서 근육조직은 각 장기들의 기능에 적합하도록 몇 가지 종류로 분화되어 있고 같은 종류의 근육조직이라도 구성하고 있는 근육세포의 크기나 배열상태가 다르게 되어있다.

근육의 종류

근육에는 3가지 종류가 있다. 즉 **뼈대근육**(골격근, skeletal muscle) 외에도 심장벽을 형성하고 있는 **심장근육**(심근, cardiac muscle)과 내장 및 혈관벽을 형성하고 있는 **내장근육**(내장근, visceral muscle)이 있다.

뼈대근육은 운동신경의 지배를 받아 자신의 의지대로 움직일 수 있는 **수의근**(voluntary muscle)이고 현미경으로 보면 밝고 어두운 줄무늬가 횡으로 나타나기 때문에 **가로무늬근육**(횡문근, striated muscle)이라 하고, 심장근육과 내장근육은 자율신경의 지배를 받아 마음대로 조절할 수 없는 **불수의근**(involuntary muscle)으로써 심장근육은 **가로무늬근육**이지만 내장근육은 가로무늬가 없으므로 **민무늬근육**(평활근, smooth muscle)이라고 한다.

1. 뼈대근육 : 가로무늬근육, 수의근
2. 심장근육 : 가로무늬근육, 불수의근
3. 내장근육 : 민무늬근육, 불수의근

근육세포(근세포, muscle cell)는 가늘고 길기 때문에 일반적으로 **근육섬유**(근섬유, muscle fiber)라고 부른다.

내장근육섬유는 보통 길이 20㎛, 직경 4㎛ 정도로 대단히 가늘고 작으며 양 끝이 날카로운 방추형이고(그림 3-1C) 중간부분에 1개의 핵을 가지고 있으며 수축방법은 느리고 지속적이다.

심장근육섬유는 짧은 기둥모양으로써 보통 중심부에 1개의 핵을 가지고 있고 길이 방향으로 연결되어 있으며 반복적으로 갈라지고 붙어서 불규칙한 그물모양으로 배열되어 있다. 이들 세포간의 연결부위를 사이원반(intercalated disk)이라 한다. 심장근육은 전체가 거의 동시에 수축되고 분당 60회 정도로 주기적인 수축을 한다.

뼈대근육섬유는 보통 직경은 10~100㎛이나 길이는 수 mm에서 수십 cm에 달하여 3가지의 근육세포 중에서 비교가 될 수 없을 정도로 크고 핵은 세포의 가장자리인 세포막 아래에 위치하며 길이 1mm에 35개 정도로 대단히 많다(그림 3-1A).

이 장에서는 뼈대를 움직이는 뼈대근육에 대하여 자세히 알아 보기로 한다.

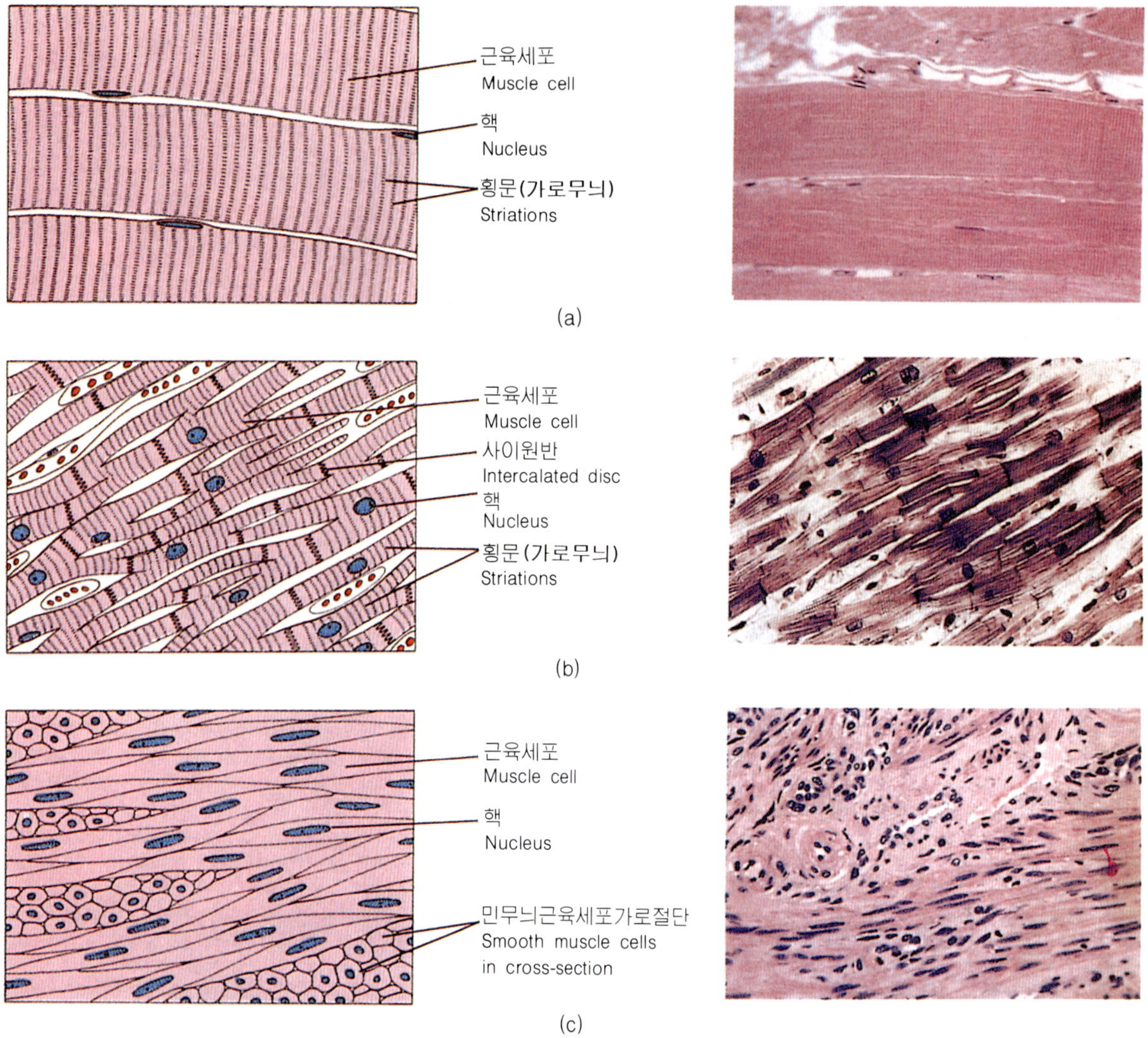

* **그림 3-1. 근육의 3가지 종류.** (a) 뼈대근육, (b) 심장근육, (c) 내장근육의 그림과 광학현미경 소견.

뼈대근육

일반적인 기능

뼈대근육은 수축하여 운동하는 기능이 가장 중요하며 이 외에 자세를 유지하는 기능과 다량의 열(heat)을 생산하는 기능이 있다.

1) 운동(movement)

뼈대근육은 수축에 의하여 우리 몸의 전체 또는 일부를 움직이게 한다.

2) 자세(posture)

뼈대근육은 부분적인 수축을 계속하여 서있거나 앉아있게 하는 등의 신체의 자세를 유지시킨다.

3) 열 생산(heat production)

모든 세포는 이화작용(catabolism)에 의하여 열을 생산한다. 뼈대근육은 각 세포의 활동성이 대단히 높을 뿐만아니라 양도 대단히 많으므로 몸안에서 생산되는 대부분의 열은 근육세포들에 의한 것이다. 즉 뼈대근육의 수축은 체온(body temperature)의 항상성을 유지하는 기전 중 가장 중요하다.

미세구조

뼈대근육은 근육세포(근육섬유)와 결합조직으로 구성되어 있다.

근육세포도 다른 일반세포들과 같은 구조물들을 가지고 있으나 그 명칭은 다르게 사용한다. 근육섬유의 원형질막은 **근육형질막**(sarcolemma), 세포질은 **근육형질**(근형질, sarcoplasm)그리고 세포질 세망은 **근육형질세망**(sarcoplasmic reticulum)이라고 부르고 다수의 사립체(mitochon dria)도 함유하고 있다. 다른 세포들에서 볼 수 없는 특수한 구조물로써 **근육원섬유**(myofibril)라고 하는 섬세한 수축성 섬유다발들이 세포질을 가득 메우고 있다.

근육원섬유는 훨씬 더 섬세한 **근육미세섬유**(microfilament)들로 구성되어 있는데 **마이오신**(myosin)으로 된 **굵은미세섬유**(thick filament)와 **액틴**(actin)으로 된 **가는미세섬유**(thin filament)가 있는데 이 2가지 미세섬유가 교대로 규칙적으로 배열되어 수축을 위한 기본 구조를 이루고 있다.

그림 3-2에서 보는 바와 같이 2가지의 미세섬유가 규칙적으로 배열되어 있서서 **가로무늬**(횡문, striae)가 나타나는 것이다. 마이오신과 액틴이 겹친 곳은 넓은 **어두운띠**(A-band), 액틴만 있는 곳은 좁은 **밝은띠**(I-band), 밝은띠의 중간에 있는 선은 **끝가로막**(Z-line)이라고 한다. 끝가로막 사이를 **근육원섬유마디**(근절, sarcomere)라고 하며 근육원섬유의 수축단위로서 길이는 2~3㎛ 정도이다.

뼈대근육섬유의 또 한가지 특징적인 구조물로는 **가로관계통**(T-system)이라는 것이 있다. 이것은 근육형질을 채우고 있는 근육원섬유 사이를 가로로 달리고 있는 세관들이라는 뜻이다. 그림 3-3과 같이 **가로세관**(transverse tubule)은 어두운 띠와 밝은띠의 경계부위에서 근육형질막이 함입되어 속으로 연속되어 있는 관으로써 근육원섬유를 가로로 감고 있다. 근육형질세망은 가로세관과는 달리 많은 수의 미세한 관들이 근육원섬유에 평행하게 규칙적으로 배열되어 있고 이것들은 가로세관을 따라 평행하게 위와 아래에 형성된 수조(cisterna)에 연결되어 있다. 이와같이 배열된 가로세관과 그 양쪽의 **근육형질세망수조**를 합하여 가로관계통의 세동이(triad)라고 한다.

근육섬유에만 존재하는 단백질이 4가지 있는데 이들은 근육의 수축에 관여하는 물질들로서 **마이오신**(myosin), **액틴**(actin), **트로포마이오신**(tropomyosin) 및 **트로포닌**(troponin)이다.

굵은 미세섬유는 약 300개 내외의 마이오신 분자들로 이루어져 있다. 이들은 길이방향으로 배열되어 있으며 각각의 마이오신 분자는 2개의 마이오신 체인이 α 나선형 구조(helical structure)를 이루면서 꼬여있고, 각 체인의 끝에는 둥근 돌기가 달려있는 막대모양이다. 이들 둥근 머리는 근육의 수축시 가는 미세섬유와 접촉하는 다리돌기(연결교, cross bridge)로서 APTase의 기능을 가지고 있다.

가는미세섬유(thin filament)는 기본이 되는 **액틴** 이외에도 **트로포마이오신**과 **트로포닌** 단백질이 결합되어 있는 복잡한 구조물이다.

수축을 위한 또 하나의 중요한 구조는 가는미세섬유가 근육원섬유마디의 양쪽 끝인 Z선에 부착되어 근육원섬유마디의 중심부를 향하여 뻗어 있으면서 일정한 간격으로 서로 떨어져 있는 것이다.

근육섬유가 이완(relax)상태에 있을 때는 가는미

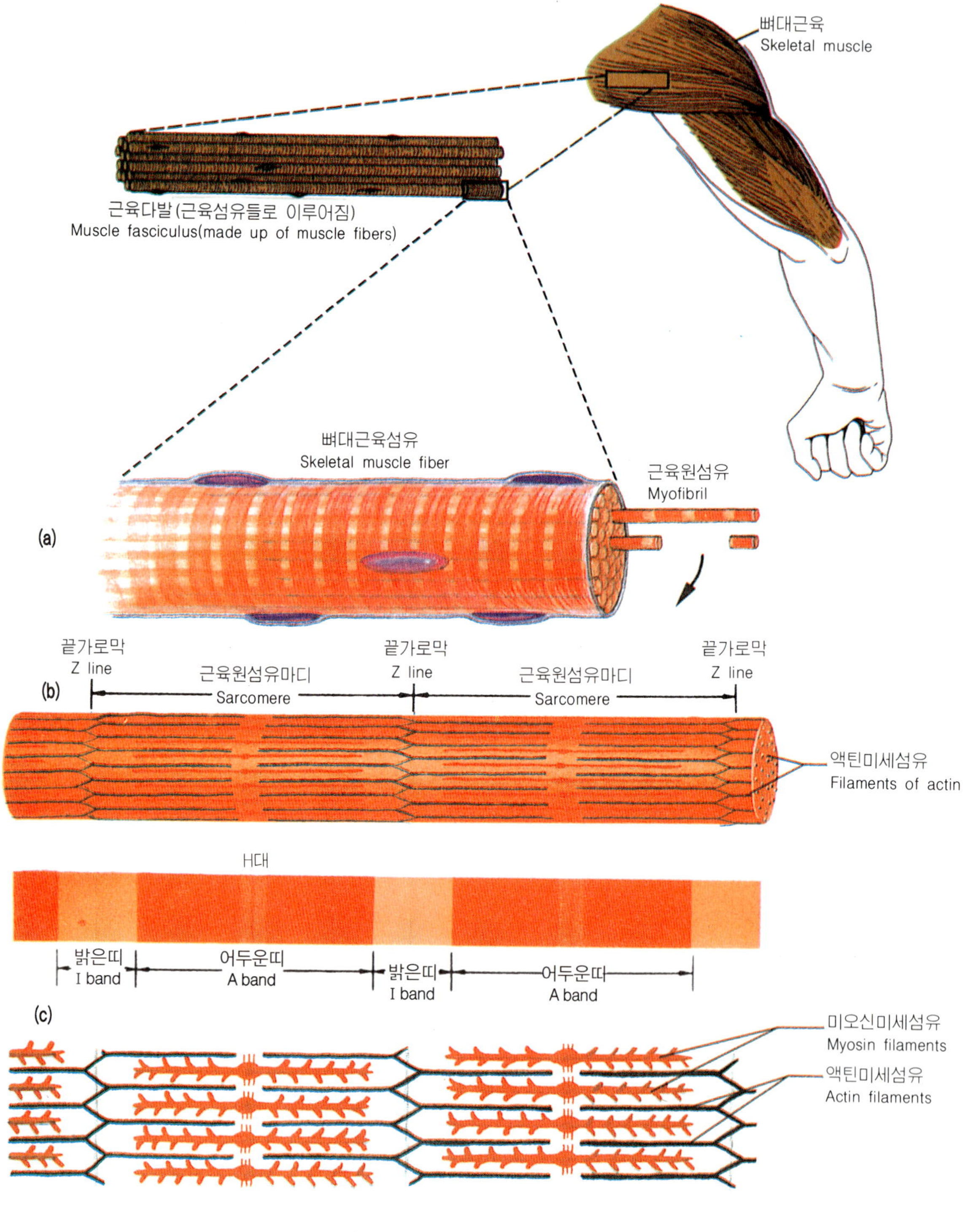

* 그림 3-2. 뼈대근육의 미세구조.

(a) 근육섬유, (b) 근육원섬유, (c) 굵은 근육미세섬유(미오신)과 가는 근육미세섬유(액틴).

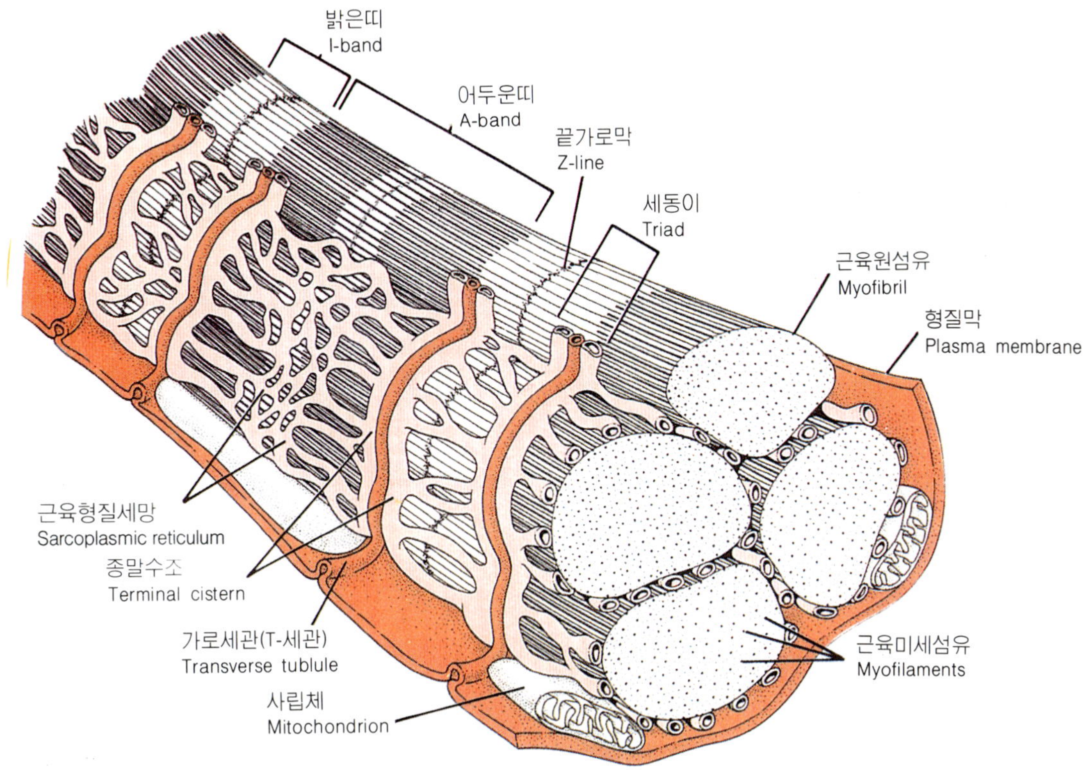

* 그림 3-3. 3개의 근육원섬유가 근육세포질세망에 싸여 있는 그림으로서 가로세관이 양쪽의 확장된 종말수조와 평행으로 배열되어 있으므로 이것을 가로관 계통의 세동이(삼조체, *triad*)라고 한다.

세섬유는 H대의 바깥에 있고 수축(contraction)상태에 있을 때는 속으로 들어간다. 그러나 굵은미세섬유는 Z선에 부착되지 않고 A-band의 길이를 유지하고 있으므로 수축시에는 I-band와 H대만 좁아진다.

수축기전

뼈대근육섬유는 이상의 설명과 같이 수축기능을 할 수 있도록 특수하게 분화되어 있다. 신경자극(nerve impulse)이 근육섬유에 전달되면 근육형질막에 전도된 후 가로세관(T-세관)을 통하여 근육섬유내로 빠르게 퍼져나간다. 이러한 자극은 근육형질세망수조에 저장되어 있는 Ca^{++}을 유리시켜 내보낸다. 유리된 Ca^{++}은 근육원섬유의 가는미세섬유에 있는 트로포닌 분자와 결합한다.

근육세포가 이완상태에 있을때 트로포닌의 역할은 마이오신이 액틴과 작용하는 것을 방지하는 것이다. 즉 Ca^{++}과 결합되지 않은 트로포닌은 굵은미세섬유의 다리돌기가 가는미세섬유의 액틴과 접촉하지 못하게 막고 있다. 그러나 트로포닌에 Ca^{++}이 결합되면 이들은 접촉할수 있게 되어 마이오신은 액틴을 끌어 당기게 된다. 이리하여 근절이 짧아지는 수축이 일어나게 된다. 근육의 수축이란 기관으로서의 한개의 근육을 구성하고 있는 근육섬유들이 짧아지는 것이다.

근육섬유의 이완은 수축과정의 반대기전이다. 즉 Ca^{++}이 트로포닌에서 분리되어 다시 근육형질세망으로 들어가고 트로포닌은 마이오신과 액틴의 작용을 방지하는 상태로 된다.

한가닥의 신경섬유, 즉 신경세포(neuron)와 이의 지배를 받고 있는 10~100개 정도의 근육섬유들을 합쳐 **운동단위**(motor unit)라고 하며, 한 운동단위의 근육섬유들은 수축할 때에 전부가 수축하거나 아니면 하나도 수축하지 않는 "**전부 아니면 아님의 법칙**" (all or none law) 현상을 나타낸다.

그러나 근육섬유들의 수축상태는 조건의 변화에 따라 달라진다. 예를들면, 어떤 근육이 산소공급을 적절히 받고 있을 때는 산소 공급이 부족할 때보다 더 강력하게 수축한다. 근육수축에 필요한 에너지 공급은 다른 세포들에서와 마찬가지로 트리인산아데노신(adenosine triphosphate, ATP)의 가수분해로 얻어진다.

신경자극이 전달되어 근육형질세망에서 유출된 Ca^{++}이 트로포닌과 결합하여 액틴이 마이오신의 다리돌기에 부착되면 ATP의 분해로 생긴 에너지는 다리돌기를 다른 각도로 회전시키는 일을 한다. 이렇게 다리돌기가 회전하면 부착된 가는미세섬유를 근육원섬유마디의 중심부로 이동시켜 수축을 일으키게 된다. 즉 ATP의 분해로 발생되는 에너지에 의하여 근육의 수축이 이루어진다.

근육섬유는 소량의 ATP만을 저장할 수 있기 때문에 계속하여 ATP를 재합성해야 한다. ATP는 분해된 직후에 곧 재합성되는데 이때 필요한 에너지는 또 다른 높은 에너지 물질인 인산크레아틴(creatine phosphate, CP)의 가수분해에 의하여 공급된다. 인산크레아틴도 근육내에 소량이 존재한다. 근본적으로 ATP나 CP의 합성에 필요한 에너지는 사립체에서 포도당을 분해하여 얻어지는 것이다.

기관으로서의 뼈대근육

근육은 하나의 장기(organ)이다. 즉 근육은 근육조직, 결합조직 및 신경조직으로 구성되어 있다.

1. 형태 및 구조

근육의 크기는 극히 다양하여 작은 것은 가운데귀(중이, middle ear)의 등자근(등골근, stapedius) 같이 짧은 실토막 정도이고 큰 것은 넙다리의 근육들같이 거대한 덩어리이다. 형태도 근육에 따라, 넓거나 좁은 것, 길고 끝이 가늘거나 끝이 뭉퉁한 것, 세모꼴이거나 네모꼴인 것, 톱날모양이거나 불규칙한 모양인 것, 막모양으로 얇은 것이나 방망이 모양으로 둥근 것 등 여러가지가 있다.

근육섬유의 배열상태도 근육의 길이에 평행으로 배열된 것, 한쪽 끝이 좁게 모여든 것, 비스듬하게 배열된 것, 또는 깃털모양으로 배열된 것 등이 있다. 깃털모양의 배열은 수축력을 강하게 하는 것으로써 배열방법에 따라 몇 가지로 구별한다. 즉 깃털이 한쪽으로만 붙은 모양을 **반깃근**(편익상근, pennated muscle), 양쪽으로 붙은 보통의 깃털모양을 **깃근**(쌍익상근, bipennated muscle), 깃털이 엇갈려 중복되어 배열된 모양을 **뭇깃근**(다익상근, multipennated muscle)이라고 한다.

이외에도 눈주위나 입주위에 둘러 있는 근육과 같이 고리모양으로 배열된 것도 있다.

2. 결합조직 성분

각 뼈대근육은 **근육바깥막**(근상막, epimysium)이라는 결합조직막으로 싸져 있고 이 막에 연속된 섬유들이 속으로 들어가서 근육섬유다발(근섬유속, bundles of fibers)을 싸고 있는 **근육다발막**(근속막, perimysium)이 되고 다시 이것의 섬유들이 근육섬유 사이로 들어가서 각 근육섬유를 섬세하게 싸는 근육섬유막(근내막, endomysium)이 된다.

이 3가지의 결합조직막은 근육이 수축할 때 끌어당기는 뼈나 기타 구조물에 강력하게 부착시키는 도구가 된다. 즉 근육바깥막, 근육다발막 및 근육섬유막은 근육에 연장된 **힘줄**(건, tendon) 또는 **널힘줄**(건막, aponeurosis) 이라고 하는 튼튼한 결합조직섬유다발이 되어 뼈막에 부착된다.

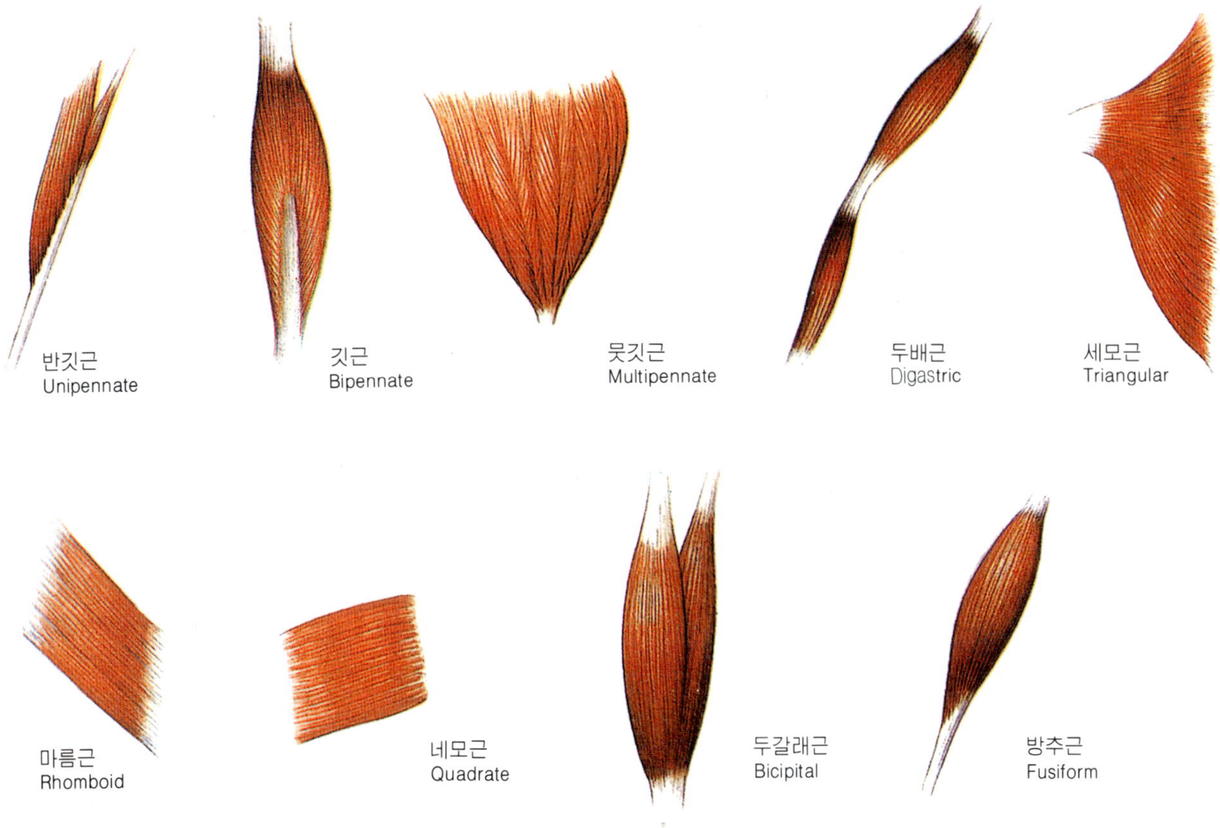

* 그림 3-4. 근육의 형태.

힘줄이나 널힘줄은 대단히 강력하여 근육이나 뼈가 손상되는 정도의 강한 충격에도 충분히 견디어 낸다. 그러나 때로는 뼈에서 분리되는 경우를 볼 수 있다.

손목이나 발목 주위에서는 힘줄을 싸고 있는 대롱모양의 아주 얇은 겹섬유막을 볼 수 있는데 이것들은 **힘줄집**(건초, tendon sheath)이라는 것으로 **윤활주머니**(활액낭, bursa)같이 속면이 **윤활막**(활막, synovial membrane)으로 되어 있고 2겹 사이에 **윤활액**(synovial fluid)이 들어 있어 힘줄이 마찰없이 지속적인 운동을 할 수 있도록 만들어진 것이다.

피부밑에는 연속적인 성긴결합조직으로 만들어진 **얕은근막**(천근막, superficial fascia)이 있고 그 밑에는 치밀결합조직으로 된 **깊은근막**(심근막, deep fascia)이 있다. 이 깊은근막의 속에서 근육바깥막, 근육다발막, 근육섬유막 및 이것들의 부착부(뼈나 기타 구조물들과 연결된 결합조직)가 형성되어 있고 또한 내장, 샘, 혈관 및 신경들을 싸고 있는 막들이 형성되어 있다.

3. 신경지배

뼈대근육으로 자극을 보내는 신경세포는 중추신경에 존재하는데 이것을 **몸운동신경세포**(체운동신경원, somatic motor neuron)라고 한다. 한 개의 운동신경세포와 그것의 **축삭**(axon)이 지배하는 근육섬유들을 합하여 **운동단위**(motor unit)라고 한

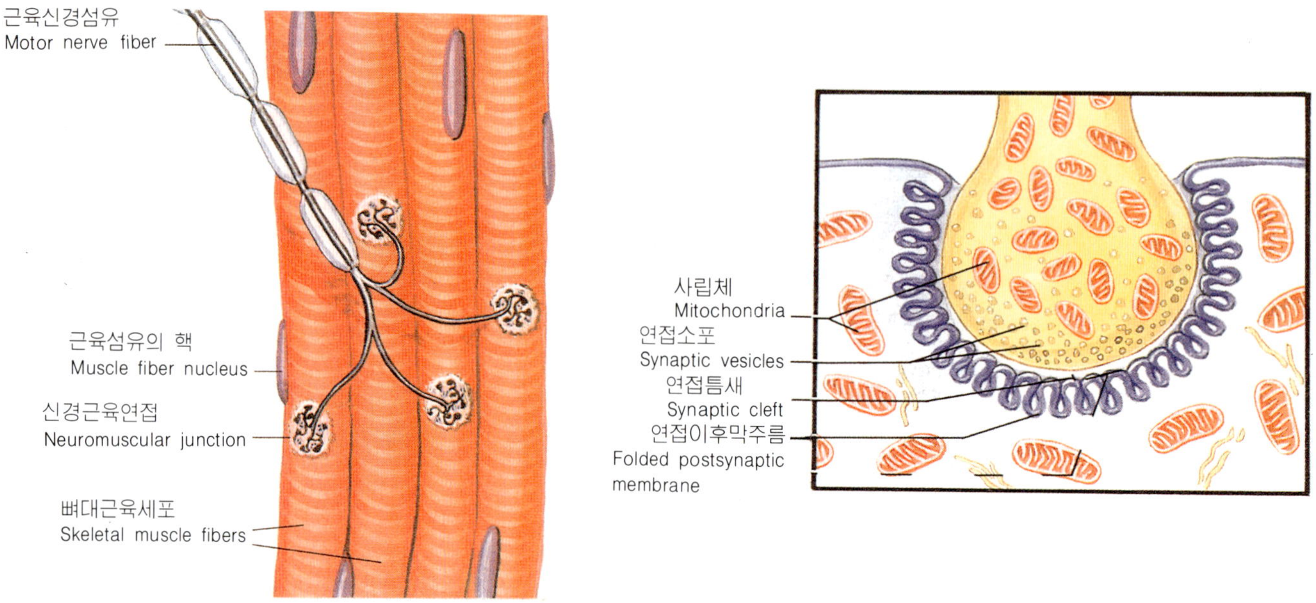

* 그림 3-5. 운동신경섬유 종말이 근육세포에 닿아 있는 신경근육연접.

다. 한 개의 운동단위를 이루는 근육섬유의 수는 근육에 따라 차이가 크다. 즉 한 개의 축삭에 의한 신경자극은 한번에 5~6개의 근육섬유를 수축시키는 것부터 100개 이상을 수축시키는 것까지 다양하다.

이러한 사실은 뼈대근육의 기능과 관계가 있다. 일반적으로 뼈대근육에서 운동단위가 작은 경우에는 정밀한 운동을 하는 근육으로 알려져 있다. 예를 들면, 눈알를 움직이는 근육들은 한 개의 축삭이 몇 개의 근육섬유를 지배하므로 정밀한 운동을 하지만 아래다리의 거대한 장딴지근은 100여개의 근육섬유를 지배하므로 섬세한 운동을 할 수 없다.

신경섬유와 근육섬유의 접촉 부위인 **신경근육연결**(neuromuscular junction)을 **운동신경종말**(motor end plate)이라고 한다. 전기의 흐름인 신경자극이 절달되면 신경종말에 있는 미세한 **연접소포**(synaptic vesicles)들에 저장되어 있던 아세칠콜린(acetylcholine)이 신경근육연결부분으로 분출되고 이 물질은 근육형질막에 도달하여 다시 전기의 흐름을 일으켜 **가로세관**(t-tubule)을 따라 근육세포 전체로 순식간에 전달되어 수축을 하게 된다.

연령에 따른 변화

뼈대근육은 사람이 늙어 감에 따라 퇴행성 변성(degeneration)을 일으켜 점차 결합조직으로 바뀌어 가는데 이것을 **섬유증**(fibrosis) 또는 **섬유변성**(fibrous degeneration)이라고 한다. 이러한 근육섬유의 손실과 결합조직의 증식은 노인에서 흔히 볼 수 있는 근력쇠퇴의 원인이다.

이 외에도 연령의 증가에 따라 직접 또는 간접적으로 근력을 감소시키는 여러 가지 요소들이 알려져 있으나 현재까지 확실한 것은 아니다.

근육의 협동 작용

신체에서 일어나는 운동은 어떤 경우에나 여러 근육들의 협동적인 작용이다. 각 근육의 특수한 기능을 아래와 같이 분류하여 규정한다.

1) **주동근**(prime mover)

하고자 하는 운동을 일으키는 근육 또는 근육들이다.

2) 길항근(antagonist)

어떤 운동을 하려고 주동근이 수축할 때 반대로 이완되는 근육들이다.

3) 협력근(synergist)

주동근이 수축할 때 동시에 수축하는 근육들로서 주동근의 운동을 보조한다. 주동근의 운동 중에서 불필요한 운동을 중화시켜 주는 근육을 **중화근**(neutralizer)이라 하고 주동근이 효과적인 운동을 할 수 있도록 신체의 일부를 고정시켜 주는 근육을 **고정근**(stabilizer)이라 한다.

근육을 공부하는 요령

근육을 공부한다는 것은 각 근육의 이름, 모양, 위치, 이는 곳(기시, origin)과 닿는 곳(종지, insertion), 작용 및 신경지배를 배우는 것이다.

우선 이름을 익혀야 하는데, 각 근육의 이름은 그 근육의 작용(굽힘 flexor, 폄 extensor, 모음 adductor, 벌림 abductor 등), 근육섬유의 방향(곧은 rectus, 가로 transversus, 빗 obliquus 등), 존재하는 위치(넙다리 femoris, 정강 tibialis 등), 모양(세모 deltoidus, 네모 quadratus, 둥근 teres 등), 이는 곳과 닿는 곳(부리위팔 coracobrachialis, 위팔노 brachioradialis 등), 또는 갈래(두갈래 biceps, 세갈래, triceps, 네갈래, quadriceps 등) 중에서 한가지 이상에 의하여 붙여진 것이다. 따라서 대다수의 근육들은 이름만 보고도, 정확히는 알 수 없으나, 모양, 위치작용 등을 짐작할 수 있다.

다음으로 각 근육의 이는 곳과 닿는 곳을 익히면 작용은 저절로 알 수 있게 된다.

끝으로 지배하는 신경을 알기 위해서 먼저 제 4 장에서 말초신경들의 주행경로를 공부해야 한다. 일반적으로 근육은 가까이 지나가는 신경으로부터 그 가지를 받게 되어 있으므로 신경의 주행경로를 알고 있으면 대부분의 근육들에서 쉽게 짐작하여 알 수 있다.

윤활주머니

윤활주머니(활액낭, synovial bursa)는 속면이 윤활막으로 싸여져 있고 윤활액이 들어 있는 작은 결합조직으로 된 주머니이다.

윤활주머니는 압박을 받거나 마찰이 일어나 손상될 염려가 있는 곳에 존재한다. 즉 피부와 뼈 사이, 힘줄과 뼈 사이, 근육들 사이, 인대들 사이, 근육과 뼈 사이, 근육과 인대 사이, 인대와 뼈 사이 등에 존재한다.

특수한 형태로 **힘줄집**(건초, tendon sheath)이라는 것이 있다. 손목과 손 그리고 발목과 발에는 많은 힘줄들이 밀집되어 뼈 사이나 뼈에 파진 고랑을 지나가는데, 힘줄이 당겨질때 활줄같이 튕겨나오지 않도록 **지지띠**(지지대, retinaculum)에 싸여있다. 따라서 운동할 때 힘줄 상호간에, 또는 뼈나 지지띠와의 접촉으로 발생되는 마찰을 방지하기 위하여 힘줄집으로 힘줄을 길게 싸고 있는 것이다.

윤활주머니염증(bursitis)이 잘 일어나는 곳은 어깨뼈봉우리와 어깨세모근밑에서 위팔뼈머리를 덮고 있는 **봉우리밑윤활주머니**(subacromial bursa), 팔꿈치머리와 피부 사이에 있는 **팔꿈치윤활주머니**(olecranon bursa), 무릎뼈와 피부 사이에 있는 **무릎뼈앞윤활주머니**(prepatellar bursa) 등이다.

사람의 뼈대근육

사람에 있는 근육의 수는 세는 방법에 따라 다르지만 대체로 600여개이다. 그 중에서 척주와 갈비뼈사이에 붙어 있는 것과 얼굴, 안구(눈알), 가운데귀, 인두(목구멍) 및 후두(숨구멍)에 있는 특수한 근육들을 제외하면 150여종류 밖에 되지 않으며 손과 발의 작은 근육들까지 제외하면 신경써서 공부해야 할 근육은 수십개에 지나지 않는다.

물론 모든 근육은 필요하기 때문에 존재하는 것이므로 중요하지 않는 것이 없겠으나 우선 운동하는데 중요한 팔과 다리의 근육을 먼저 공부하고, 그 다음에 몸통, 머리 및 목의 근육에 관하여 공부하기로 한다.

팔의 근육

팔의 근육은 어깨, 위팔, 아래팔, 손 및 손가락을 움직이는 근육으로써 이해를 돕고자 부위별로 나누어 설명한다.

1. 어깨를 움직이는 근육

어깨를 움직이는 근육이란 어깨를 이루고 있는 빗장뼈(쇄골)와 어깨뼈(견갑골)에 부착되어 복장빗장관절(흉골쇄골관절, sternoclavicular joint)과 봉우리빗장관절(쇄골견봉, acromioclavicular joint)을 움직여 어깨 자체의 운동뿐만 아니라 팔의 운동범위를 넓혀주는 근육으로써 **등세모근**(승모근, trapezius), **작은가슴근**(소흉근, pectoralis minor), **빗장밑근**(쇄골하근, subclavius), **앞톱니근**(전거근,

표 3-1. 어깨를 움직이는 근육

근 육	이 는 곳	닿 는 곳	작 용	신 경 지 배
등세모근 trapezius	뒤통수뼈, 목뼈 및 등뼈	빗장뼈 및 어깨뼈의 가시돌기와 어깨뼈 봉우리	위팔을 올림, 내림 가쪽돌림	더부신경(accessory)
작은가슴근 pectolaris minor	제 2~5갈비뼈	어깨뼈의 부리돌기	앞아래쪽으로 당김	안쪽 가슴신경 (medial pectoral)
빗장결근 subclavius	제1갈비뼈	빗장뼈 아래면	앞아래쪽으로 당김	제5, 6 목뼈신경(C5, 6)
앞톱니근 serratus anterior	위 9개의 갈비뼈 (간혹 8개)	어깨뼈의 안쪽면과 안쪽모서리	앞으로 당김 벌림 및 위쪽돌림	긴가슴신경(long thoracic)
어깨올림근 levator scapulae	위 4개의 목뼈 (가로돌기)	어깨뼈 안쪽모서리의 윗부분	올림, 아래쪽돌림	제3, 4 목뼈신경(C3, 4)
마름근 rhomboid	제7목뼈에서 제5등뼈	어깨뼈 안쪽모서리	아래쪽 돌림	뒤어깨신경 (dorsal scapular)

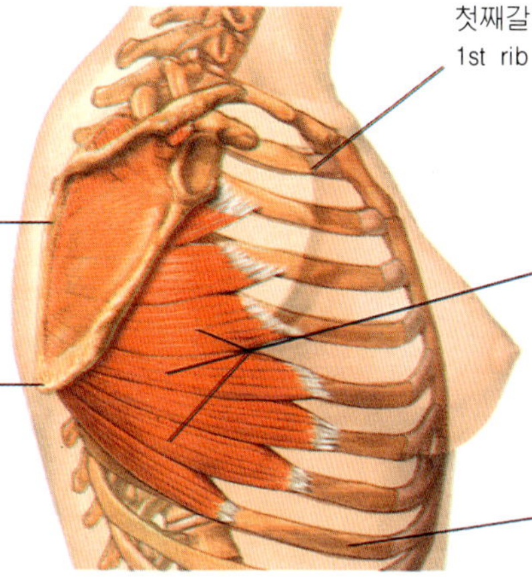

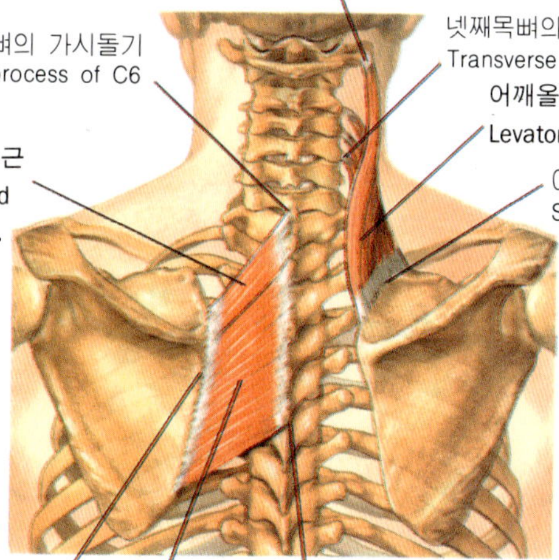

* 그림 3-6. 앞톱니근과 마름근

serratus anterior), **어깨올림근**(견갑거근, levator scapulae), **큰마름근**(대능형근, rhomboid major), **작은마름근**(소능형근, rhomboid minor) 모두 7개가 있다.

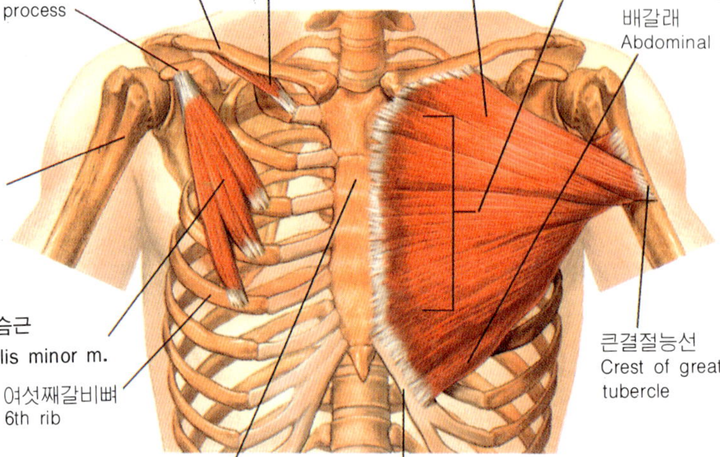

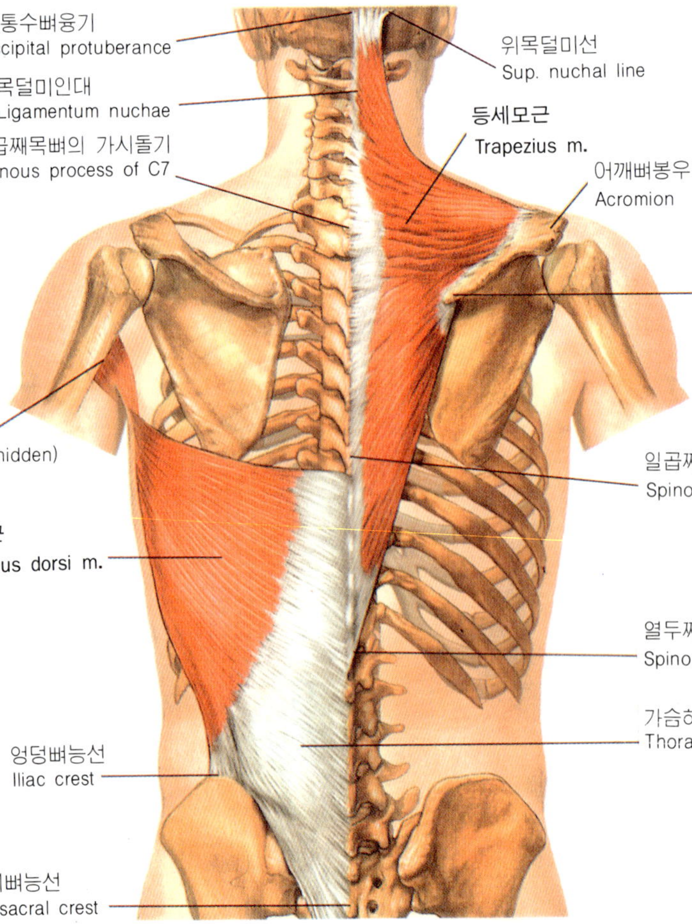

* 그림 3-7. 가슴근들, 빗장밑근, 어깨세모근 및 넓은등근

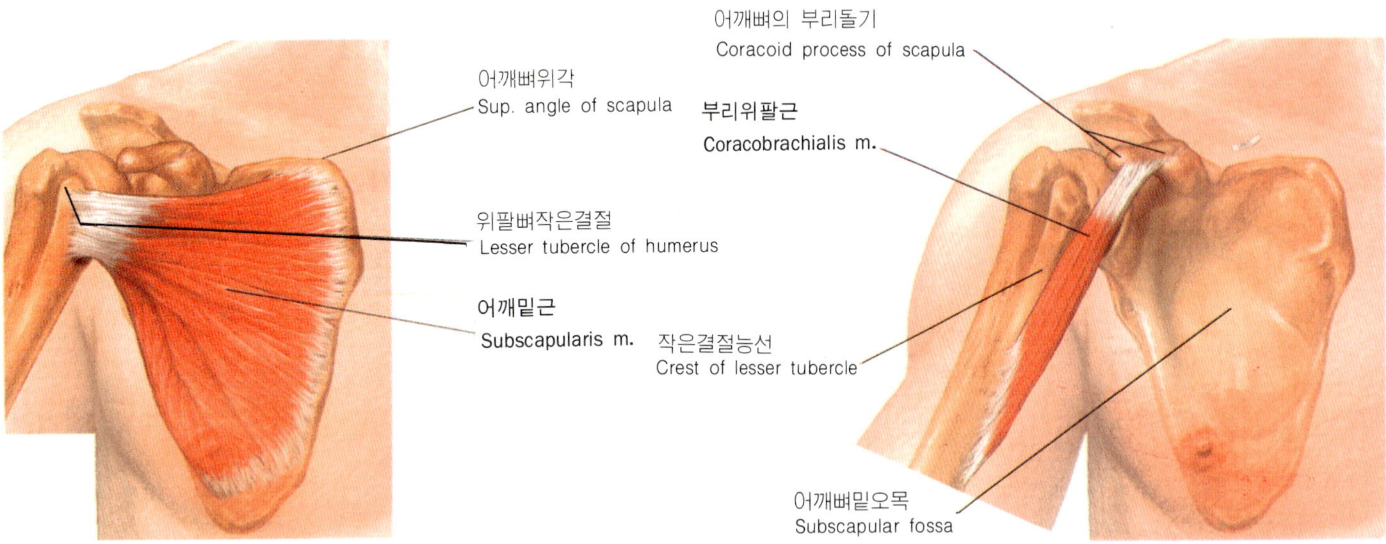

* 그림 3-8. 어깨밑근과 부리위팔근

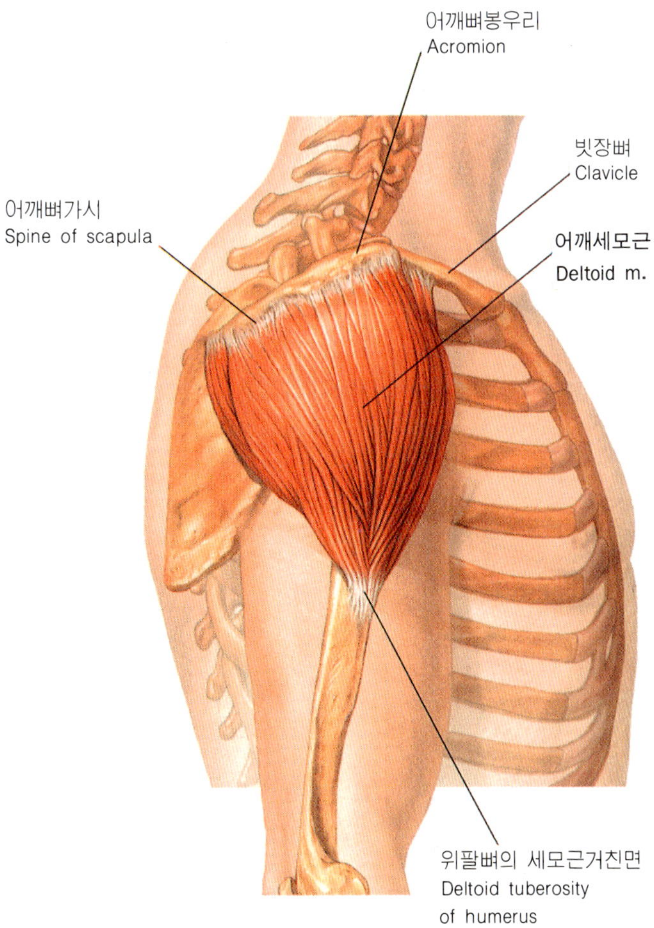

* 그림 3-9. 어깨밑근, 부리위팔근, 어깨세모근

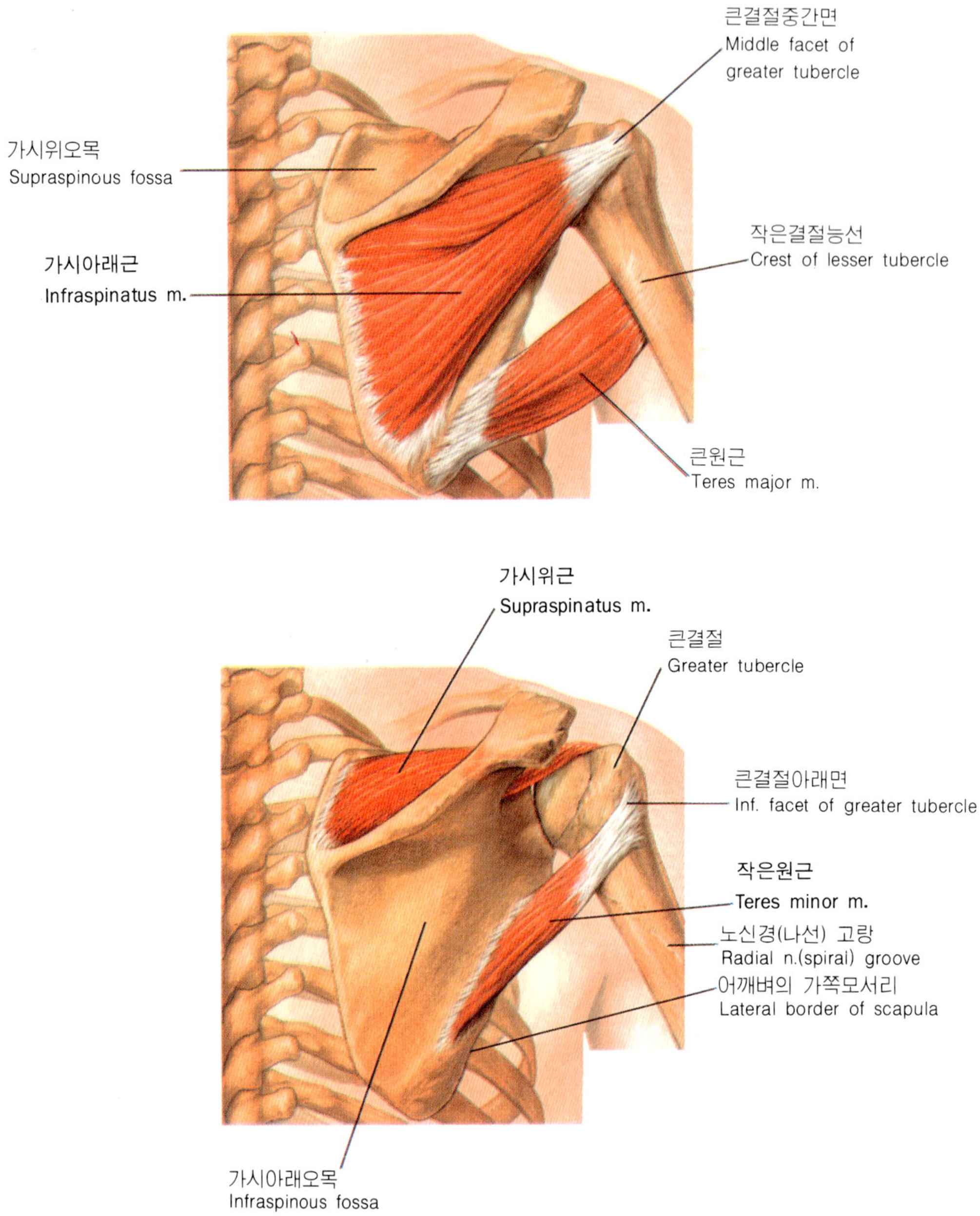

* 그림 3-10. 가시위근, 가시아래근, 작은원근 및 큰원근

2. 위팔을 움직이는 근육

관절중에서 운동이 가장 자유롭고 운동범위가 가장 넓은 어깨관절(견관절, shoulder joint)을 움직이는 근육은 **큰가슴근**(대흉근, pectoralis major), **넓은등근**(광배근, latissimus dorsi), **어깨세모근**(삼각근, deltoid), **가시위근**(극상근, supraspinatus), **가시아래근**(극하근, infraspinatus), **부리위팔근**(오훼완근, coracobrachialis), **큰원근**(대원근 teres major), **작은원근**(소원근, teres minor), **어깨밑근**(견갑하근, subscapularis) 모두 9개가 있다.

표 3-2. 위팔(어깨관절)**을 움직이는 근육**

근 육	이는곳	닿는곳	작 용	신경지배
큰가슴근(대흉근) pectoralis major	빗장뼈(쇄골) 안쪽 1/2, 복장뼈(흉골) 및 위7개의 갈비연골	위팔뼈(상완골)의 큰결절(대결절)능선	위팔의 굽힘 및 모음	안쪽 및 가쪽가슴신경 (medial and lateral pectoral n.)
넓은등근(광배근) latissimus dorsi	등뼈(흉추 아래7개), 허리뼈(요추) 및 엉치뼈(천골)의 가시돌기, 엉덩뼈능선(장골능), 허리등(요배)근막	작은결절(소결절)능선	폄, 모음	가슴등신경 (thoracodorsal n.)
어깨세모근(삼각근) deltoid	빗장뼈 가쪽1/3, 어깨뼈(견갑골)의 극돌기와 봉우리	위팔뼈의 어깨세모근 결절	벌림, 굽힘(앞부분) 또는 폄(뒤부분)	겨드랑신경 (axillary n.)
가시위근(극상근) supraspinatus	어깨뼈의 가시위 오목(극상와)	위팔뼈의 큰돌기	벌림	어깨위신경 (suprascapular n.)
가시아래근(극하근) infraspinatus	어깨뼈의 가시아래 오목(극하와)	위팔뼈의 큰돌기	가쪽돌림	어깨위신경 (suprascapular n.)
부리위팔근(오훼완근) coracobrachialis	어깨뼈의 부리(오훼) 돌기	위팔뼈의 안쪽면	모음, (굽힘과 안쪽돌림을 보조)	근육피부신경 (musculocutaneous n.)
큰원근(대원근) teres major	어깨뼈 가쪽모서리의 아래부분	위팔뼈의 작은돌기	폄, 모음 및 안쪽돌림	어깨밑신경 (subscapular n.)
작은원근(소원근) teres minor	어깨뼈 가쪽모서리	위팔뼈의 큰돌기	가쪽돌림	겨드랑신경(axillary)
어깨밑근(견갑하근) subscapularis	어깨뼈 앞면	위팔뼈의 작은돌기	안쪽돌림	어깨밑신경 (subscapular n.)

3. 아래팔을 움직이는 근육

아래팔의 운동은 팔굽관절(주관절, elbow joint)의 굽힘운동과 폄운동이 있고 노자관절(요척관절, radioulnar joint)의 엎침과 뒤침 운동이 있다. 팔굽관절에 작용하는 **위팔두갈래근**(상완이두근, biceps brachii), **위팔근**(상완근, brachialis), **위팔세갈래근**(상완삼두근, triceps brachii), **위팔노근**(완요근, brachioradialis)은 주로 위팔에 있고 노자관절에 작용하는 **원엎침근**(원회내근, pronator teres), **네모엎침근**(방형회내근, pronator quadratus), **손뒤침근**(회외근, supinator)은 아래팔에 있다. 그 중에서 **위팔두갈래근**은 2가지 기능에 관여한다.

표 3-3. 아래팔(팔꿉관절 및 노자관절)**을 움직이는 근육**

근 육	이는곳	닿는곳	작 용	신경지배
위팔두갈래근(상완이두근) biceps brachii	어깨뼈(견갑골)의 관절오목위결절과 부리돌기	노뼈(요골)결절	굽힘(flexion) 및 뒤침(supination)	근육피부신경 (musculocutaneous n.)
위팔근(상완근) brachialis	위팔뼈의 아래쪽1/2의 앞면	자뼈(척골)거친면	굽힘	근육피부신경
위팔세갈래근(상완삼두근) triceps brachii	어깨뼈 관절오목아래결절, 위팔뼈 뒷면	자뼈의 발꿈치머리	폄(extension)	노(요골)신경 (radial n.)
위팔노근(완요근) brachioradialis	위팔뼈의 가쪽위관절융기의 윗부분	노뼈의 붓(경상)돌기	굽힘, 뒤침	노신경
원엎침근(원회내근) pronator teres	위팔뼈의 안쪽위관절융기, 자뼈의 갈고리돌기	노뼈 중간부분의 가쪽면	엎침(pronation), 굽힘	정중신경 (median n.)
네모엎침근(방형회내근) pronator quadratus	자뼈의 아래1/4의 앞면	노뼈 아래쪽1/4의 앞면	엎침	정중신경
뒤침근(회외근) supinator	위팔뼈 가쪽위관절융기, 자뼈 윗부분	노뼈 위쪽 1/3	뒤침	노신경

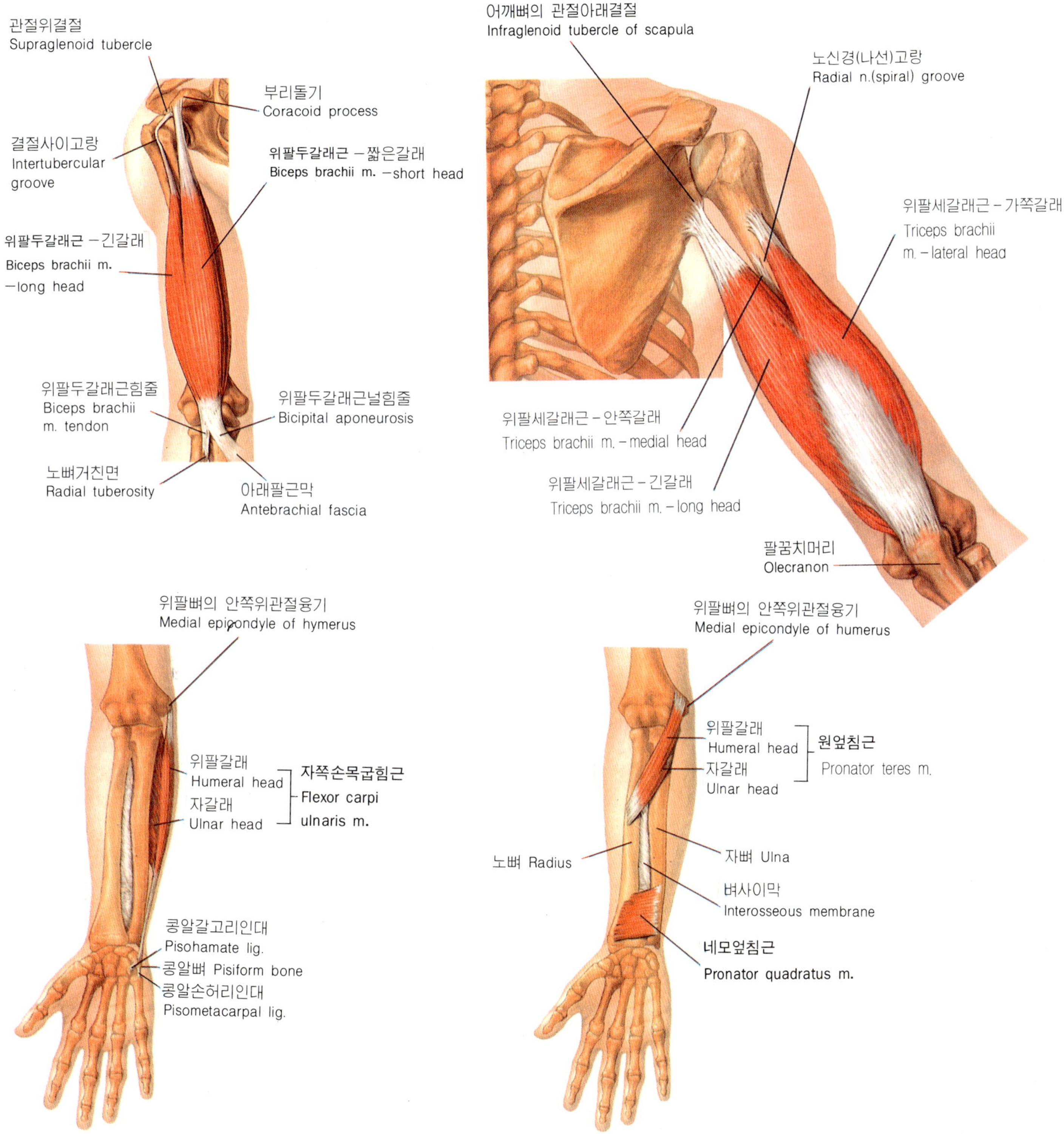

* 그림 3-11. 아래팔을 움직이는 근육

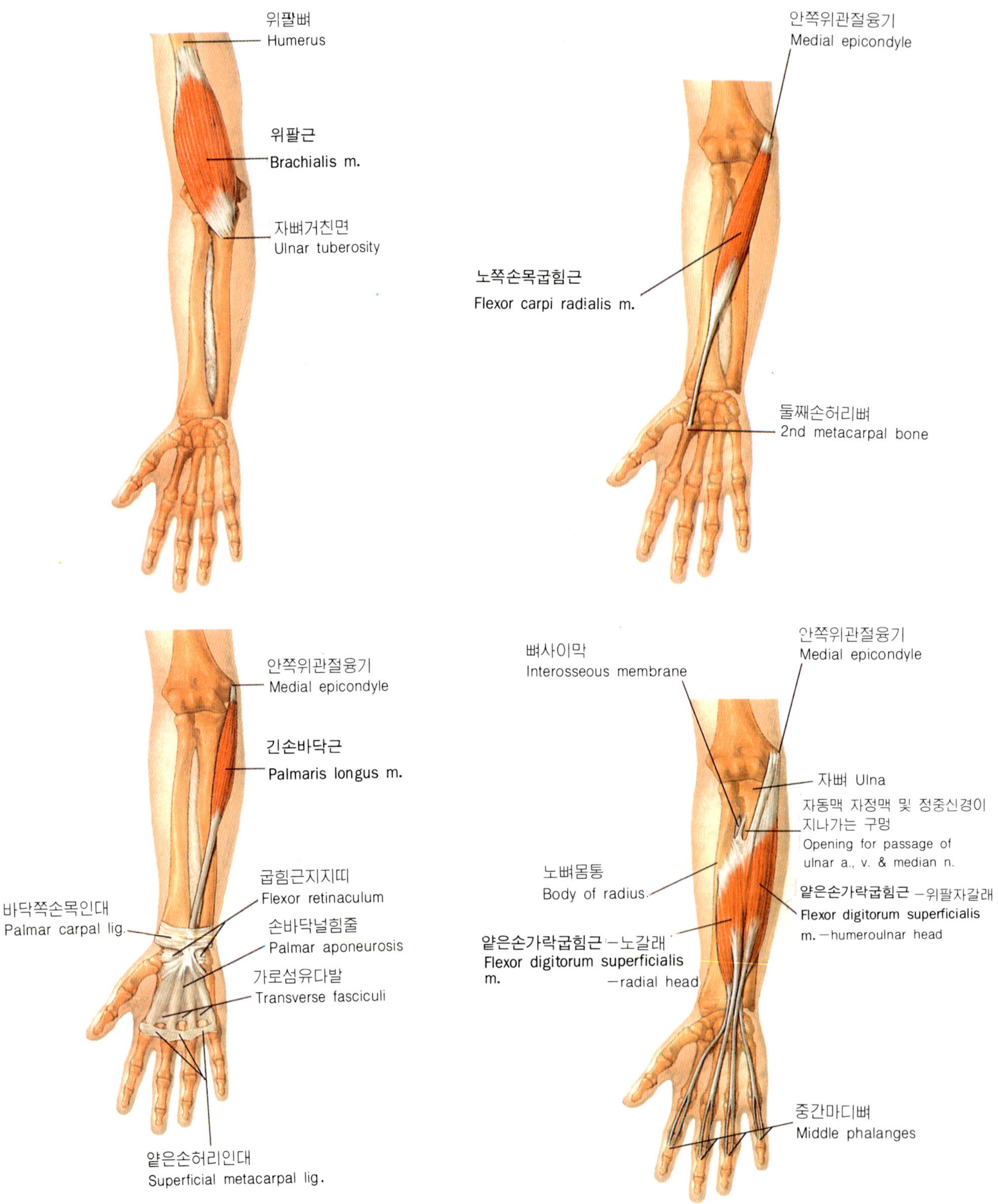

* 그림 3-12. 아래팔 및 손목을 움직이는 그림

4. 손을 움직이는 근육

손목관절(수근관절, wrist joint)을 움직이는 근육은 **긴손바닥근**(장장근, palmaris longus), **노쪽손목굽힘근**(요측수근굴근, flexor carpi radialis), **자쪽손목굽힘근**(척측수근굴근, flexor carpi ulnaris), **긴노쪽손목폄근**(장요측수근신근, extensor carpi radialis longus), **짧은노쪽손목폄근**(단요측수근신근, extensor carpi radialis brevis), **자쪽손목폄근**(척측수근신근, extensor carpi ulnaris)의 6개이다.

그 중 **긴손바닥근**은 손바닥의 깊은근막밑에 두껍고 튼튼한 **손바닥널힘줄**(수장건막, palmar aponeurosis)에 닿아 있어 손목을 굽히는 작용 외에도 널힘줄을 팽팽하게 한다.

표 3-4. 손(손목관절)을 움직이는 근육

근 육	이는곳	닿는곳	작 용	신경지배
긴손바닥근(장장근) palmaris longus	위팔뼈(상완골)의 안쪽위관절융기	손바닥근막 (fascia of palm)	굽힘(flexion)	정중신경 (median n.)
노쪽손목굽힘근(요측수근굴근) fl. carpi radialis	위팔뼈의 안쪽위관절융기	둘째손허리뼈(중수골)의 윗부분	굽힘 및 벌림(abduction)	정중신경
자쪽손목굽힘근(척측수근굴근) fl. carpi ulnaris	위팔뼈 안쪽위관절융기, 자뼈(척골)의 위2/3	콩알뼈(두상골), 넷째, 다섯째손허리뼈의 윗부분	굽힘 및 모음(adduction)	자(척골)신경 (ulnar n.)
긴노쪽손목폄근(장요측수근신근) ext. carpi radialis longus	위팔뼈의 가쪽위관절융기의 일부	둘째손허리뼈의 윗부분	폄(extension), 벌림	노(요골)신경 (radial n.)
짧은노쪽손목폄근(단요측수근신근) ext. carpi radialis brevis	위팔뼈의 가쪽위관절융기	둘째, 셋째손허리뼈의 윗부분	폄	노신경
자쪽손목폄근(척측수근신근) ext. carpi ulnaris	위팔뼈 가쪽위관절융기, 자뼈의 위3/4	다섯째손허리뼈의 윗부분	폄, 모음	노신경

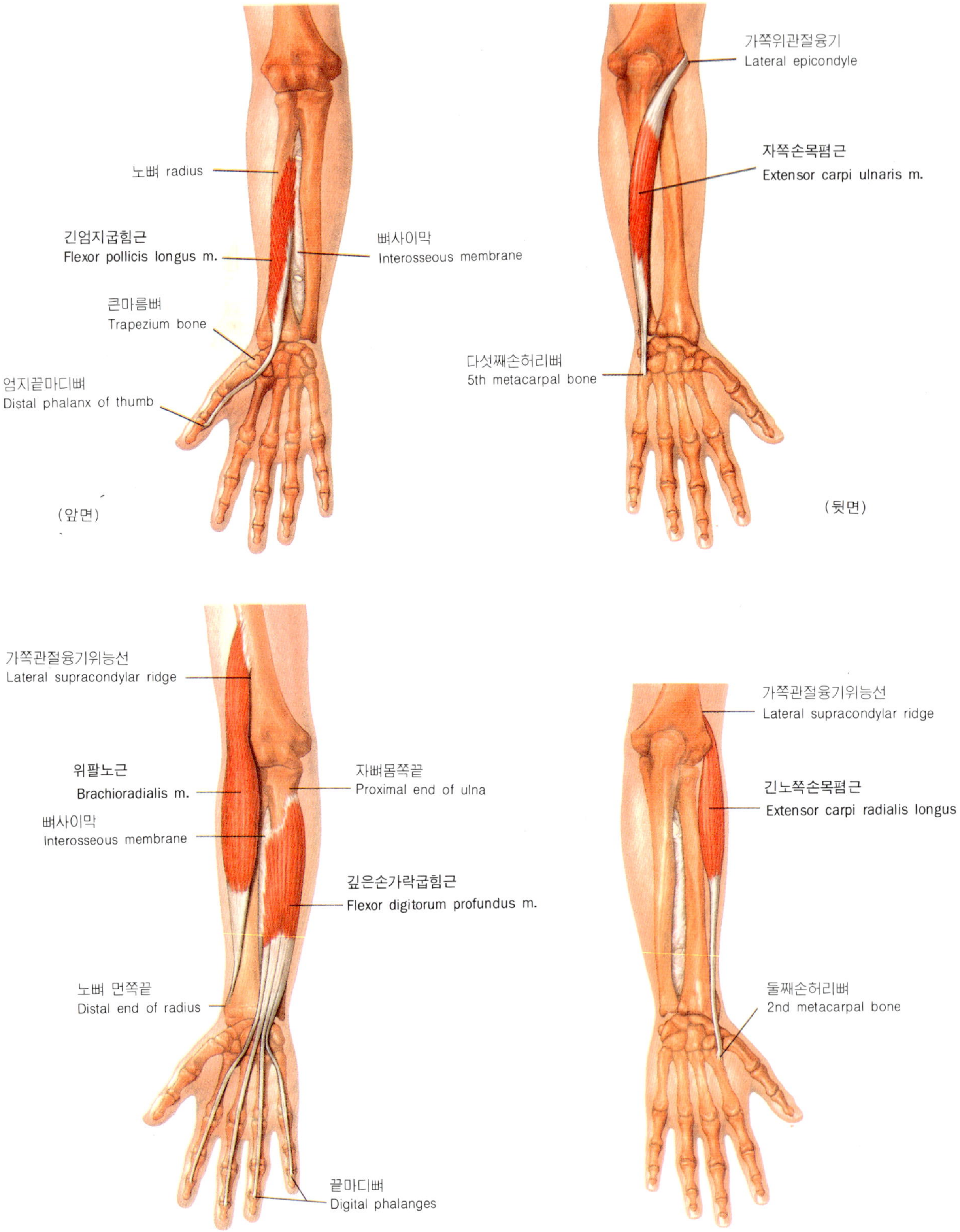

* 그림 3-13a. 손을 움직이는 근육 (a)

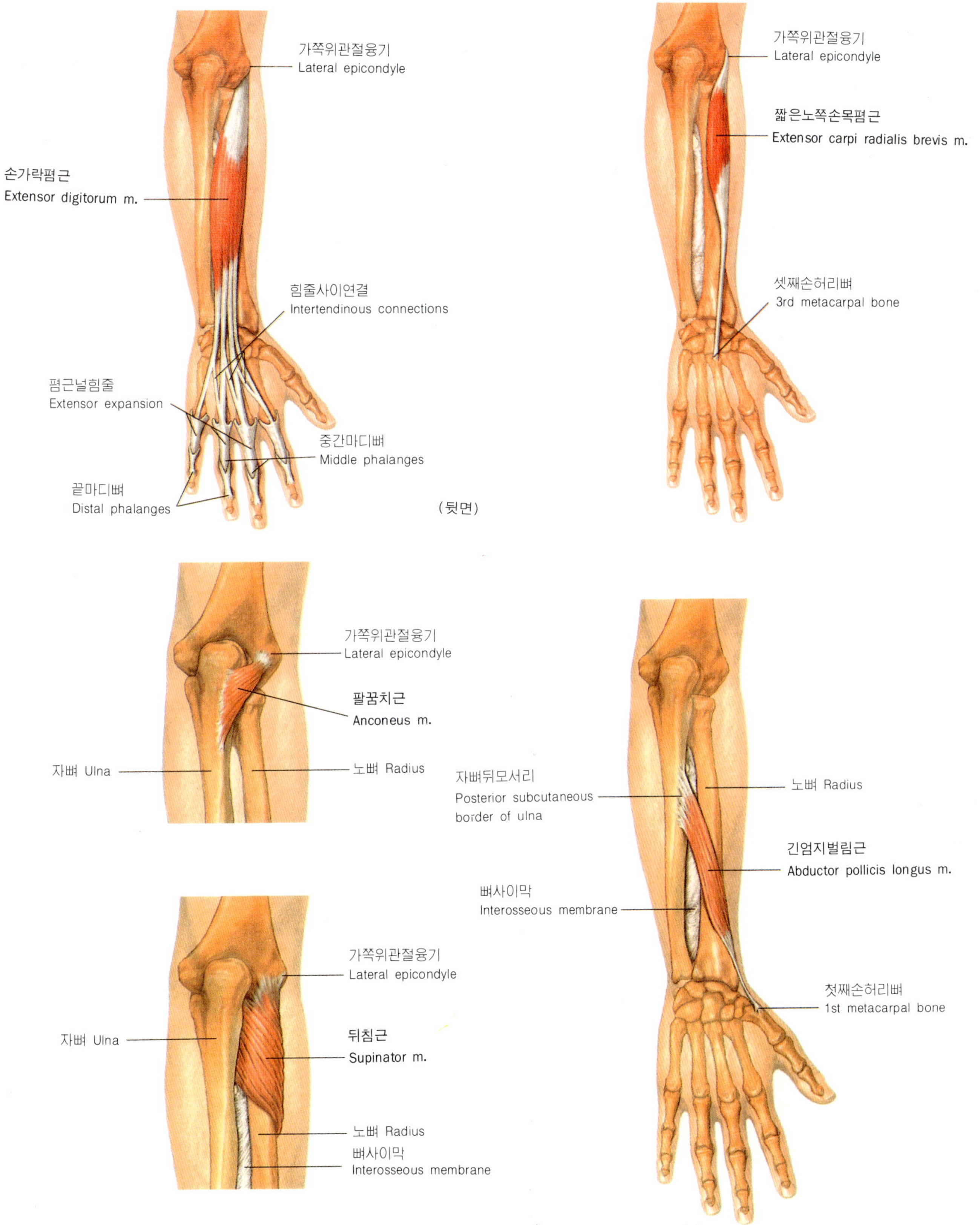

그림 3-13b. 아래팔 및 손을 움직이는 근육(b)

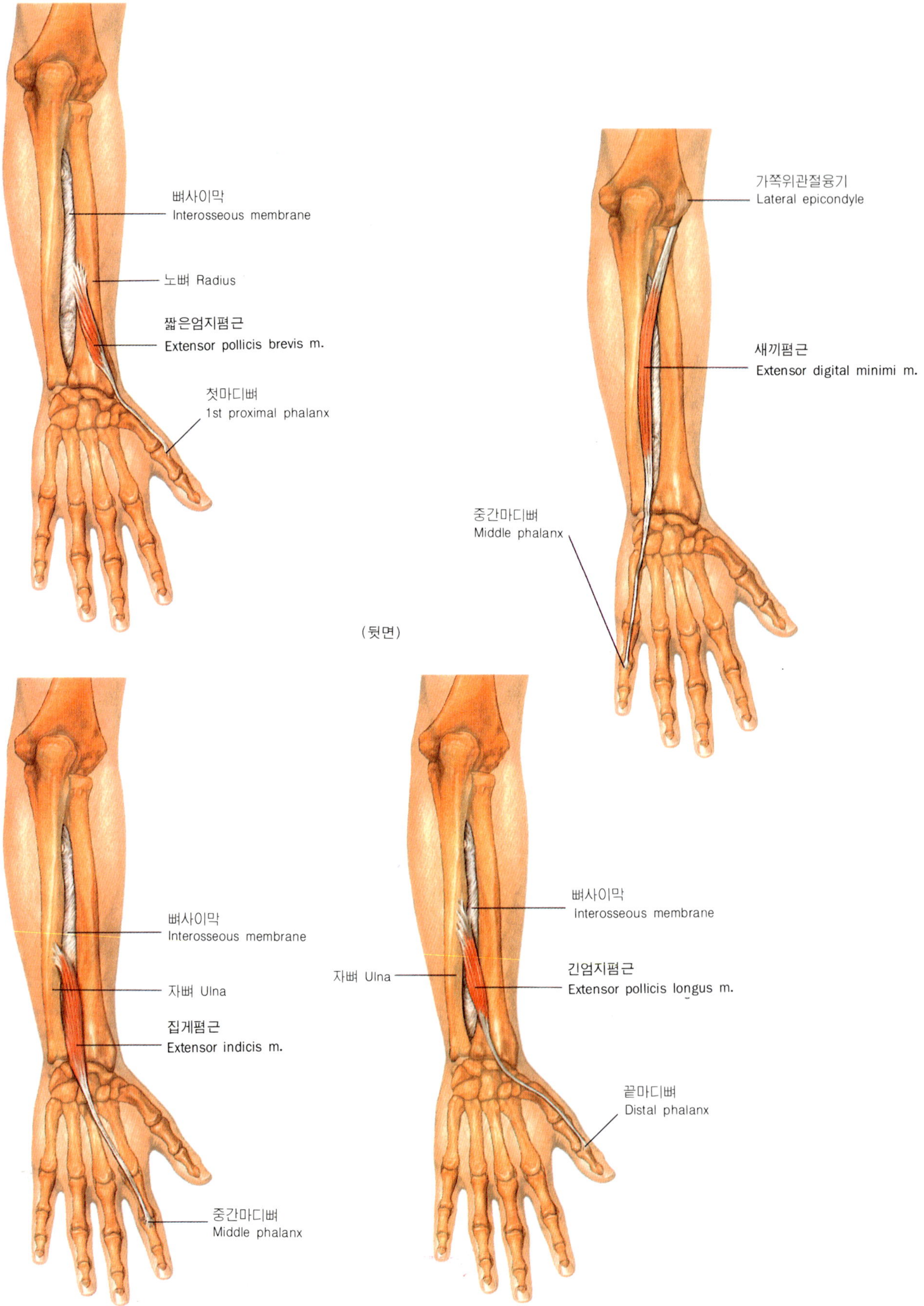

* 그림 3-13c 손을 움직이는 근육 (c)

5. 손가락을 움직이는 근육

손가락의 움직임은 매우 섬세하고 많은 근육이 관여하고 있으며 이것들의 힘줄이 닿는 부위와 방법은 다양한다.

손가락운동에 관여하는 근육의 종류는 19종 27개나 되며 그중 아래팔에 위치하는 것은 **얕은손가락굽힘근**(천지굴근, flexor digitorum superficialis), **깊은손가락굽힘근**(심지굴근, flexor digitorum profundus), **손가락폄근**(지신근, extensor digitorum), **집게폄근**(시지신근, extensor indicis), **새끼폄근**(소지신근, extensor digiti minimi), **긴엄지굽힘근**(장모지굴근, flexor pollicis longus), **긴엄지벌림근**(장모지외전근, abductor pollicis longus), **긴엄지폄근**(장모지신근, extensor pollicis longus), **짧은엄지폄근**(단모지신근, extensor pollicis brevis)의 9개이고 손에 위치하는 것이 10종 18개이다. 특히 엄지손가락(thumb)의 운동은 나머지 손가락 4개의 기능을 합한것 만큼 중요하여 아래에 나열한 것 같이 많은 수의 독립된 근육이 관여한다.

표 3-5. 아래팔에 있는 손가락을 움직이는 근육

아래팔에 있는 근육	작 용
얕은손가락굽힘근(천지굴근) fl. digitorum superficialis	둘째～다섯째 중간마디뼈(중절골)의 굽힘
깊은손가락굽힘근(심지굴근) fl. digitorum profundus	둘째～다섯째 끝마디뼈(말절골)의 굽힘
손가락폄근(지신근) ext. digitorum	둘째～다섯째 첫마디뼈 및 팔목의 폄
집게폄근(시지신근) ext. indicis	둘째 중간마디뼈의 폄
새끼폄근(소지신근) ext. digiti minimi	다섯째 첫마디뼈의 폄
긴엄지굽힘근(장모지굴근) fl. pollicis longus	엄지 끝마디뼈의 굽힘
긴엄지벌림근(장모지외전근) abductor pollicis longus	첫째손허리뼈(제 1 중수골)의 벌림
긴엄지폄근(장모지신근) ext. pollicis longus	엄지 끝마디뼈의 폄
짧은엄지편근(단모지신근) ext. pollicis brevis	엄지 첫마디뼈의 폄

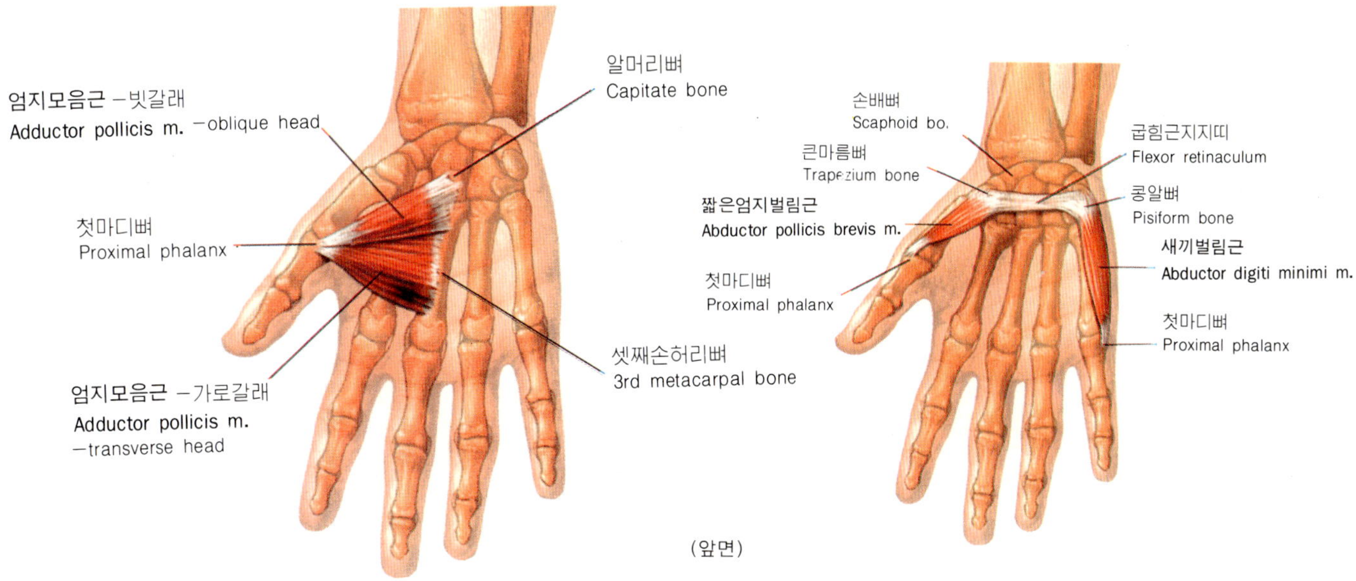

* 그림 3-14a. 손가락을 움직이는 근육.

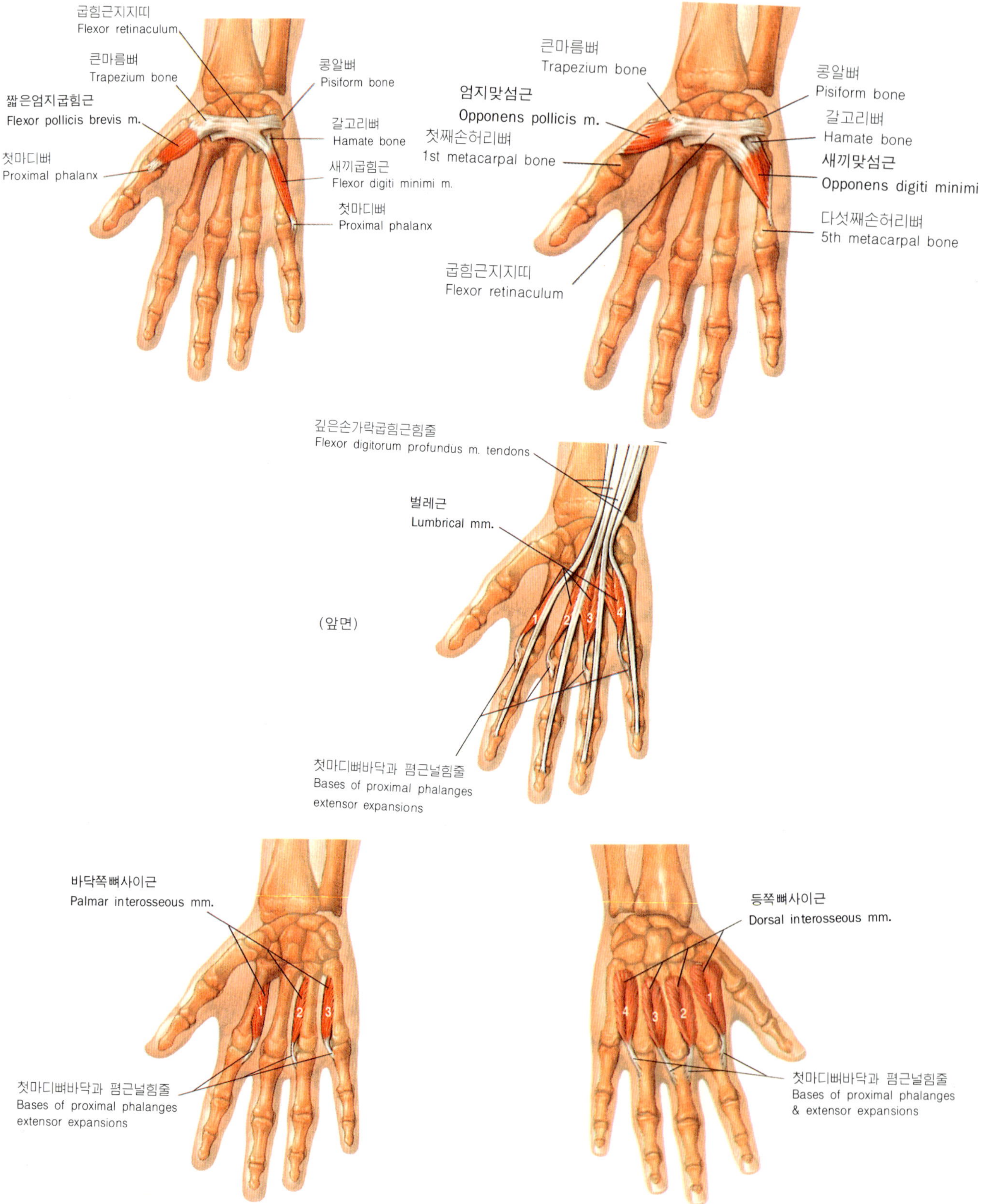

* 그림 3-146. 손가락을 움직이는 근육.

표 3-6. 손에 있는 손가락을 움직이는 근육

벌레근 (충양근, lumbricals) 4개
바닥쪽뼈사이근 (장측골간근, palmar interossei) 3개
등쪽뼈사이근 (배측골간근, dorsal interossei) 4개
짧은새끼벌림근 (단소지외전근, abductor digiti minimi br.)
짧은새끼굽힘근 (단소지굴근, flexor digiti minimi br.)
새끼맞섬근 (소지대립근, opponens digti minimi)
짧은엄지벌림근 (단모지외전근, abductor pollicis br.)
짧은엄지굽힘근 (단모지굴근, flexor pollicis br.)
엄지맞섬근 (모지대립근, opponens pollicis)
엄지모음근 (모지내전근, adductor pollicis)

벌레근은 아래팔에서 내려가고 있는 깊은손가락굽힘근의 힘줄에서 시작하여 첫마디뼈의 옆을 지나서 **폄근널힘줄**(신근건판, extensor expansion)을 거쳐 끝마디뼈의 등쪽에 닿아 **먼쪽손가락뼈사이관절**(원위절골간관절, distal interphalangeal joint)을 움직이는 손가락 끝마디의 폄 운동을 한다.

뼈사이근은 손허리뼈(중수골)에서 일어 손가락 첫마디뼈에 닿아 **손허리손가락관절**(수근중수관절, carpometacarpal joint)의 벌림과 모음 운동을 하는 작고 짧은 근육들로써 바닥쪽에 3개와 등쪽에 4개가 있는데 가운데손가락을 축으로 하여 **바닥쪽뼈사이근**(장측골간근)은 집게손가락, 반지손가락 및 새끼손가락의 모음 운동을 하고 **등쪽뼈사이근**(배측골간근)은 가운데손가락 양쪽과 집게손가락 및 반지손가락에 부착되어 벌림 운동을 한다.

새끼벌림근, 짧은새끼굽힘근 및 **새끼맞섬근**은 **새끼두덩근**(소지구근, hypothenar muscles)이라고 하고, **짧은엄지벌림근, 짧은엄지굽힘근** 및 **엄지맞섬근**은 **엄지두덩근**(모지구근, thenar muscles)이라고 하며 이것들은 각각 새끼손가락과 엄지손가락의 벌림, 굽힘 및 맞섬 작용을 한다.

다리의 근육

다리에서도 팔에서와 같이 근육이 존재하는 위치는 볼기, 넙다리, 아래다리 및 발로 구별한다. 그러나 볼기뼈(관골, hip bone)는 뒤쪽에서 엉치뼈(천골, sacrum)와 견고하게 관절하고 앞쪽에서는 양쪽의 뼈가 만나서 두덩결합(치골결합, symphysis pubis)을 형성하여 움직일 수 없게 되어 있다. 따라서 볼기뼈 자체를 움직이는 근육이란 있을 수 없다.

1. 넙다리를 움직이는 근육

넙다리의 운동은 엉덩관절(고관절, hip joint)을 움직이는 것으로써 이 관절에 작용하는 근육들은 다리의 운동 뿐만 아니라 그 이상의 부위인 몸통, 머리 및 팔 전체의 중량을 견디어야 하므로 수가 많으며 크고 강하다.

이 근육들이 존재하는 부위별로 볼기, 배안과 골반안 및 넙다리의 근육으로 구분할 수 있다. 넙다리의 근육은 대부분 아래다리(무릎관절)를 움직이는 것이 주작용이다.

볼기에 있는 근육으로는 **큰, 중간, 작은볼기근**(대, 중, 소둔근, gluteus maximus, medius, minimus) 외에도 **넙다리근막긴장근**(대퇴근막장근, tensor fasciae latae), **엉덩구멍근**(이상근, piriformis), **속** 및 **바깥폐쇄근**(내 및 외폐쇄근, obturator internus and externus), **위** 및 **아래쌍동이근**(상 및 하쌍자근, superior and inferior gemelli), **넙다리네모근**(대퇴방형근, quadratus femoris) 등

이 있다.

배와 골반 안에 있으면서 넙다리를 움직이는 근육으로는 엉덩뼈의 안쪽면에서 이는 **엉덩근**(장골근, iliacus)과 허리뼈들에서 이는 **허리근**(요근, psoas)이 있는데 이것들은 함께 넙다리뼈의 작은결절(소전자, lesser trochanter)에 닿아 넙다리의 굽힘 작용을 하므로 한데 묶어서 **엉덩허리근**(장요근, iliopsoas)이라고 한다.

넙다리 안쪽의 **두덩근**(치골근, pectineus), **짧은모음근**(단내전근, adductor brevis), **긴모음근**(장내전근, adductor longus), **큰모음근**(대내전근, adductor magnus)은 넙다리의 모음 운동을 하는 근육들이다. 그 외의 **두덩정강근**(박근, gracilis), **넙다리곧은근**(대퇴직근, rectus femoris), **넙다리빗근**(봉공근, sartorius) 등도 엉덩관절 운동에 관여한다.

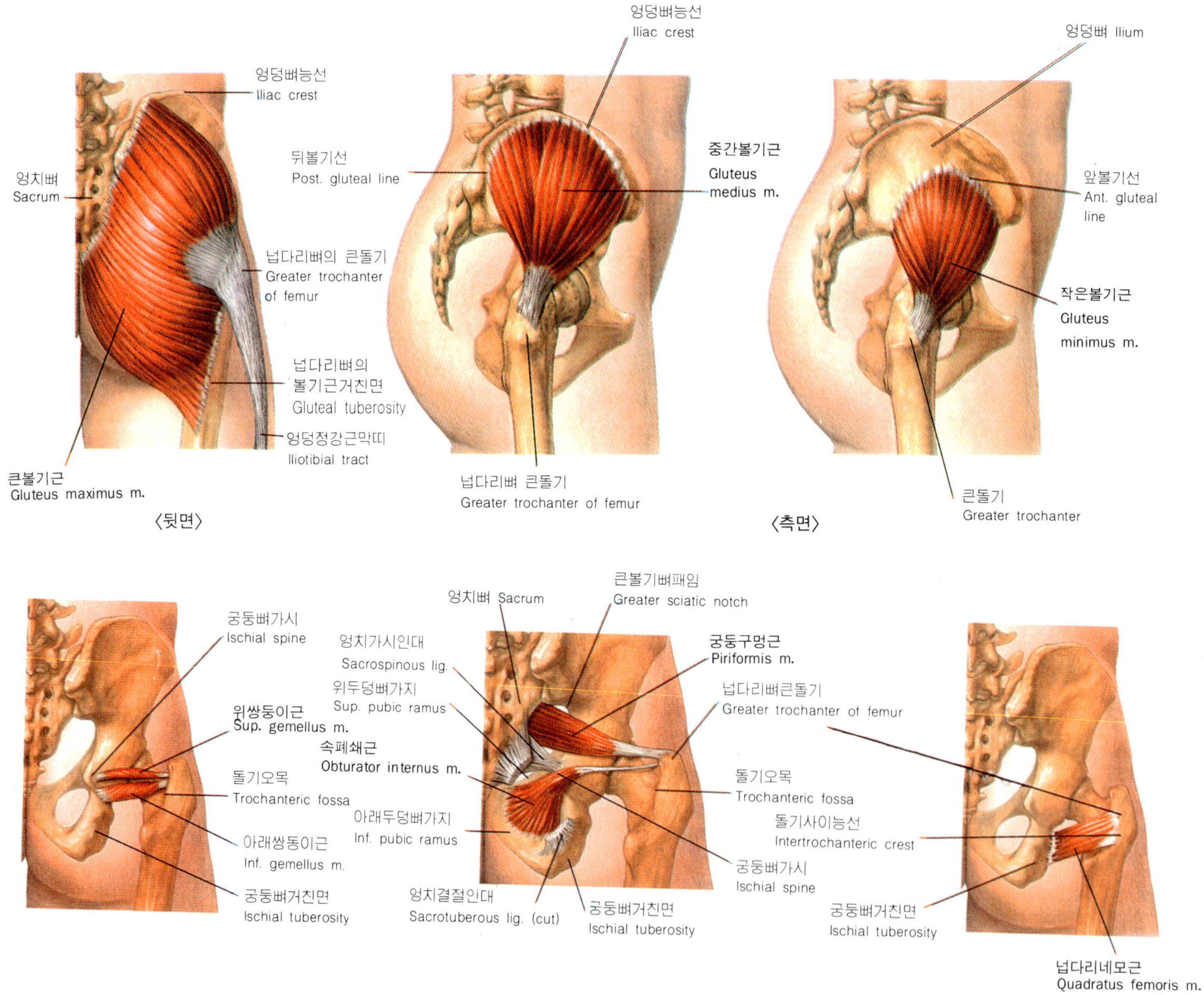

* 그림 3-15. 볼기에 있는 근육

표 3-7. 볼기에 있는 넙다리(엉덩관절)를 움직이는 근육

볼기부위의 근육	이는곳	닿는곳	작 용	지배신경
큰볼기근(대둔근) gluteus maximus	언덩뼈(장골) 능선 및 뒤면, 엉치뼈(천골)와 꼬리뼈(미골)의 뒤면	넙다리뼈(대퇴골)의 볼기근거친면, 엉덩정강인대(장경인대)	폄(extension) 및 가쪽돌림(lateral rotation)	아래볼기(하둔)신경 inferior gluteal n.
중간볼기근(중둔근) gluteus medius	엉덩뼈 바깥면	넙다리뼈 큰돌기(대전자)	벌림(abduction) 안쪽돌림	위볼기(상둔)신경 superior gluteal n.
작은볼기근(소둔근) gluteus minimus	엉덩뼈 바깥면	넙다리뼈 큰돌기(대전자)	벌림 및 안쪽돌림(medial rotation)	위볼기신경
넙다리근막긴장근 (대퇴근막장근) tensor fasciae latae	엉덩뼈 능선의 앞쪽	엉덩정강인대(정강뼈)	벌림, 굽힘 및 넙다리를 단단하게 함	위볼기신경

표 3-8. 배안과 골반안에 있는 넙다리(엉덩관절)를 움직이는 근육

골반 안쪽의 근육	이는 곳	닿는 곳	작 용	신경지배
엉덩허리근(장요근) iliopsoas 엉덩근(장골근) iliacus 큰허리근(대요근) psoas major 작은허리근(소요근) psoas minor	엉덩뼈오목 열두째등뼈~ 다섯째허리뼈	넙다리뼈(대퇴골)의 작은돌기(소전자)	넙다리의 굽힘	둘째~넷째허리신경($L_{2,3,4}$) 및 넙다리신경(femoral n.)

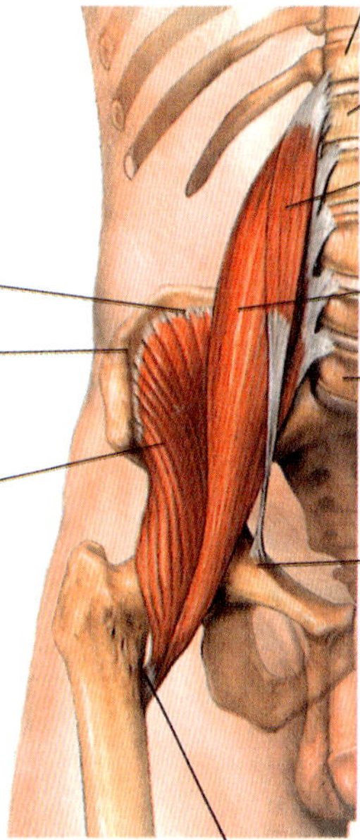

* 그림 3-16. 배안과 골반안에 있는 근육.

표 3-9. 넙다리에 있는 넙다리(엉덩관절)를 움직이는 근육

넙다리의 근육	이는곳	닿는곳	작 용	신경지배
두덩근(치골근) pectineus	두덩뼈빗 (pectineal line)	넙다리뼈의 두덩근선	넙다리의 모음, 굽힘	넙다리신경(femoral n.)과 폐쇄신경(obturator n.)
짧은모음근(단내전근) adductor brevis	두덩뼈(치골)	넙다리뼈의 거친선	넙다리의 모음, 굽힘	폐쇄신경
긴모음근(장내전근) adductor longns	두덩뼈	넙다리뼈의 거친선	넙다리의 모음, 굽힘	폐쇄신경
큰모음근(대내전근) adductor magnus	두덩뼈와 궁둥뼈 (좌골)	넙다리뼈의 거친선 모음근결절	넙다리의 모음, 폄	궁둥신경(sciatic nerve)과 폐쇄신경
두덩정강근(박근) gracilis	두덩결합(치골결합) 바로아래	정강뼈 윗부분 안쪽	넙다리의 모음, 굽힘	폐쇄신경
넙다리곧은근(대퇴직근) rectus femoris	아래앞엉덩뼈가시 (하전장골극)	정강뼈(무릎인대로)	넙다리의 굽힘 (종아리는 폄)	넙다리신경
넙다리빗근(봉공근) sartorius	위앞엉덩뼈가시 (상전장골극)	정강뼈 윗부분 안쪽	넙다리의 굽힘 (종아리는 폄)	넙다리신경

2. 아래다리를 움직이는 근육

아래다리는 무릎관절(슬관절, knee joint)에서 굽힘과 폄 운동만 하므로 무릎 인대에 정지하는 폄근이 발달하여 체중을 견디어 내고 있다. 아래다리를 움직이는 근육은 앞쪽에서 폄 작용을 하는 거대한 **넙다리네갈래근**(대퇴사두근, quadriceps femoris)과 뒤쪽에서 굽힘 작용을 하는 **햄스트링근**(Hamstring muscle)이 있다. 그 외에는 **넙다리빗근**과 **오금근**(슬와근, popliteus)이 있다.

넙다리네갈래근은 이는곳은 다르지만 닿는곳이 같은 4개의 근육, 즉 **넙다리곧은근**, **가쪽넓은근**(외측광근, vastus lateralis), **중간넓은근**(중간광근, vastus intermedius) 및 **안쪽넓은근**(내측광근, vastus medialis)을 말하는 것이다. 햄스트링근은 **넙다리두갈래근**(대퇴이두근, biceps femoris), **반힘줄모양근**(반건양근, semitendinosus), **반막모양근**(반막양근, semimembranosus)을 한데 묶어서 부르는 말이다.

표 3-10. 넙다리에 있는 종아리(무릎관절)를 움직이는 근육

근 육	이는곳	닿는곳	작 용	지배신경
넙다리네갈래근 (대퇴사두근) quadriceps femoris				
넙다리곧은근(대퇴직근) rectus femoris	앞아래엉덩뼈가시 (전하장골극)	정강뼈(경골): 슬개인대로	폄(extension)	넙다리신경(대퇴신경 femoral)
가쪽넓은근(외측광근) vastus lateralis	넙다리뼈 거친선 (대퇴골 조선)	정강뼈(경골): 슬개인대로	폄	넙다리신경
안쪽넓은근(내측광근) vastus medialis	넙다리뼈 몸통	정강뼈(경골): 슬개인대로	폄	넙다리신경
중간넓은근(중간광근) vastus intermedius	넙다리뼈 몸통	정강뼈(경골): 슬개인대로	폄	넙다리신경
넙다리빗근(봉공근) sartorius	앞위엉덩뼈가시 (전상장골극)	정강뼈 윗부분의 안쪽 면	폄	넙다리신경
오금벽근(함스트링근) hamstring muscle				
넙다리두갈래근 (대퇴이두근) biceps femoris	엉덩뼈거친면 (좌골조면), 넙다리뼈 거친선	종아리뼈(비골)	종아리 굽힘 넙다리 폄	정강신경(tibial n.)과 종아리신경(peroneal n.)
반힘줄모양근 (반건양근) semitendinosus	엉덩뼈 거친면	정강뼈 위안쪽 부분	종아리 굽힘 넙다리 폄	정강신경
반막모양근(반막양근) semimembranosus	엉덩뼈 거친면	정강뼈 안쪽관절융기	종아리 굽힘 넙다리 폄	정강신경
오금근(슬와근) popliteus	넙다리뼈 가쪽관절 융기	정강뼈 위쪽 뒤면	안쪽돌림(medial rotation), 고정	정강신경

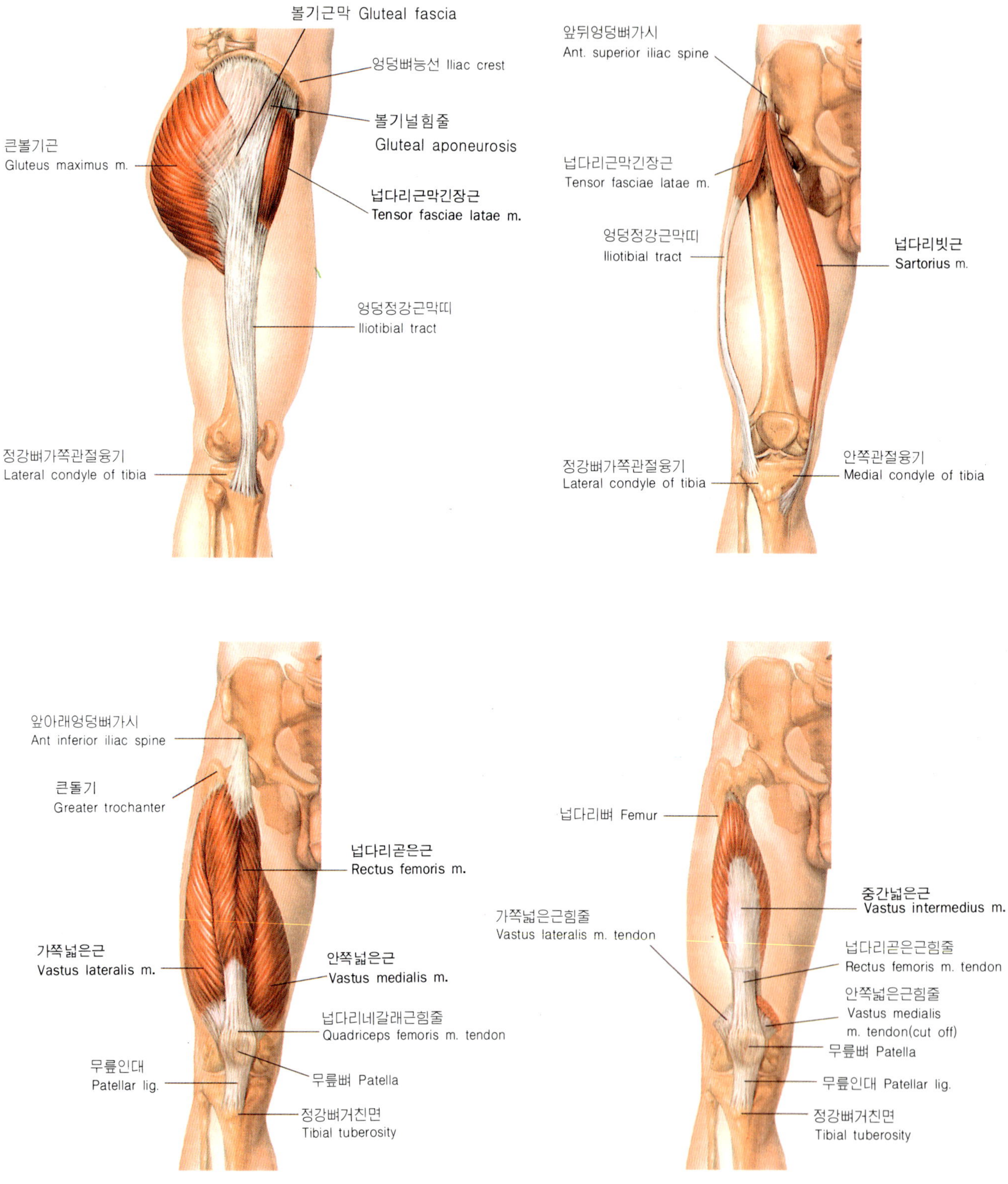

* 그림 3-18a. 넙다리와 아래다리를 움직이는 근육

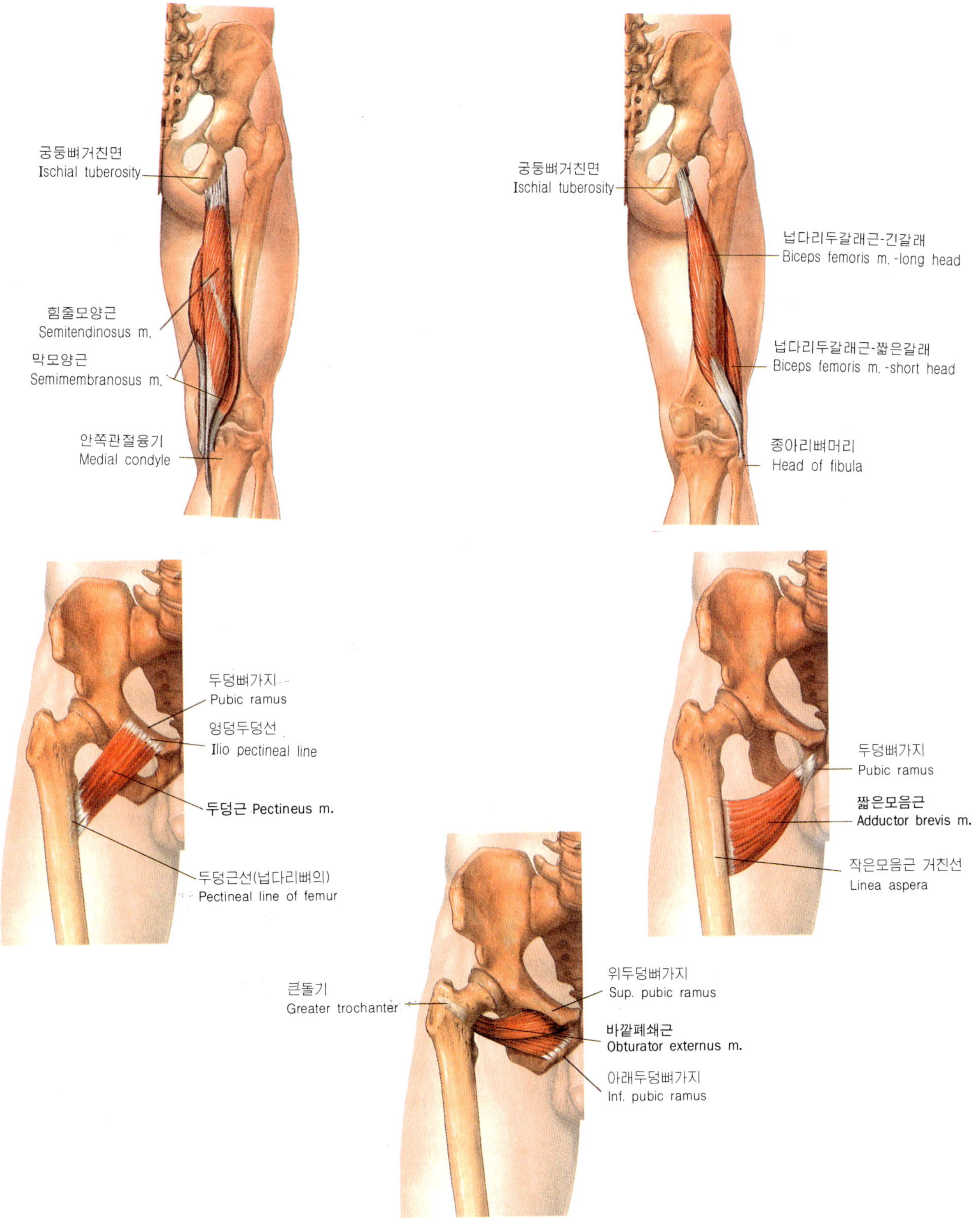

* 그림 3-18b. 넙다리와 아래다리를 움직이는 근육

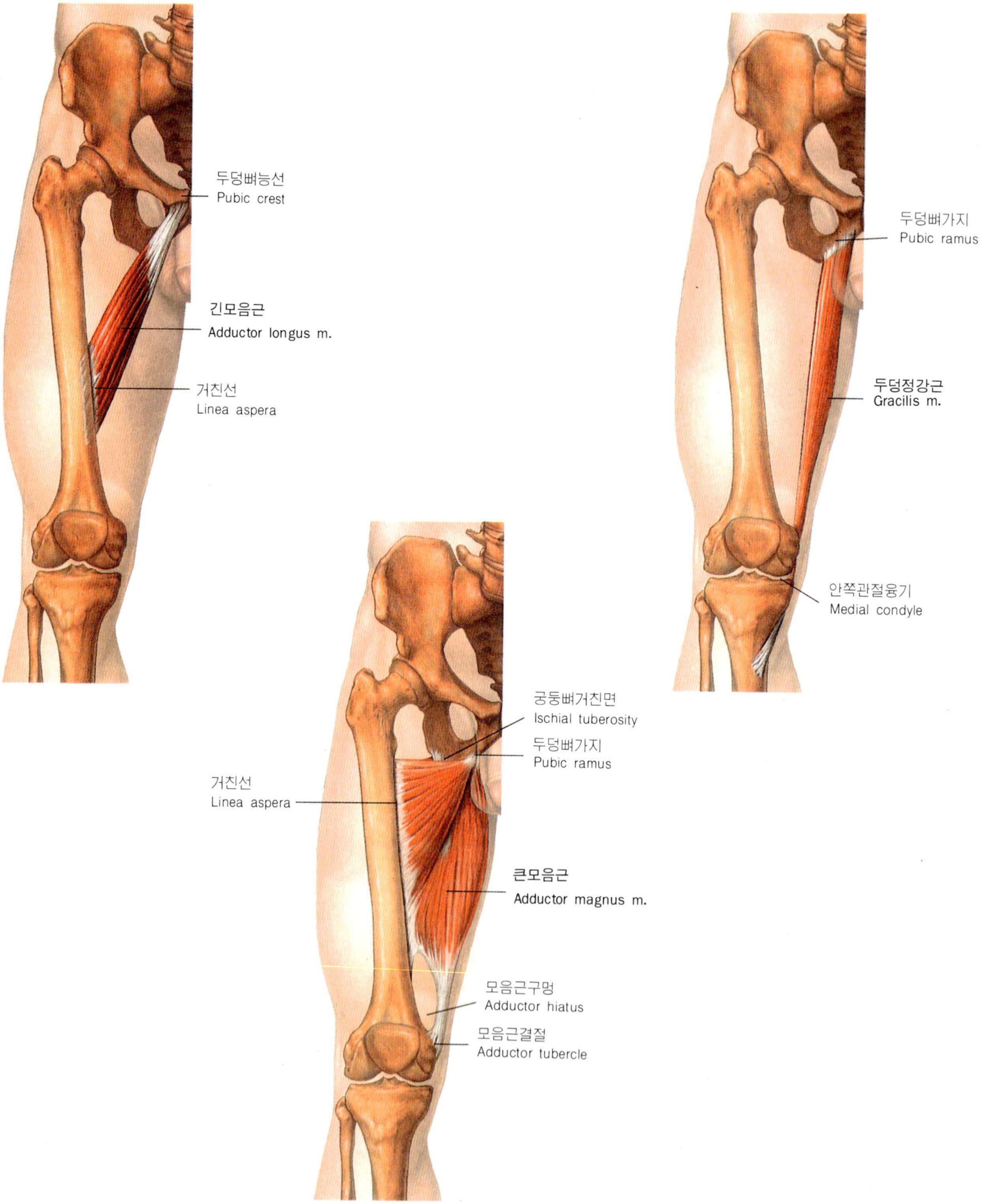

* 그림 3-19. 넙다리 모음근육

3. 발을 움직이는 근육

발의 운동은 발목관절(족근관절, ankle joint), 발목뼈사이관절(족근골간관절, intertarsal joint)들 및 발목발허리관절(족근중족관절, tarsometatarsal jont)들의 복합적인 작용에 의하여 일어난다.

발을 움직이는 근육들은 **앞정강근**(전경골근, tibi-alis anterior) , **장딴지근**(비복근, gastrocnemius), **가자미근**(soleus), **장딴지빗근**(족척근, plantaris), **뒤정강근**(후경골근, tibialis posterior) 등이며, 전체 체중을 견디면서 운동할 수 있도록 잘 발달되어 있다.

특히 발의 안쪽번짐(내번, inversion)을 일으켜 다치지 않도록 가쪽번짐(외번, eversion) 작용을 하는 긴종아리근(장비골근, fibularis longus), **짧은종아리근**(단비골근, fibularis brevis), **셋째종아리근**(제3비골근, fibularis tertius)**들이 잘 발달되어 있다.**

또한 장딴지근과 가자미근의 힘줄은 하나로 합쳐 발뒤꿈치에 붙는데 이를 **발꿈치 힘줄**(아킬레스건, Achilles tendon)이라고 하며, 달리기, 높이뛰기 등 발목을 굽히는데 강한 힘을 발휘하기 때문에 심한 운동시 자주 부상을 입는 곳이다.

표 3-11. 종아리(아래다리)에 있는 발(발목관절)을 움직이는 근육

근 육	이는 곳	닿는 곳	작 용	지배신경
앞정강근(전경골근) tibialis anterior	정강뼈 가쪽관절 융기의 위가쪽면	내측설상골, 제1중족골의 상단	발등굽힘(dorsiflexion) (내번, inversion)	깊은종아리신경 deep peroneal n.
장딴지근(비복근) gastrocnemius	넓다리뼈의 안쪽 및 가쪽위관절융기	발꿈치뼈(종골) : 발꿈치힘줄에 의하여	발바닥굽힘(plantar flexion), 종아리도	정강신경 tibial n.
가자미근 soleus	정강뼈와 종아리뼈	발꿈치뼈 : 발꿈치 (힘줄에 의하여)	발바닥굽힘(plantar flexion)	정강신경
종아리빗근(족저근) plantaris	넙다리뼈 가쪽위관절 융기 및 관절융기	발꿈치뼈 안쪽	굽힘, 종아리도 굽힘	정강신경
뒤정강근(후경골근) tibialis posterior	정강뼈와 종아리뼈	발배뼈, 입방뼈, 3개의 쐐기뼈들, 둘째와 넷째발허리뼈	굽힘 및 안쪽번짐	정강신경
긴종아리근(장비골근) fibularis longus	정강뼈가쪽관절융기, 종아리뼈머리, 뼈사이막	안쪽쐐기뼈, 첫째발허리뼈	굽힘 및 가쪽번짐 (외번, eversion)	온 혹은 얕은 종아리신경 common or superf. peroneal n.
짧은종아리근(단비골근) fibularis brevis	종아리뼈 아래 2/3의 가쪽면	다섯째발허리뼈	굽힘 및 가쪽번짐	얕은종아리신경 superf. peroneal n.
셋째종아리근(제3비골근) fibularis tertius	종아리뼈의 아래 1/3	넷째와 다섯째발허리뼈	폄 및 가쪽번짐	깊은종아리신경 deep peroneal n.

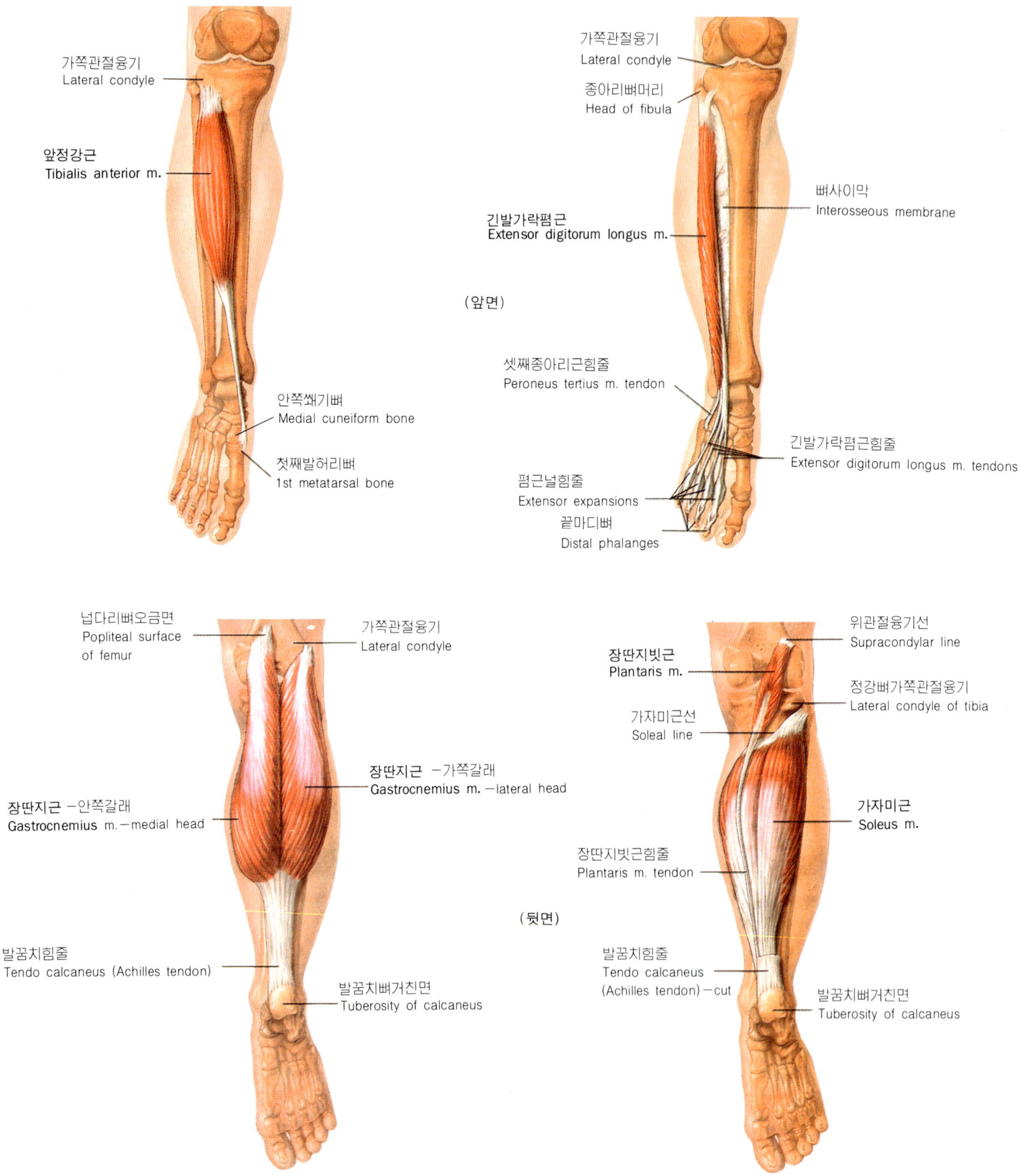

* 그림 3-19a. 발을 움직이는 근육.

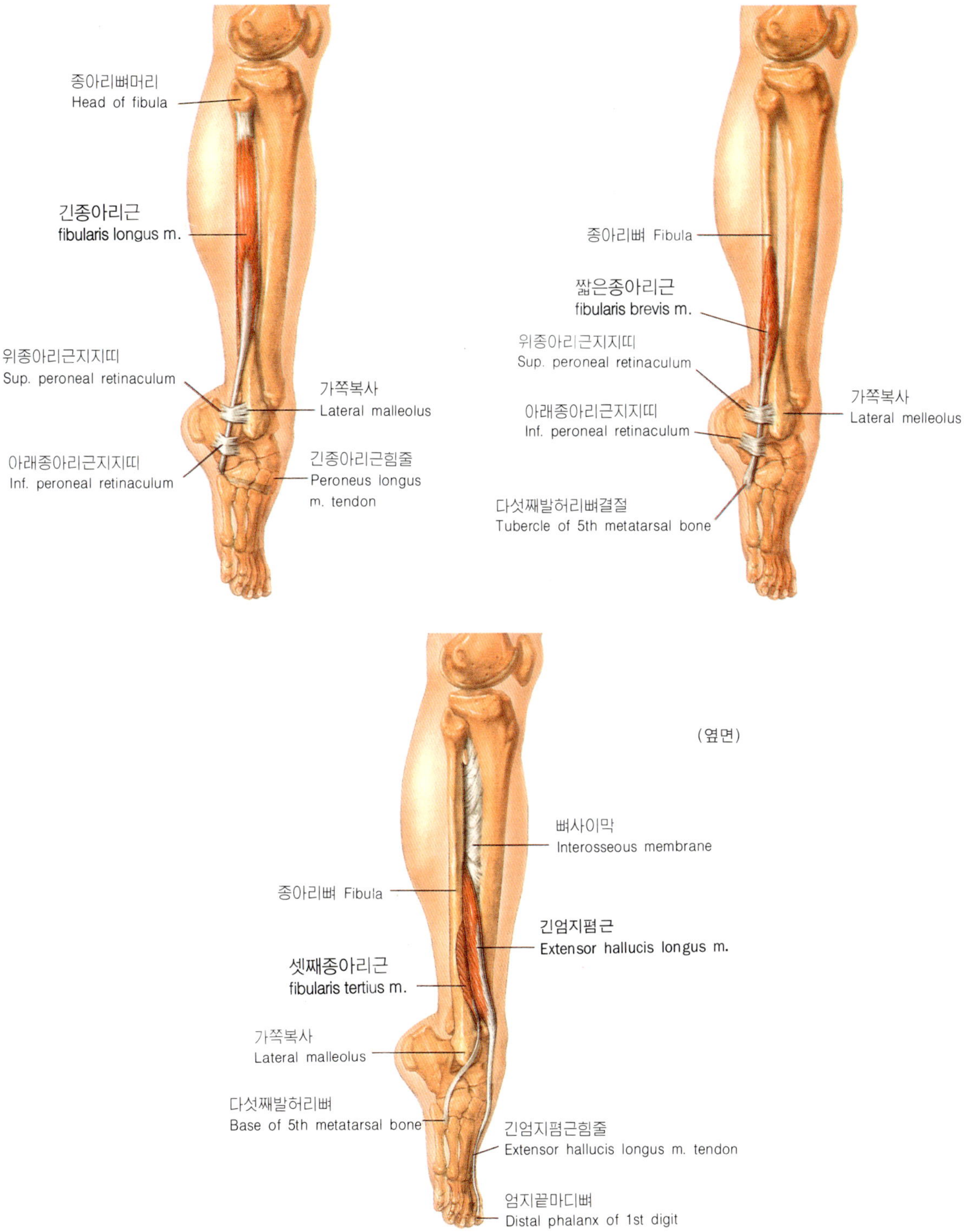

* 그림 3-196 발을 움직이는 근육

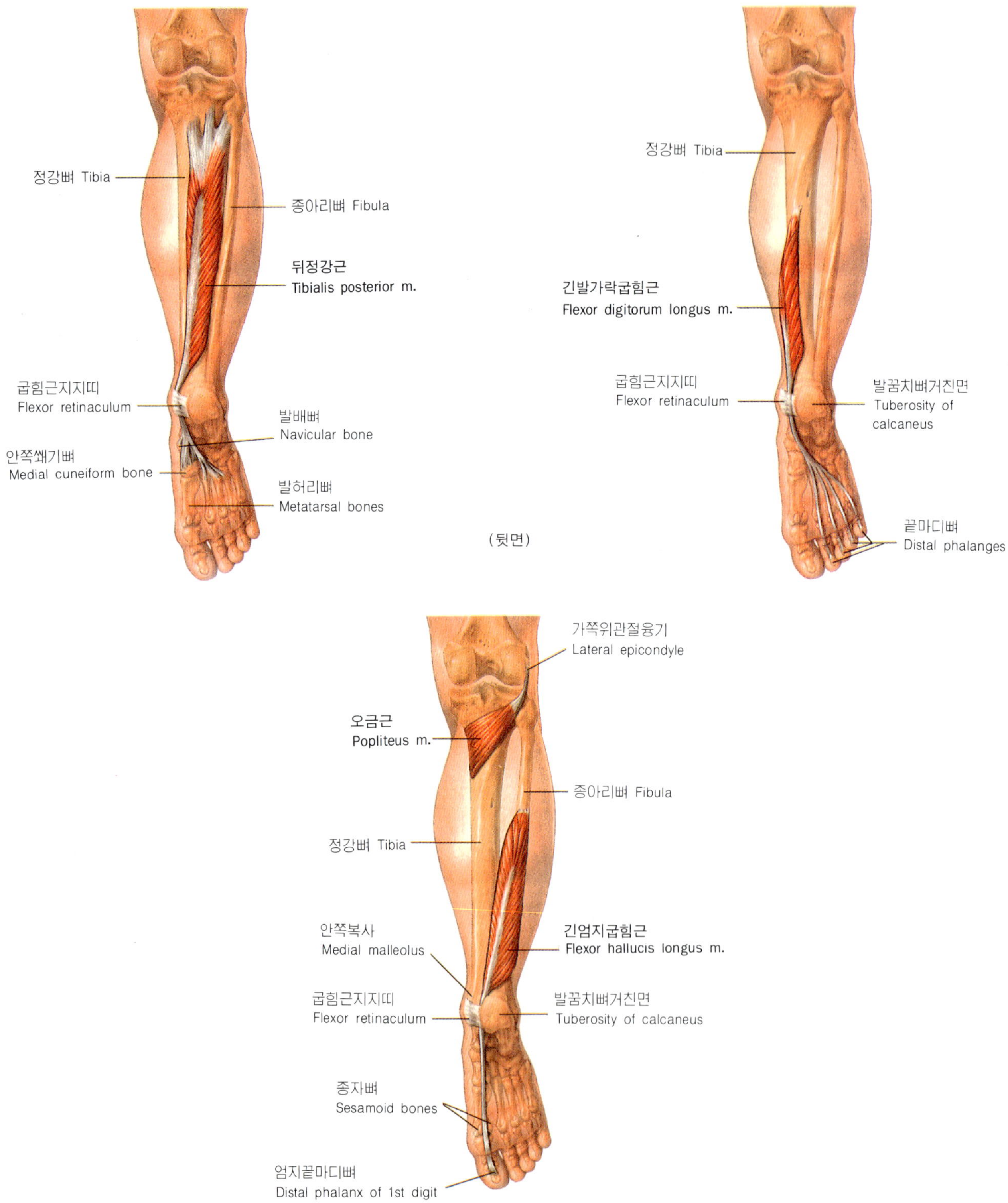

* 그림 3-19c. 발을 움직이는 근육.

4. 발가락을 움직이는 근육

발가락을 움직이는 근육들 중에서 아래다리에 위치한 긴 근육들은 손에서와 비슷하지만 **긴발가락굽힘근**(장지굴근, flexor digitorum longus), **긴발가락폄근**(장지신근, extensor digitorum longus), **긴엄지굽힘근**(장모지굴근, flexor hallucis longus), **긴엄지폄근**(장모지신근, extensor hallucis longus)의 4개뿐으로 세분되지 못하고 단조롭게 되어 있으며 발가락운동과 함께 발목관절이나 발목뼈사이관절의 운동에도 관여한다.

발에 위치한 짧은 근육들도 표 3-12에 나열한 것 같이 손에서와 크게 다르지 않으나 운동중심축이 둘째발가락(손에서는 가운데손가락)으로 옮겨져 뼈사이근들의 배열이 달라져 있고 **길이발굽이**(종족궁, longitudinal foot arch)를 체중에 견디도록 유지하는데 도움이 되는 **발바닥네모근**이 발달되어 있다.

표 3-12. 발가락을 움직이는 근육

종아리(아래다리)에 있는 긴 근육
긴발가락폄근(장지신근) ext. digitorum longus
긴발가락굽힘근(장지굴근) fl. digitorum longus
긴엄지폄근(장모지신근) ext. hallucis longus
긴엄지굽힘근(장모지굴근) fl. hallucis longus

발에 있는 짧은 근육
짧은발가락굽힘근(단지굴근) fl. digitorum brevis
벌래근(충양근) lumbricals
바닥쪽뼈사이근(척측골간근) plantar interossei
등쪽뼈사이근(배측골간근) dorsal interossei
짧은엄지굽힘근(단모지굴근) fl. hallucis brevis
엄지벌림근(모지외전근) abductor hallucis
엄지모음근(모지내전근) adductor hallucis
짧은새끼굽힘근(단소지굴근) fl. dig. minimi brevis
새끼벌림근(소지외전근) abdutcor digiti minimi
발바닥네모근(족저방형근) quadratus plantae

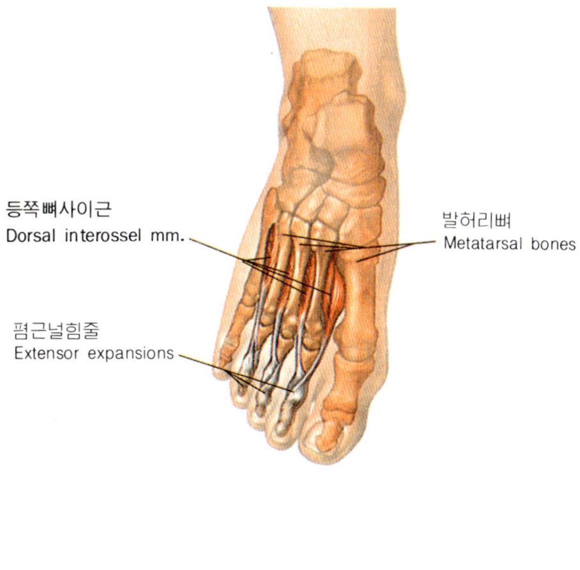

* 그림 3-20a. 발에 있는 근육

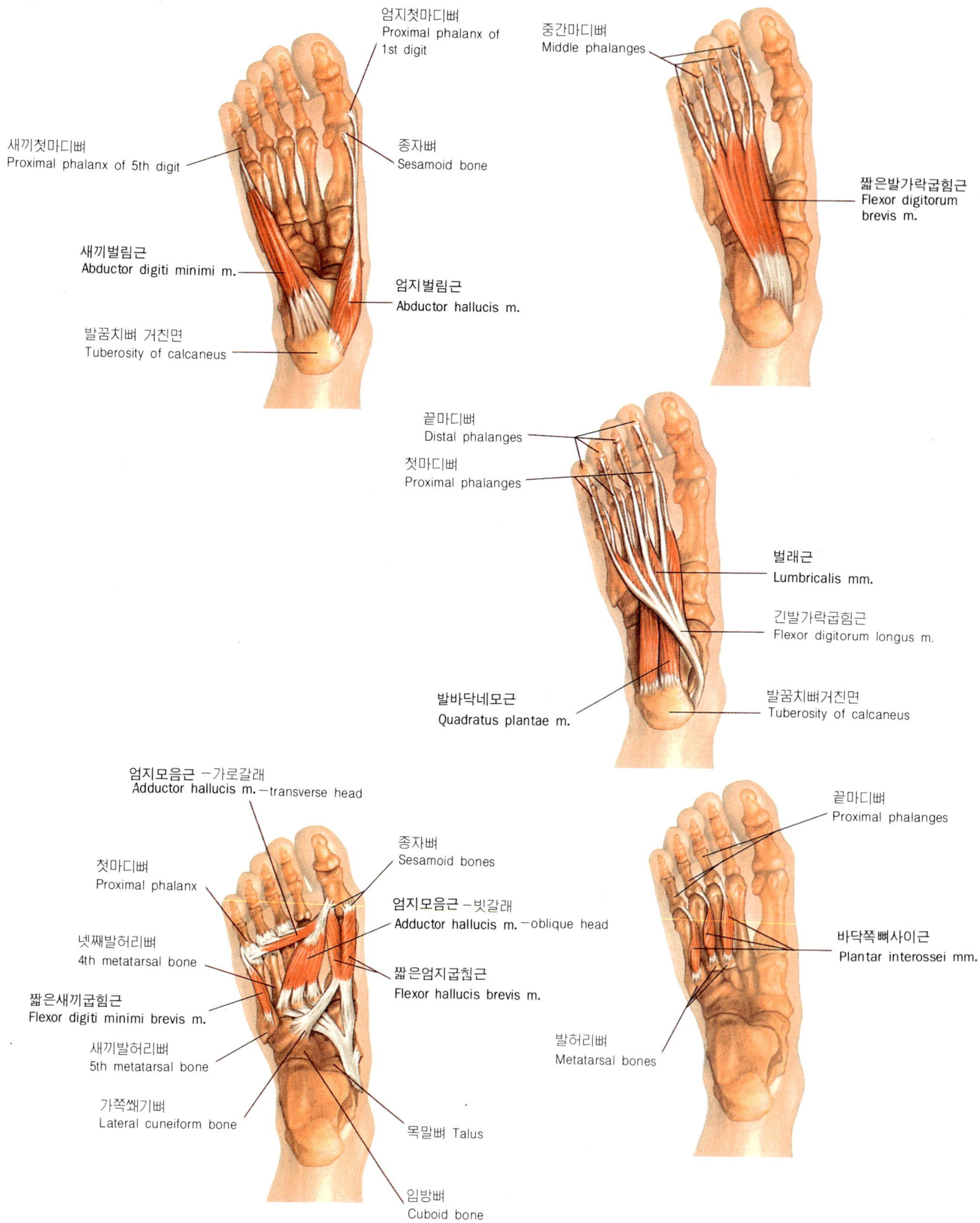

* 그림 3-206 발바닥에 있는 근육.

머리와 목의 근육

머리와 목에는 기능적으로 특이한 근육들이 많이 있다. 즉 얼굴과 머리의 겉면에 있는 얼굴근육(안면근, muscles of face)들, 음식을 씹는 씹기근육(저작근, muscles of mastication)들, 눈알을 움직이는 근육들, 귀속뼈의 진동을 제한하는 근육들, 머리와 목을 움직이는 근육들, 혀를 움직이는 근육들, 인두(pharynx)와 후두(larynx)를 움직이는 근육들 등이 있다. 그 중에서 눈, 귀 및 혀와 관련된 특수한 근육들은 그 부위를 설명할 때에 공부하기로 하고 여기서는 제외하기로 한다.

1. 얼굴의 근육

얼굴근육들은 뼈에서 피부로 또는 피부에서 피부로 부착되어 있으면서 피부를 움직이므로 **표정근**(muscles of expression)이라고도 한다. 표정을 짓는 것보다 중요한 작용은 얼굴에 뚫려있는 눈, 코, 입을 열고 닫는 것이다.

머리에는 앞과 뒤에 **이마근**(전두근, frontalis)과 **뒤통수근**(후두근, occipitalis)이 **머리덮개널힘줄**(두개건막, galea aponeurotica)로 연결되어 있어 머리 피부를 움직인다. 이 널힘줄에는 귀를 움직이는 **앞, 위** 및 **뒤귀바퀴근**(전, 상 및 후이개근, auricul-

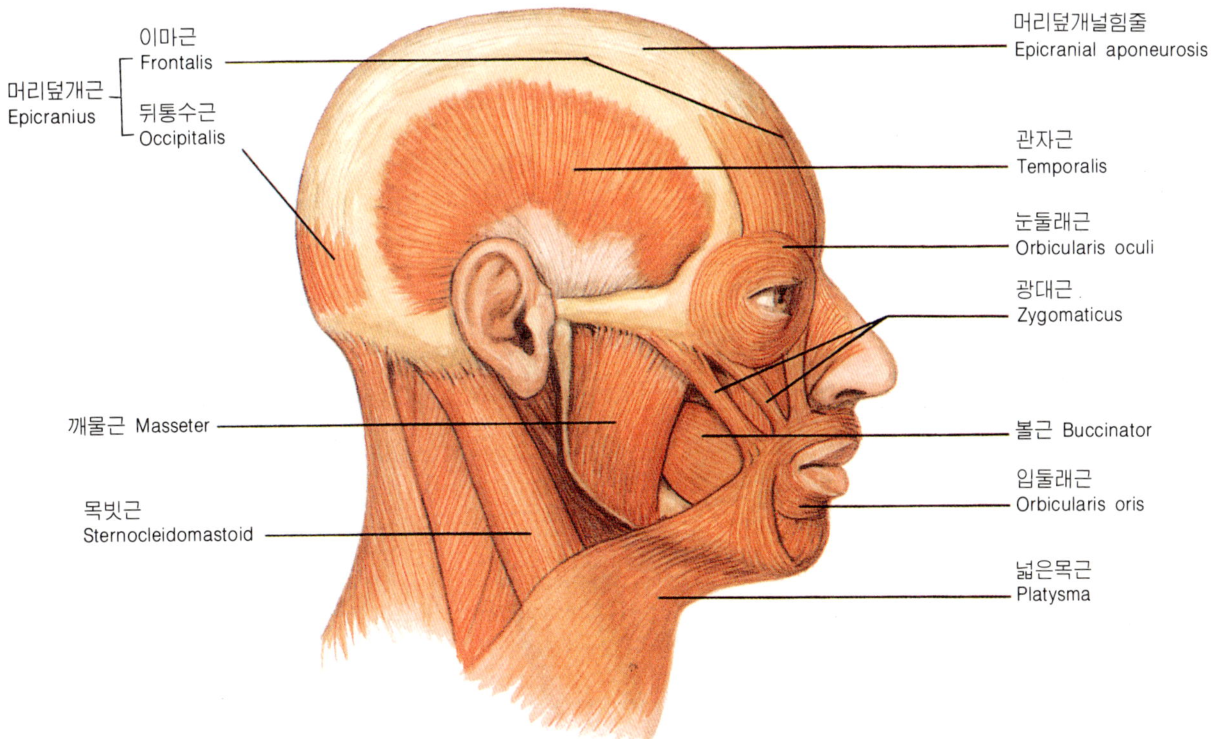

* 그림 3-21. 얼굴에 있는 큰근육들.

aris anterior, superior and posterior)의 힘줄도 부착되어 있어 이들 5개의 근육과 머리덮개널힘줄을 합하여 **머리덮개근**(두개근, epicranius)이라고 한다.

눈 주위에 **눈둘레근**(안윤근, orbicularis oculi)은 눈을 감는 작용을 하며 **눈살근**(추미근, procerus)은 눈썹을 안쪽으로 끌어당겨 미간에 주름을 잡히게 한다.

코 주위에는 **코근**(비근근, nasalis), **코구멍확대근**(비공개대근, dilator nais), **코중격내림근**(비중격하제근, depressor septi nasi) 및 **코구멍누름근**(비공압박근, compressor naris)등이 있어 코구멍을 넓히거나 좁혀준다.

입주위에는 입을 닫고 입술을 오무리는 **입둘레근**(구윤근, orbicularis oris)과 입술을 각 방향으로 잡아당기는 근육들, 즉 **입꼬리당김근**(소근, risorius), **큰** 및 **작은광대근**(대 및 소권골근, zygomaticus major and minor), **윗입술올림근**(상순거근, lavator labii superioris), **윗입술콧방울올림근**(상순비익거근, lavator labii superioris alaque nasi), **입꼬리올림근**(구각거근, lavator anguli oris), **입꼬리내림근**(구각하체근, depressor anguli oris), **아래입술내림근**(하순하체근 depressor labii inferioris)등이 있다.

아래턱에는 **턱끝근**(이근, mentalis)이 있고 턱에서부터 목을 싸고 내려가서 가슴 윗부분에 이르는 **넓은목근**(광경근, platysma)이 있다.

그 외에 뺨에 있는 **볼근**(협근, buccinator)은 다른 얼굴근육들과는 달리 피부에 닿지 않고 깊이 있으며 두껍고 튼튼하여 씹기운동을 할때 치아밖으로 밀려나가는 음식물을 안으로 밀어넣어 준다.

얼굴근육은 모두 일곱째 뇌신경인 **얼굴신경**(안면신경, facial nerve)의 지배를 받는다.

2. 씹기운동 근육(muscles of mastication)

씹기근육은 아래턱을 움직여 음식을 씹는데 관여하는 근육들로써 올림 작용을 하는 **깨물근**(교근, masseter, 그림 3-21), 턱의 올림작용과 들임작용을 하는 **관자근**(측두근, temporalis), 올림작용과 내밈작용을 하는 **안쪽날개근**(내측익돌근, medial pterygoid) 및 내밈작용과 옆방향운동을 하는 **가쪽날개근**(외측익돌근, lateral pterygoid)의 4가지가 있다. 이 근육들은 얼굴근육과 달리 다섯째 뇌신경인 **삼차신경**(trigeminal nerve)의 지배를 받는다.

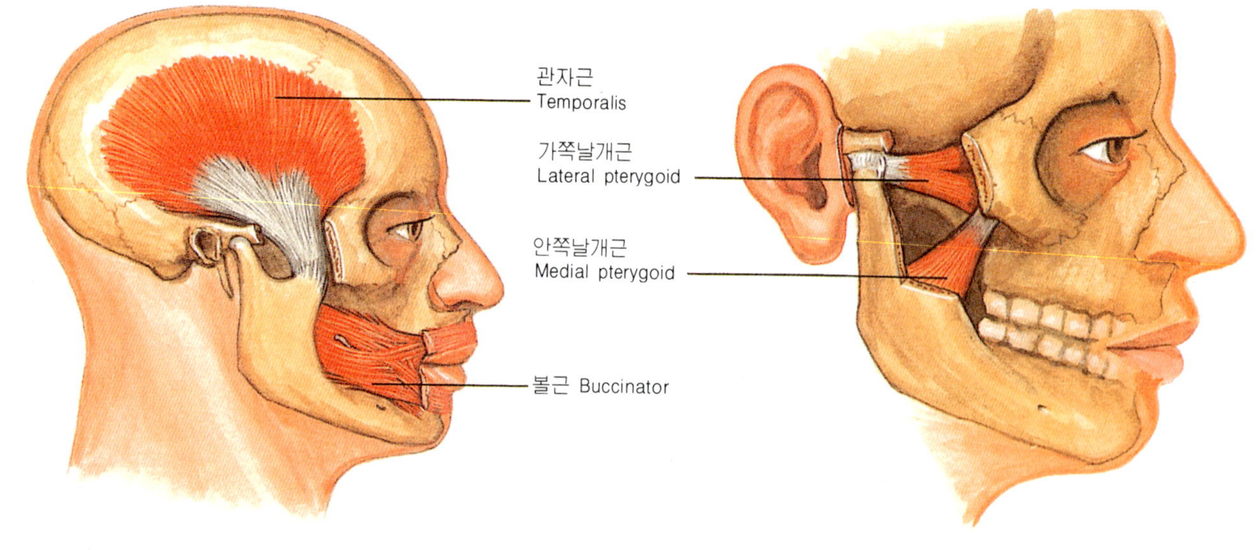

* 그림 3-22. 관자근과 볼근(왼), 안쪽날개근 및 가쪽날개근(오른).

표 3-13. 아래턱뼈(턱관절)**를 움직이는 씹기근육**(저작근)

명 칭	이는곳	닿는곳	작 용
깨물근(교근) masseter	관자활(관골궁)	아래턱뼈가지 바깥면	위로 ┐
관자근(측두근) temporalis	관자오목(측두와)	아래턱뼈 근육돌기	위로, 뒤로 ├ 턱을 닫는
안쪽날개근(내측익돌근) medial pterygoid	날개돌기 속면	아래턱뼈가지 속면	위로, 앞으로 ┘
가쪽날개근(외측익돌근) lateral pterygoid	날개돌기 바깥면	아래턱뼈목	앞으로, 옆으로 - 턱을 여는

3. 머리와 목을 움직이는 근육

머리를 움직이는 근육으로 가장 중요한 것은 **목빗근**(흉쇄유돌근, sternocleidomastoid)이다. 이 근육은 명칭에 나타나 있듯이 이는곳은 복장뼈(흉골) 윗부분과 빗장뼈(쇄골)의 안쪽끝이고 닿는곳은 관자뼈꼭지돌기(측두골유양돌기)이다(그림 3-21). 따라서 양측이 수축하면 목의 굽힘 운동을, 한쪽만 수축하면 가쪽굽힘 및 돌림 운동을, 폄상태에서 더 수축하면 젖힘(overextension)작용을 하게 된다.

목뼈의 앞쪽에 있는 **머리긴근**(두장근, longus capitis)과 **목긴근**(경장근, longus cervicis)은 합해서 **척추앞근**(전척추근, prevertebral muscle)이라고 하며 머리를 앞으로 굽히는 작용을 한다. 목뼈의 뒤에 등근육(back muscle)중에서 **머리** 및 **목널판근**(두판강근과 경판상근, splenius capitis and cervicis)은 머리를 뒤로 젖히는 작용을 한다. 그 외에 긴등근육의 연속인 **머리반가시근**(두반극근, semispinalis capitis)과 **머리가장긴근**(두최장근, longissimus capitis)도 머리를 젖히는 작용을 한다. 이러한 근육들은 머리뼈에 닿아 머리를 움직이면서 동시에 목도 움직인다.

머리만을 움직이는 근육으로써, 뒤통수밑부분(후두하부, suboccipital region)에 있는 첫째와 둘째 목뼈의 가시돌기에서 뒤통수뼈로 연결된 **작은** 및 **큰뒤머리곧은근**(소 및 대후두직근, rectus capitis posterior minor and major), 첫째 목뼈의 가로돌기에서 뒤통수뼈로 연결된 **윗머리빗근**(상두사근, obliquus capitis superioris), 둘째 목뼈의 가시돌기에서 첫째 목뼈의 가로돌기로 연결된 **아래머리빗근**(하두사근, obliquus capitis inferioris)의 4개의 근육들과 첫째 목뼈의 가로돌기에서 뒤통수뼈로 연결되어 가쪽에 있는 **가쪽머리곧은근**(외측두직근, rectus capitis lateralis) 및 첫째 목뼈의 앞고리에서 뒤통수뼈로 연결되어 앞쪽에 있는 **앞머리곧은근**(전두직근, rectus capitis anterior)를 합하여 6개의 작은 근육들은 머리의 움직임을 미세하게 조절한다.

목을 움직이는 근육들로는 목의 등근육 외에도 **목긴근**(경장근, longus cervicis)과 **목갈비근**(사각근, scalene muscles)이 있다. 목갈비근은 목뼈의 가로돌기에서 이는데 **앞** 및 **중간목갈비근**(전 및 중사각근, scalenus anterior and medius)은 첫째갈비뼈 윗면에 닿고 **뒤목갈비근**(후사각근, scalenus posterior)은 둘째갈비뼈에 닿아 목을 앞 또는 옆으로 굽히는 작용 외에 숨을 깊이 들어마실 때 가슴우리를 들어올려서 넓혀주는 기능도 한다.

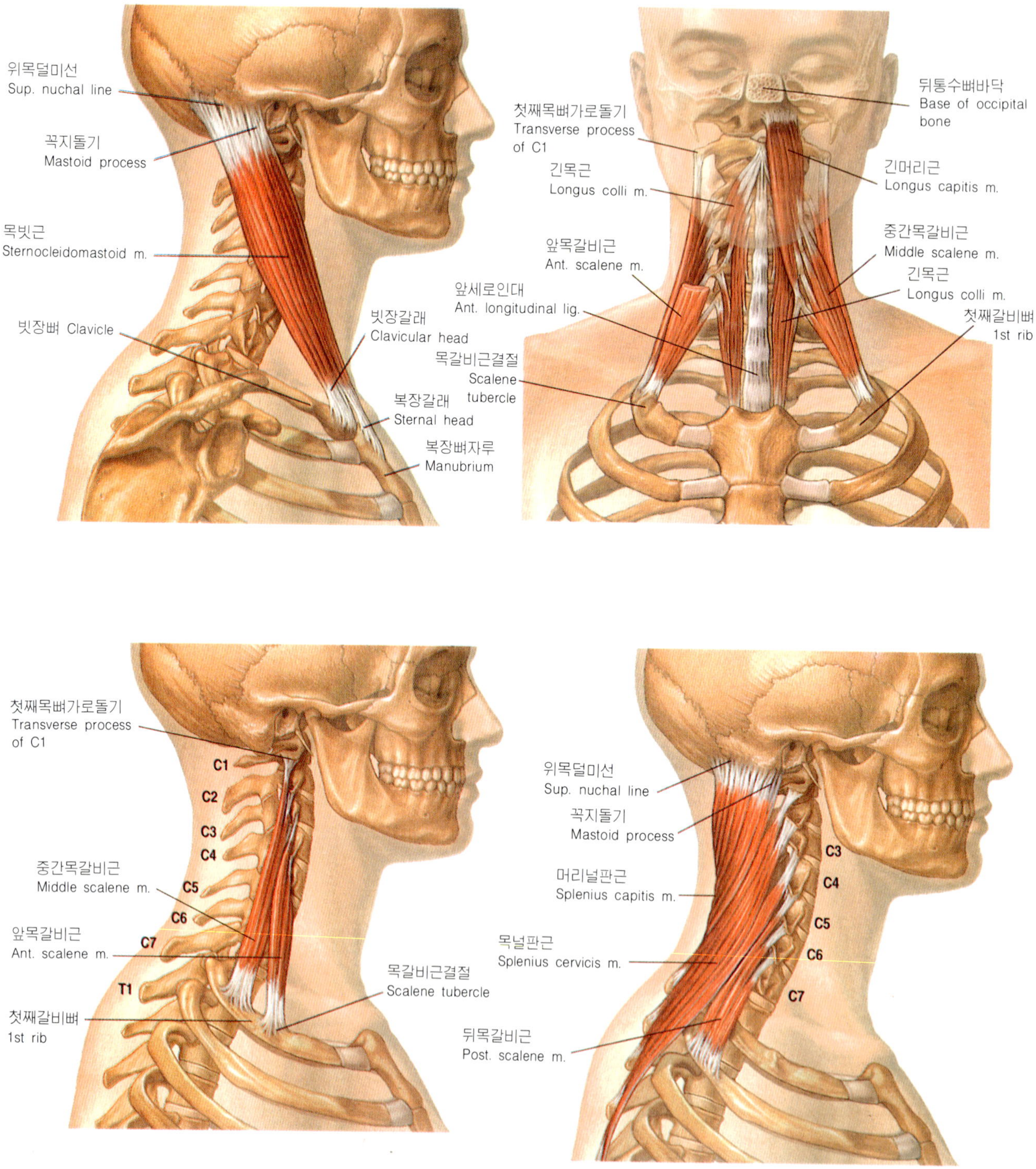

* 그림 3-23. 머리와 목을 움직이는 근육.

4. 목뿔근육(설골근, hyoid muscles)

목뿔근육은 목뿔뼈(설골, hyoid bone)에 부착된 근육들을 말하는 것이다. 목뿔뼈는 턱밑에 혀를 받이고 있는 U자 모양의 뼈로써 다른 뼈와 관절하지 않고 많은 근육들이 붙어있다. 이 근육들은 입안이나 인두의 변화에 보조적으로 작용한다. 즉 입을 벌리거나 혀가 운동할 때 또는 인두가 수축하거나 이완할 때에 원하는 운동이 바르게 이루어지도록 도와주는 작용을 한다.

목뿔뼈에 부착된 근육은 10가지이나 혀를 움직이는 근육인 **목뿔혀근**(설골설근, hyoglossus)과 인두벽을 형성하고 있는 **중간인두수축근**(중간인두근, middle constrictor)을 제외하면 8개이고 그중 반수는 목뿔뼈 위쪽으로 붙어 있어 **목뿔위근육**(상설골근, suprahyoid muscle)이라고 하고 나머지는 목뿔뼈 아래쪽으로 붙어 있어 **목뿔아래근육**(하설골근, infrahyoid muscle)이라고 한다.

목뿔위근육으로 목뿔뼈를 뒤위로 당기는 **붓목뿔근**(경돌설근, stylohyoid), 앞으로 끌어 주는 **턱끝목뿔근**(이설골근, geniohyoid), 턱밑창을 위로 올리는 **턱목뿔근**(악설골근, mylohyoid) 및 턱밑을 팽팽하게 하고 입을 크게 벌릴때 턱을 뒤로 당기는 **두힘살근**(악이복근, digastric)이 있다.

목뿔아래근육으로 어깨뼈의 위모서리에서 시작되어 근육의 중간힘줄이 빗장뼈의 복장끝 가까이에 달린 근막띠(fascial sling)를 거쳐 올라간 **어깨목뿔근**(견갑설골근, omohyoid), 복장뼈에서 시작된 **복장목불근**(흉골설골근, sternohyoid), 방패물렁뼈에서 시작된 **방패목뿔근**(갑상설골근, thyrohyoid) 및 방패목뿔근의 아래쪽 연속인 **복장방패근**(흉골갑상근, sternothyroid)이 있는데 이것들은 모두 목뿔뼈를 아래로 끌어내리는 작용을 한다.

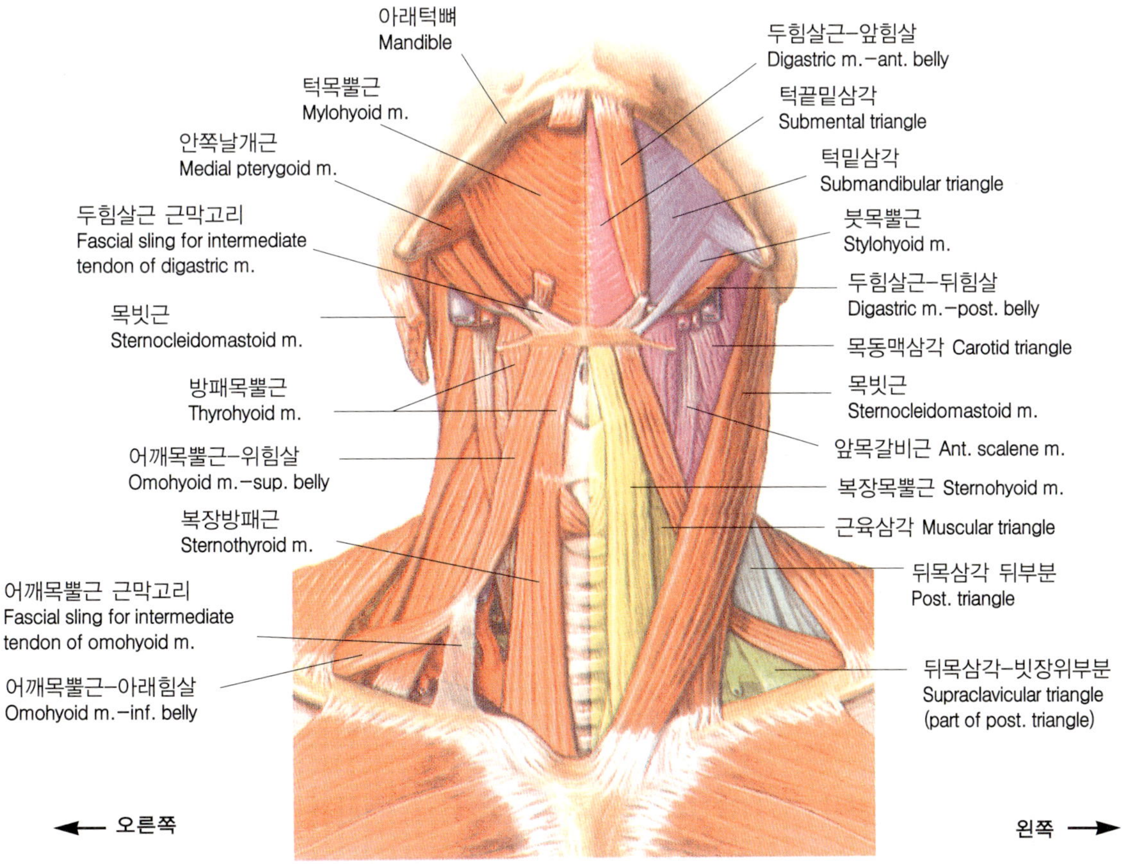

* 그림 3-24. 목뿔뼈에 부착된 근육(오른쪽 반은 얕은층 근육들을 제거했음).

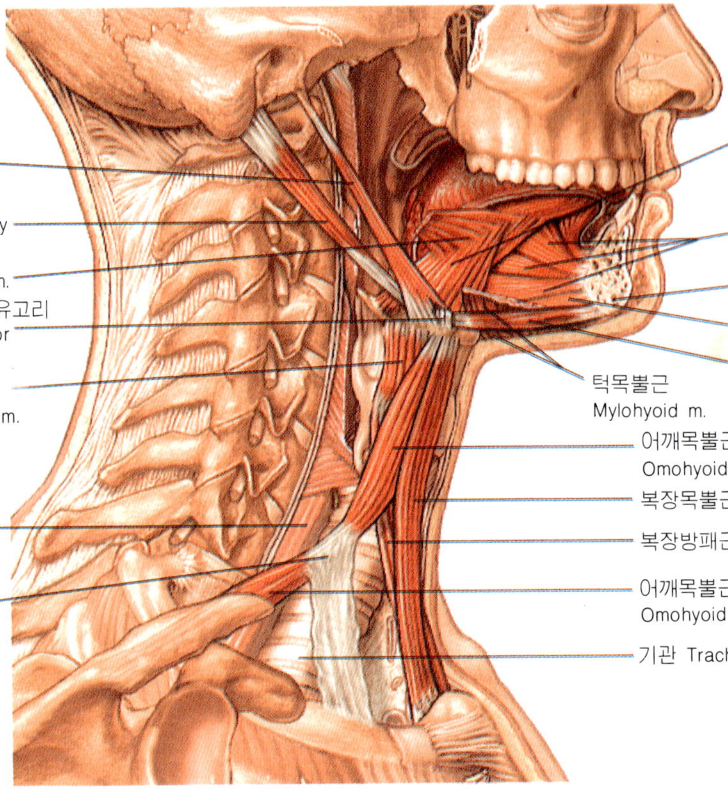

* 그림 3－25 목뿔뼈에 부착된 근육(옆에서 본).

몸통의 근육

몸통의 겉층근육들은 팔과 다리를 움직이는 근육들로서 이미 설명하였다. 따라서 몸통부의 근육이라고 하면 척주를 움직이는 **척주근**(등근, vertebral muscles), 호흡에 관여하는 **갈비사이근**(늑간근, intercostal muscles)과 **횡격막**(diaphragm), 배벽을 이루고 있는 **배근**(복근, abdominal muscles) 그리고 몸통의 밑받침을 이루고 있는 **골반근육**(muscles of pelvis)이 있다.

1. 척주의 근육

척주근육(muscles of vertebral column)이란 척주 뒷부분에 있는 등근육(등심)을 말하는 것으로 위로는 뒤통수뼈의 위목덜미선(superior nuchal line) 안쪽까지, 가슴부분에서는 양쪽 갈비뼈각(costal angle)까지의 갈비뼈 뒤안쪽부분, 그리고 아래로는 엉덩뼈(ilium)와 엉치뼈(sacrum)에 부착되어 있다.

척주근육은 이는곳과 닿는곳이 매우 다양하며 짧은 것은 한 마디 간격으로 부착되어 있고 긴 것은 7~8 마디 간격으로 부착되어 있으며 대체로 깊은 층의 근육은 짧고 작으며 겉층으로 갈수록 길어지고 커진다.

이 근육들은 전체적으로 척주를 펴는 운동을 하는 것이며 한쪽의 일부가 수축하면 옆으로 구부리거나 회전시키는 작용을 한다.

척추근육은 존재하는 위치에 따라 겉층근육, 중간층근육 및 속층근육으로 구별할 수 있다.

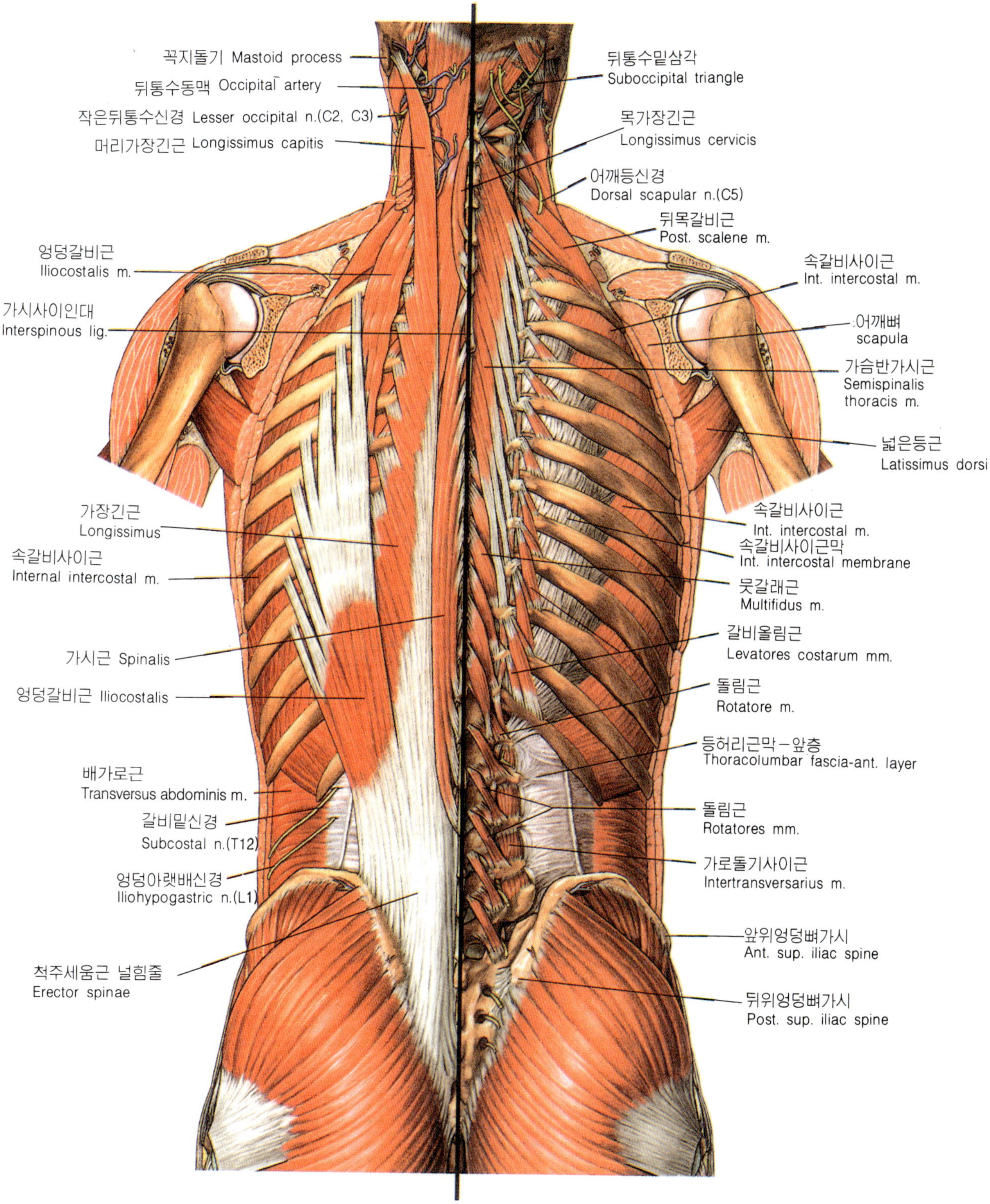

* 그림 3-26. 척주의 근육. 왼쪽은 얕은층 근육이고 오른쪽은 깊은층의 근육임.

겉층근육은 **척주세움근**(척주기립근, erector spinae)이라고 하며 **가시근**(극근, spinalis), **가장긴근**(최장근, longissimus) 및 **엉덩갈비근**(장골늑골근, iliocostalis)이 여기에 속한다. 이 외에 머리와 목을 움직이는 근육에서 설명한 **널판근**(판상근, splenius)이 있다.

중간층근들은 가로돌기에서 일어 비스듬하게 가시돌기에 닿아 **가로돌기가시근**(횡돌극근, transversospinalis)이라고 하는데 1~4마디 간격으로 부착되어 있으며 **뭇갈래근**(다열근, multifidus)과 **반가시근**(반극근, semispinalis)이 여기에 속한다.

속층근은 짧고 작은 근육들로서 **가시사이근**(극간근, interspinalis), **가로돌기사이근**(횡돌간근, intertransversarii) 및 **돌림근**(회전근, rotators)이 있다.

2. 가슴우리(thoracic cage)의 근육

가슴우리근육이란 갈비뼈를 움직이는 근육을 말하는 것으로써 **갈비사이근**(늑간근, intercostalis), **갈비밑근**(늑하근, subcostalis), **가슴가로근**(흉횡근, transversus thoracis), **갈비올림근**(늑거근, levator costarum), **위뒤톱니근**(serratus posterior superior) 및 **아래뒤톱니근**(serratus posterior inferior)이 있다.

갈비사이근은 이름과 같이 갈비뼈사이를 연결하고 있는 근육들로써 **바깥갈비사이근**(외늑간근, external intercostal), **속갈비사이**(내늑간근, internal intercostal), **가장속갈비사이근**(최내늑간근, innermost intercostal) 그리고 이보다 속층에 **가슴가로**

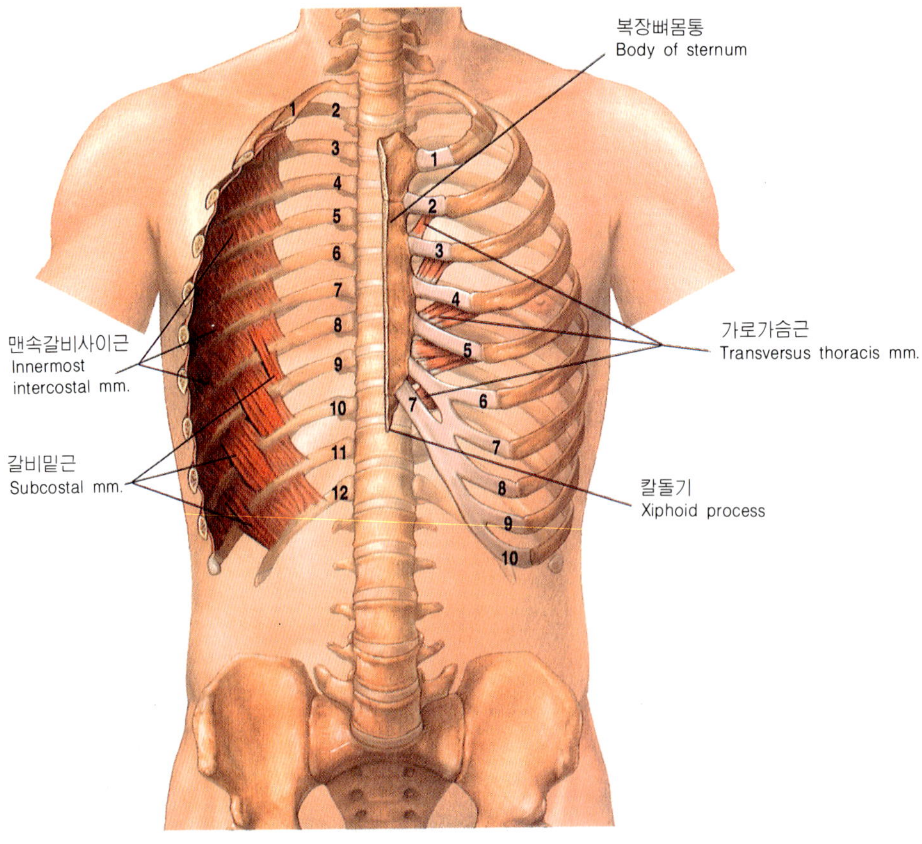

• 그림 3-27. 가슴우리의 근육

근(흉횡근, transversus thoracis)과 **갈비올림근**(늑거근, levator costarum)이 있다(그림 3- 27, 28).

바깥갈비사이근은 척주 근처에서 갈비뼈물렁뼈경계(costochondral junction)부위까지 존재하며 근육섬유가 앞아래방향으로 향하고 있다.

속갈비사이근은 갈비뼈 앞쪽 끝에서 가슴우리의 가쪽중간선 부위까지 존재하며 근육섬유는 바깥갈비사이근의 반대방향으로 배열되어 있고 **가장속갈비사이근**은 속갈비사이근의 일부가 신경과 혈관에 의하여 분리된 것이다.

가슴가로근은 복장뼈(흉골)에서 일어 가쪽으로 짧게, 그리고 **갈비올림근**은 가로돌기에서 아래가쪽 방향으로 2~3간 뻗어나가 갈비뼈와 맨속근막(최내근막)에 닿아 있다.

이 근육들 특히 바깥갈비사이근이 수축하면 가슴우리가 들어올려지면서 넓어진다. 즉 가슴속의 공간을 넓게 하여 공기를 끌어 들인다.

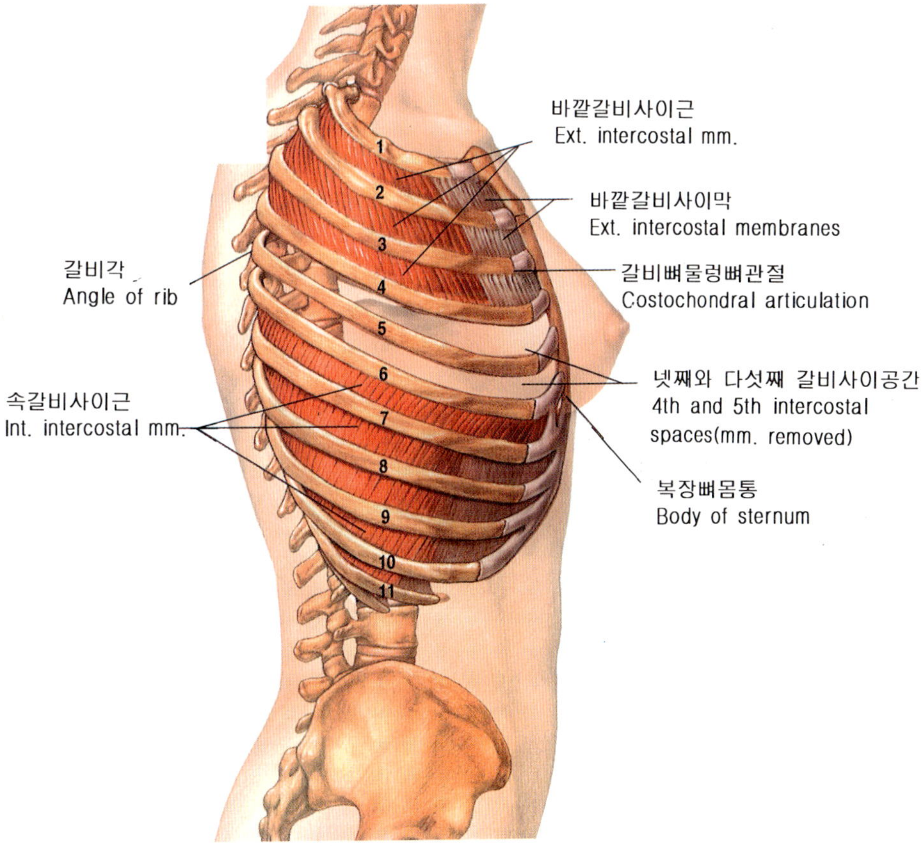

* 그림 3-28. 갈비뼈사이에 있는 근육.

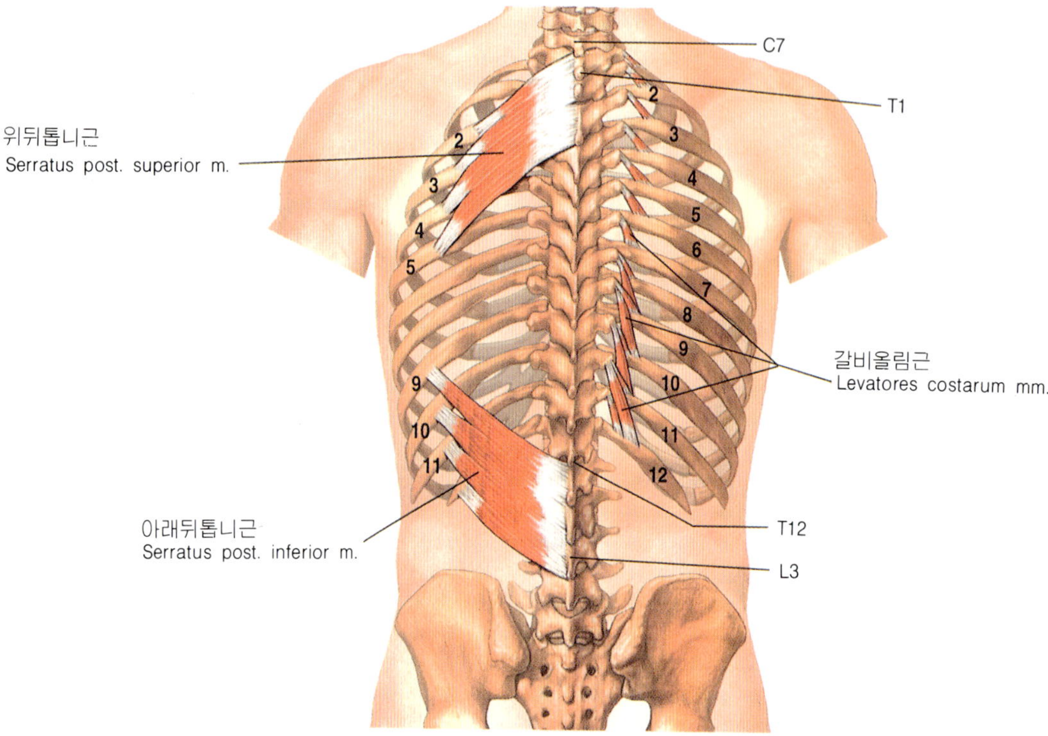

* 그림 3-29. 위뒤 및 아래뒤톱니근.

위뒤 및 **아래뒤톱니근**(그림 3-29)은 척주에서 갈비뼈로 연결되어 위의 것이 수축하면 갈비뼈를 들어 올리고 위와 아래것이 동시에 수축하면 가슴우리가 위아래로 길어진다.

☆ 호흡(respiration)

호흡이란 공기를 허파(폐, lung)에 들이고 내는 기능을 말하는 것으로 흔히 **배호흡**(복식호흡, abdominal respiration)과 **가슴호흡**(흉식호흡, thoracic respiration)으로 구분하여 설명하고 있다.

배호흡은 횡경막의 상하운동에 의한 호흡이며 가슴호흡은 갈비사이근육들에 의한 가슴우리의 확장과 축소로 일어나는 호흡을 말하는 것으로 정상성인에서는 두가지호흡이 동시에 일어나고 있는 것이다. 그러나 어린이에서는 갈비뼈가 앞아래쪽으로 경사지지 않고 수평으로 놓여 있어 가슴호흡이 불가능하며 임신말기의 부인에서는 배의 압력(복압)이 높아 배호흡을 할 수 없다.

3. 횡격막(Diaphragm)

횡격막은 가슴안과 배안의 경계를 이루고 있는 가로막으로서 널힘줄과 근육으로 구성되어 있으며 중심부는 둥글게 높아져 있다.

널힘줄은 중심부를 이루고 있어 **중심힘줄**(중심건, central tendon)이라고 하고 주변부는 근육섬유들이 방사상으로 배열되어 있다.

근육은 복장뼈의 칼돌기(xiphoid process), 갈비밑둘레, 열한째 및 열두째 갈비뼈 등에서 일고, 척

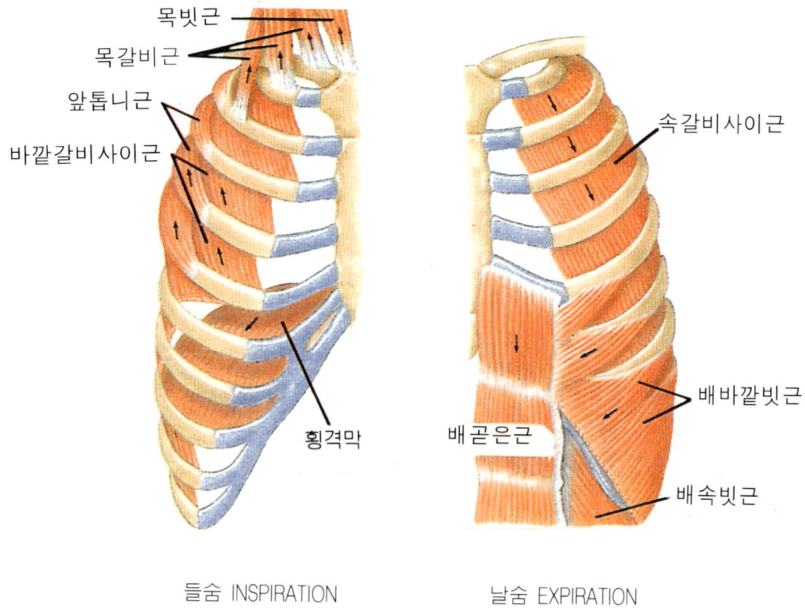

* 그림 3-30. 호흡근.

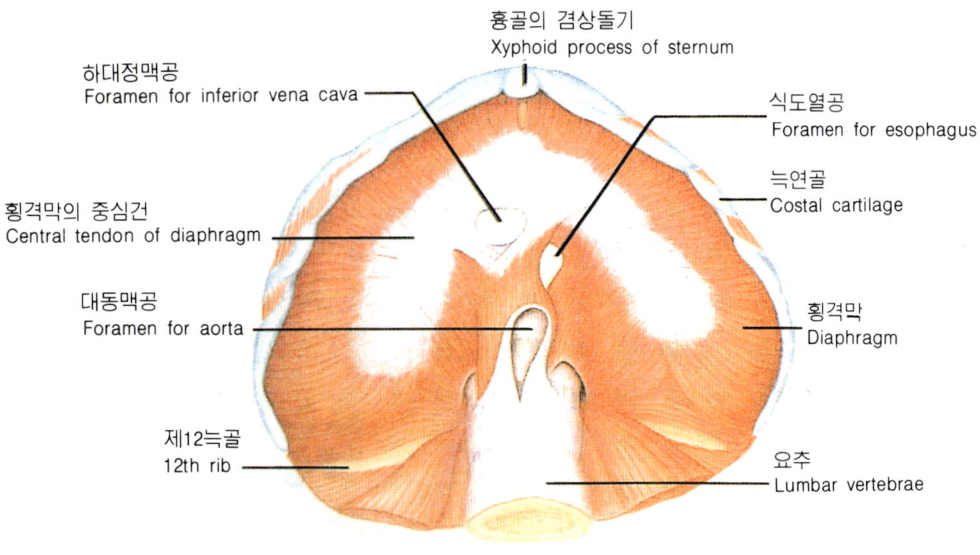

* 그림 3-31. 횡격막.

주 앞면에 닿은 부분에는 대동맥이 지나가는 **대동맥구멍**(대동맥공, aortic hiatus)이 있는데 이 구멍의 양쪽에서 아래로 길게 뻗은 한 쌍의 **횡격막다리**(crus)는 둘째 및 셋째 허리뼈몸통에 부착되어 있다.

횡격막을 통해서 위아래 방향으로 여러가지 구조물들이 지나가는데 그 중에서 큰 구조물로는 **대동맥구멍**(대동맥공, aortic hiatus)이고 그 외에도 **식도구멍**(식도공, esophageal hiatus)과 **대정맥구멍**(대정맥공, caval foramen)이 있다.

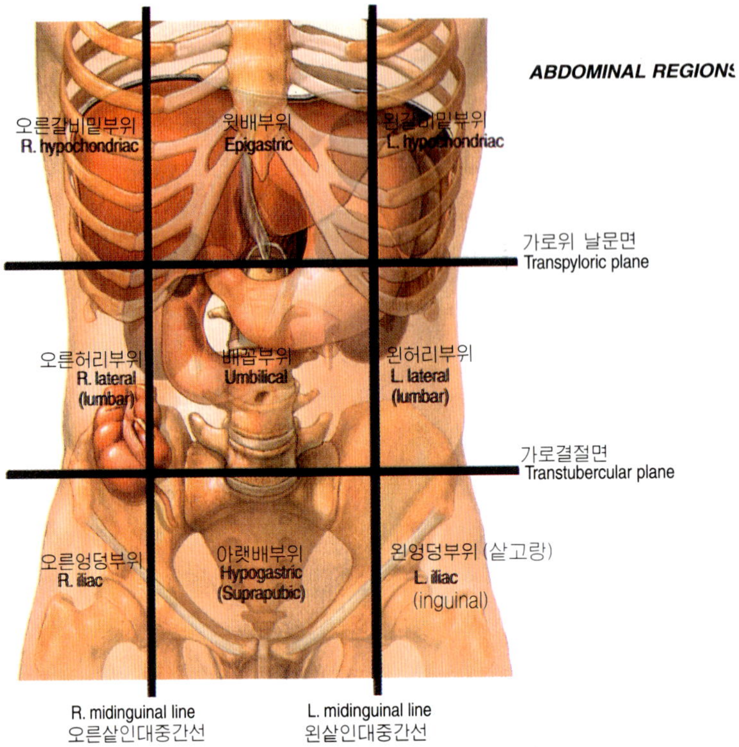

* 그림 3-32 배의 9구역.

☆ 배벽의 구획(Regions of abdomen)

배안의 여러 장기들의 위치를 표시하기 위하여 배부분을 관념적인 9구역으로 나눈 것으로써 그림 3-32와 같이 양쪽의 세로선은 앞위엉덩뼈가시(전상장골극, anterior superior iliac spine)와 두덩결합(치골결합, symphysis pubis)의 중간지점, 대략 배곧은근(복직근)의 바깥경계지점을 지나는 선이며 위가로선은 양쪽의 갈비밑가장자리(늑하연, subcostal margin) 혹은 가로위날문(transpyloric)을 지나는 선이고 아래가로선은 양쪽엉덩뼈결절(iliac tubercle)을 지나는 선이다.

4. 배벽의 근육

배벽근육으로는 앞쪽 가운데에 수직으로 **배곧은근**(복직근, rectus abdominis)이 있고 그 양옆은 **배바깥빗근**(외복사근, obliquus abdominis externus), **배속빗근**(내복사근, obliquus abdominis internus) 및 **배가로근**(복횡근, transversus abdominis)의 3층의 근육으로 삼겹살을 이루고 있고 뒤쪽의 척주 양옆에는 **허리네모근**(요방형근, quadratus lumborum)이 있다.

배곧은근은 중간에 3줄의 **나눔힘줄**(건획, tendinous intersections)이 있어 수축하면 「王」무늬가 나타나며 그 가쪽의 삼겹살(그림 3-33)은 주행방향이 서로 엇갈려 수축시에 배벽을 팽팽하게 한다.

허리네모근은 허리뼈의 가로돌기와 열두째갈비뼈에서 엉덩뼈에 닿는 근육으로써 허리의 옆굽힘 작용을 하면서 뒷배벽을 이루고 있다.

☆ 배벽의 약한 부분

배벽에는 부분적으로 근막이나 널힘줄이 결손되어 있거나 약한 부분이 있어 배안의 압력이 올라

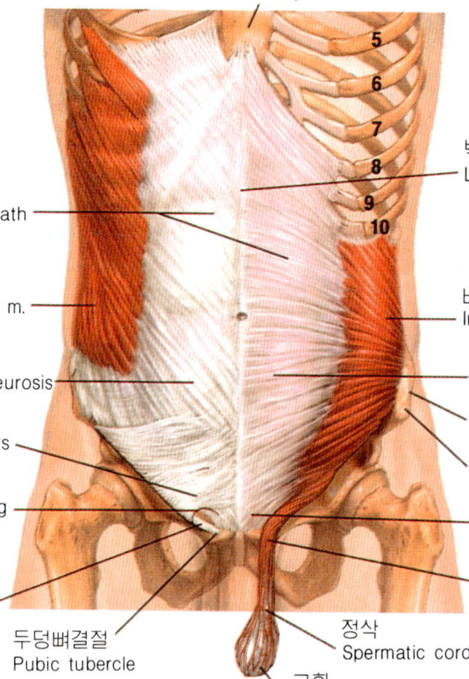

(겉)

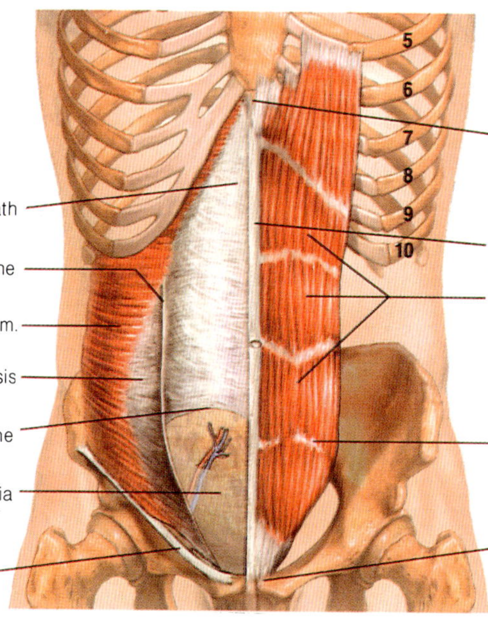

(속)

* 그림 3-33. 배벽의 근육.

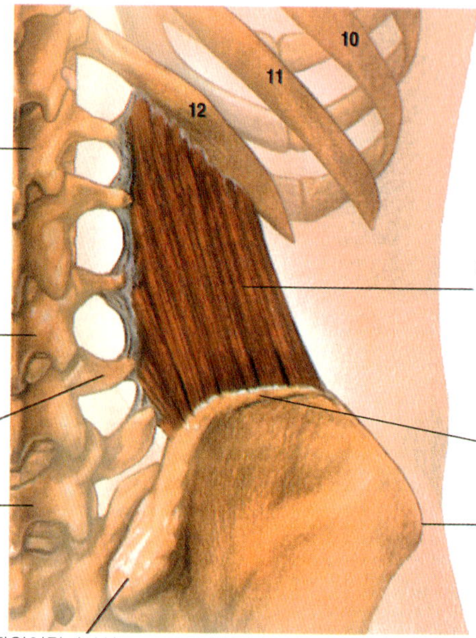

* 그림 3-34. 허리네모근.

갔을때 이곳을 통하여 창자(intestine)의 일부나 창자간막(장간막, mesentery)의 일부가 밀려 나갈 수 있다. 이러한 현상을 **탈장**(hernia)이라고 한다. 탈장이 일어날 수 있는 부분으로는 **샅굴**(서혜관, inguinal canal), **넙다리관구멍**(대퇴륜, femoral ring), **배꼽**(제부, umbilicus) 등이 있다. 이외에도 횡격막을 통하여 탈장이 일어나는 경우가 있다.

샅굴은 배근육의 널힘줄이 뚫린 것이며 **샅고랑인대**(서혜인대, inguinal ligament) 바로 위에 이 인대에 평행하게 위치하고 길이는 3~4cm 정도의 짧은 관이다. 남자에서는 이 관을 통하여 **정삭**(spermatic cord)이 음낭(scrotum)속의 고환(testis)으로 이어져 있고 여자에서는 **자궁둥근인대**(자궁원삭, round ligament of uterus)가 지나간다. 이 관의 안쪽 구멍인 **속샅굴구멍**(내서혜공, internal inguinal ring)은 배가로근의 널힘줄이 뚫린 것이고 이 관의 바깥쪽 구멍인 **바깥샅굴구멍**(외서혜공, external inguinal ring)은 바깥배빗근에 뚫린 것이다.

샅굴은 남자에서는 배안에서 발생한 고환이 내려가므로 넓지만 여성에서는 좁다. 따라서 **샅굴탈장**(서혜탈장, inguinal hernia)은 여자보다 남자에서 많이 발생한다.

넙다리관구멍은 샅고랑인대 밑으로 통과하는 넙다리정맥의 안쪽으로 있는 좁은 공간으로서 림프관과 림프절이 존재한다.

배꼽은 배꼽동맥과 배꼽정맥이 통과하던 곳으로 근육과 근막이 결손되어 있다.

5. 골반의 근육

골반안은 배안의 아래부분으로서 배설물이 배출되는 곳이며 여자에서는 태아의 분만 통로로써 중요하다.

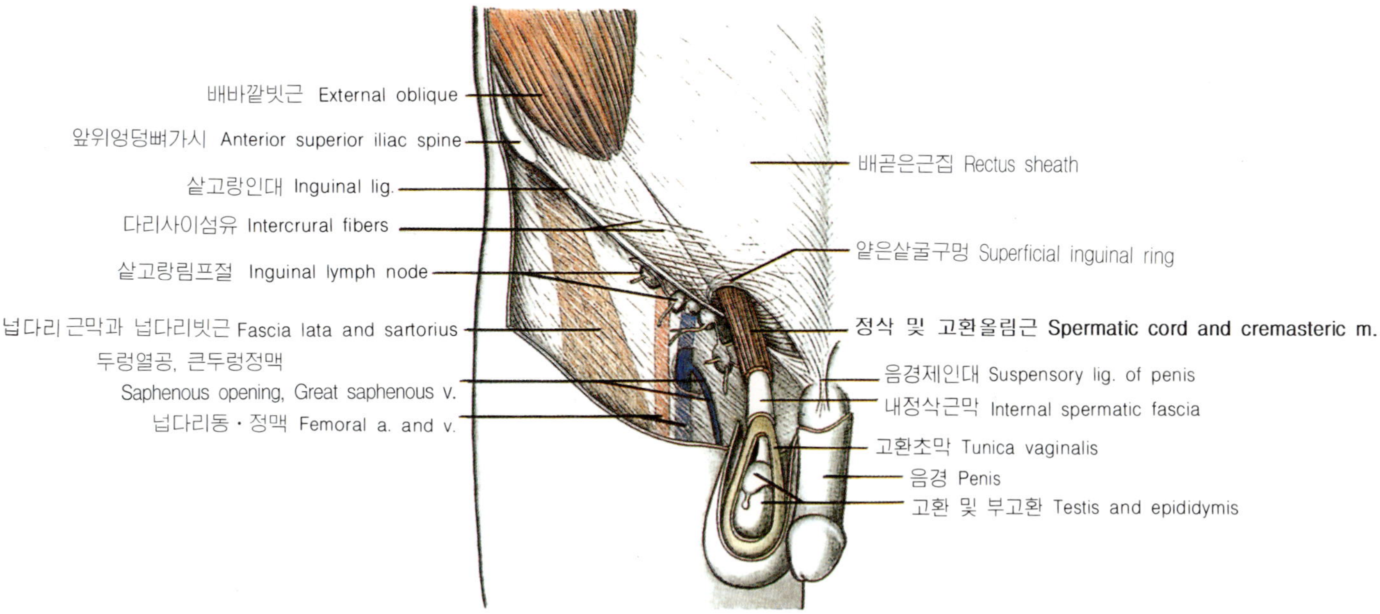

* 그림 3-35. 전복벽 하부와 서혜관 전경.

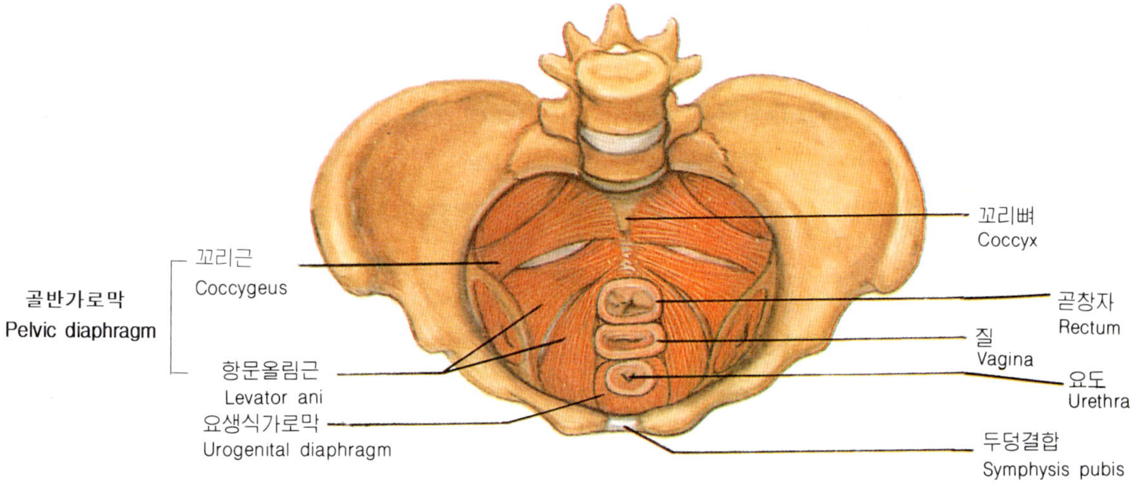

* 그림 3-36. 골반밑을 받치고 있는 골반가로막을 이루고 있는 근육.

사람이 활동하는 상태에서 배안과 골반안의 모든 장기들은 중력에 의하여 내려밀고 있으므로 골반밑은 튼튼하면서도 유연성있는 구조물인 **골반가로막**(골반격막, pelvic diaphragm)으로 받치고 있다.

골반가로막을 형성하는 것은 주로 **항문올림근**(항문거근, levator ani)이다. 이 근육은 항문을 받혀주는 기능을 하며 두덩뼈(치골) 및 엉덩뼈(장골)의 아래부분에서 시작하며 정중선에서 서로 만나고 뒤쪽으로는 꼬리뼈에 닿고 있으며 일부는 정중선 앞쪽으로 항문과 생식기 사이의 결합조직 덩어리인 **샅힘줄중심**(회음체, perineal body)에 닿는다.

골반밑의 뒤위쪽에는 항문올림근의 연속으로 **꼬리근**(미근, coccygeus)이 막고 있다.

그 외에 골반안에서 볼 수 있는 근육으로는 골반벽의 일부를 형성하고 있는 다리의 근육인 **궁둥구멍근**(이상근, piriformis)과 **속폐쇄근**(내폐쇄근, obturator internus)이 있다.

앞쪽에 두덩활(치골각) 부분은 **비뇨생식삼각**(urogenital triangle)이라고 하며 얇은 **깊은회음가로근**(심회음횡근, deep transversus perinei)이 막고 있으며 중간에는 **요도조임근**(요도괄약근, sphincter urethrae)이 있다. 그 외에 겉층근육으로써는 생식기와 관련된 **얕은회음가로근**(천회음횡근, superficial transversus perinei), **궁둥해면체근**(좌골해면체근, ischiocavernosus)및 **망울해면체근**(구해면체근, bulbospongiosus) 등이 있다.

신경계통

Nervous system

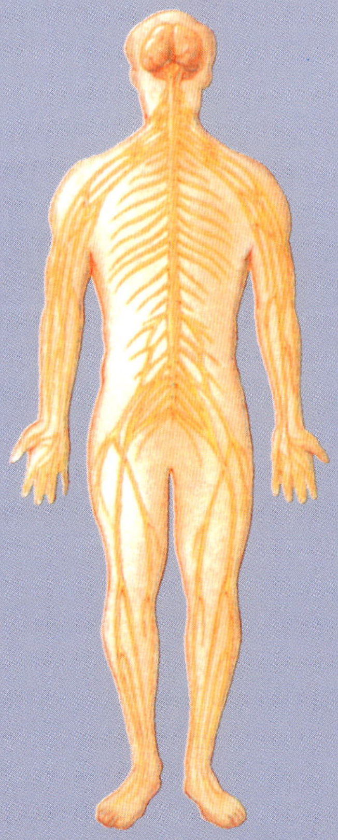

Chapter 4

제 4 장
신 경 계 통

우리 몸이 생활환경의 변화를 받아들여 종합적으로 분석하고 그것에 따라 신체의 각 부분을 유기적으로 조절하면서 다양하고 적절한 반응을 수행하는 부분을 신경계통이라 한다. 신경계통은 편의상 중추신경계(central nervous system)와 말초신경계(peripheral nervous system)로 구분하고 있다. 중추신경계는 뇌(brain)와 척수(spinal cord)로 되어 있고 말초신경계는 근육, 피부, 샘 등의 각종 기관을 중추신경계와 이어주는 연결부분이다.

신경조직

신경계통을 이루고 있는 신경조직은 특수하게 분화된 **신경세포**(neuron, nerve cell)들과 이 신경세포를 지지하는 **신경아교세포**(neuroglia cell)들로 구성되어 있다.

신경세포

신경계의 기본 구성성분이 되는 **신경세포**는 흥분성(irritability)과 전도성(conductivity)이 잘 발달되어 있어 외부에서 자극을 받아들이고 그 자극을 다른 세포에 전달하는 성질을 가지고 있다.

신경세포는 **신경세포체**(nerve cell body)에서 뻗어나간 긴 **신경돌기**(neurites)를 통하여 먼 곳으로 정보를 전달할 수 있다.

신경세포체는 뚜렷한 **핵소체**(nucleolus)를 가진 큰 핵과 세포질에 진하게 염색되는 **닛슬소체**(Nissl bodies)가 특징이며 다른 세포에서 볼 수 있는 대부분의 세포소기관을 가지고 있다. 그러나 신경세포는 고도로 분화된 세포이므로 세포분열의 능력이 없으며 중심체(centrosome)도 가지고 있지 않다.

신경돌기는 신경세포에서 나뭇가지 모양으로 뻗어있는 비교적 짧고 복잡하게 갈라진 다수의 **가지돌기**(수지상돌기, dendrites)와 길고 곧은 하나의 축삭(axon)으로 되어있다. 축삭은 **축삭집**(축삭초, axolemma)이라고 불리는 얇은 막에 싸여 있으며 그 겉에 지방질로 만들어진 **말이집**(수초, myelin)에 싸여진 **말이집신경섬유**(유수신경섬유, myelinated nerve fiber)와 말이집이 없는 **민말이집신경섬유**(무수신경섬유, unmyelinated nerve fiber)가 있다. 말초신경계통에서 축삭은 **쉬반세포**(Schwann cell)에 의하여 싸여 있어 이것을 **신경집**(신경초, neurolemma)이라고 하고 특히 말이집신경섬유에서는 일정한 간격으로 수초(말이집)와 신경집이 없는 곳이 있는데 이 부분을 **신경섬유마디**(란비어결절, node of Ranvier)라고 한다(그림 4-1).

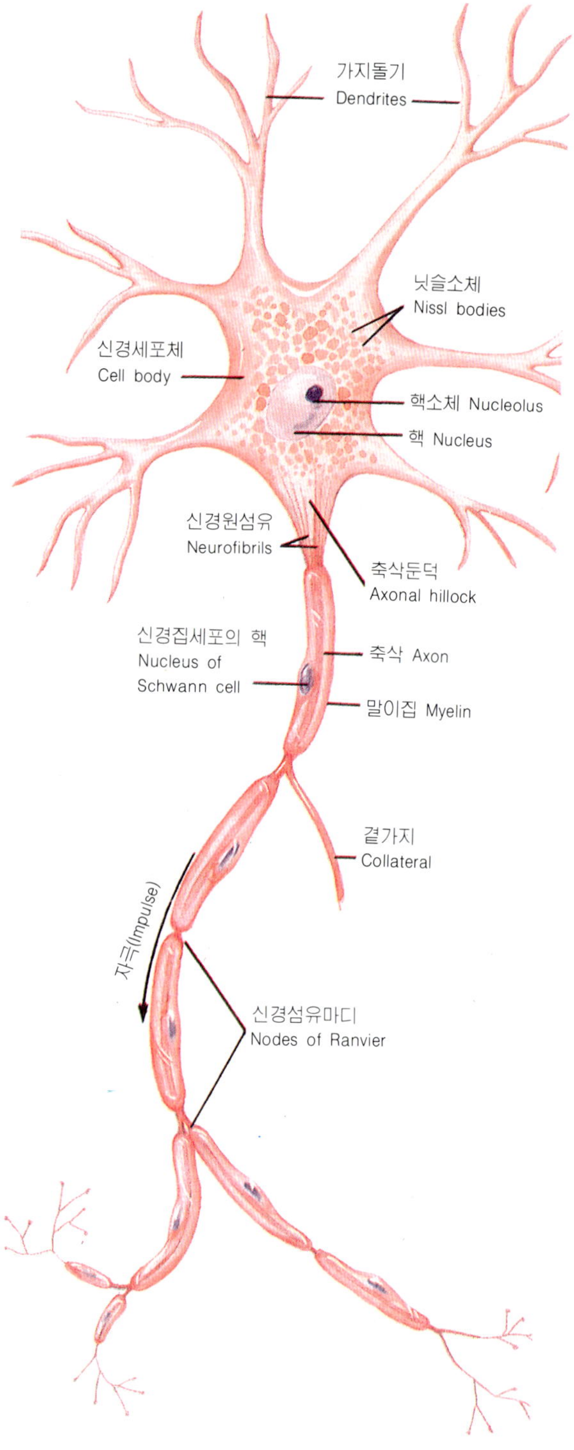

* 그림 4-1. 신경세포의 일반적 형태.

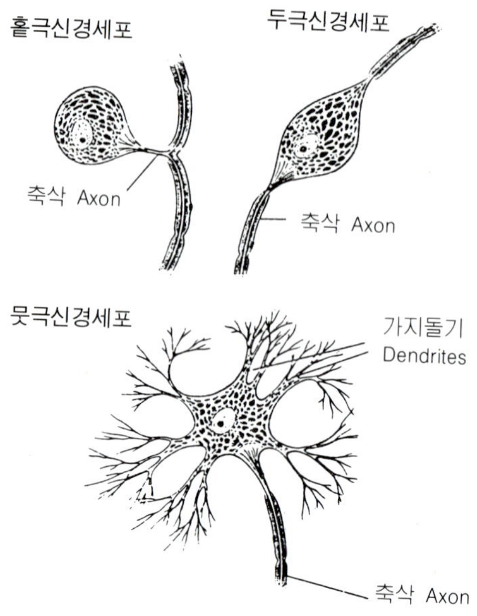

* 그림 4-2. 축삭의 수에 따른 신경세포의 분류

신경세포는 달려 있는 신경돌기의 수에 따라 크게 **홑극신경세포**(단극신경세포, unipolar neuron), **두극신경세포**(양극신경세포, bipolar neuron), **뭇극신경세포**(다극신경세포, multipolar neuron)로 구분하는데 각 종류마다 크기와 모양이 다양하게 분화되어 있다(그림 4-2).

신경조직에서 신경세포체가 모여 있는 부분은 회색으로 보여 **회색질**(회백질, grey matter)이라고 하고 축삭이 주로 모여 있는 조직은 축삭을 싸고 있는 말이집이 주로 지방성분이기 때문에 백색으로 보여 **백색질**(백질, white matter)이라고 한다.

대뇌와 소뇌에서 겉질은 회색질이고 속질은 백색질로 되어 있다. 그 외에 크고 작은 신경세포의 집단이 많이 있는데, 중추신경계통에서는 **신경핵**(nucleus)이라고 부르고 말초신경계통에서는 **신경절**(ganglion)이라고 부른다.

신경세포는 자극을 보통 한 방향으로만 전달하는데 말초의 자극을 중추쪽으로 전달하는 신경을 구심성 혹은 감각신경(afferent or sensory)이라 하고 반대로 중추의 자극을 말초로 전달하는 신경을 원심성 혹은 운동(efferent or motor)신경이라 한다. 신경(nerve)이란 결합조직인 신경상막(epineurium)에 싸여있는 축삭의 다발을 말한다.

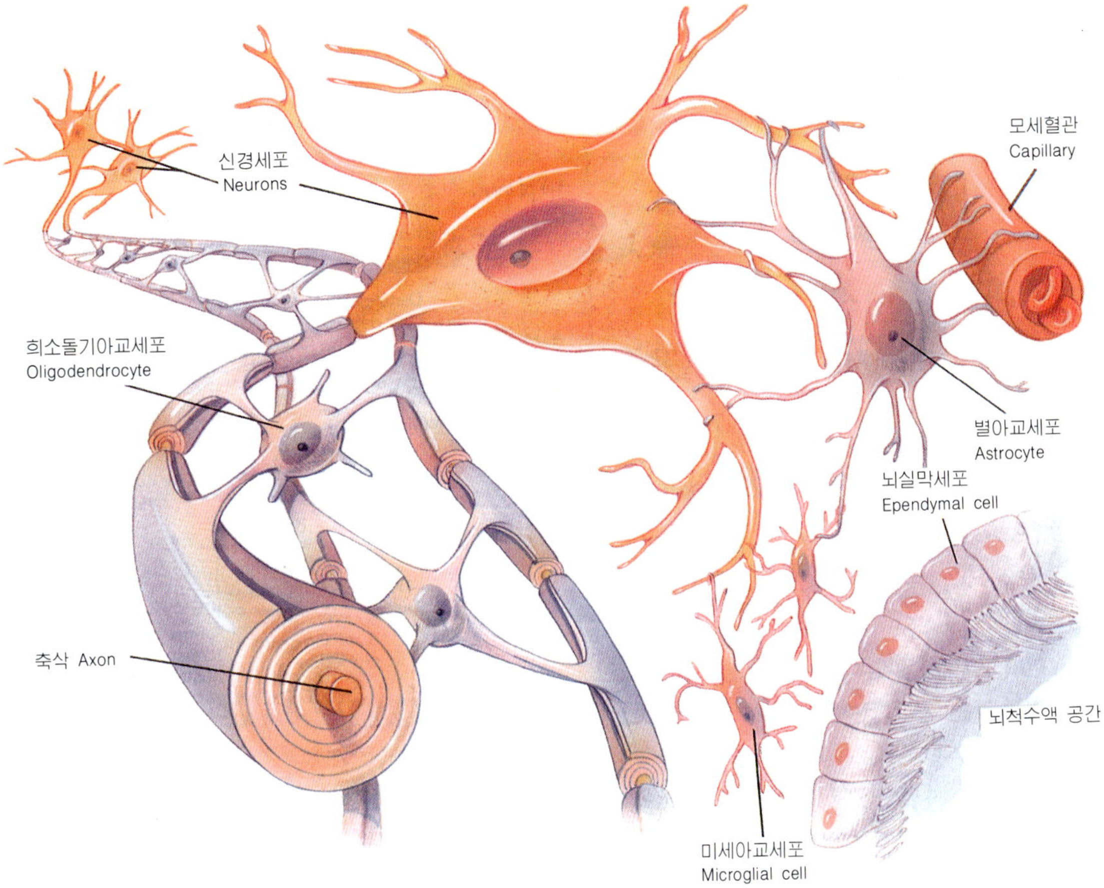

* 그림 4-3. 신경아교세포의 종류.

신경아교세포

신경아교세포는 신경계통에만 존재하는 세포 중에서 신경세포가 아닌 세포들을 통털어서 말하는 것으로써 중추신경계통에 **별아교세포**(성상교세포, astrocyte), **희소돌기아교세포**(회돌기교세포, oligodendrocyte), **미세아교세포**(미세교세포, microglia) 및 **뇌실막세포**(상의세포, ependymal cell)가 있고 말초신경계통에는 **신경집세포**(쉬반세포, Schwann cell)가 있다.

이 세포들은 미세아교세포를 제외하고는 모두 신경세포와 같이 외배엽에서 발생된 것이다.

별아교세포는 많은 돌기를 가지고 있는데 돌기의 끝이 연질막, 뇌실막, 혈관벽 및 신경세포 주위에 경계막을 이루어 신경세포를 보호하고 혈액과 신경세포 사이의 물질이동을 조절하는 것으로 알려져 있다.

희소돌기아교세포는 중추신경계통에서 말이집(수초, myelin sheath)를 형성하는 세포이고, 신경집(쉬반)세포는 말초신경계통에서 말이집을 형성하는 세포이다.

미세아교세포는 중배엽에서 분화된 세포로써 신경조직에서 불필요한 물질들을 제거하는 **포식작용**(phagocytosis)을 수행한다.

뇌실막세포는 뇌실의 속면을 덮고 있는 세포이다(그림 4-3).

표 4-1 결합부위에 따른 연접의 분류

축삭 체 연접(Axosomatic)	축삭종말이 세포체에 연접
축삭 수상돌기 연접(Axodendritic)	축삭종말이 수상돌기에 연접
축삭 축삭 연접(Axoaxonic)	축삭종말이 다른 축삭에 연접
수상돌기 수상돌기 연접(Dendrodendritic)	두개의 수상돌기 간의 연접

신경발생

신경계통은 발생 초기 **배자**(embryo)의 **외배엽**(ectoderm)에서 유래한다.

태생 16일 경, 배자의 등쪽 정중선에 **신경외배엽**(neuroectoderm)의 성장이 빠르게 진행되어 **신경판**(neural plate)이 형성되고 이어서 양쪽 가장자리가 솟아오른 **신경주름**(신경융기, neural folds)이 형성되면서 정중선에는 길이로 패인 **신경고랑**(신경구, neural groove)이 형성된다.

태생 3주 말부터 양쪽의 신경주름이 서로 붙어서 **신경관**(neural tube)을 만들고 4주 말이면 신경관의 앞뒤가 막히게 된다.

곧이어 앞부분이 팽창하여 3개의 **뇌소포**(뇌포, brain vesicle)가 형성되고 이후 계속해서 빠르게 분화되어 5개의 뇌소포, 즉 **끝뇌**(종뇌, telencephalon), **사이뇌**(간뇌, diencephalon), **중간뇌**(중뇌, mesencephalon), 뒤뇌(후뇌, metencephalon), **숨뇌**(수뇌, myelencephalon)가 된다(표 4-2).

이렇게 형성된 신경관의 속공간은 성인에서 **뇌실**(ventricles)로 분화되어 **뇌척수액**(cerebrospinal fluid, CSF)이 흐르는 통로가 된다.

신경관의 형성과정에서 신경주름의 가장자리인 **신경능선**(신경능, neural crests)의 일부세포가 신경관의 가쪽으로 빠져나가서 **척수신경절, 뇌신경절, 자율신경절, 부신속질세포** 등을 형성한다(그림 4-4).

꼬리쪽의 신경관은 척수로 분화되는데 안쪽으로부터 **중심관**(central canal)을 싸는 **뇌실막층**(ependymal layer), 회색질이 되는 **외투층**(mantle layer), 백색질이 되는 **가장자리층**(marginal layer)의 세층을 이루는 과정을 거친다.

표 4-2 신경관과 그 유래

1차 뇌포	2차 뇌포	성인뇌의 구조물	신경관 속공간
앞뇌(prosencephalon)	끝뇌(종뇌)	대뇌겉질, 바닥핵, 후각뇌	측뇌실
	사이뇌(간뇌)	시상, 시상하부	제3뇌실
중뇌(mesencephalon)	중간뇌(중뇌)	개판, 대뇌각	중뇌수도
후뇌(rhombencephalon)	뒤뇌(후뇌)	소뇌, 다리뇌	제4뇌실
	숨뇌(수뇌)	숨뇌(연수)	제4뇌실
척수		척수	중심관

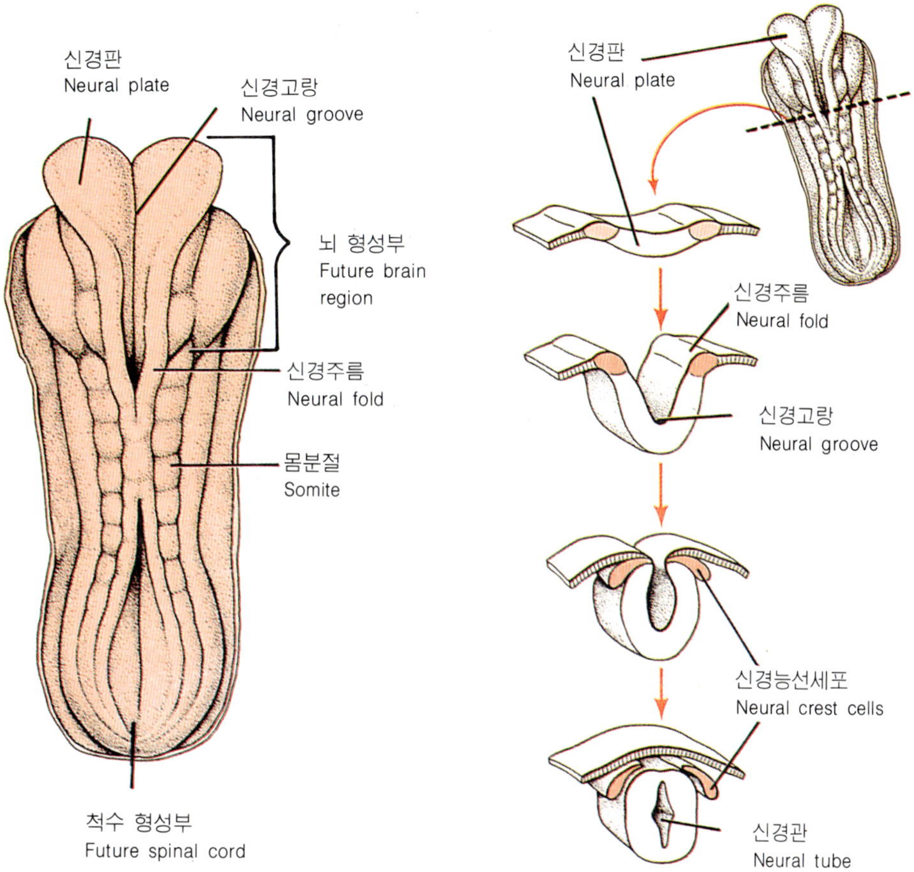

* 그림 4-4. 신경발생.

뇌의 구조

뇌의 무게는 1200gm 내지 1600gm이며 남자의 뇌가 여자의 뇌보다 조금 무겁다. 뇌는 20세 전후에 가장 무겁고 나이가 들면 줄어드는 경향이 있으나 무게나 형태의 차이가 지능의 차이를 나타내는 것은 아니다.

뇌는 크게 **대뇌**(cerebrum), **소뇌**(cerebellum), **뇌줄기**(뇌간, brain stem)의 3부분으로 구분된다. 대뇌는 **대뇌반구**(cerebral hemisphere)와 **사이뇌**(간뇌, diencephalon)로 구분되고 뇌줄기는 **중간뇌**(중뇌, midbrain), **다리뇌**(교뇌, pons) 및 **숨뇌**(연수, medulla oblongata)로 구분한다.

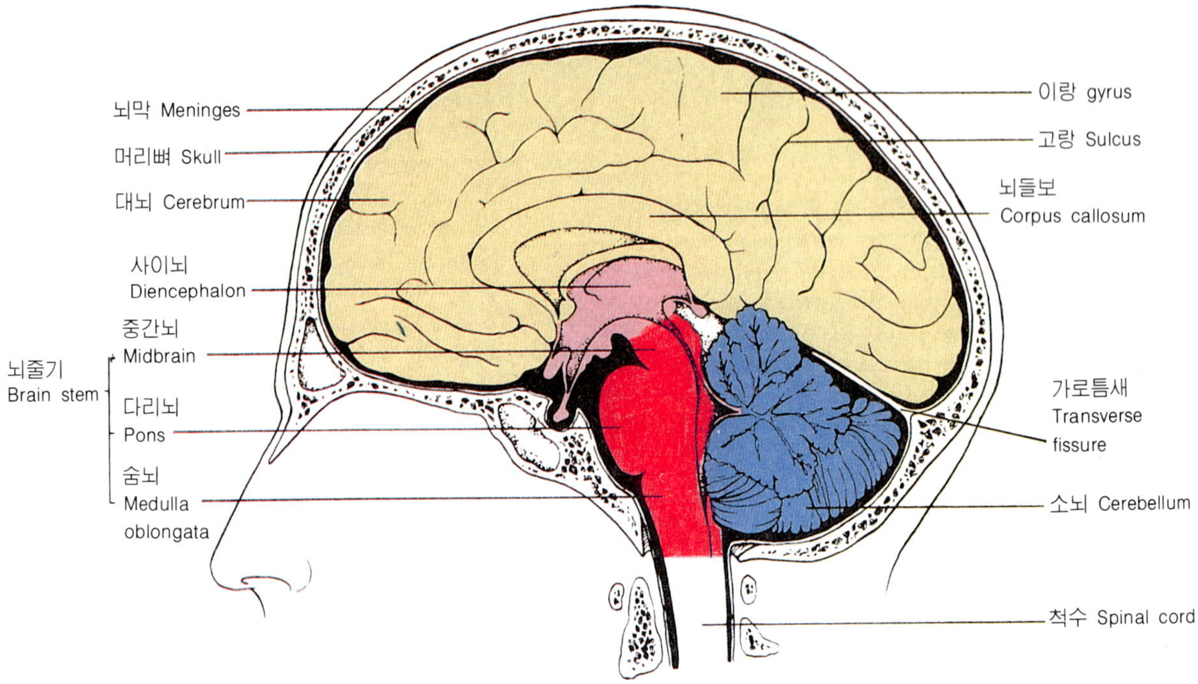

* 그림 4-5. 정중시상절단하여 안쪽에서 본 뇌

대 뇌

1. 대뇌반구

대뇌(cerebrum)는 뇌의 가장 큰 부분을 차지하고 있으며 사람에서 가장 발달된 부분으로써 신경세포체가 층을 이루어 배열되어 있는 **대뇌겉질**(대뇌피질, cerebral cortex), 신경섬유가 다발지어 지나가는 **대뇌속질**(대뇌수질, tracts and fascicles), 대뇌속질 안에 신경세포체가 집단을 이루고 있는 **바닥핵**(기저핵, basal ganglia), 뇌척수액이 들어있는 공간인 **가쪽뇌실**(측뇌실, lateral ventricles) 및 후각뇌로 구성되어 있다.

1) 대뇌겉질

대뇌겉질(cerebral cortex)은 많은 주름이 잡혀있는 **회색질**(회백질, grey matter)로써 주름의 솟은 부분을 **이랑**(회, gyrus)이라고 하고 들어간 부분을 **고랑**(구, sulcus) 또는 **틈새**(열, fissure)라고 한다.

깊은 고랑이나 틈새를 경계로 하여 대뇌의 **엽**(lobe)을 구분하는데 **대뇌세로틈새**(정중대뇌종열, median longitudinal fissure)는 정중면에 있으며 양쪽 대뇌반구를 가르고, **중심고랑**(중심구, central sulcus)은 **이마엽**(전두엽, frontal lobe)과 **마루엽**(두정엽, parietal lobe)의 경계가 된다. 또한, **가쪽고랑**(외측열, lateral sulcus)은 **관자엽**(측두엽, temporal lobe)을 이마엽과 마루엽에서 분리하고 있으나 **뒤통수엽**(후두엽, occipital lobe)과 마루엽의 경계는 뚜렷하지 않다. 가쪽고랑 속에는 주변의 겉질로 덮여 감추어진 부분이 있는데 이곳을 **대뇌섬**(도엽, insula)이라고 한다(그림 4-6).

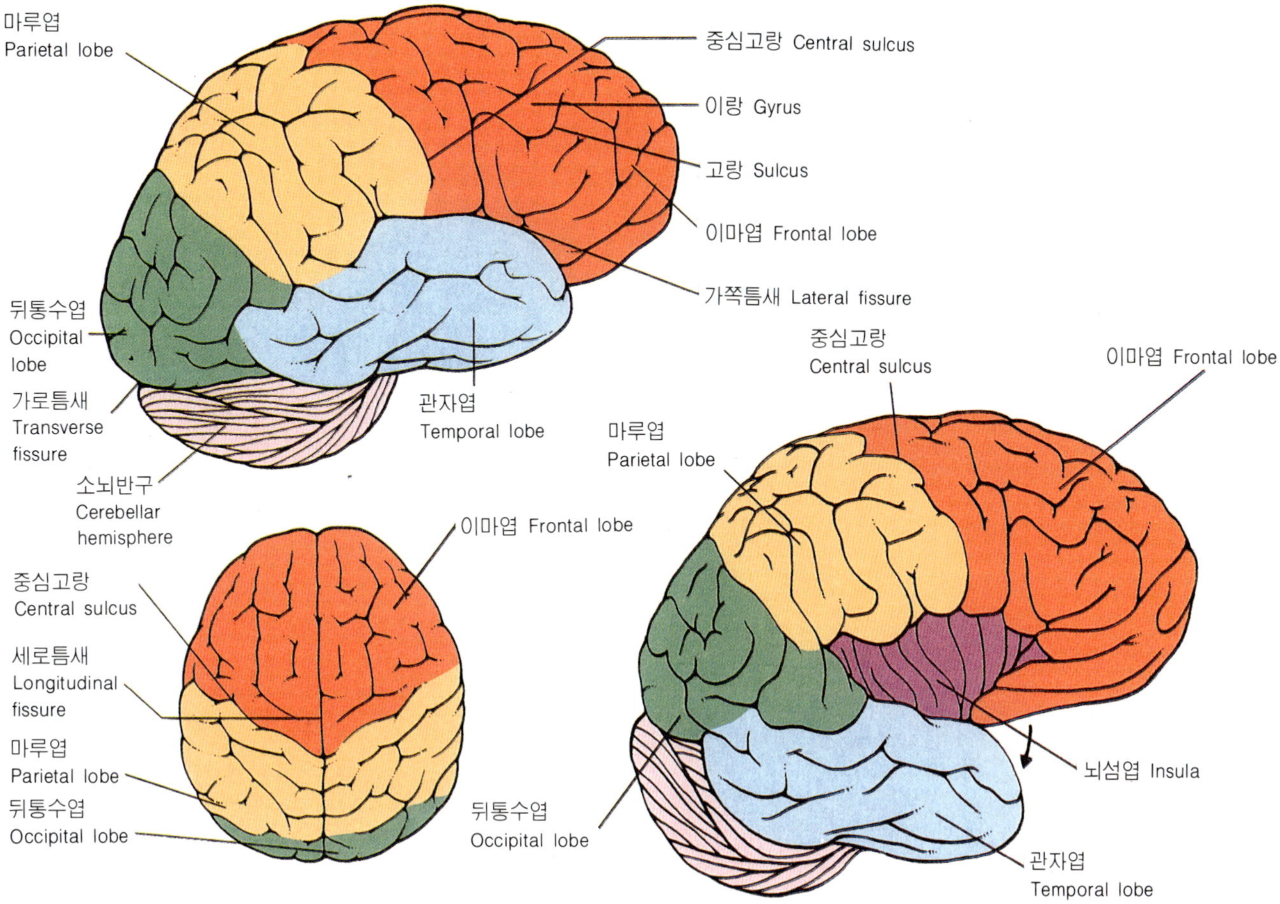

* 그림 4–6. 위가쪽에서 본 대뇌의 엽.

대뇌겉질에는 각 부분마다 특징적인 기능을 수행하는 곳이 정해져 있다. 중심고랑의 앞뒤로 **중심앞이랑**(중심전회, precentral gyrus)과 **중심뒤이랑**(중심후회, postcentral gyrus)이 있는데 앞의 것은 운동신경섬유가 시작하는 **운동중추**(motor center)이고 뒤의 것은 몸통의 여러가지 감각을 인식하는 **감각중추**(somesthetic center)이다. 뒤통수엽의 뒤쪽 끝에는 **시각중추**(visual center)가 있고 관자엽의 윗면에는 **청각중추**(auditory center)가 있으며 **후각중추**(olfactory center)는 관자엽의 앞안쪽에 있다(그림 4–7).

2) 대뇌속질

대뇌속질은 뇌의 각부분을 이어주는 신경섬유들로써 대뇌속에서 섬유다발을 형성하고 있는데 편의상 3가지로 구분한다.

투사섬유(projection fibers)는 대뇌겉질에서 하급 중추인 뇌줄기 혹은 척수에 있는 신경세포들로 보내는 섬유들로써 대뇌겉질에서 시작하여 **대뇌부챗살**(방사관, corona radiata)을 형성한 후 사이뇌(간뇌, diencephalon)와 바닥핵(기저핵, basal ganglia) 사이로 모여서 내려가는 **속섬유막**(내막, internal capsule)을 예로 들 수 있다.

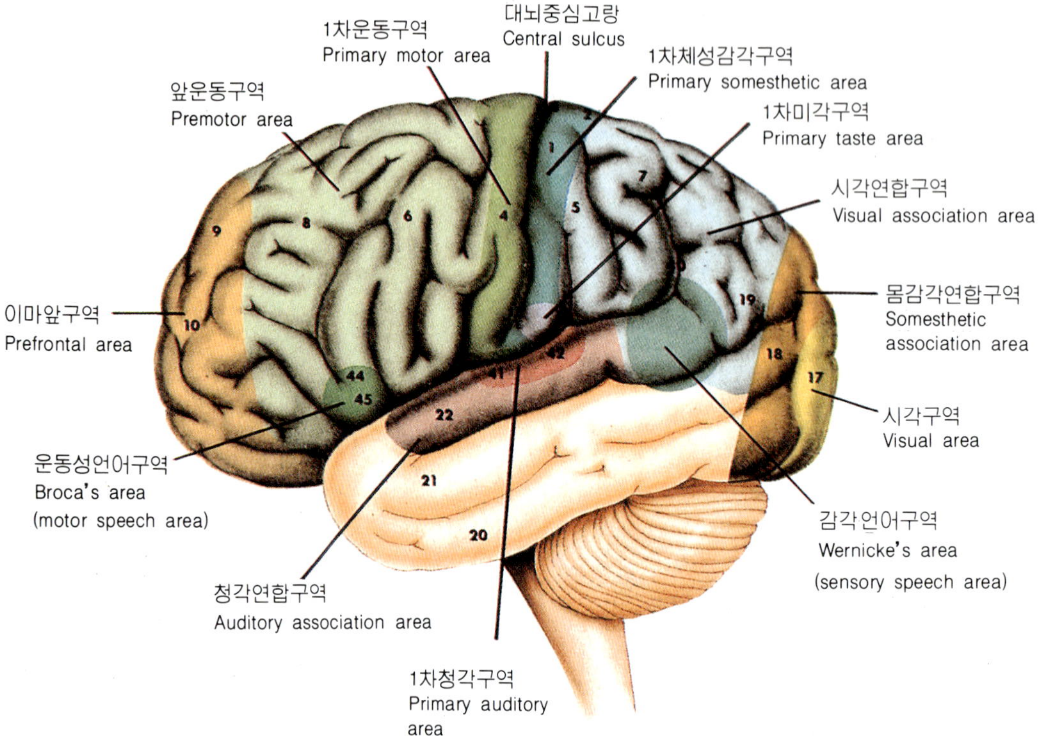

* 그림 4-7. 대뇌겉질의 기능구역.
(숫자 표시는 Brodman 구역 번호)

맞교차섬유(교련섬유, commissural fibers)는 양쪽 대뇌반구를 서로 이어주는 섬유로 **뇌들보**(뇌량, corpus callosum)가 대표적인 예이다.

연합섬유(association fibers)는 한쪽 대뇌반구 안에서 겉질을 서로 연결시켜주는 섬유로 인접한 이랑 사이를 연결하는 짧은 연합섬유와 엽사이를 이어주는 긴 연합섬유가 있다(그림 4-8).

3) 바닥핵

바닥핵(basal ganglia)는 신경세포 집단인 회색질이 대뇌바닥 속에 파묻혀 있는 것으로써 **꼬리핵**(미상핵, caudate nucleus), **창백핵**(담창구, globus pallidus), **조가비핵**(피각, putamen)으로 구분된다. 조가비핵과 창백핵은 한덩어리로 되어 있어 합쳐서 **렌즈핵**(렌즈형핵, lentiform nucleus)이라고 부른다(그림 4-8).

바닥핵은 대뇌겉질 및 사이뇌와 복잡한 연결관계를 이루어 전신의 운동기능 조정에 관여한다.

4) 후각뇌

후각뇌(후뇌, rhinencephalon)는 대뇌반구 중 가장 오래된 구조물로서 대뇌의 바닥에 복잡하게 존재한다. 이들은 후각과 관련이 있을뿐만 아니라 일부 **시상**(thalamus)이나 **시상하부**(hypothalamus)와 관계가 밀접하여 대뇌겉질과 함께 공포감, 격정감, 동기 발생 등 감정반응과 관련이 깊으며 기능상 **뇌변연계**(limbic system)로 분류된다.

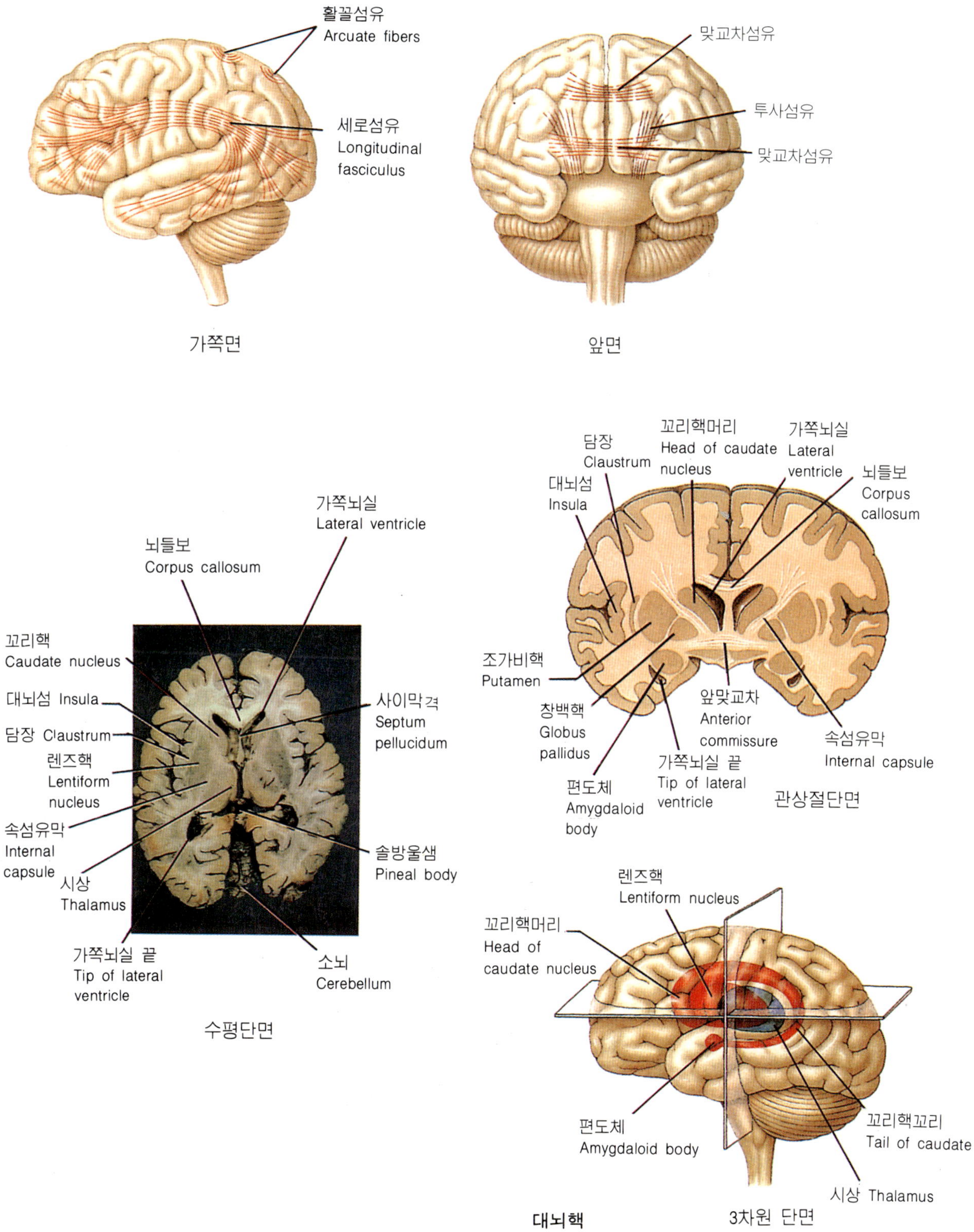

* 그림 4-8. 대뇌 속에 있는 신경섬유다발 및 신경세포집단.

2. 사이뇌(간뇌, diencephalon)

사이뇌(간뇌, diencephalon)는 앞뇌에 속하는 구조로써 대뇌반구에 둘러싸여 뇌의 중앙에 위치하고 있어 잘 보이지 않는 구조물로써 형태학에서는 대뇌에 포함시키고 있다. 셋째뇌실의 양쪽에 위치하며 **시상**(thalamus), **시상하부**(hypothalamus), **시상상부**(epithalamus), **시상밑부**(시상저부, subthalamus), **뇌하수체**(hypohpysis)로 구성되어 있다.

시상은 달걀 모양의 구조물로 거의 전부가 회색질로 되어 있으며 감각전도과정에서 중간의 연결중추로써 후각을 제외한 모든 감각을 종합하고 정리하여 대뇌겉질로 전달하는 역할을 수행한다.

시상하부는 시상의 아래에 있는 좁은 부분으로써 체온의 조절, 체액과 전해질 균형의 조절, 음식물 섭취의 조절(식욕)등 생존에 기본적 기능인 신체의 항상성 유지에 관여한다.

뇌하수체는 발생학적 기원이 다른 **신경뇌하수체**(신경하수체, neurohypophysis)와 **샘뇌하수체**(선하수체, adenohypophysis)로 구성되어 있고 **깔대기**(누두, infundibulum)에 의해 시상하부에 붙어 있으며(그림 4-10) 여러가지 호르몬을 분비하는 내분비계통의 주인이다.

시상상부는 시상의 뒤쪽에 짧은 자루로 연결되어 있는 **솔방울샘**(송과체, pineal gland)이 중요 구조물이다. 솔방울샘은 메라토닌(melatonin)을 생산하며 나이가 들면서 빠르게 퇴화되어 석회화(뇌모래, brain sand)되므로 방사선 촬영에서 나타난다.

시상밑부는 시상의 뒤아래쪽의 중간뇌 바로위 부위에 있는 작은 구조물로써 운동조절에 관여한다.

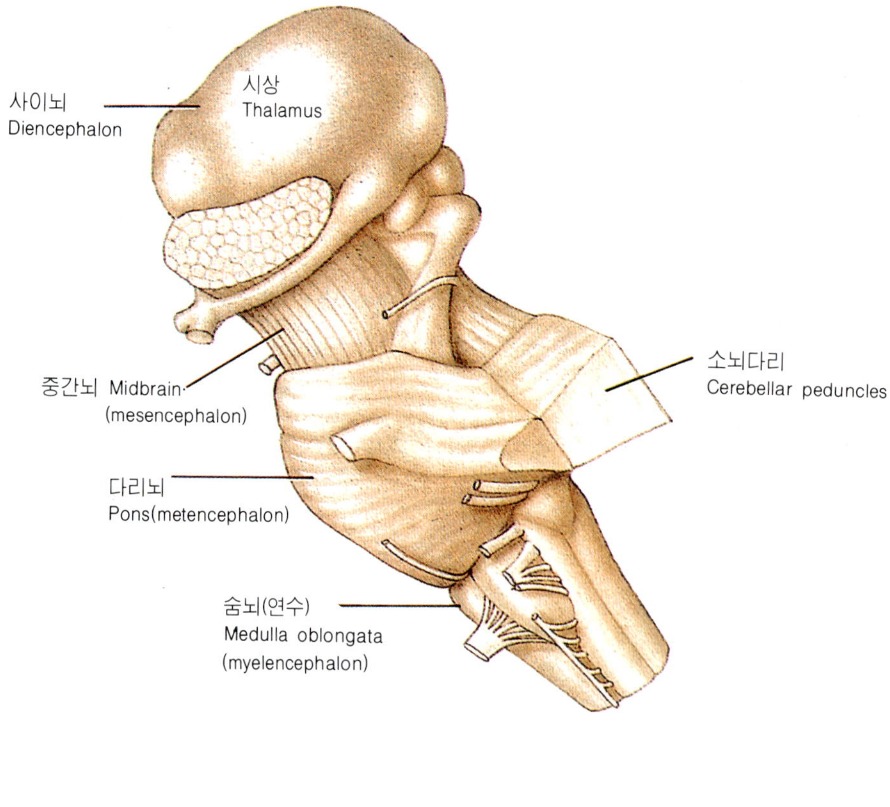

* 그림 4-9. 사이뇌와 뇌줄기.

뇌줄기

뇌줄기(뇌간, brain stem)는 대뇌와 척수 사이의 부분으로써 **중간뇌, 다리뇌, 숨뇌**로 구분하며 다리뇌와 숨뇌의 뒤쪽에는 소뇌가 달려있다.

1. 중간뇌

중간뇌(중뇌, midbrain)는 사이뇌와 다리뇌 사이에 위치하며 **셋째뇌신경핵**과 **넷째뇌신경핵**을 가지고 있다. 중간뇌에는 사이뇌에 있는 셋째뇌실의 연속으로 **중간뇌수도관**(중뇌수도, mesencephalic or cerebral aqueduct)이 있고 그 뒷쪽에는 **위둔덕**(상구, superior colliculus)과 **아래둔덕**(하구, inferior colliculus)이라고 하는 2쌍의 둥근 돌출구조가 있는 **네둔덕판**(사구판, quadrigeminal plate)이 있다. 위둔덕은 시각전도에 관여하고 아래둔덕은 청각전도에 관여하는 구조물이다. 앞쪽에는 대뇌반구와 중간뇌 이하의 부분을 연결하는 섬유들로 구성되어 있는 **대뇌다리**(대뇌각, cerebral peduncle)가 1쌍 있는데 그 사이에 옴푹하게 패여 있는 곳을 **다리사이오목**(각간와, interpeduncular fossa)이라고 한다.

2. 다리뇌

다리뇌(교뇌, pons)는 중간뇌와 숨뇌 사이에 위치하며 불룩하게 나온 앞부분은 주로 대뇌에서 내려 온 섬유들과 이 섬유들이 연접하는 신경세포들인 **다리뇌핵**(교뇌핵, pontine nucleus)으로 구성되

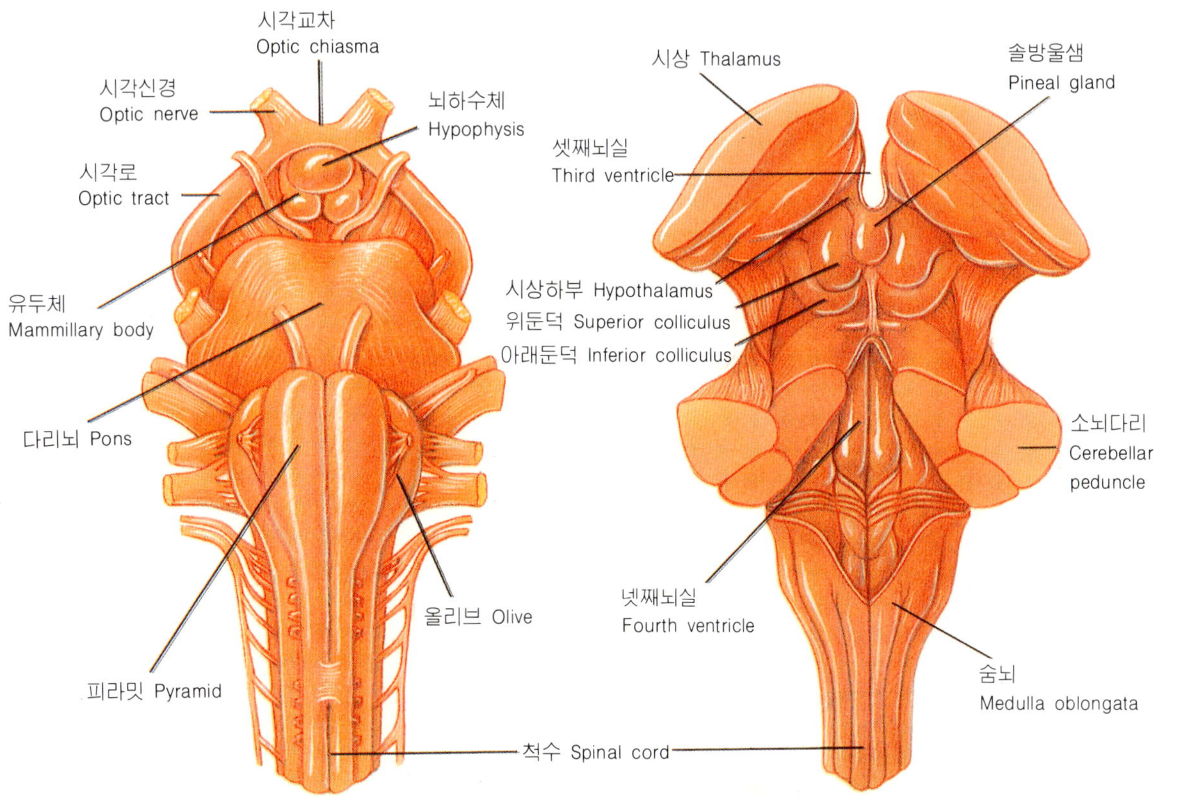

* 그림 4-10. 뇌줄기. 앞에서 본 그림(왼)과 뒤에서 본 그림(오른).

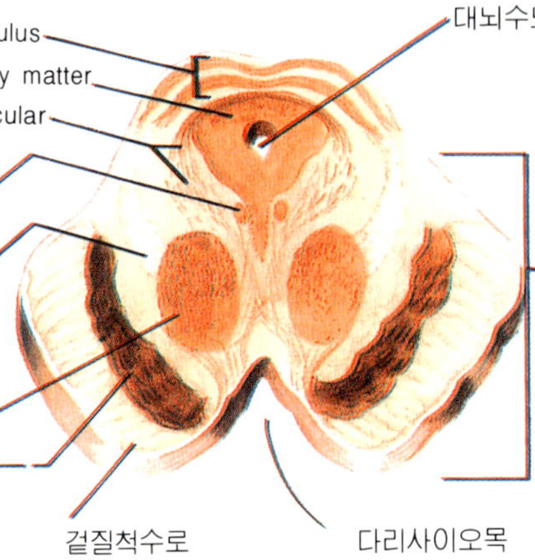

* 그림 4-11. 중간뇌의 가로절단면.

어 있고 이 신경세포들에서 나온 많은 가로섬유들이 **중간소뇌다리**(중소뇌각, middle cerebellar peduncle)를 이루어 뒤쪽의 소뇌와 이어져 운동조절에 관여한다. 그 외의 중요한 구조물로는 **다섯째, 여섯째** 및 **일곱째뇌신경핵**이 있다.

3. 숨뇌

숨뇌(연수, medulla oblongata)는 다리뇌와 척수의 이음부분에 있어서 위아래를 연결하는 신경섬유의 통로가 된다. 앞쪽에 **피라밋**(pyramid)은 대뇌겉질에서 척수로 가는 운동신경섬유의 다발이며 이것들의 대부분이 숨뇌의 아래부분에서 반대편으로 교차하는데 이것을 **피라밋교차**(pyramidal decussation)라고 한다. 피라밋의 뒤가쪽으로는 주머니모양의 커다란 신경핵이 있어 타원형으로 볼록하게 솟은 **올리브**(olive)가 있고, 피라밋의 뒤쪽에는 많은 신경세포와 섬유가 복잡하게 얽혀 있는 **그물구성체**(망상구조체, reticular formation)가 있는데 이러한 구조물은 뇌줄기 전체와 사이뇌까지 이어져 있다.

숨뇌에는 심장박동, 혈압, 호흡, 침분비, 기침, 구토 등을 조절하는 여러 가지 중요한 **생명중추**(vital center)들이 있으며 **일곱째 뇌신경핵**부터 **열두째 뇌신경핵**까지 6가지의 신경핵이 있다.

소 뇌

소뇌(cerebellum)는 네째뇌실에 의해 뇌줄기와 분리되어 있으며 뇌줄기와는 **위, 중간, 아래소뇌다리**(상, 중, 하소뇌각, superior middle and inferior cerebellar peduncles)에 의해 각각 중간뇌, 다리뇌, 숨뇌와 이어져 있다.

소뇌는 양쪽의 **소뇌반구**(cerebellar hemispheres)와 좁은 가운데 부분인 **소뇌벌레**(충양부,

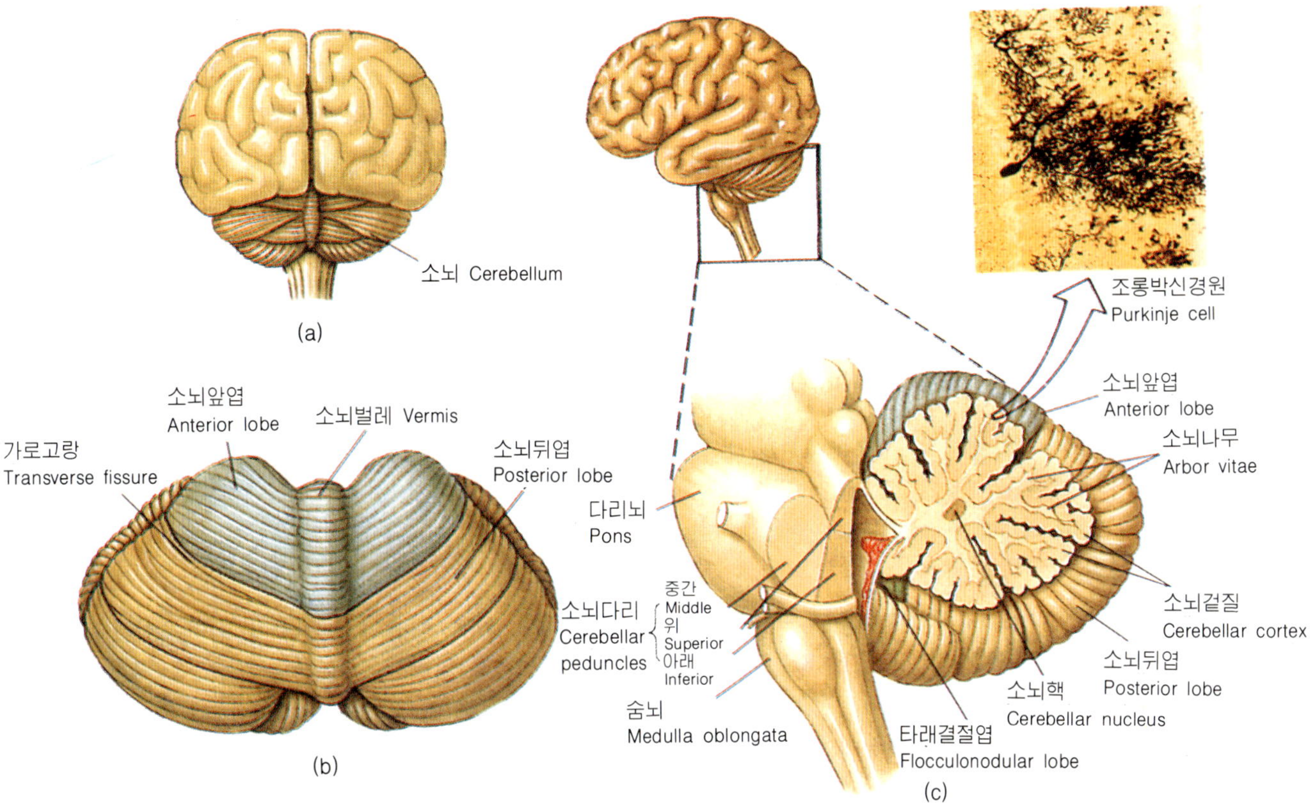

(a) 뇌의 후면, (b) 소뇌의 상면, (c) 소뇌의 시상절단면과 소뇌겉질의 조롱박신경원

* 그림 4-12. 소뇌, 교뇌와 연수

vermis)로 구성되어 있으며 표면은 얇은 회색질로 덮여 있다. 가로주름으로 **소뇌이랑**(folium)을 형성하고 이랑 사이의 **소뇌고랑**(sulcus)은 깊게 파여져 있어 정중단면에서 보면 나무가지 모양으로 보인다. 소뇌는 몸 전체의 뼈대근육들의 수축운동이 조화있게 이루어지도록 조정기능을 한다.

뇌 신 경

뇌신경(cranial nerve)은 대부분이 감각신경섬유와 운동신경섬유를 함께 가지고 있는 혼합신경(mixed nerve)이며 특히 셋째, 일곱째, 아홉째, 열째 뇌신경은 자율신경섬유인 **부교감신경섬유**(parasympathetic fibers)를 함유하고 있다. 안구, 코, 귀에 연결된 신경은 거의 감각신경섬유로 되어 있으며, 안구운동 근육들이나 기타 근육들을 지배하는 신경들의 주요성분은 운동신경섬유이나 많은 **고유감각신경섬유**(proprioceptive fibers)를 함유하고 있다(표 4-3).

1. 후각신경

후각신경(후신경, olfactory nerve)은 코안 천장부분의 특수한 **후각점막**(후점막, olfactory mucosa)에서 냄새감각을 전달하는 신경으로써 **벌집뼈 채판**에 뚫려 있는 구멍들을 지나 **후각망울**(후구, olfactory bulb)로 들어간다.

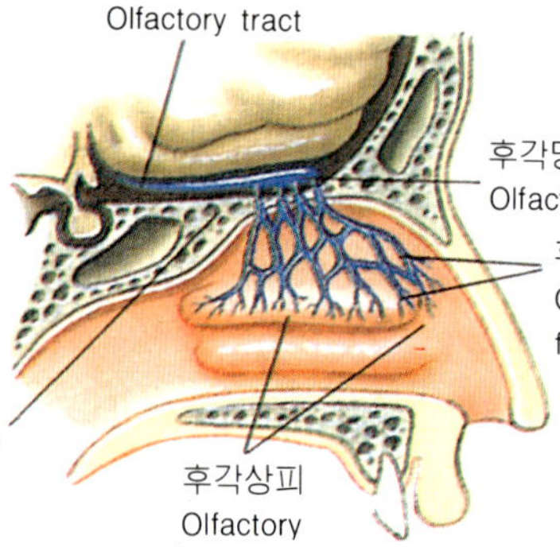

후각신경

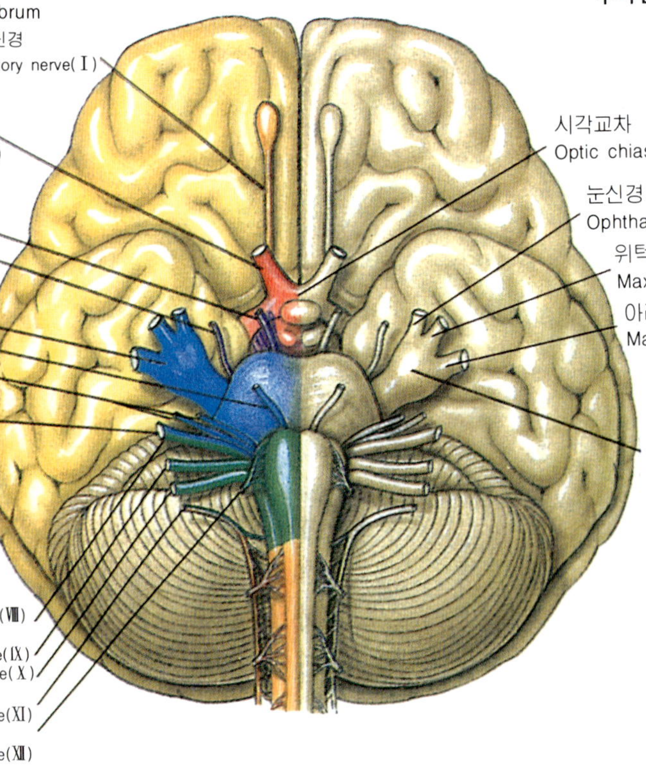

뇌의 하면(뇌신경의기시)

후각신경 * 그림 4-13. 뇌의 아래면(뇌신경의 시작부분)

표 4-3. 뇌 신 경

신 경	감각신경섬유			운동신경섬유		기 능
	수용체	세포체	종말	세포체	종말	
Ⅰ 후각신경 (후신경)	코점막(비점막)	코점막	후각망울			후각
Ⅱ 시각신경 (시신경)	망막	망막	가쪽무릎체, 일부는 중간뇌의 위둔덕			시각
Ⅲ 눈돌림신경 (동안신경)				중간뇌(중뇌) 몸운동신경:눈돌림신경핵 부교감신경:에딩거웨스티팔핵	눈운동근육들 (위빗근과 가쪽곧은근 제외). 섬모체근과 동공조임근 (섬모체신경절에서 연접)	눈알의 운동 동공 조절 순응
Ⅳ 도르레신경 (활차신경)				중간뇌	눈의 위빗근	눈의운동 고유감각
Ⅴ 삼차신경	머리와 얼굴의 피부, 점막, 치아	삼차신경절	뇌줄기(뇌간)의 삼차신경핵	다리뇌(교뇌)의 삼차신경운동핵	씹기근	얼굴 머리의 감각, 씹기운동
Ⅵ 갓돌림신경 (외전신경)				다리뇌	눈의 바깥곧은근	눈의 가쪽돌림
Ⅶ 얼굴신경 (안면신경)	혀의 앞 2/3의 맛봉우리(미뢰)	무릎신경절	숨뇌(연수)	다리뇌	얼굴과 머리의 근육들	얼굴표정 침분비, 맛감각
Ⅷ 안뜰달팽이신경 안뜰신경 (전정신경) 달팽이신경 (와우신경)	 안뜰(전정)과 반고리관 청각(코티)기관	 안뜰신경절 나선신경절	 다리뇌와 숨뇌 다리뇌와 숨뇌			 평형감각 청각
Ⅸ 혀인두신경 (설인신경)	인두와 혀의 뒤1/3, 목동맥동굴 및 목동맥소체	혀인두신경절 (위 및 아래)	숨뇌	숨뇌(연수)	인두의 붓인두근 부교감신경은 귀신경절을 거쳐 귀밑샘에.	혀의 맛과 일반감각, 인두의 운동, 침분비, 혈압과 호흡 조절
Ⅹ 미주신경	인두, 후두, 가슴안과 배안의 모든 장기, 목동맥소체, 혀뿌리와 인두의 점막	미주신경절 (위 및 아래)	숨뇌와 다리뇌	숨뇌-등쪽미주신경핵	가슴과 배안의 자율신경얼기들을 거쳐 인두, 후두, 내장의 근육들로	내장의 감각과 운동, 심장의 운동을 조절, 성대 발성을 조절, 목구멍의 맛감각 등.
XI 더부신경 (부신경)				척수의 위쪽 5~6 목분절, 숨뇌	어깨세모근 및 목빗근	어깨의 움직임 목운동
XII 혀밑신경 (설하신경)				숨뇌	혀의 근육	혀의 운동

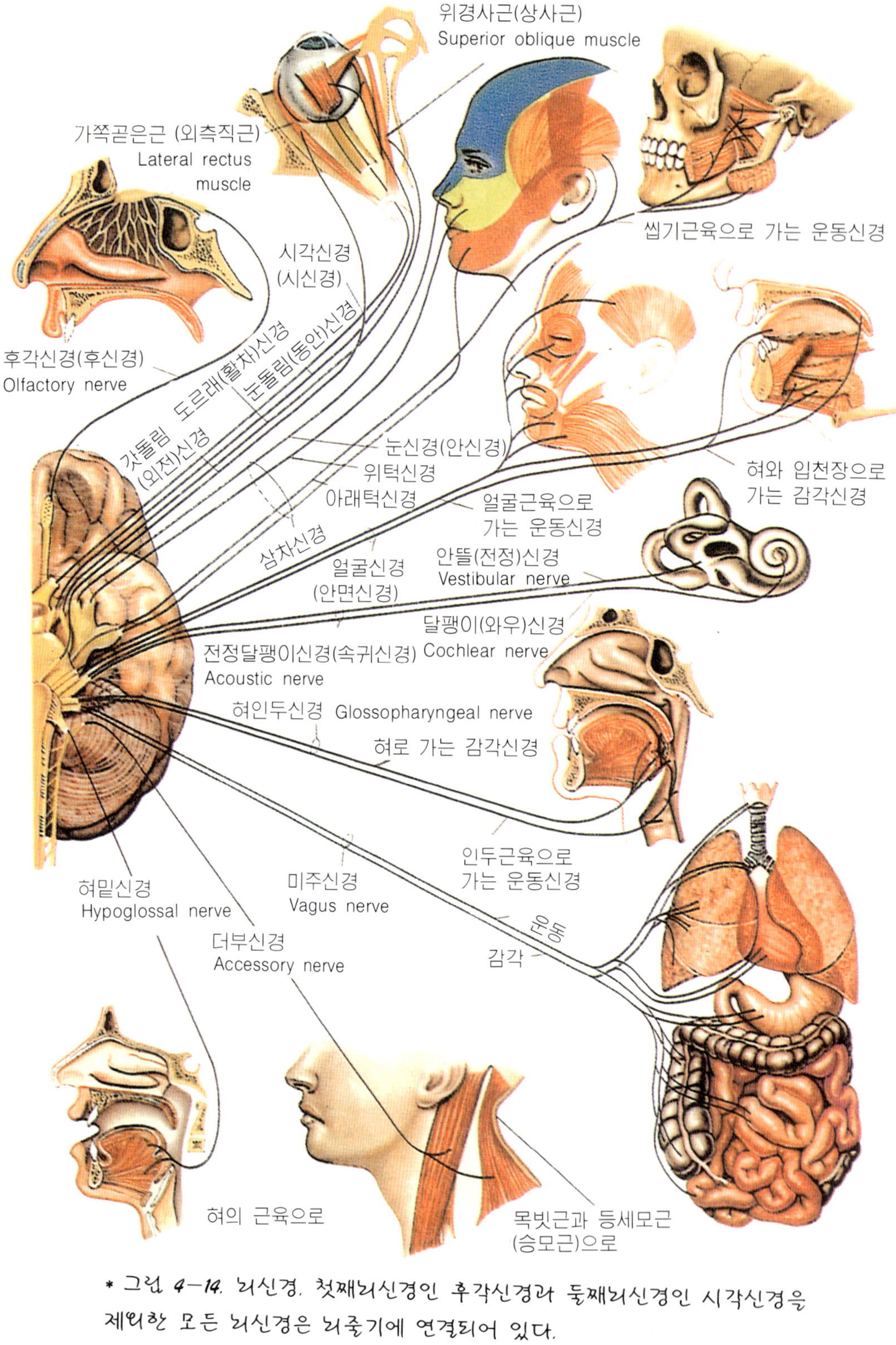

* 그림 4-14. 뇌신경. 첫째뇌신경인 후각신경과 둘째뇌신경인 시각신경을 제외한 모든 뇌신경은 뇌줄기에 연결되어 있다.

2. 시각신경

시각신경(시신경, optic nerve)은 **망막**(retina)에서 감지한 시각정보를 전달하는 신경으로써 안구의 뒷면에서 시작하여 **시각신경구멍**(시신경공, optic canal)을 통하여 머리 속으로 들어가서 반은 그대로 같은 쪽으로 가고 반은 **시각교차**(시신경교차, optic chiasm)에서 반대편으로 건너가서 **시각로**(시삭, optic tract)를 형성한다.

3. 눈돌림신경

눈돌림신경(동안신경, oculomotor nerve)은 안구를 움직이는 6개의 근육중에서 **위곧은근**(상직근, superior rectus), **아래곧은근**(하직근, inferior rectus), **안쪽곧은근**(내측직근, medial rectus), **아래빗근**(하사근, inferior oblique)의 4개를 지배한다. 또한, **동공**(pupil)의 크기를 조절하고 촛점을 조절하는 안구의 민무늬근육을 지배하는 **부교감신경섬유**도 함유되어 있다.

4. 도르레신경

도르레신경(활차신경, trochlear nerve)은 안구를 움직이는 6개의 근육중에서 **위빗근**(상사근, superior oblique)만을 지배하는 작은 신경으로써 유일하게 뇌줄기의 뒷면에서 나오는 뇌신경이다.

5. 삼차신경

삼차신경(trigeminal nerve)은 뇌신경 중에서 가장 큰 신경으로써 얼굴의 주된 감각신경이다.

이 신경은 **눈신경**(안신경, ophthalmic nerve), **위턱신경**(상악신경, maxillary nerve), **아래턱신경**(하악신경, mandibular nerve)의 세갈래로 갈라져 각각 얼굴의 윗부분, 중간부분, 아래부분을 1/3씩 나누어 지배하고 있다.

위턱신경과 아래턱신경에는 치아의 감각을 중추로 전달하는 **치아신경** 섬유가 있다.

아래턱신경에는 **씹기근육**(저작근, muscles of mastication)을 지배하는 운동신경섬유가 있다.

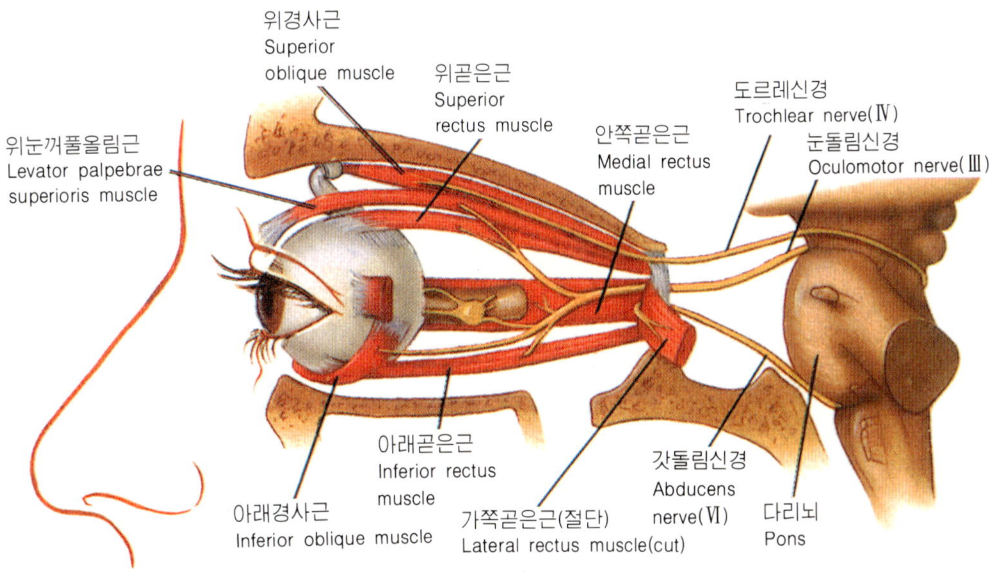

* 그림 4-15. 동안신경, 도르레신경 및 갓돌림신경.

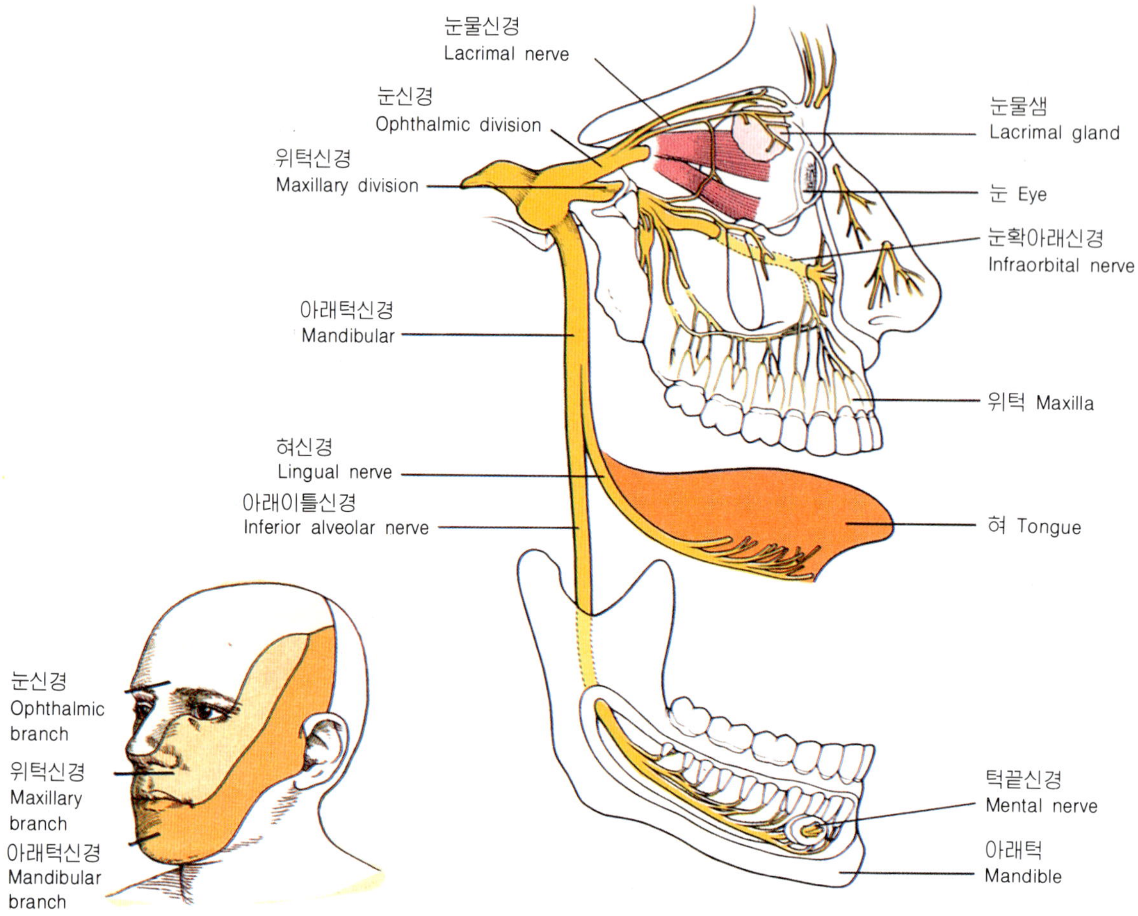

* 그림 4-16. 삼차신경 3갈래의 분포.

6. 갓돌림신경

갓돌림신경(외전신경, abducens nerve)은 안구를 움직이는 6개의 근육중에서 **가쪽곧은근**(외측직근, lateral rectus)만을 지배하는 신경이다.

눈돌림신경 및 도르레신경과 함께 서로 협동적으로 작용하여 양쪽 눈알의 운동을 정확하게 조절한다.

7. 얼굴신경

얼굴신경(안면신경, facial nerve)은 **표정근육**(muscles of expression)을 지배하는 **운동신경섬유**가 주된 것이다. 그 외에 **침샘**(타액선, salivary gland)들 중에서 **턱밑샘**(악하선, submandibular gland)과 **혀밑샘**(설하선, sublingual gland)으로 가는 부교감신경섬유인 **분비섬유**(secremotor fibers)를 가지고 있으며 혀의 앞부분 2/3에 분포하는 **미각신경섬유**도 가지고 있다.

8. 안뜰달팽이신경

안뜰달팽이신경(전정와우신경, vestibulocochlear

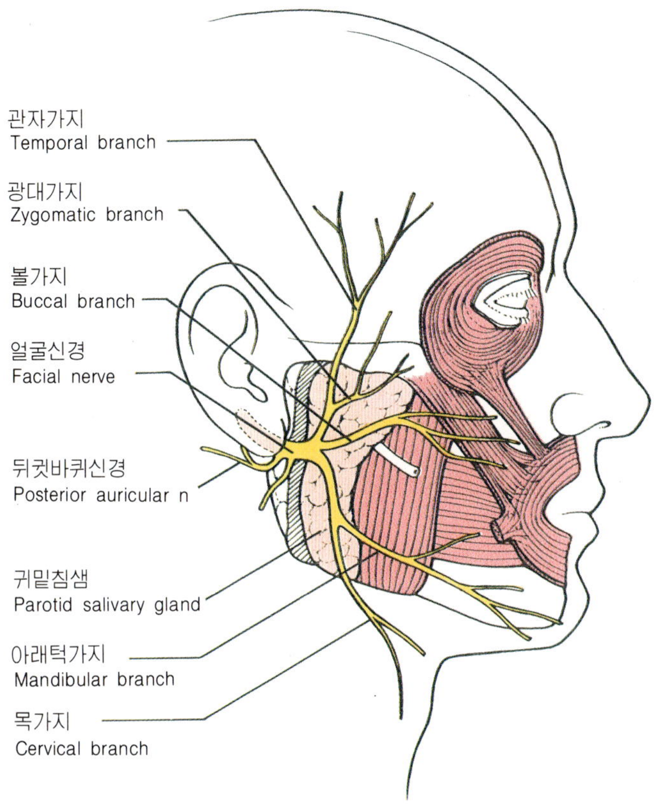

• 그림 4-17. 얼굴신경의 가지들.

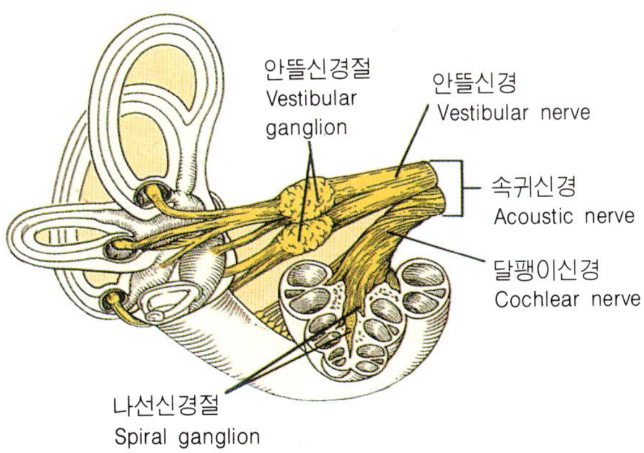

• 그림 4-18. 안뜰달팽이신경.

nerve)은 흔히 **속귀신경**(내이신경, auditory nerve)라고도 부르며 **달팽이**(와우각, cochlea)에서 시작되는 **달팽이신경**(와우신경, cochlear nerve)과 **안뜰기관**(전정기, vestibular apparatus)에서 시작되는 **안뜰신경**(전정신경, vestibular nerve)으로 구성되어 있다. 달팽이신경은 청각을 전달하므로 **청각신경**이라고 하며 안뜰신경은 몸의 평형감각을 전달하므로 **평형감각신경**이라고 한다.

9. 혀인두신경

혀인두신경(설인신경, glossopharyngeal nerve)은 **귀밑샘**(이하선, parotid gland)에 분포하는 **부교감신경섬유**, 인두(pharynx)의 근육을 지배하는 **운동신경섬유**, 혀의 뒷부분 1/3의 미각과 일반감각 및 인두점막의 일반감각을 전달하는 **미각신경섬유**와 **일반감각신경섬유**로 구성되어 있다.

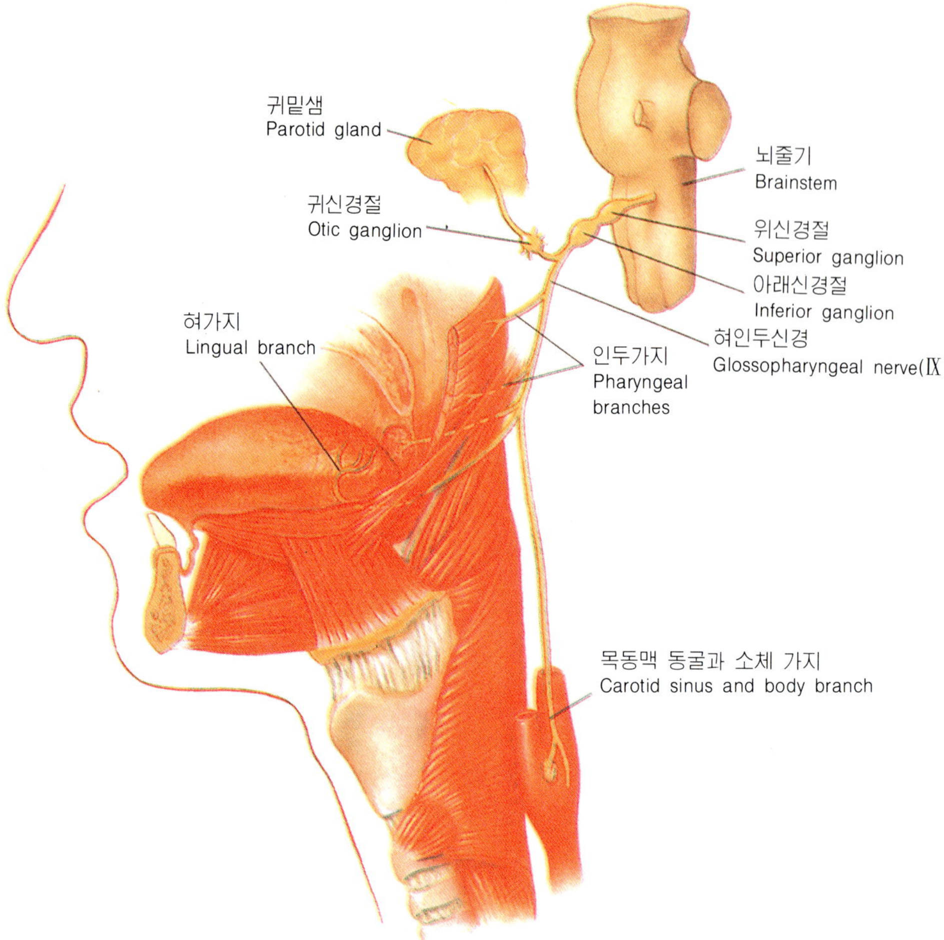

* 그림 4-19. 혀인두신경의 분포.

10. 미주신경

미주신경(vagus nerve)은 가슴안과 배안에 있는 여러 장기들의 운동을 조절하는 **부교감신경섬유**가 주종을 이루고 있고 인두(pharynx)와 후두(larynx)의 미각, 일반감각 및 운동을 담당하고 있으며 그 외에 내장의 감각을 전달한다.

11. 더부신경

더부신경(부신경, accessory nerve)은 뇌에서 시작하는 **뇌뿌리**(cranial root)와 척수에서 시작하는 **척수뿌리**(spinal root)가 있다.

뇌뿌리는 숨뇌의 미주신경뿌리 바로 아래에서 나와 미주신경과 합쳐져 인두와 후두의 근육에 분포한다.

척수뿌리는 목척수에서 시작하여 **큰구멍**(대공, foramen magnum)을 지나 머리속으로 들어가서 뇌뿌리와 합쳐졌다가 **목정맥구멍**(경정맥공, jugular foramen)으로 나오면서 다시 분리되어 **등세모근**(승모근, trapezius)과 **목빗근**(흉쇄유돌근, sterno-cleidomastoid)을 지배한다.

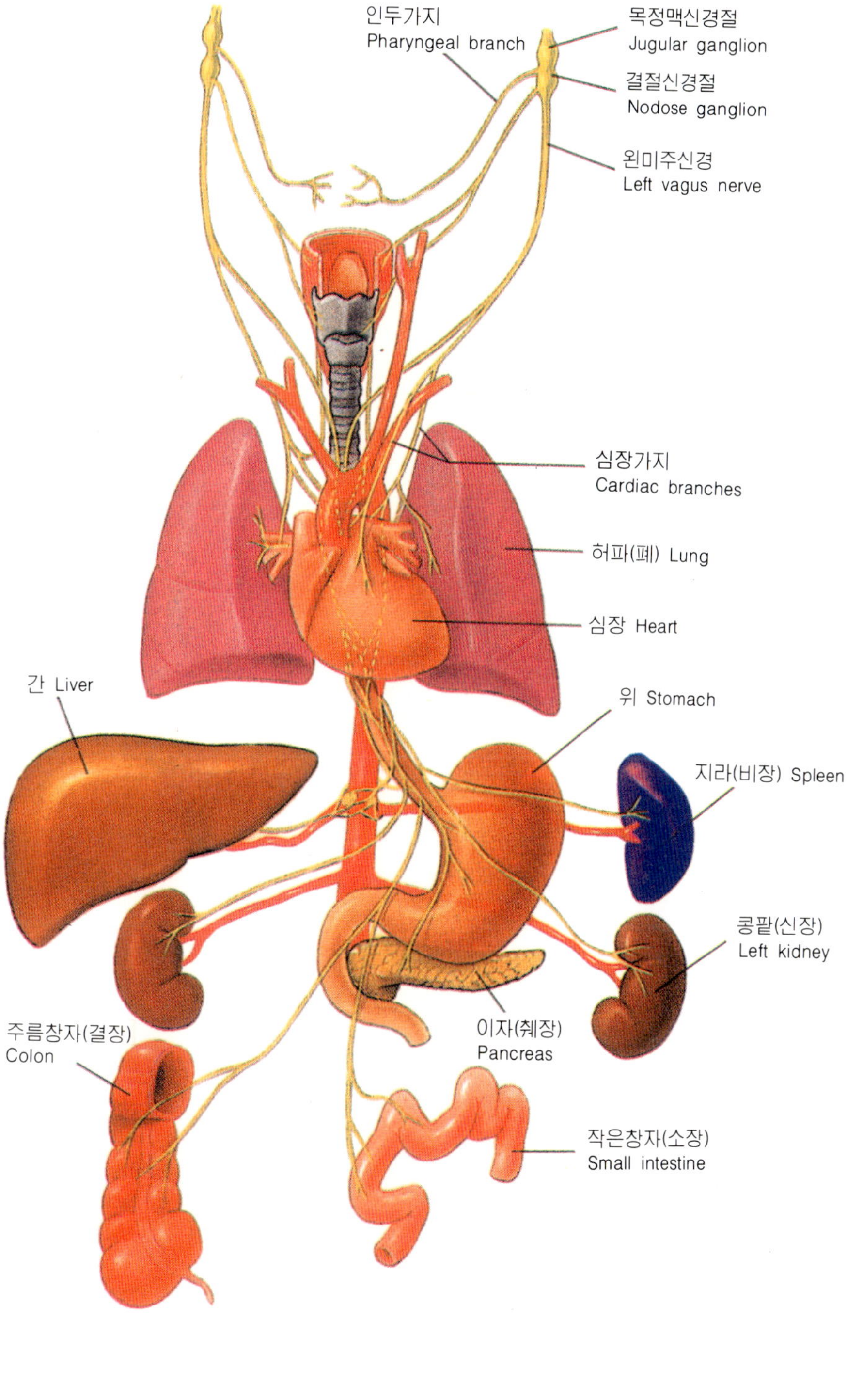
인두가지
Pharyngeal branch
목정맥신경절
Jugular ganglion
결절신경절
Nodose ganglion
왼미주신경
Left vagus nerve
심장가지
Cardiac branches
허파(폐) Lung
심장 Heart
간 Liver
위 Stomach
지라(비장) Spleen
콩팥(신장)
Left kidney
주름창자(결장)
Colon
이자(췌장)
Pancreas
작은창자(소장)
Small intestine

* 그림 4-20. 미주신경.

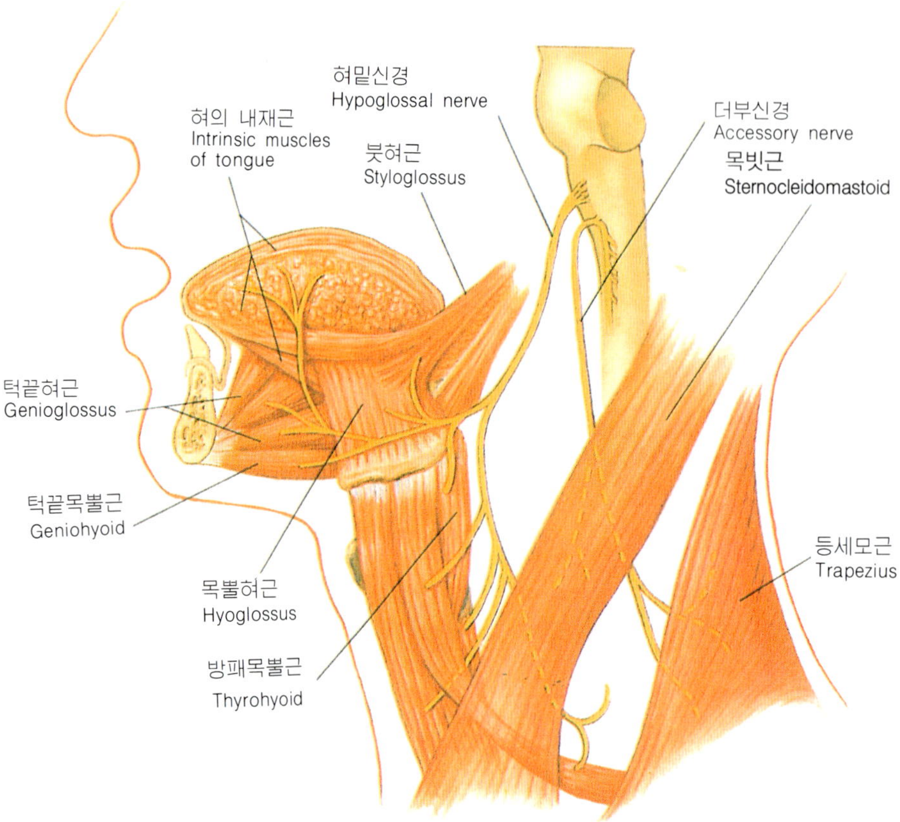

* 그림 4-21. 더부신경과 혀밑신경.

12. 혀밑신경

혀밑신경(설하신경, hypoglossal nerve)은 혀의 외인성 및 내인성의 모든 근육을 지배하는 **운동신경**이다.

뇌의 보호 및 버팀 구조물

뇌척수막

뇌와 척수를 싸고 있는 **뇌막**(수막, meninges)은 3층으로 되어있다.

속층인 **연질막**(연막, pia mater)은 아주 얇은 막으로써 뇌의 표면에 밀착되어 있다.

중간층인 **거미막**(지주막, arachnoid mater)은 **거미막밑공간**(지주막하강, subarachnoid space)을 사이에 두고 연질막과 떨어져 있다. 이 공간에는 많은 기둥모양의 구조가 있는데 이것을 **거미막잔기둥**(지주, arachnoid trabeculae)이라고 하고 **뇌척수액**(cerebrospinal fluid)으로 채워져 있다.

겉층인 **경질막**(경막, dura mater)은 바깥층의 **뼈막층**(골막층, periosteal layer)과 속층의 **뇌막층**(meningeal layer)의 2층으로 구성되어 있으나 **정맥동굴**(정맥동, venous sinus)이 있는 곳을 제외하고는 서로 붙어 있다. 경질막은 뇌를 경계짓는 4개의 칸막이를 형성하여 뇌의 틈새속으로 뻗어 들어가서 뇌의 흔들림을 방지하고 있는데, 양쪽 대뇌반구 사이의 **대뇌낫**(대뇌겸, falx cerebri), 소뇌와 대뇌 사이의 **소뇌천막**(tentorium cerebelli), 소뇌반구 사이의 **소뇌낫**(소뇌겸, falx cerebelli), 뇌하수체를 나비뼈의 뇌하수체오목에 가두어 두는 **안장가로막**(안격막, diaphragma sellae) 등이 있다.

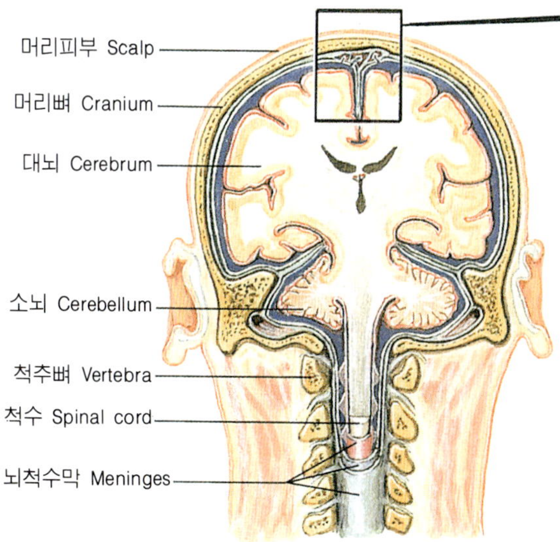

(a) 뇌를 싸고 있는 구조물

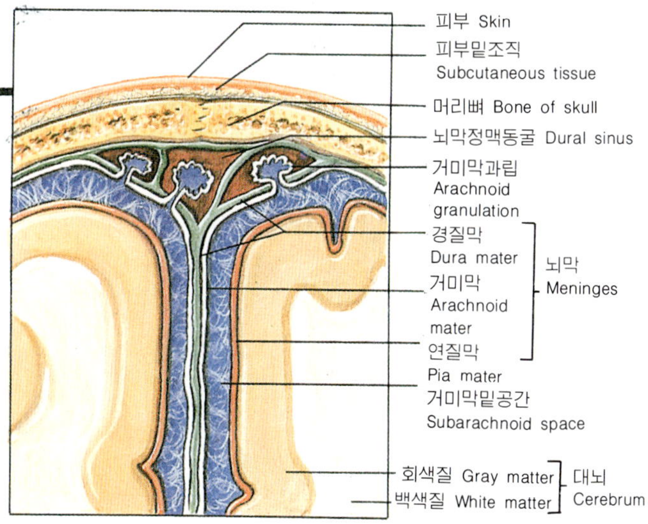

(b) 뇌막의 3층구조

* 그림 4-22. 뇌의 보호구조물.

뇌실과 뇌척수액

뇌실(ventricle)은 대뇌반구 속에 있는 오른 및 왼 **가쪽뇌실**(측뇌실, lateral ventricle)과 사이뇌(간뇌)사이에 있는 **셋째뇌실**(3rd ventricle) 및 다리뇌(교뇌, pons)와 숨뇌(연수, medulla oblongata) 뒤의 **넷째뇌실**(제4뇌실, 4th ventricle)등으로 되어 있다(그림 4-23). 양쪽의 가쪽뇌실과 셋째뇌실은 **뇌실사이구멍**(실간공, interventricular foramen of Monro)으로 연결되어 있으며 셋째뇌실과 넷째뇌실은 중간뇌의 뇌실에 해당하는 **중간뇌수도**(중뇌수도, mesencephalic aqueduct, 흔히 **대뇌수도**, cerebral aqueduct라고도 함)를 통해 서로 이어져 있다.

중추신경계통의 속공간인 뇌실과 바깥에 있는 거미막밑공간은 모두 **뇌척수액**으로 채워져 있어 중추신경계통은 뇌척수액에 담겨 있다고 할 수 있다. 뇌실과 거미막밑공간과의 교통은 넷째뇌실에 양쪽 옆으로 뚫린 1쌍의 **루쉬카구멍**(lateral foramen of Luschka)과 정중면에 뒷쪽으로 뚫린 1개의 **마젠디구멍**(median foramen of Magendie)을 통해 이루어지고 있다.

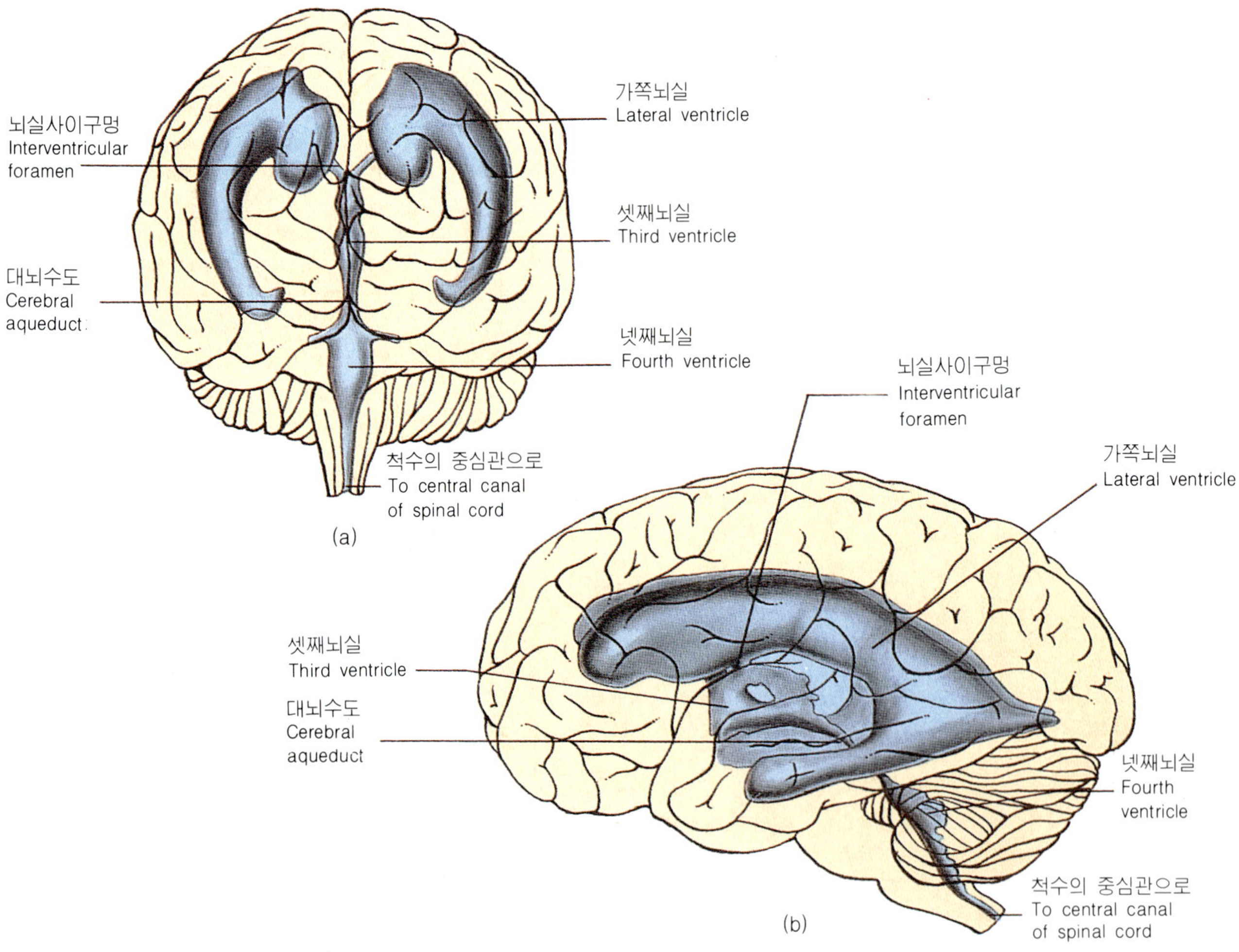

* 그림 4-23. 대뇌와 뇌줄기 속의 뇌실들. 왼쪽은 앞에서 본 모양이고 오른쪽은 옆에서 본 모양임.

뇌척수액은 가쪽뇌실과 넷째뇌실에 있는 **맥락얼기**(맥락총, choroid plexus)에서 하루 약 500㎖정도가 만들어지며 가쪽뇌실에서 뇌실사이구멍, 셋째뇌실 및 중간뇌수도를 통하여 넷째뇌실로 간 후 루쉬카구멍과 마젠디구멍을 통해서 거미막밑공간으로 흘러 들어가고 주로 **거미막과립**(지주막과립, arachnoid granulations)으로 흡수되어 **위시상정맥동굴**(상시상정맥동, superior sagittal sinus)로 들어간다. 뇌척수액의 양은 약 120~150㎖이다.

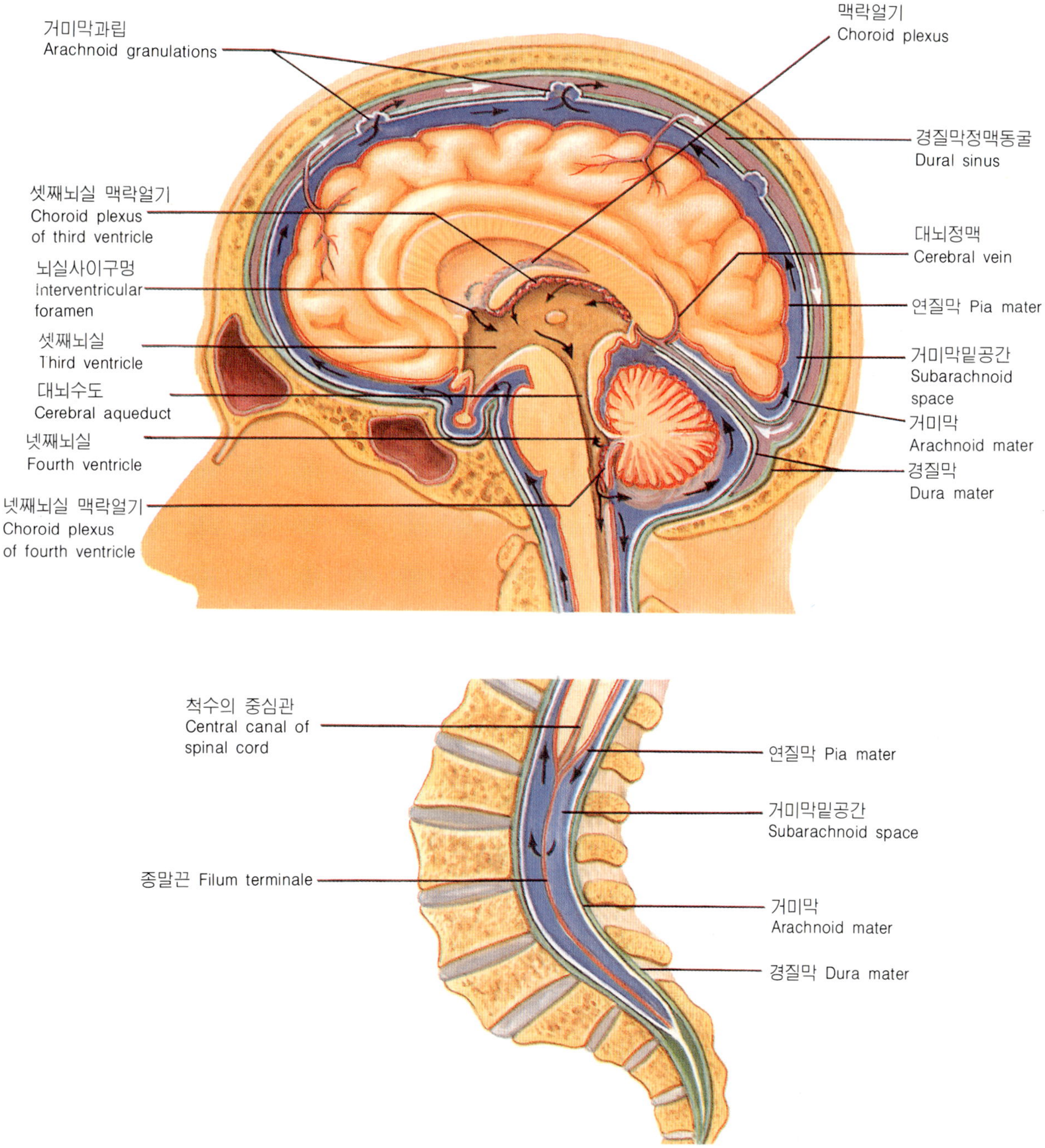

* 그림 4-24. 뇌척수액의 순환

뇌의 혈관 분포

뇌의 혈액은 빗장밑정맥(쇄골하정맥, subclavian vein)의 가지인 **척추동맥**(vertebral artery)과 온목동맥(총경동맥, common carotid artery)에서 분지된 **속목동맥**(내경동맥, internal carotid artery)에 의해 공급된다.

척추동맥은 목뼈 양쪽의 **가로구멍**(횡돌기공, transverse foramen)으로 올라가서 **큰구멍**(대공, foramen magnum)을 통하여 머리속으로 들어오면서 **뇌막가지**, **앞척수동맥**(anterior spinal artery), **뒤척수동맥**(posterior spinal artery), **넷째뇌실가지**, **숨뇌가지** 및 **뒤아래소뇌동맥**(posterior cerebellar artery)을 분지한 후에 다리뇌의 앞면에서 서로 합쳐져 **뇌바닥동맥**(뇌저동맥, basilar artery)이 된다. 뇌바닥동맥은 **앞아래소뇌동맥**(anterior inferior cerebellar artery), **다리뇌동맥**, **다리뇌가지**, **위소뇌동맥**(superior cerebellar artery)을 분지한 후에 다시 갈라져 대뇌반구의 바닥과 뒤부분에 분포하는 **뒤대뇌동맥**(posterior cerebral artery)이 된다.

속목동맥은 관자뼈의 바위부분에 있는 **목동맥관**(경동맥관, carotid canal)을 통해 머리속으로 들어와 대뇌의 앞쪽에 분포하는 **앞대뇌동맥**(anterior cerebral artery)과 가쪽에 분포하는 **중간대뇌동맥**(middle cerebral artery)으로 된다. 3개의 대뇌동맥 사이를 **앞교통동맥**과 **뒤교통동맥**(anterior and posterior communicating arteries)이 연결하여 뇌의 바닥에서 **대뇌동맥고리**(cerebral arterial circle of Willis)라는 7각형의 문합을 형성한다.

정맥의 흐름은 경질막에 있는 **정맥동굴**(venous sinus)들을 통해 주로 이루어지며 **속목정맥**(내경정맥, internal jugular vein)을 형성하여 밖으로 빠져나간다.

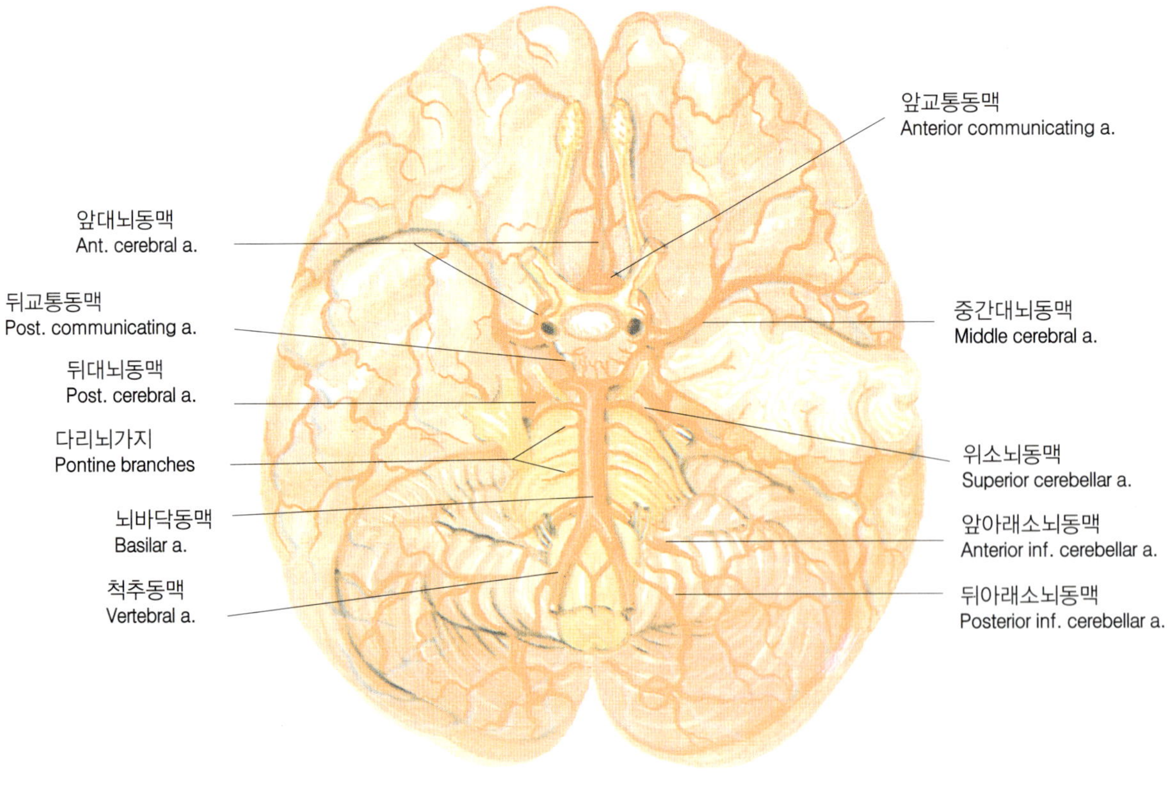

＊ 그림 4-25. 뇌바닥의 동맥분포.

척 수

척수(spinal cord)는 큰구멍(대공) 부위에서 숨뇌와 이어져 둘째허리뼈(L_2) 높이까지의 척주관(vertebral canal)속에 들어 있으며 그 길이는 약 45cm 정도이다. 척수도 뇌막과 뇌척수액으로 싸여 있으며 특히 양 가쪽의 경질막에서 삼각형모양의 **치아인대**(치상인대, denticulate ligment)들이 줄지어 연질막으로 이어져 척수를 고정시키고 있다. 척수가 끝난 부위보다 아래인 둘째허리뼈 아래의 척주관에는 척수신경이 말꼬리모양으로 길게 뻗어있어 **말총**(마미, cauda equina)이라고 한다. 척수는 팔과 다리로 가는 신경이 시작하는 부위에서 팽대되어 있어 각각 **목팽대**(경팽대, cervical enlargement)와 **허리팽대**(요팽대, lumbar enlargement)라고 한다.

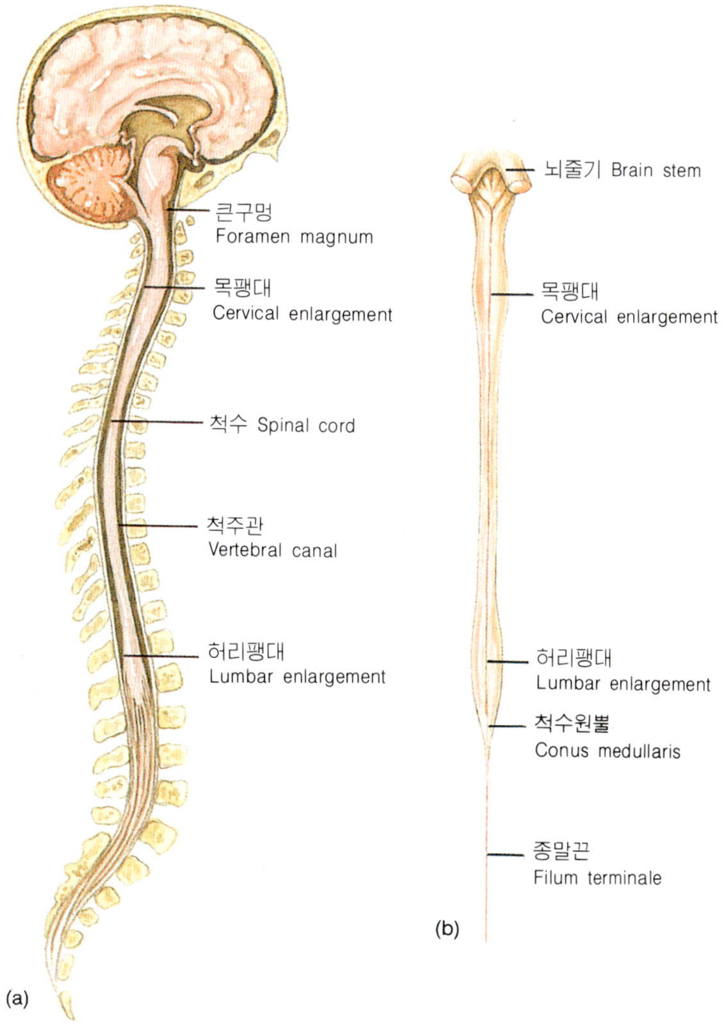

* 그림 4-26. 머리뼈의 큰구멍에서 둘째허리뼈까지 척수관 속에 들어있는 척수.

척수의 횡단면은 타원형이며 가운데에는 나비모양의 회색질이 있고 가장 자리는 백색질이 둘러 싸고 있다. 단면에서 보이는 회색질의 돌기를 그 방향에 따라 **앞뿔**(전각, anterior horn), **뒤뿔**(후각, posterior horn)이라 부르고 가슴부와 허리부 상부(T_1~L_2)에는 자율신경핵이 **가쪽뿔**(측각, lateral horn)을 형성하고 있다.

척수의 앞면에는 **앞정중틈새**(전정중열, anterior median fissure)가 깊게 파져있고 그 앞에 **앞척수동맥**(anterior spinal atrery)이 존재한다. 뒤에는 정중선과 그 양 옆에 2개의 얕은 홈이 파져 있어 각각 **뒤정중고랑**(후정중구, posterior median sulcus)과 **뒤가쪽고랑**(후외측구, posterior lateral sulcus)이라고 한다. 백색질에서 앞뿔과 앞정중틈새사이를 **앞섬유단**(전삭, anterior funiculus), 앞뿔과 뒤뿔 사이를 **가쪽섬유단**(측삭, lateral funiculus), 뒤뿔과 뒤정중고랑 사이를 **뒤섬유단**(후삭, posterior funiculus)이라고 한다. 백색질은 뇌와 연결된 오름 및 내림전도로가 존재하는 곳이다.

척수의 양쪽에 앞뒤로 **척수신경뿌리**가 나와 각각 **앞뿌리**(전근, anterior root), **뒤뿌리**(후근, posterior root)라고 한다. 앞뿌리는 앞뿔의 운동신경세포에서 시작되는 운동신경섬유들이며 뒤뿌리는 **뒤뿌리신경절**(후근신경절, posterior root ganglia)의 축삭인 감각신경섬유들이다. 뒤뿌리와 앞뿌리가 합쳐져 **척수신경**(spinal nerve)을 형성한다.

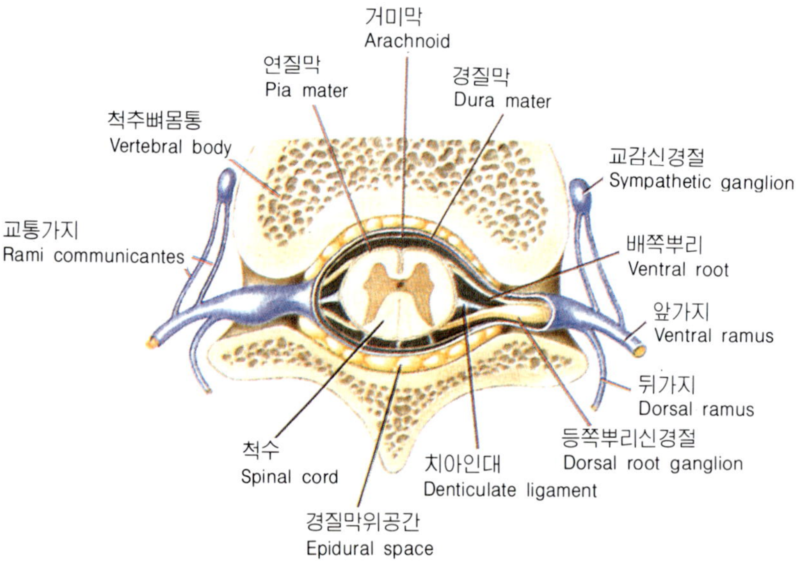

* 그림 4-27. 척수의 가로절단면.

척수신경

척수신경(spinal nerve)은 각각의 이름을 가지고 있지 않고 신경이 척주관을 빠져나가는 척추의 높이에 따라 이름이 붙여져 있다.

목신경(경신경, cervical nerve)은 바로 밑에 있는 척추뼈의 이름을 따라 부르고 그 이하에서는 바로위의 척추뼈의 이름을 따라 부른다. 따라서 목신경은 마지막 일곱째목뼈의 아래 것까지 8쌍(척추뼈보다 1개 더 많음)이고 **가슴신경**(흉신경, thoracic nerve)은 12쌍, **허리신경**(요신경, lumbar nerve)이 5쌍, **엉치신경**(천신경, sacral nerve)이 5쌍, **꼬리신경**(미신경, coccygeal nerve)이 1쌍으로써 모두 31쌍이다.

척수신경은 척주관을 빠져나가면서 바로 **앞가지**(전지, anterior ramus)와 **뒤가지**(후지, posterior ramus)로 나뉘어 뒤가지는 등쪽의 근육과 피부에 분포하고 앞가지는 나머지 몸통벽을 둘러싸듯이 분포하고 있다.

척수신경 중에서 가슴부에 분포하는 **갈비사이신경**(늑간신경, intercostal nerve, 그림 4-28)만이 원래의 형태를 잘 유지하고 있고 다른 부위는 서로 합쳐지고 나뉘어짐으로써 복잡한 **신경얼기**(신경총, nerve plexus)을 형성하고 있다. 이러한 얼기형태는 팔다리를 지배하는 신경들에서 특히 복잡하게 발달되어 있다.

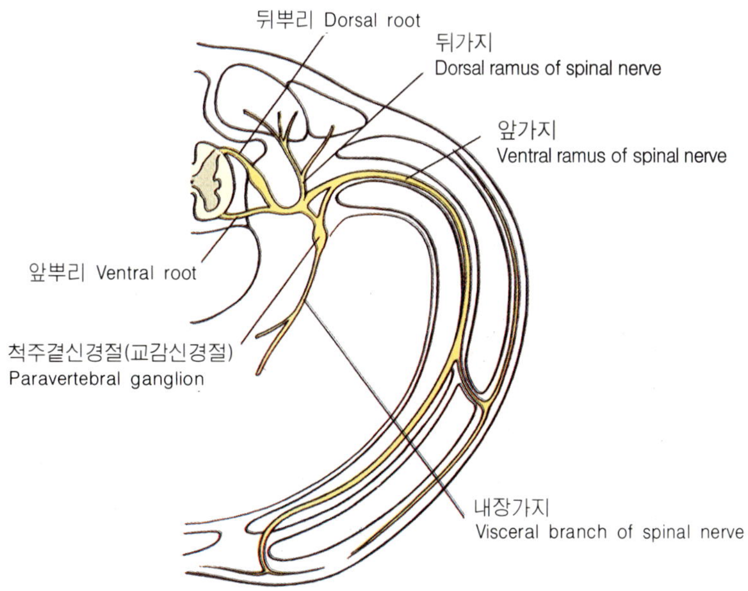

* 그림 4-28. 전형적인 척수신경(*spinal nerve*)인 갈비사이신경(*intercostal nerve*).

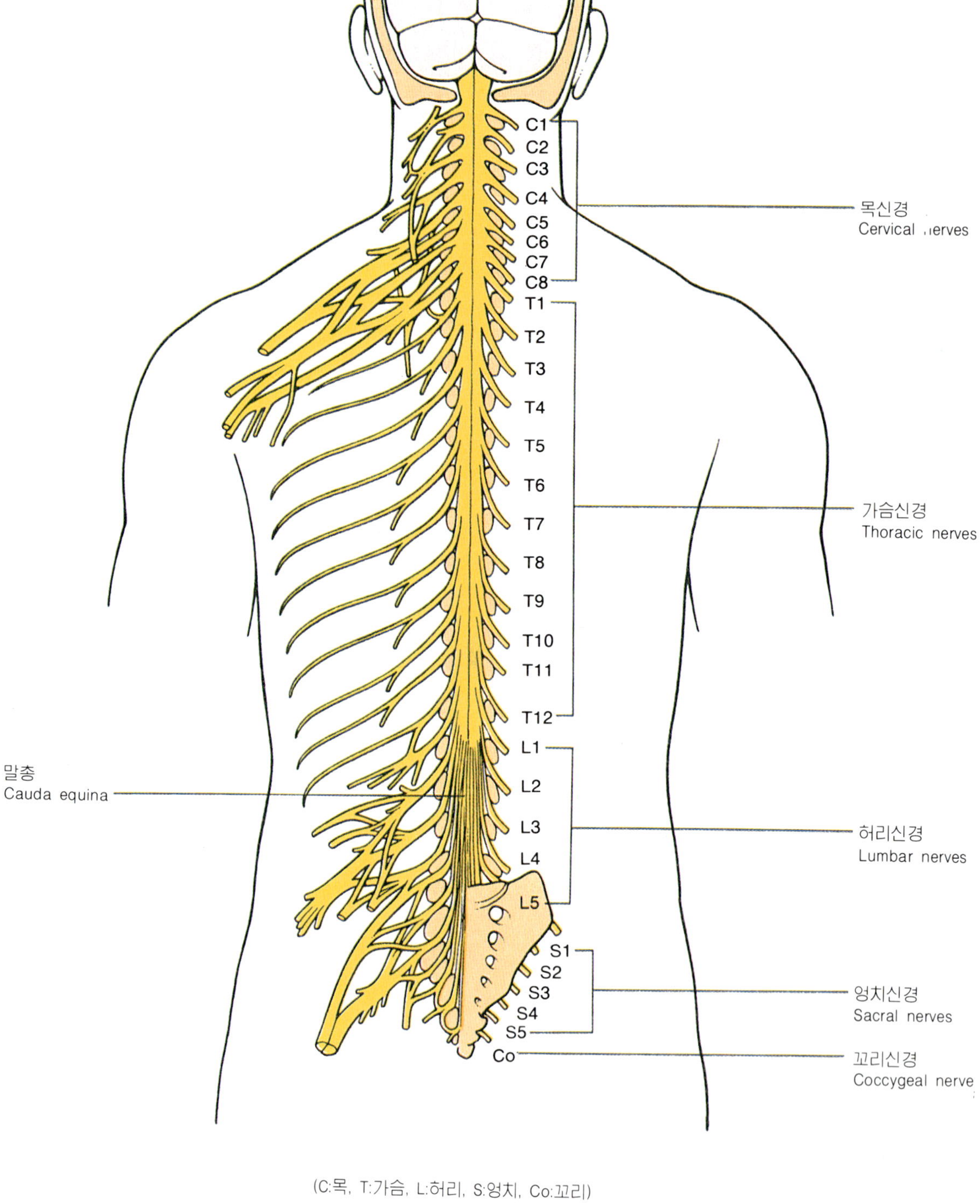

* 그림 4-29. 척수에 이어진 31쌍의 척수신경.

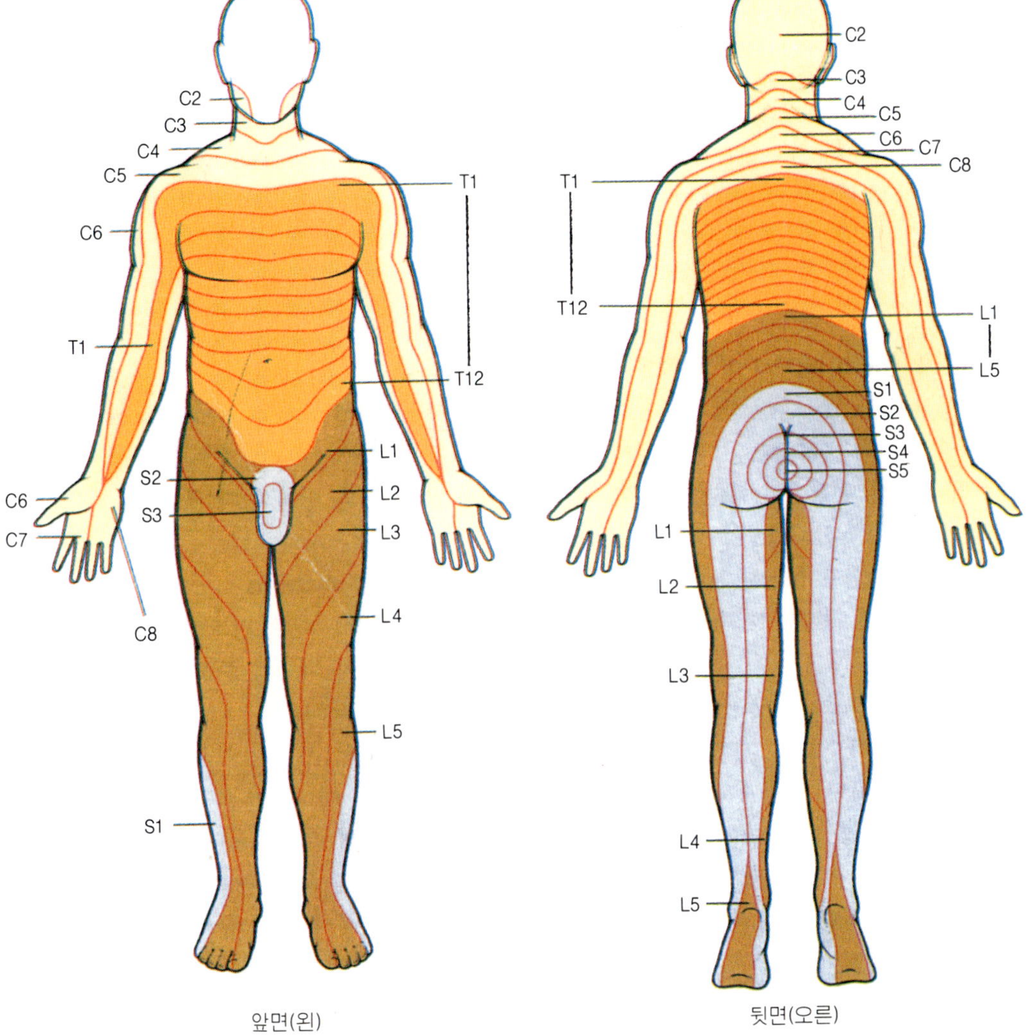

* 그림 4-30. 전신의 피부에 분포하는 척수신경.
(C는 목신경, T는 가슴신경, L은 허리신경, S는 엉치신경)

목신경얼기

목신경얼기(경신경총, cervical plexus)는 첫째~넷째목신경(C_1~C_4)에 의해 이루어지는 작은 신경얼기로 가장 중요한 신경은 횡격막을 지배하는 **횡격막신경**(phrenic nerve)이고 다른 가지들은 목의 근육들과 피부에 분포한다.

팔신경얼기

팔신경얼기(완신경총, brachial plexus)은 다섯째~여덟째목신경과 첫째가슴신경(C_5~T_1)으로 구성되어 있으며 팔로 가는 4개의 큰 신경과 많은 작은 가지를 내고 있다.

팔신경얼기에서 나오는 큰 신경으로는 **근육피부신경, 정중신경, 자신경, 노신경**이 있으며 그 외에 **겨드랑신경**이 있다.

1. 근육피부신경

근육피부신경(근피신경, musculocutaneous nerve)은 위팔의 굽힘근육(굴근, flexors)들에 분포하고 아래팔 안쪽의 감각을 담당한다.

2. 정중신경

정중신경(median nerve)은 아래팔에서 자쪽손목굽힘근(척측수근굴근)과 깊은손가락굽힘근(심수지굴근)의 안쪽 반을 제외한 모든 굽힘근육들을 지배하고 손의 엄지두덩근육(모지구근)들과 가쪽의 벌레근(충양근) 2개를 지배하며 그 곁의 피부에 분포한다.

3. 자신경

자신경(척골신경, ulnar nerve)은 위팔뼈의 안쪽 위관절융기(내측상과, medial epicondyle) 뒤를 지나며 아래팔에서는 정중신경이 지배하지 않는 자쪽 손목굽힘근과 깊은손가락굽힘근 2개만을 지배하고 손바닥에서는 짧은손바닥근(단장근), 새끼두덩근육(소지구근)들, 엄지모음근(모지내전근), 뼈사이근(골간근) 7개, 안쪽의 벌레근(충양근) 2개를 지배하며 그 표면의 피부에 분포한다.

4. 노신경

노신경(요골신경, radial nerve)은 팔 전체의 모든 폄근을 지배한다. 또한 위팔, 아래팔 및 손등의 피부에 분포한다.

5. 겨드랑신경

겨드랑신경(액와신경, axillary nerve)은 어깨세모근(삼각근)과 작은원근(소원근)을 지배하고 어깨관절(견관절)과 어깨부위 피부에 분포한다.

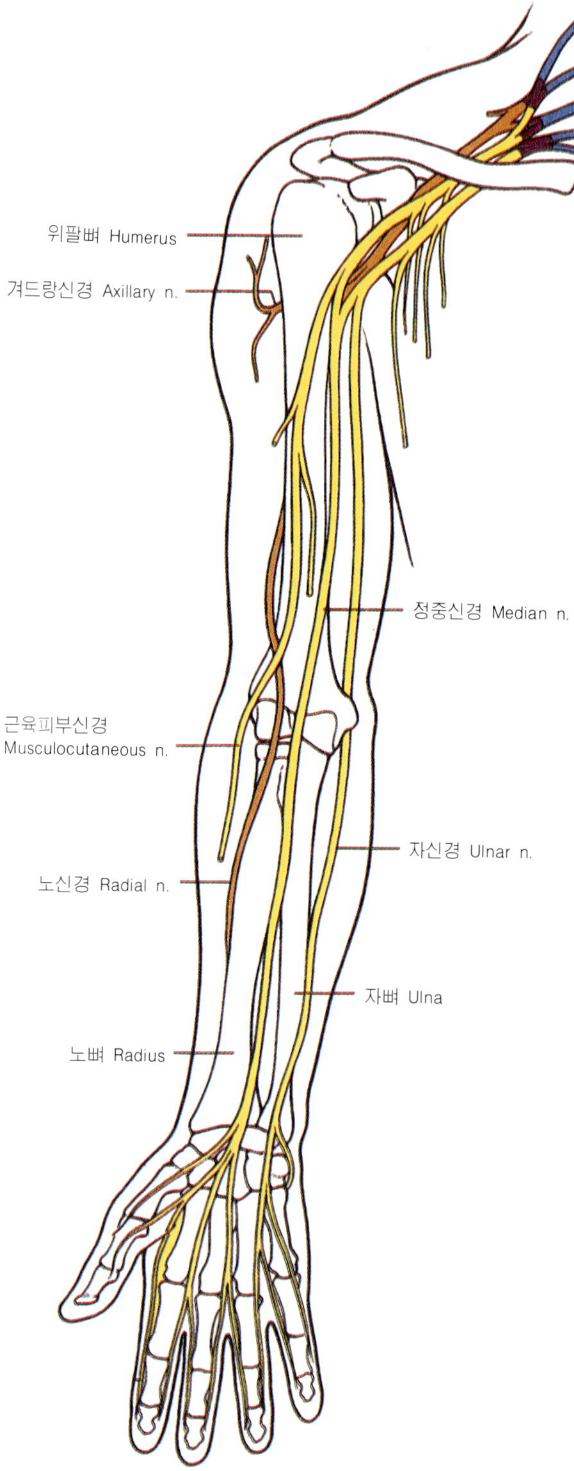

* 그림 4-31. 팔신경얼기에서 갈라져 나와서 팔에 분포하는 신경들.

허리엉치신경얼기(Lumbosacral plexus)

허리엉치신경얼기(요천신경총, lumbosacral plexus)는 골반과 볼기에 있는 구조들과 다리 전체를 지배하며 첫째허리신경~셋째엉치신경($L_1 \sim S_3$)으로 구성되어 있는데 흔히 **허리신경얼기**(요신경총, lumbar plexus, $L_1 \sim L_4$)와 **엉치신경얼기**(천신경총, sacral plexus, $L_5 \sim S_3$)의 두 부분으로 나누어 기술하고 있다. 허리신경얼기에서 나온 대표적인 신경은 **넙다리신경**(대퇴신경, fermoral nerve)과 **폐쇄신경**(obturator nerve)이고 엉치신경얼기의 대표적인 신경은 **궁둥신경**(좌골신경, sciatic nerve)이며

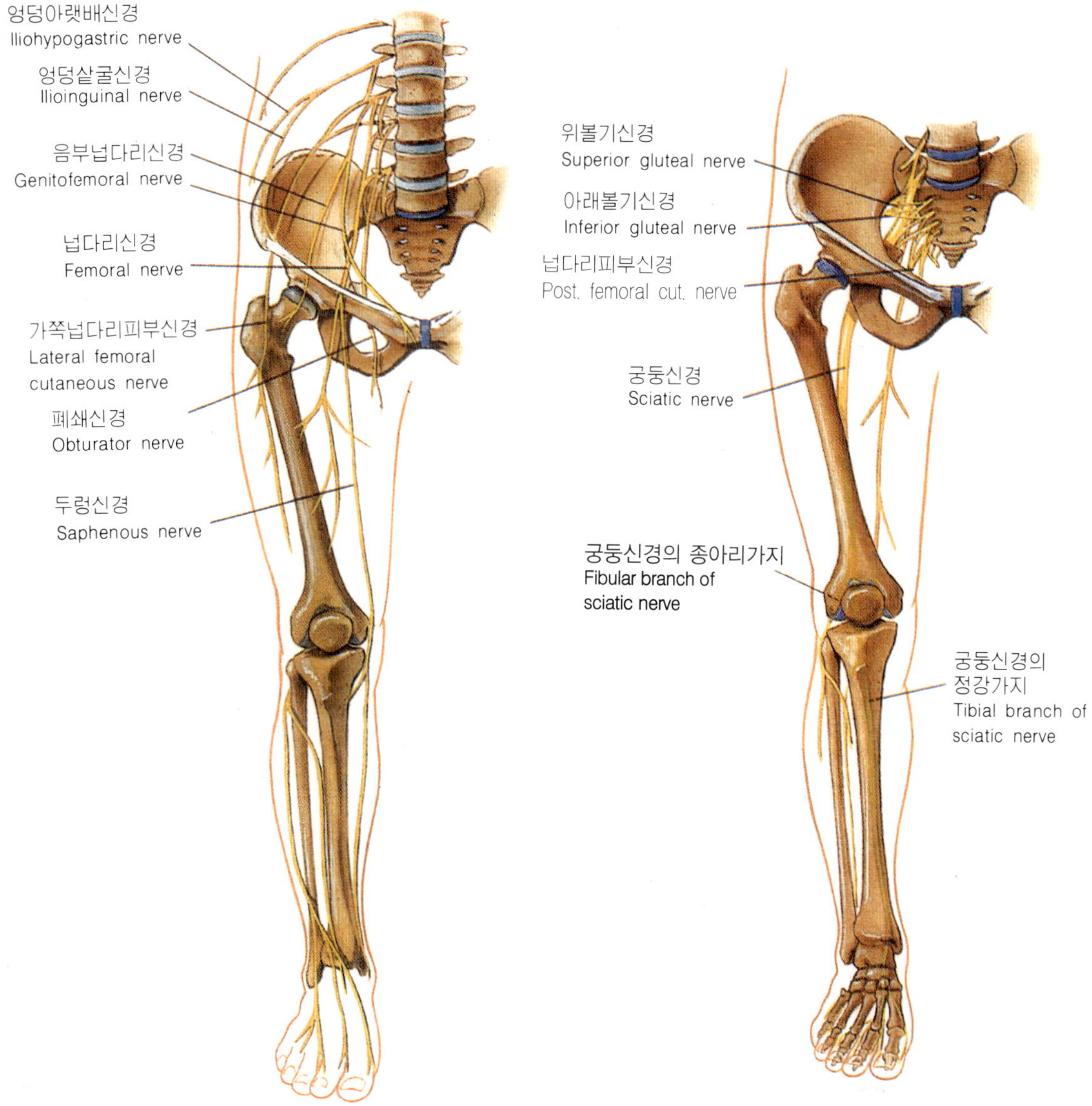

* 그림 4-32. 허리엉치신경얼기. 허리신경얼기에서 나오는 넙다리신경과 폐쇄신경(왼). 엉치신경얼기에서 나오는 궁둥신경 및 그 가지(오른).

그 외에 볼기부분의 근육들과 피부에 분포하는 **볼기신경**(둔부신경, gluteal nerve)들, 넙다리 뒷부분에 분포하는 **넙다리피부신경**(대퇴피신경, cutaneous nerve of thigh)들, 샅부위(회음부)에 분포하는 **음부신경**(pudendal nerve), 꼬리뼈 끝부위에 분포하는 **꼬리신경**(미신경, coccygeal nerve)이 있다.

1. 넙다리신경

넙다리신경(대퇴신경, fermoral nerve)은 샅인대 아래를 지나 넙다리 앞면에 있는 **넙다리네갈래근**(대퇴사두근, quadriceps femoris)을 지배하고 피부가지인 **두렁신경**(복제신경, saphenous nerve)을 내어 종아리 앞과 내측의 피부에 분포한다.

2. 폐쇄신경

폐쇄신경(obturator nerve)은 폐쇄구멍을 지나 넙다리 안쪽의 모음근육(내전근, adductors)들을 지배하고 피부에 분포한다.

3. 궁둥신경

궁둥신경(좌골신경, sciatic nerve)은 우리 몸에서 가장 큰 신경이다. 골반의 큰궁둥이뼈패임(대좌골절흔)을 지나 넙다리의 뒤쪽으로 들어가 넙다리 뒤부분의 근육들을 지배하고 오금부위에서 **온종아리신경**(총비골신경, common fibular nerve)과 **정강신경**(경골신경, tibial nerve)으로 나뉜다.

온종아리신경은 종아리뼈의 목부위를 바깥쪽에서 감아 돌면서 아래다리 가쪽에 있는 종아리근육(비골근, fibular muscle)들을 지배하는 가지들을 분지한 후 발등의 피부에 분포하는 **얕은종아리신경**(천비골신경, superficial fibular nerve)을 분지하고 나머지는 아래다리의 앞쪽의 폄근육(신근, extensor)들을 지배하는 **깊은종아리신경**(심비골신경, deep peroneal nerve)이 된다.

정강신경은 아래다리 뒷부분의 모든 근육들을 지배하고 발목의 안쪽을 지나 발바닥으로 들어가면서 **안쪽** 및 **가쪽발바닥신경**(내측 및 외측 족저신경, medial and lateral plantar nerves)으로 갈라져 발바닥의 모든 근육들을 지배한다.

기능적 고찰

반 사

반사(reflex)기능을 하는 **반사고리**(반사궁, reflex arc)는 신경계통의 가장 기본이 되는 연결회로라고 할 수 있다.

반사고리는 **수용기**(감수기, receptor), **들신경세포**(구심성 신경세포, afferent neuron), **중추**(뇌와 척수), **날신경세포**(원심성 신경세포, efferent neuron), **효과기**(effector) 등으로 구성된 구조적 기능적 단위이다.

1. 수용기

수용기(receptor)는 특정한 자극에 대하여 낮은 문턱(threshold)을 가지고 있어 민감하게 반응하는 특수한 구조물을 말한다. 이것들을 반응하는 감각의 종류에 따라 몇 가지 방법으로 분류한다. 신체의 바깥부분에서 오는 통각, 온도각, 촉각, 시각, 청각 등에 반응하는 것을 **바깥수용기**(외감수기, exteroceptor)라고 하고 몸안의 상태를 감지하는 수용기는 **속수용기**(내감수기, interoceptor)라고 한다.

속수용기에는 내장의 변화인 허기(배고픔), 갈증, 통각 등을 감지하는 **내장수용기**(visceroceptor)와 근육, 힘줄, 인대, 관절 등에서 자세 변화나 운동에 따른 긴장감각, 압박감각, 평형감각 등을 감지하는 **고유수용기**(proprioceptor)가 있다.

가장 간단한 수용기는 특별한 형태를 이루지 않은 **자유신경종말**(free nerve ending)로써 통각과 온도감각을 감지한다. 결합조직에 싸여 형태를 갖추고 있는 수용기로는 촉각을 감지하는 **마이스너소체**(Meissner's corpuscle), 온도감을 감지하는 **크라우제 종구**(Krause's end bulb), 압각수용기인 **파치니소체**(Pacinian corpuscle), 기계적수용기인 **루피니소체**(Ruffini corpuscle)등이 있다.

근육과 힘줄에만 특이하게 발달되어 있는 **신경근육방추**(근방추, neuromuscular spindle)와 **신경힘줄방추**(골지건기관, neurotendinous spindle, Golgi tendon organ)는 고유수용기에 속한다. 신경근육방추는 감각수용기 중에서 눈과 귀 다음으로 복잡한 구조물로써 단순하게 자극을 감지하는 것이 아니고 근육의 수축정도에 따라 방추의 길이도 변화하면서 근육의 수축정도와 수축속도까지 감지한다.

2. 들신경세포

들신경세포(afferent neuron)는 척수신경절에 있는 감각신경세포로써 수용기에서 받아들인 자극을 중추로 전달한다.

3. 중추

중추(center)는 들신경세포와 날신경세포 사이에 직접 또는 간접적으로 이루어진 연접(synapse)들이 존재하는 부위로서 항상 뇌줄기(뇌간)와 척수에 존재한다. 두 신경세포 사이에는 흔히 자극의 전달을 중계하는 **사이신경세포**(interneuron)가 개재하여 일반적으로 1개 이상의 연접이 존재한다.

4. 날신경세포

날신경세포(effernt neuron)는 충추에 있는 신경세포로써 중추에서 전달받은 자극을 효과기로 전도한다.

5. 효과기

효과기(effector)는 자극을 받아 반응하는 구조물인 뼈대근육, 심장근육, 내장근육, 여러가지 샘 등을 말한다.

중추가 척수에 위치하고 있는 반사고리에서는 **폄반사**(stretch reflex)와 **굽힘반사**(flexion reflex)가 일어난다.

폄반사는 들신경세포와 날신경세포가 직접 연결되어 있는 것으로써 근육의 고유수용기인 근방추

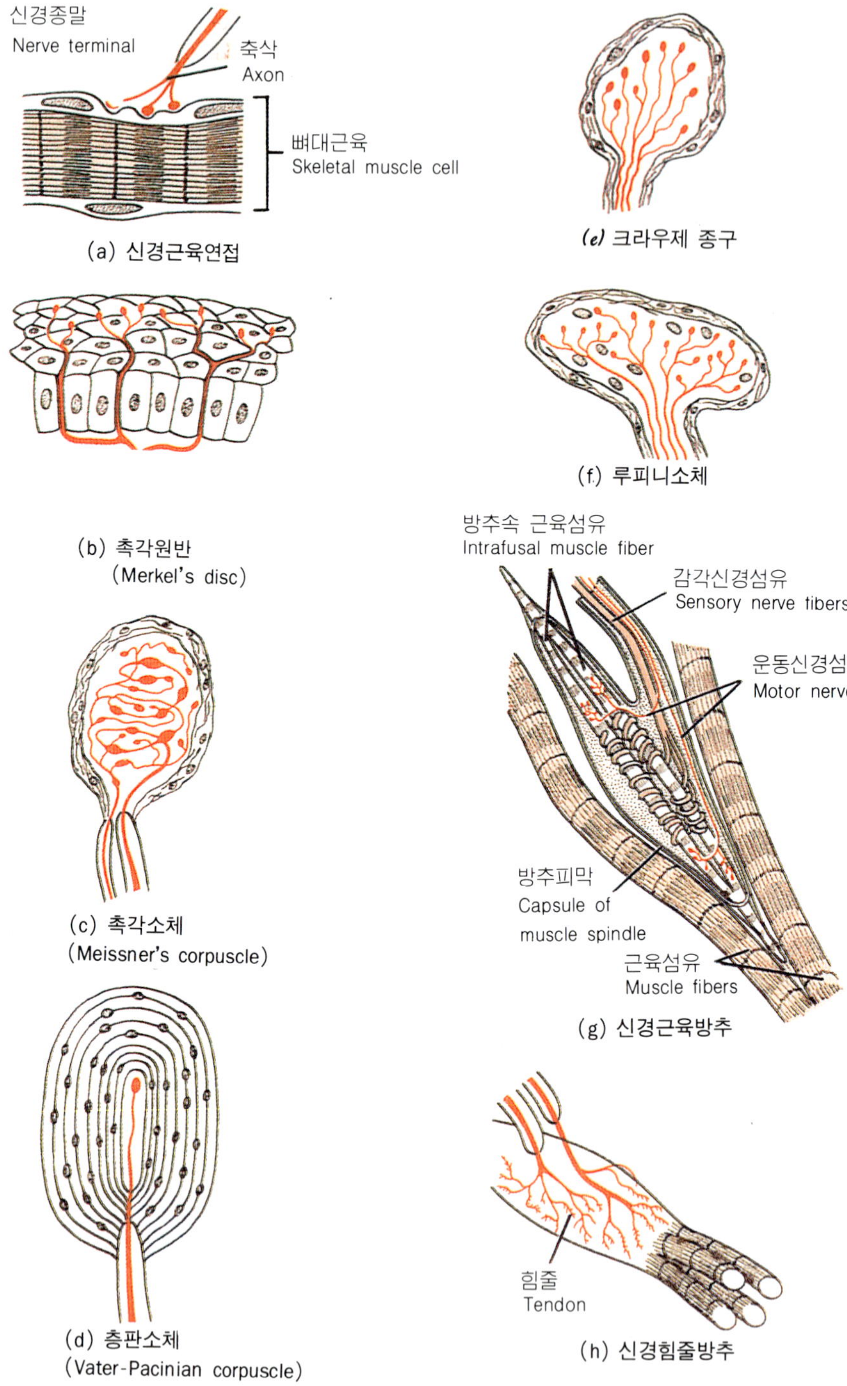

그림 4-33 신경종말의 종류.

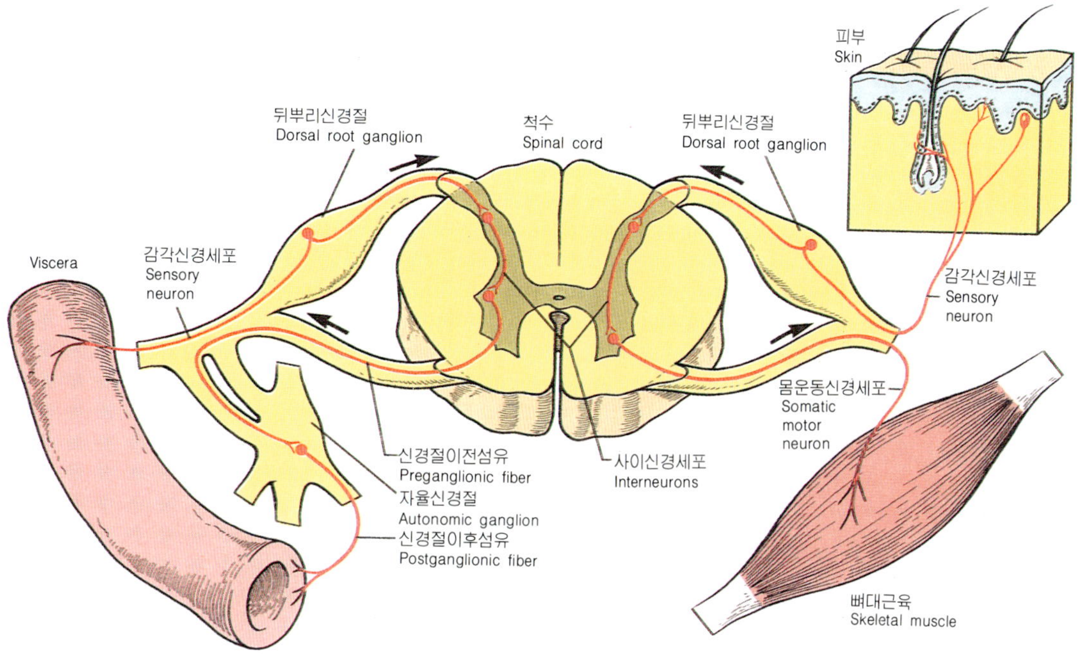

* 그림 4-34 왼쪽은 자율신경의 반사활(reflex arc)로써 사이신경세포가 두개이상 게재되어 있고, 오른쪽은 몸신경의 반사활로써 보통 한개의 사이신경세포가 게재되어 있다.

(muscle spindle)가 근육의 늘어남을 감지하여 늘어난 근육을 수축시키는 반사이다.

굽힘반사는 최소한 1개 이상의 사이신경세포가 개재한 것으로써 폄근쪽 피부에서 해로운 자극이 발생한 경우(예, 뜨거운 물체) 굽힘근이 수축하여 자극받는 부위를 자극으로부터 멀리 피하게 하는 반사이다.

일반감각신경 전도경로

사람이 느끼는 감각은 크게 **일반감각**(general sense)과 **특수감각**(special sense)으로 나눈다.

일반감각은 통각, 온도각, 촉각, 압각 등과 내장수용기 및 고유수용기로부터 오는 감각을 말하며 특수감각은 시각, 청각, 평형각, 미각, 후각 등을 말한다. 여기서는 일반감각의 전달경로만 살펴보고 특수감각은 뒤에 특수감각기에서 살펴보기로 한다.

감각은 종류에 따라 각각 독특한 수용기를 통해서 받아 들이고 들신경을 따라 전도되어 척수에 도달하면 일부는 반사궁을 형성하고 일부는 뇌로 올라가는 **오름신경로**(상행로, ascending tract)를 형성한다.

통각과 온도각은 **가쪽척수시상로**(외측척수시상로, lateral spinothalamic tract)로 올라가고 일부의 촉각은 **앞척수시상로**(전척수시상로, anterior spinothalamic tract)를 통해서 시상(thalamus)으로 전달된다. 시상으로 전달된 자극은 통합되고 정리되어 대뇌겉질의 **중심뒤이랑**(중심후회, postcentral gyrus)의 **감각중추**(sensory area)로 이어져 감각을 느끼게 된다. 이곳에는 신체의 각 부위에 대한 담당구역이 일정한 순서로 배열되어 있어 자극을 받아들이는 부위를 구분할 수 있다(그림 4-36).

고유수용기가 받아들인 감각은 **척수소뇌로**(spinocerebellar tract)를 통해서 소뇌로 전달된다. 그 중의 일부 및 촉각의 일부는 **뒤섬유단**(후삭, posterior funiculus)을 통해서 숨뇌(연수)까지 가고, 숨뇌에서 연접하여 시상으로 전달된다. 소뇌로 전달된 자극은 의식할 수 없으나 시상으로 전달된 자극은 통각이나 온도각과 같이 대뇌겉질로 전달되므로 감각을 알게 된다.

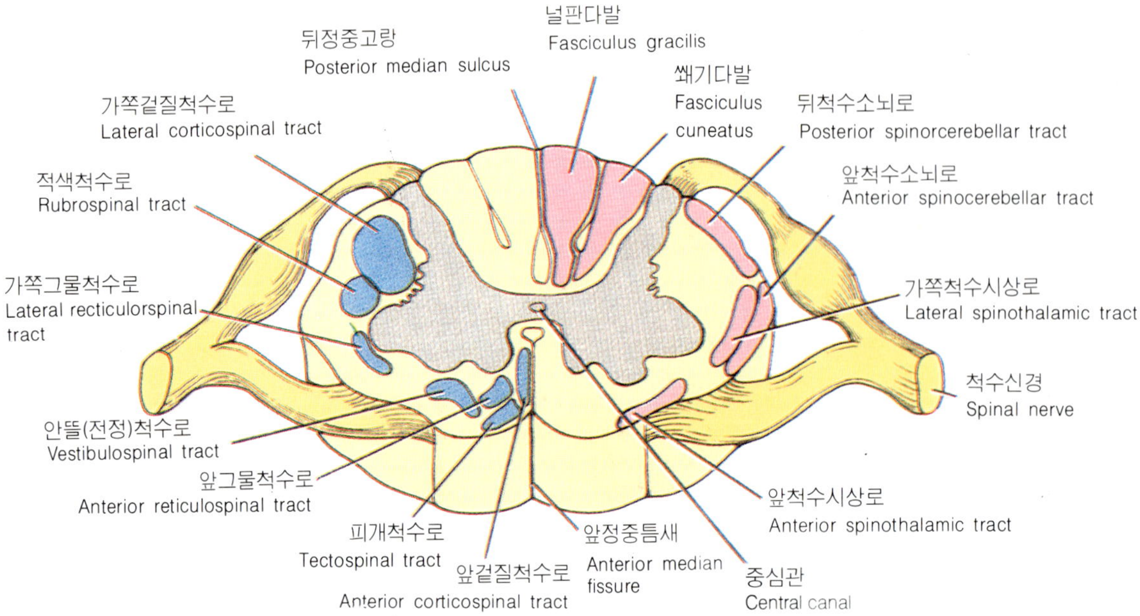

* 그림 4-35 척수(경수)의 주요 전도로.

운동신경 전도경로

운동중추(motor area)는 대뇌의 **중심앞이랑**(중심전회, precentral gyrus)이다. 뇌신경과 척수신경의 운동신경세포들은 모두 이곳의 지배를 받는다. **겉질척수로**(피질척수로, cerebrospinal tract)는 흔히 **피라밋로**(추체로, pyramidal tract)라고도 불리는데 운동중추에서 척수앞뿔에 있는 운동신경세포들에 직접 또는 사이신경세포를 거쳐 연결되어 주로 의식적 운동에 관여한다.

그 외에 **적색핵**(적핵, red nucleus)에서 시작된 적색척수로(rubrospinal tract), **안뜰핵**(전정핵, vestibular nucleus)에서 시작된 **안뜰척수로**(vestibulospinal tract), **그물구성체**(망상구조체, reticular formation)에서 시작된 **그물척수로**(reticulospinal tract) 등을 통한 운동조절경로들이 있다. 이 경로들은 불수의적인 근육운동과 관련이 있으며 묶어서 **추체외로**(extrapyramidal tract)라고 한다.

소뇌는 전신의 모든 근육들의 수축을 조화롭게 통합적으로 조정하여 운동이 목적하는대로 바르게 이루어지게 한다.

자율신경계통

자율신경계통(autonomic nervous system)은 혈관과 내장의 민무늬근육, 심장근육 및 여러가지 샘의 작용을 조절하는 **날신경** 부분으로써 사람의 의지대로 조정되지 않으므로 자율신경이라고 한다.

자율신경계통은 날신경세포의 성질에 따라 크게 가슴부분과 허리부분(T_1~L_2)의 척수 가쪽뿔에서 시작된 **교감신경계통**(sympathetic division, thoracolumbar division)과 뇌줄기(뇌신경 Ⅲ, Ⅶ, Ⅸ, Ⅹ을 따라 나오는)와 척수의 엉치부($S_{2\sim4}$)에서 시작하는 **부교감신경계통**(parasympathetic division, craniosacral division)으로 나눈다.

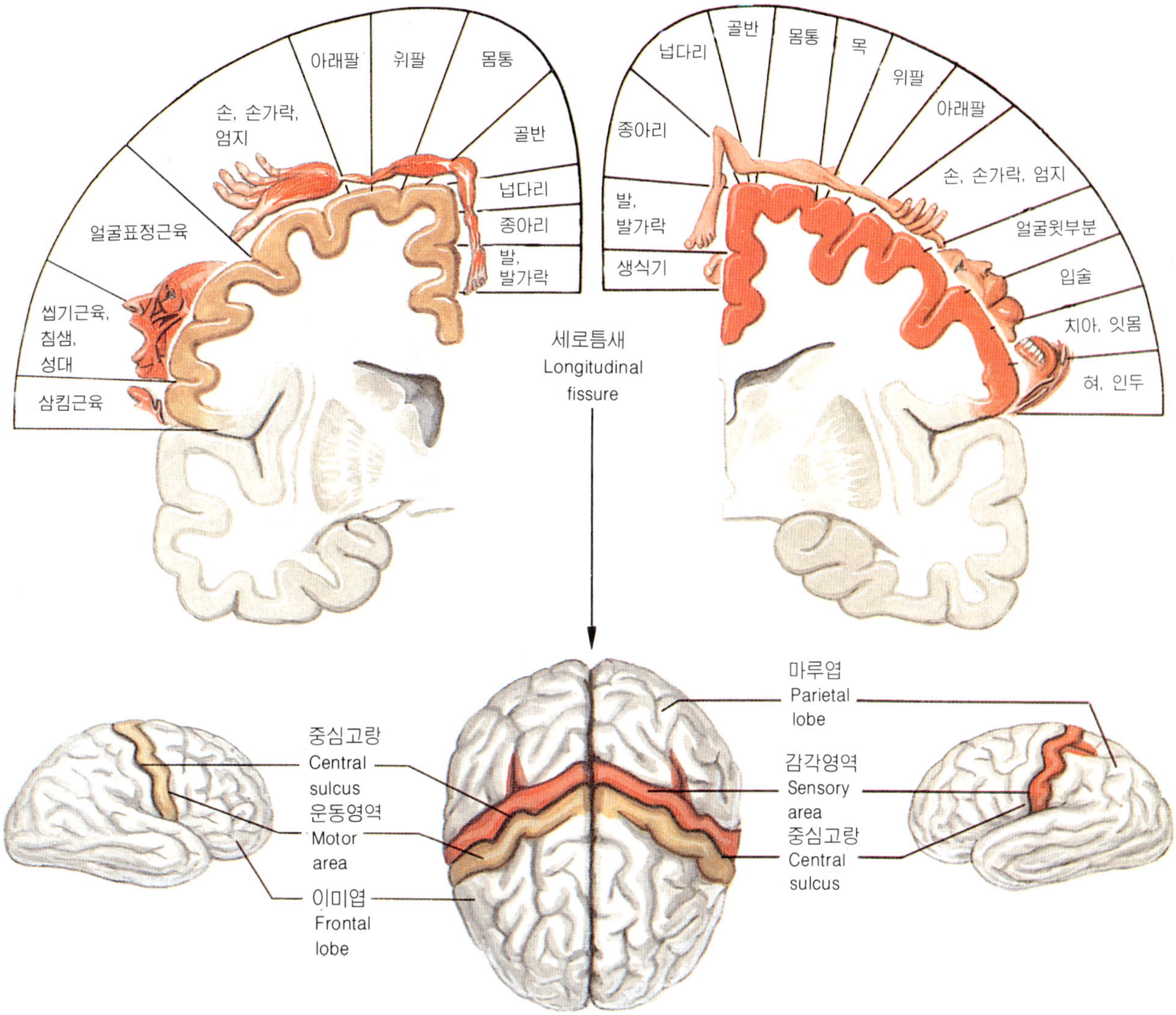

* 그림 4-36 대뇌겉질의 운동영역(왼)과 감각영역(오른).

어느쪽이든 중추신경계에 존재하는 신경세포를 **연접이전세포**(preganglionic neuron)라고 하고 신경절에 존재하는 신경세포를 **연접이후세포**(postganglionic neuron)라고 하며 이 세포들에서 시작된 축삭을 각각 **연접이전섬유**와 **연접이후섬유**라고 한다.

대부분의 장기는 2가지 신경섬유를 받고 있으며 이들은 대체로 길항적인 작용을 수행한다(표 4-4). 교감신경 연접이후섬유의 말단에서는 **노르에피네프린**(norepinephrine)을 분비하고 부교감신경 연접이후섬유의 말단에서는 **아세칠콜린**(acetylcholine)을 분비한다.

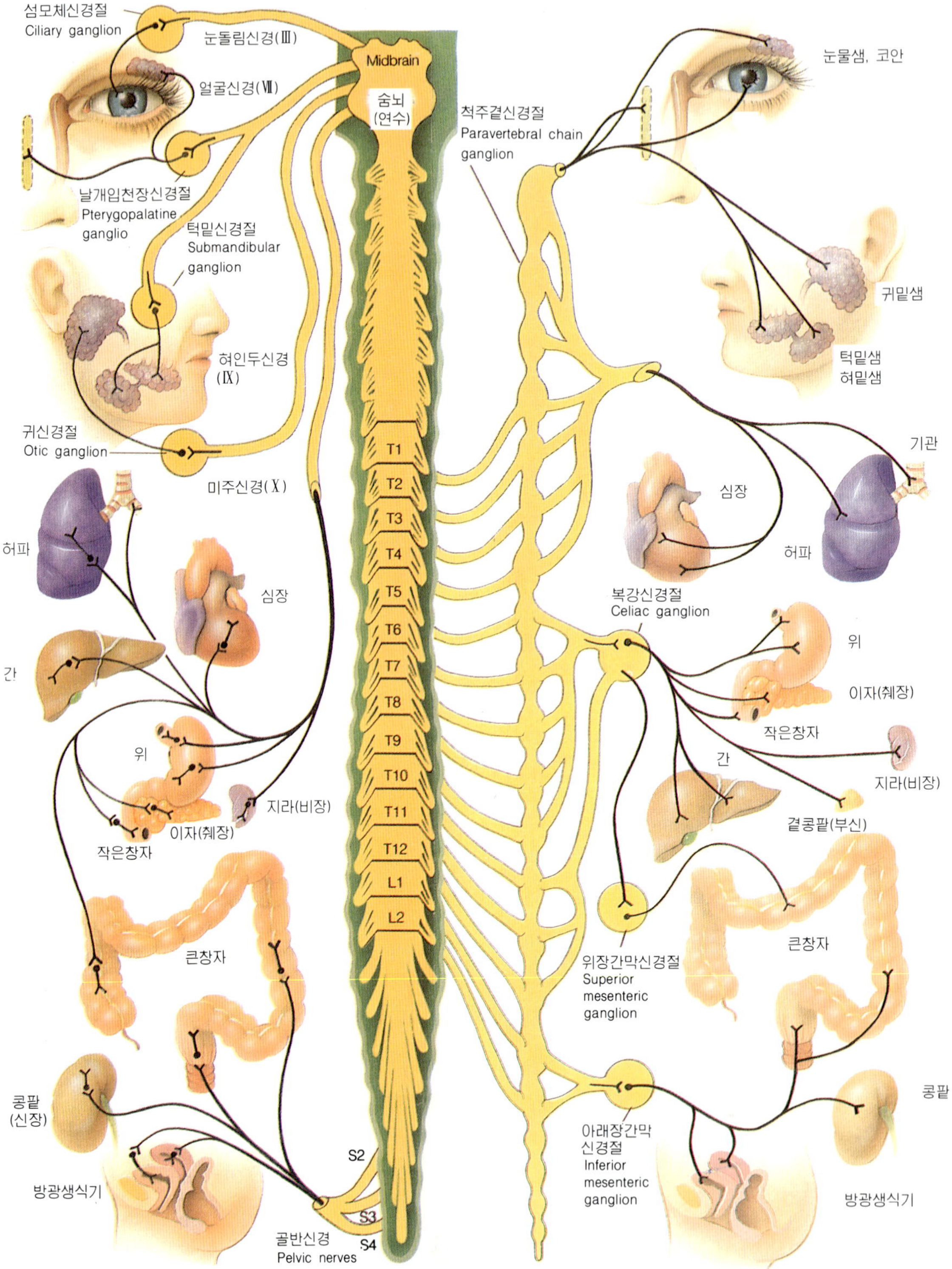

* 그림 4-37 뇌줄기와 척수 엉치부분에서 나오는 부교감신경(왼쪽)과 척수의 가슴부분과 허리부분에서 나오는 교감신경(오른쪽)의 분포.

교감신경은 위급하고 긴급한 상황에 대처하도록 거의 동시에 작용하여 몸의 상태를 긴장 상태로 만드는 기능을 수행한다. 즉, 심장박동을 증가시키고, 혈압을 올리며, 혈중 포도당의 농도를 올림으로써 신체의 활발한 운동에 충분하게 사용하도록 산소와 에너지원을 공급한다. 이와는 반대로 부교감신경은 몸을 편안하고 안락한 상태로 유지시키면서 소화와 배설을 촉진시키고 에너지원을 축적케 한다. 즉 부교감신경은 교감신경과 더불어 신체의 기능을 조화롭게 조정하는 것이지 신체의 모든 기능을 억제하는 것이 아니다.

표 4-4 자율신경기능

내장효과기들	**부교감신경**(콜린성) 효과들	**교감신경**(아드레날린성 혹은 콜린성) 효과들
심장근	심박동감소 : 수축강도 감소	심박동 증가 : 수축강도 증가
혈관의 민무늬근육		
피부혈관	부교감신경 없음	아드레날린성 신경→자극→피부혈관수축
뼈대근육혈관	부교감신경 없음	아드레날린성 신경→자극→뼈대근육혈관 수축 콜린성 교감신경→억제→뼈대근육혈관확장
대뇌, 내장 생식기의 혈관	부교감신경→억제→대뇌 내장, 생식기혈관의 확장	아드레날린성 신경→자극→대뇌, 내장혈관의 수축 콜린성 교감신경→억제→외생식기혈관의 확장
공기관 민무늬근육과 민무늬조임근육		
기관지	자극→기관지 수축	억제→기관지 확장
소화관	자극→연동운동 증가	억제→연동운동 감소
항문조임근	억제→배변을 위한 조임근육 개구	자극→조임근육 폐쇄
방광	자극→방광수축	억제→방광이완
요도조임근육	억제→배뇨를 위한 조임근육 개구	자극→조임근육 폐쇄
눈		
(a) 홍채	윤상근 자극→동공수축	방사근 자극→동공확대
(b) 모양근	자극→근거리 시각의 순응	억제→원거리시각의 순응
모	부교감신경 없음	지극→털뿌리 수축
샘세포		
땀샘	부교감신경 없음	콜린성 교감신경에 의한 땀샘자극
소화선	타액선과 위액분비 자극	타액선과 위액분비 억제
췌장	췌장액 분비 자극과 인슈린분비 자극	췌장액분비억제와 인슈린분비 억제
간장	부교감신경 없음	당원질분해자극→혈당증가
부신수질	부교감신경 없음	에피네프린분비자극→혈당증가, 심박동증가, 혈압증가

특수감각기관

특수감각기관(special sensory organ)은 후각, 미각, 시각, 청각 및 평형각을 감지하기 위하여 특수하게 분화된 감각수용기들이다.

후각기관

후각기관(olfactory organ)은 냄새를 맡는 기관으로써 양측 코안 위쪽으로 코천장과 위코선반 윗부분 점막에 약 $5cm^2$ 넓이로 존재하며 **후각세포**(후세포, olfactory cell)와 **버팀세포**(지지세포, supporting cell)로 이루어져 있다.

후각세포의 끝은 가늘어져 있으며 그 끝은 많은 **후각섬모**(olfactory cilia)가 있는 뭉툭한 **후각팽대**(olfactory vesicle)를 이루고 그 표면은 **보우만샘**(Bowman's gland)에서 분비되는 점액으로 덮여있다. 버팀세포는 후각세포 사이에 있으며 후각세포를 받쳐주는 기능을 수행한다. 후각세포의 축삭은 후각신경이 되어 벌집뼈 체판의 구멍들을 지나 대뇌의 이마엽 밑에 있는 **후각망울**(후구, olfactory bulb)속으로 들어가서 후각망울자루 밑동의 **앞후각핵**(전후구핵, anterior olfactory nucleus), **일차후각겉질** 또는 **조롱박겉질**(primary olfactory cortex or piriform cortex) 및 **갈고리이랑**(구회, uncus)으로 전달된다.

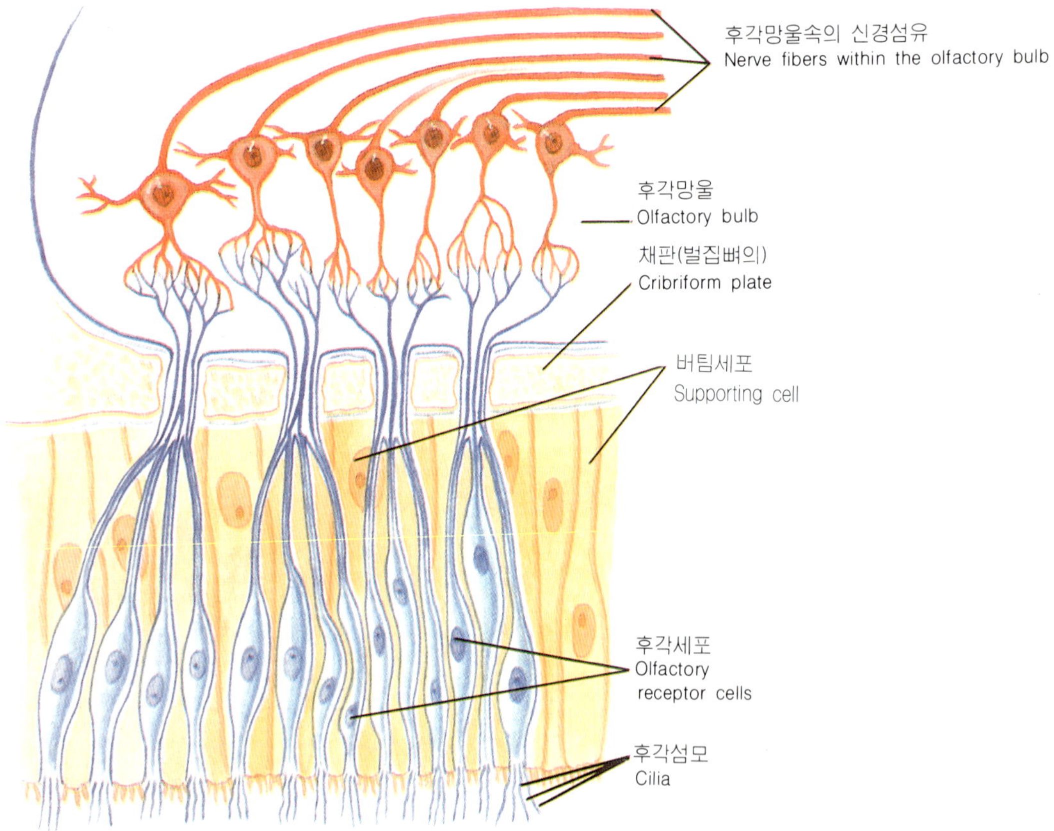

* 그림 4-38 후각점막의 구조.

미각기관

미각기관(gustatory organ)은 혀에 있는 **맛봉오리**(미뢰, taste bud)이다. 사람에서 맛봉오리는 **성곽유두**(유곽유두, circumvallate papilla)의 옆면에 가장 많이 존재하며 방추모양의 **미각세포**(taste cell)와 **버팀세포**(지주세포, sustentacular cell)가 양파 껍질을 싸듯이 배열되어 있다. 맛봉오리의 겉에는 **맛구멍**(taste pore)이 뚫려있고 그 속으로 미각세포의 돌기가 뻗어나와 있다(그림 4-39). 미각세포의 아래끝은 **얼굴신경**(안면신경, facial nerve), **혀인두신경**(설인신경, glossopharyngeal nerve) 및 **미주신경**(vagus nerve)의 가지돌기와 연접하여 중추로 연결된다.

대체적으로 혀의 앞 2/3의 맛은 얼굴신경에 의하여, 뒤 1/3의 맛은 혀인두신경에 의하여 전달된다. 그리고 후두덮개(후두개, epiglottis)와 인두에 있는 맛은 미주신경에 의하여 전달된다. 혀에서 맛을 느끼는 정도는 부위에 따라 차이가 있는데 혀끝부분에서는 단맛, 혀옆면에서는 짠맛과 신맛, 혀의 뒤부분에서는 쓴맛을 더 잘 느끼는 것으로 알려져 있다.

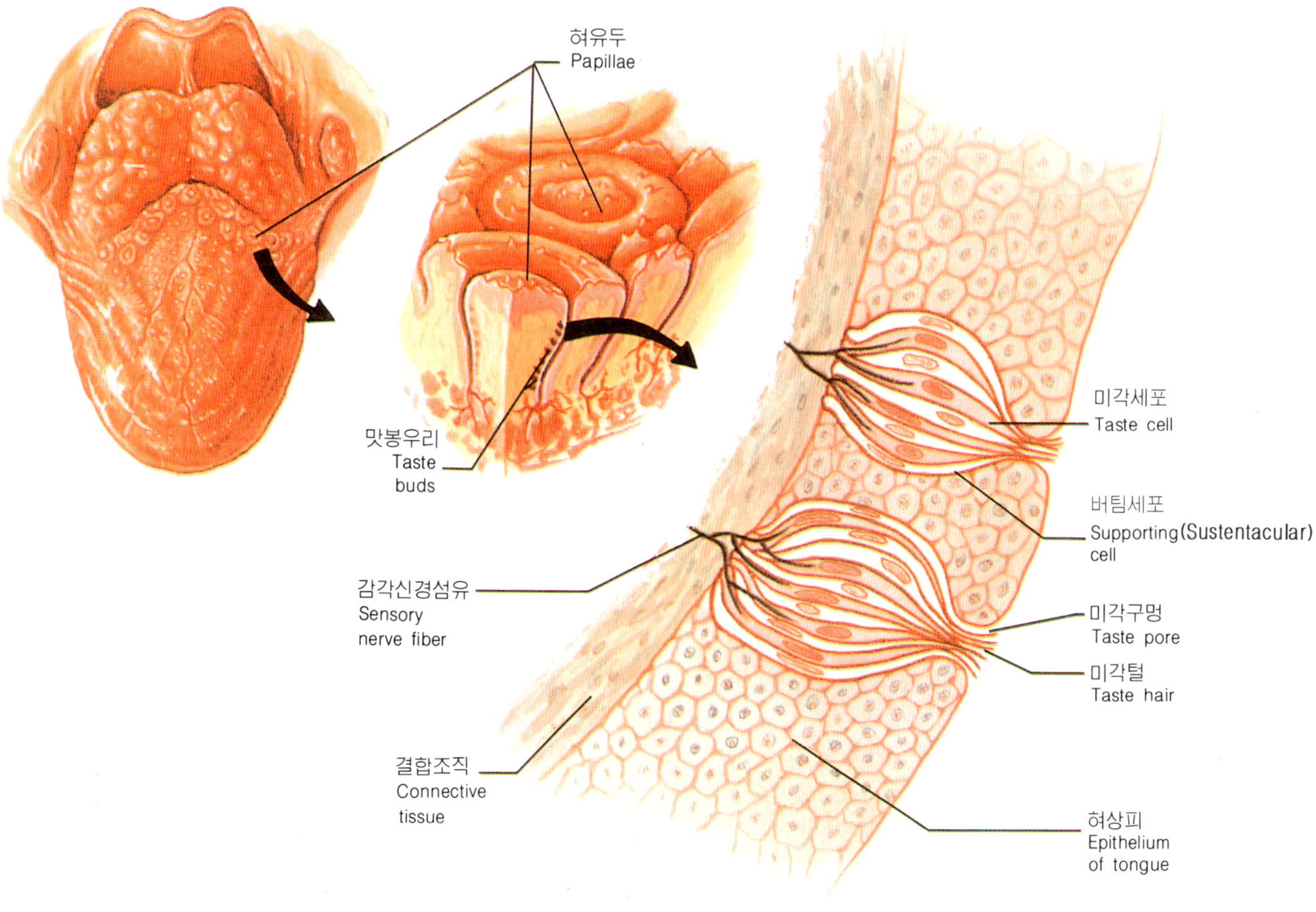

* 그림 4-39 미각기관의 구조.

시각기관

사각기관(visual organ)인 눈(eye)은 사람에서 가장 복잡한 구조를 하고 있는 **안구**(눈알, eyeball)와 부속기관으로 구성되어 있다. 안구는 **눈꺼풀**(안검, eyelid)로 덮여 있으며 **눈확**(안와, orbit)안에 들어 있다.

1. 눈물기관

눈물기관(lacrimal apparatus)은 눈물이 분비되어 배출되는 과정의 모든 구조물을 말하는 것이다.

눈물샘(lacrimal gland)은 눈확의 위가쪽 구석에 위치하며 눈을 청결하게 하고 마찰을 방지해주는 눈물을 분비한다. 눈물은 눈꺼풀의 안쪽(코쪽)에 뚫여 있는 **눈물세관**(누소관, lacrimal canaliculi)으로 들어가 **눈물주머니**(누낭, lacrimal sac) 속에 모이게 되고 **코눈물관**(비루관, nasolacrimal duct)을 통해 코안으로 흐른다.

2. 안구를 움직이는 근육

안구근육(ocular muscles)은 6개인데 안구의 뒤쪽에 원추형으로 배열되어 있다. 그 중 4개는 곧은 근육으로 각각 **위곧은근**(상직근, superior rectus), **안쪽곧은근**(내측직근, medial rectus), **아래곧은근**(하직근, inferior rectus), **가쪽곧은근**(외측직근, lateral rectus)이라고 하고 2개는 비스듬한 근육으로 **위빗근**(상사근, superior oblique)과 **아래빗근**(하사근, inferior oblique)이라고 한다. 이 근육들은 안구를 움직여 시각을 조절한다(그림 4−41).

3. 결막

결막(이음막, conjunctiva)은 눈꺼풀의 속면과 안구의 앞면을 싸고 있는 얇은 점막을 말한다.

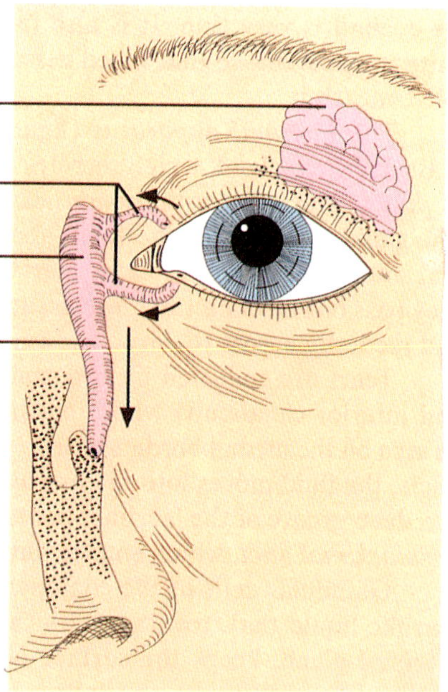

* 그림 4−40 눈물기관.

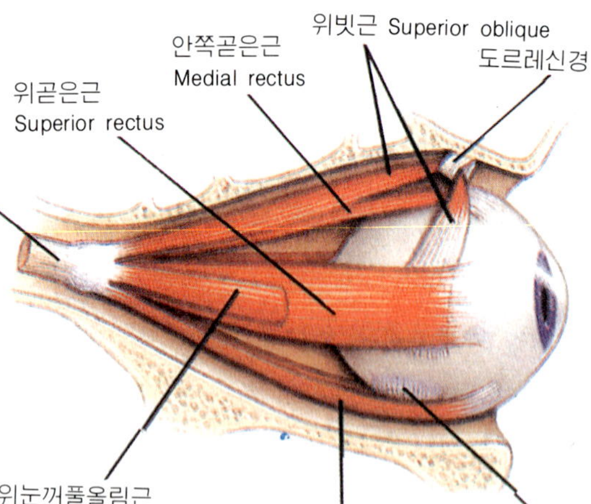

* 그림 4−41 안구를 움직이는 근육.

4. 안구의 구조

안구는 직경 약 25mm, 무게 6~8gm의 공 모양으로 앞부분은 투명한 **각막**(cornea)이 동그랗게 솟아 있고 그 안쪽에 **홍채**(조리개, iris)와 **섬모체**(모양체, ciliary body)가 있으며 홍채의 중심부에 있는 구멍을 동공(pupil)이라고 한다. 홍채 바로 뒤에는 **수정체**(lens)가 있다.

안구의 벽은 바깥의 **섬유층**(fibrous coat), 중간의 **혈관층**(vascular coat), 속의 **감각층**(sensory coat)의 3층으로 구분된다.

섬유층은 질긴 결합조직막으로써 앞쪽(1/6)을 각막, 나머지 부분을 **공막**(흰자위막, sclera)이라고 불리고 앞쪽은 얇은 결막으로 덮여 있다.

혈관층은 **포도막**(tractus uvealis, uvea)이라고도 불리며 뒤쪽 5/6부분은 많은 혈관들이 얽혀 있어 **맥락막**(얽힘막, choroid)이라고 하고, 앞쪽 1/6은 민무늬근육으로 된 **섬모체**와 **홍채**를 이루고 있다.

감각층은 시각기능을 수행하는 부분이다.

홍채와 섬모체의 속면은 빛을 받을 수 없으므로 얇은 **색소층**(pigment layer)만 있고 뒷부분에는 색소층과 감각세포가 있는 두꺼운 **신경층**(nervous layer)이 있으며 그 경계를 **톱니둘레**(치상구, ora serrata)라고 한다(그림 4-42). 신경층이 있어서 시각기능을 하는 부분을 **망막**(그물막, retina)이라고 한다.

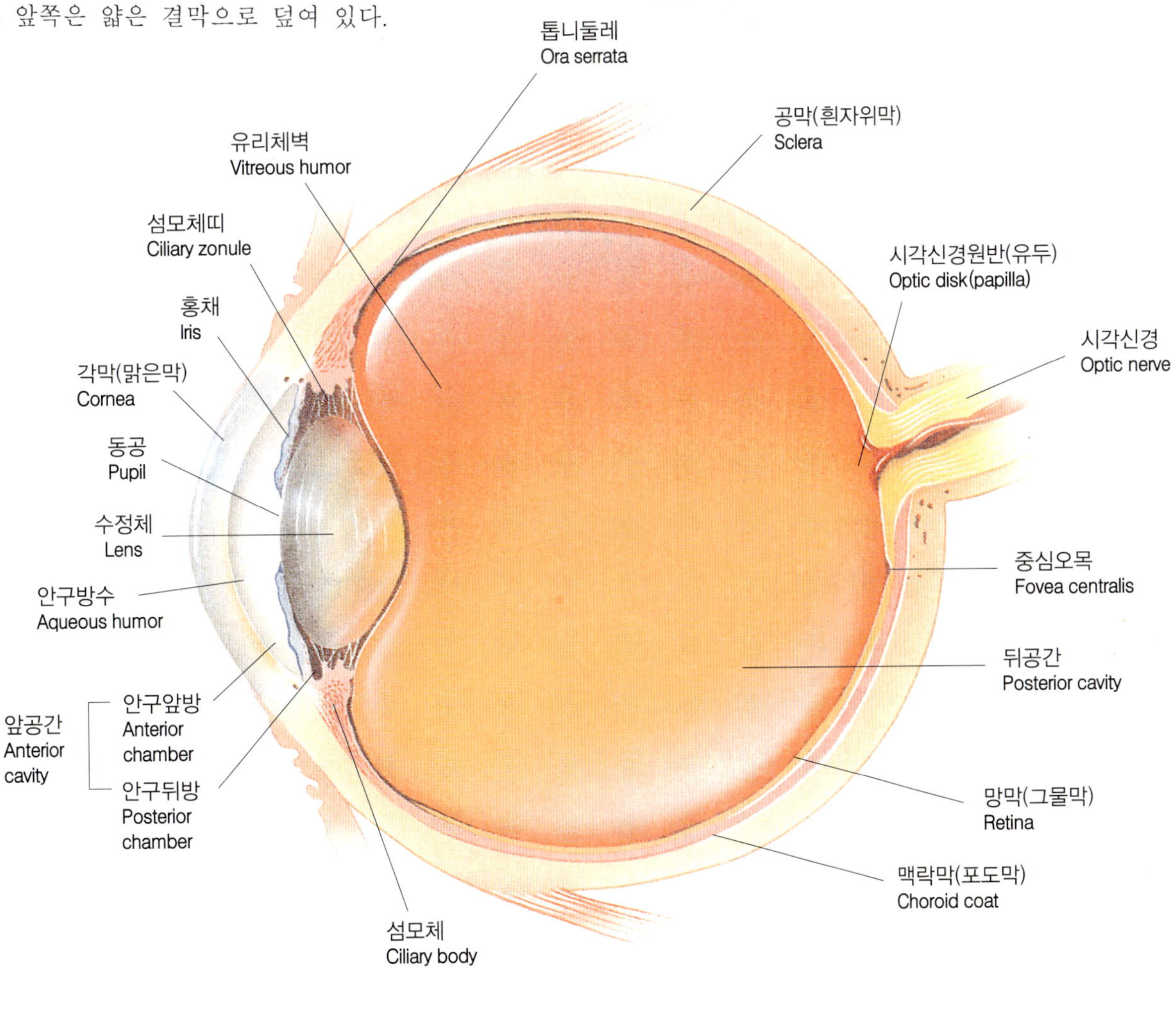

* 그림 4-42. 안구의 구조.

망막은 3층의 세포층으로 구성되어 있다. 겉층인 **신경상피층**(빛감각층, neuroepithelial cell layer, photorecepotor cell layer)은 **막대세포**(간상세포, rod cell)와 **원뿔세포**(추상세포, cone cell)로 구성되어 있다. 막대세포는 흐린 빛의 명암을 감식하며, 원뿔세포는 색상을 감식한다. 중간층은 **두극세포층**(bipolar cell layer)이고 속층은 **신경절세포층**(ganglionic cell layer)으로써 이 신경절세포들의 축삭들이 **시각신경**(optic nerve)을 이루며 망막에서 감지한 정보들을 뇌로 전달한다.

안구의 뒤쪽의 중심오목(그림 4−42)과 그 주변부인 **황반**(macula)에는 막대세포는 없고 원뿔세포만 있는 곳으로 물체를 가장 뚜렷하게 감식하는 곳이다.

시각신경이 안구에서 빠져나가는 **시각신경원반**(optic disc, **시각신경유두**, optic papilla)부분은 망막이 없어서 생리적 **맹점**(physiologic blind point)이라고 한다.

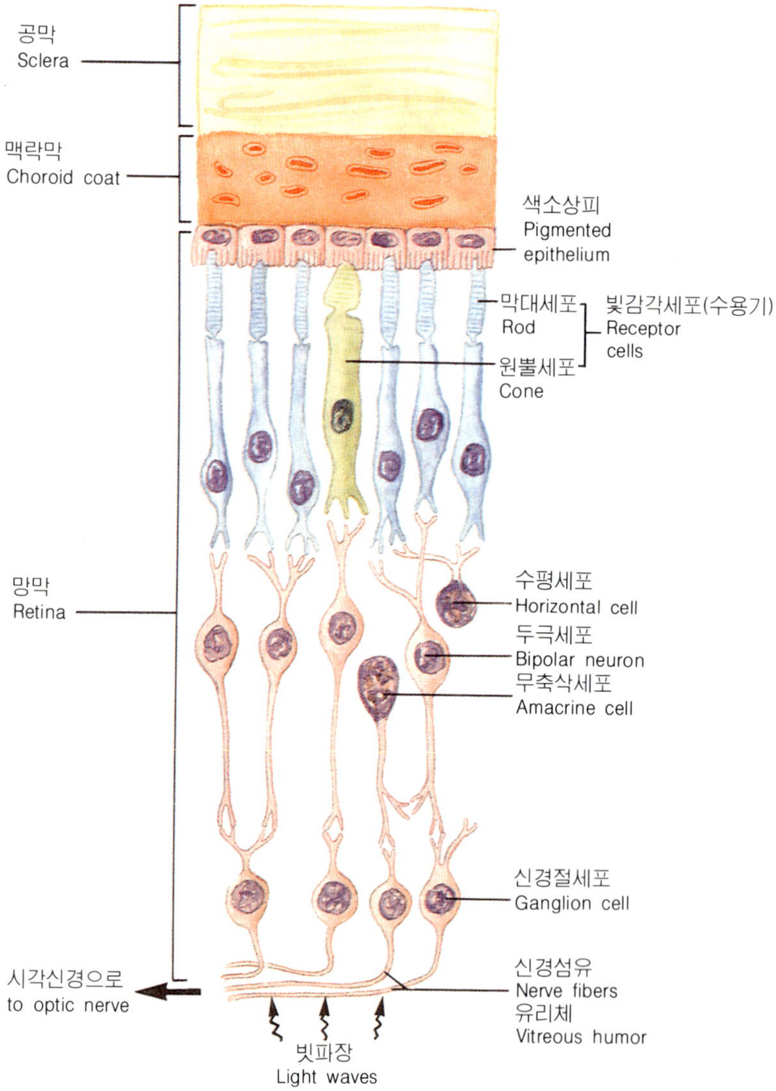

• 그림 4−43 망막의 구조.

5. 시각 전도로

양쪽 **시각신경**(optic nerve)은 나비뼈의 시각신경관(optic canal)을 통하여 머리속으로 들어가자마자 서로 만나서 **시각교차**(시신경교차, optic chiasm)를 이루고 다시 갈라져 **시각신경로**(시삭, optic tract)를 형성하여 **가쪽무릎체**(외측슬상체, lateral geniculate body)까지 이어진다. 이 곳에서 연접한 후에 **시각부챗살**(시방사, optic radiation)을 통하여 대뇌 뒤통수엽의 **새발톱고랑**(조거구, calcarine sulcus)을 따라 형성된 **시각중추**(visual center)까지 이어진다(그림 4-44). 사람이 어떤 물체를 볼 때 양쪽 안구에서 받아들인 형상은 서로 다르므로 이것을 뇌가 삼차원적인 형상으로 번역하여 인식한다.

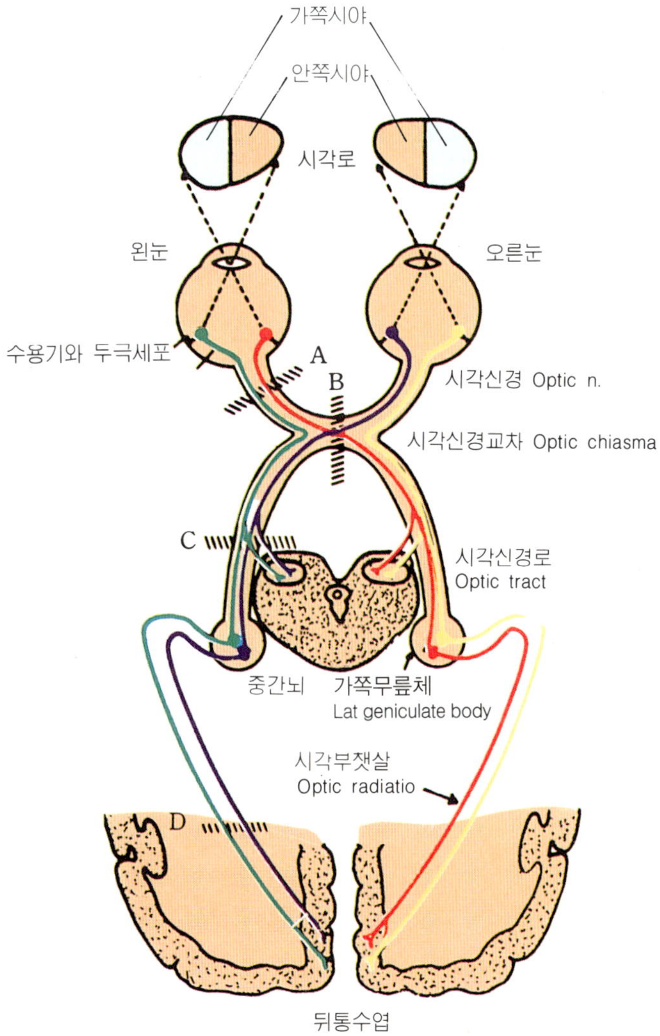

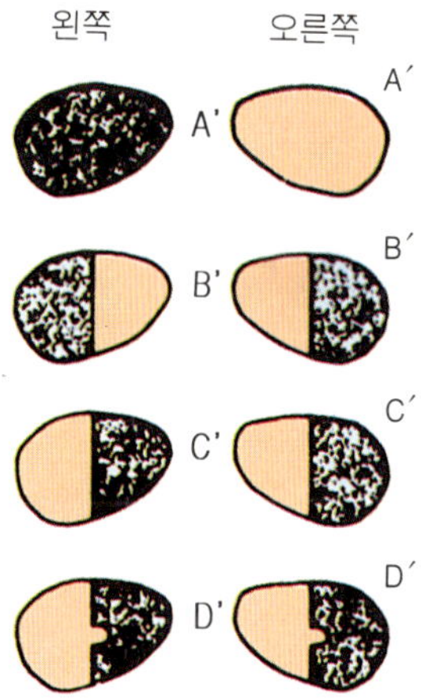

왼쪽 그림의 A, B, C, D부위가 손상을 받으면 오른쪽 그림의 A' B' C' D'와 같은 시야의 결손이 일어난다.

* 그림 4-44 시각로와 시각경로 차단시 생기는 시각장애.

6. 눈의 조절작용

가까운 거리 혹은 먼 거리에 있는 물체를 볼 때 수정체, 섬모체(모양체) 및 홍채의 조절작용으로 망막에 초점이 정확하게 맺히도록 하는 기전을 눈의 **적응작용**(accommodation)이라고 한다. 즉 가까운 거리의 물체를 볼 때는 섬모체근이 수축하여 섬모체돌기를 수정체의 가장자리로 접근시킴으로써 수정체에 가해진 장력을 줄여 수정체를 두꺼워지게 한다.

각막과 수정체 사이 혹은 수정체와 망막 사이의 거리가 지나치게 멀거나 수정체의 조절능력이 지나치게 강하여 망막 앞쪽에 상이 맺히는 경우를 **근시**(myopia)라고 하고 이와 반대되는 경우를 **원시**(hyperopia)라고 한다. 또, 노쇠현상으로 수정체의 탄력성이 감소되어 섬모체근이 아무리 수축하여도 수정체의 수축이 제한되어 가까운 물체가 선명하게 보이지 않는 경우를 **노안**(presbyopia)이라고 하며 각막이나 수정체에 불규칙한 굴곡이 생겨서 망막에 일그러진 상이 맺히는 경우를 **난시**(astigmatism)라고 한다.

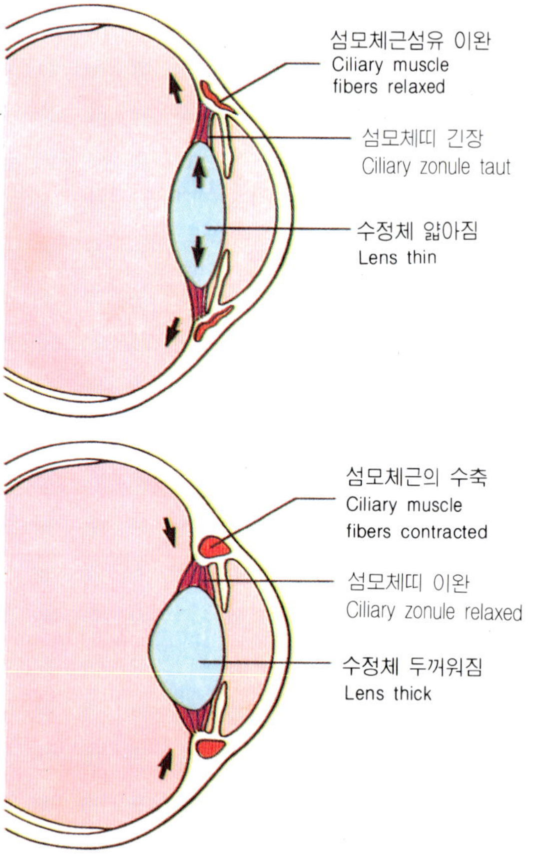

* 그림 4-45 눈의 조절작용.

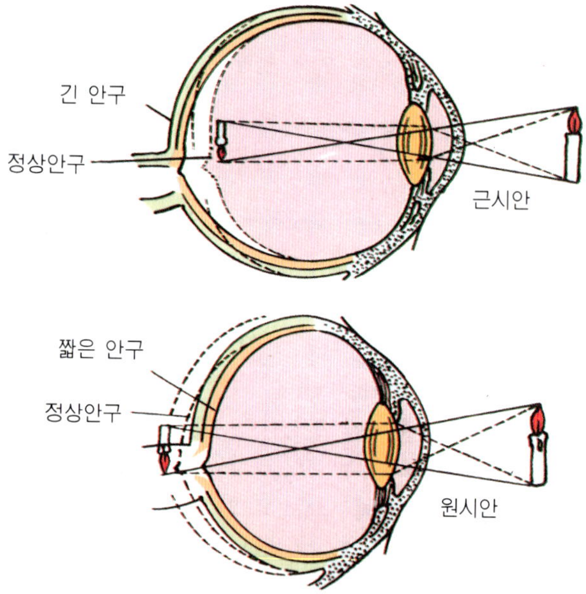

* 그림 4-46 눈의 굴절이상.

청각기관과 평형감각기관

청각기관(hearing organ, auditory organ)은 **바깥귀**(외이, external ear), **가운데귀**(중이, middle ear), **속귀**(내이, internal ear)로 구성되어 있고 **평형감각기관**(equilibrium organ)은 속귀에 붙어 있다.

바깥귀는 **귓바퀴**(이개, auricle), **바깥귀길**(외이도, external acoustic meatus) 및 **고막**(귀청, tympanic membrane)으로 이루어져 있다.

가운데귀는 3개의 아주 작은 **귀속뼈**(이소골, auditory ossicles)와 이 뼈들의 진동을 제한하는 2개의 **귀속근육**이 들어있는 관자뼈속의 작은 공간으로써 **귀인두관**(중이관, auditory tube, Eustachian tube)에 의해 코인두(비부인두, nasopharynx)와 통한다. 귀속뼈로는 **망치뼈**(추골, malleus), **모루뼈**(침골, incus), **등자뼈**(등골, stapes)가 있고 귀속근육으로는 망치뼈자루(추골병)에 부착된 **고막긴장근**(tensor tympani)과 등자뼈 목에 부착된 **등자근**(stapedius)이 있다.

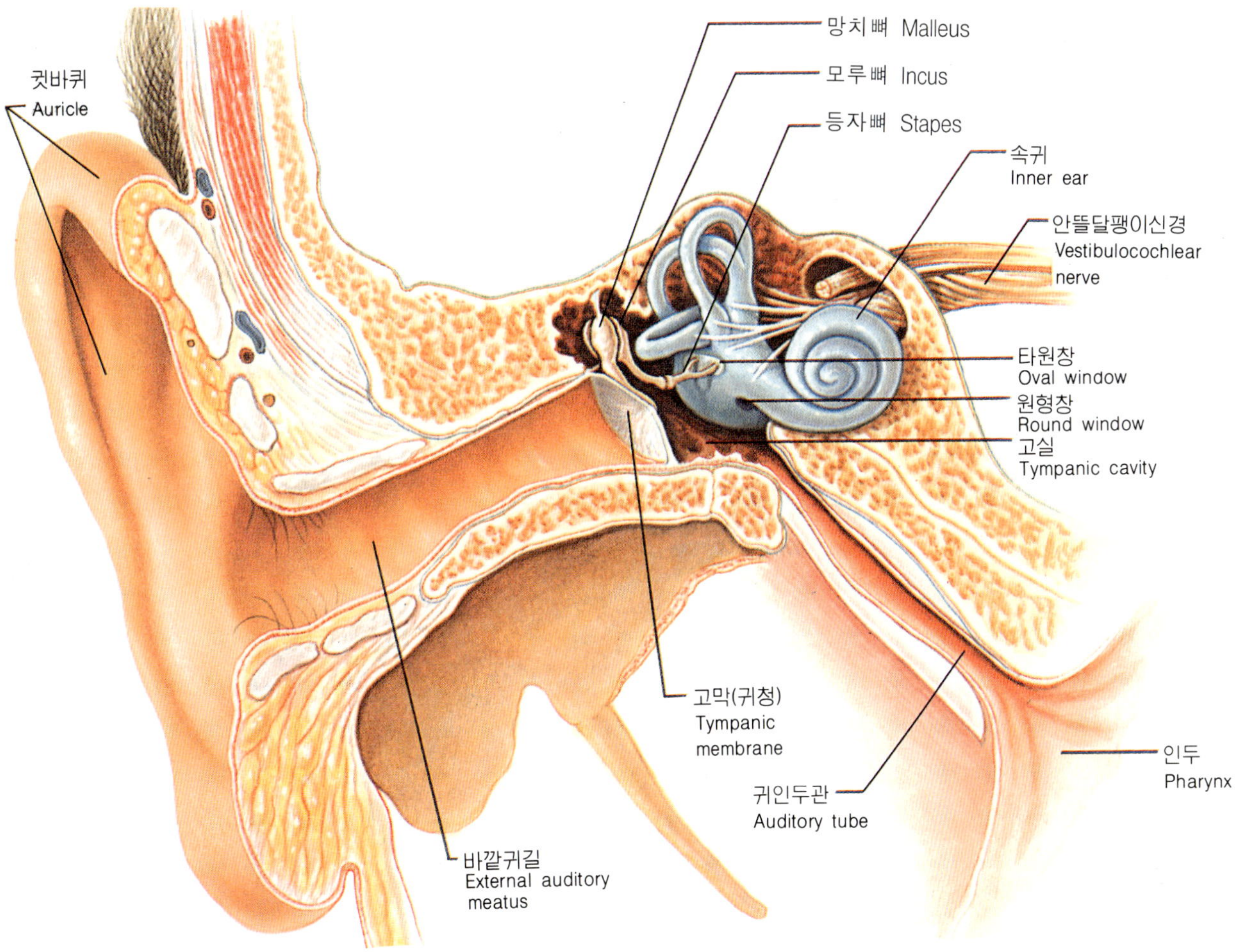

* 그림 4-47 귀는 바깥귀(외이), 가운데귀(중이), 속귀(내이)로 구분한다.

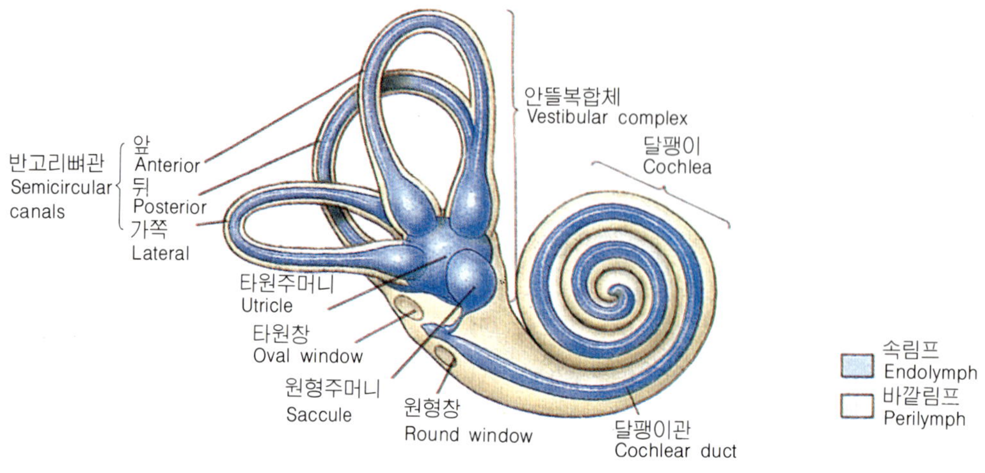

* 그림 4-48 속귀의 구조.

속귀는 **뼈미로**와 **막미로**(bony labyrinth and membranous labyrinth)로 구성되어 있다. 뼈미로는 청각기관인 **달팽이**(와우각, cochlea) 및 평형기관인 **안뜰**(전정, vestibule)과 3개의 **반고리뼈관**(semicircular canal)을 말하며 막미로는 달팽이속의 **달팽이관**(cochlear duct), 안뜰속의 **둥근주머니**(구형낭, saccule)와 **타원주머니**(난형낭, utricle) 및 3개의 반고리뼈관속에 있는 앞, 뒤, 가쪽**반고리관**(semicircular duct)을 말한다(그림 4-48).

1. 평형감각

평형감각(sense of equilibrium)은 안뜰에 있는 두 주머니 안에 장치된 **타원주머니평형반**(macula utriculi)과 **둥근주머니평형반**(macula sacculi)의 감각세포와 3개의 반고리관팽대속의 **팽대능선**(팽대능, crista ampullaris)에 있는 감각세포에서 감지한다. 감각세포는 두 종류이며 각기 1개의 섬모와 여러개의 비운동섬모를 가지고 있다.

평형반의 감각세포는 섬모 위에 얹혀있는 **평형모래**(이석, otoliths, statoliths)의 움직임을 감지하여 안뜰신경을 통해 중추로 전달된다.

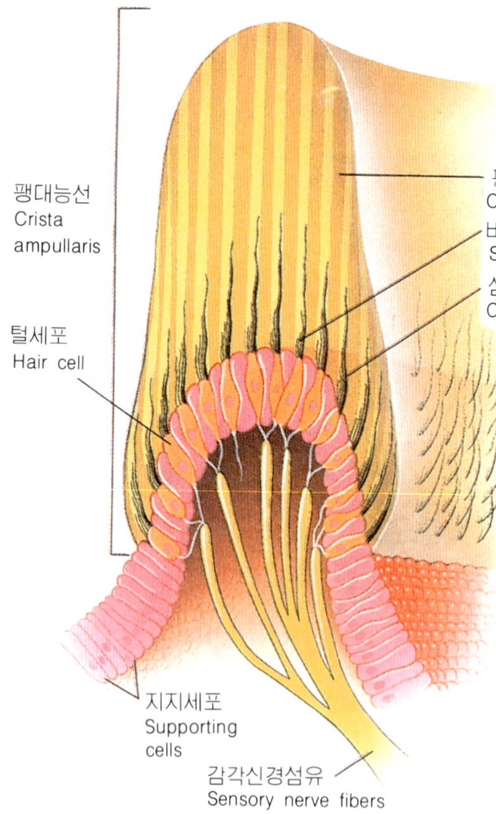

* 그림 4-49 평형반과 팽대능선마루의 구조.

팽대능선의 감각세포는 **팽대능선마루**(팽대정, cupula)라고 하는 아교물질속에 들어 있으며 몸의 움직임에 따른 **속림프**(endolymph)의 흐름이 팽대능선마루의 변형을 초래하면 그 자극을 감지하여 안뜰신경을 통해 중추로 전달된다.

2. 청각

청각(sense of hearing)은 음파에 의한 고막의 진동이 귓속뼈들을 거쳐서 **타원창**(난원창, oval window)에 전달되는데 이 과정에서 22배정도로 크게 증폭되어 **안뜰계단**(전정계, scala vestibuli)속의 **바깥림프**(perilymph)를 진동시킨다.

이 진동이 **안뜰막**(전정막, vestibular membrane)을 통해서 달팽이관(cochlear duct)의 속림프(endolymph)로 전달되어 **코오티기관**(organ of Corti)의 **덮개막**(개막, tectorial membrane)을 진동시키면 이 덮개막에 털(hair)이 접촉되어 있는 **속** 및 **바깥털세포**(hair cell)들이 감식하여 달팽이신경을 통해 중추로 전달된다.

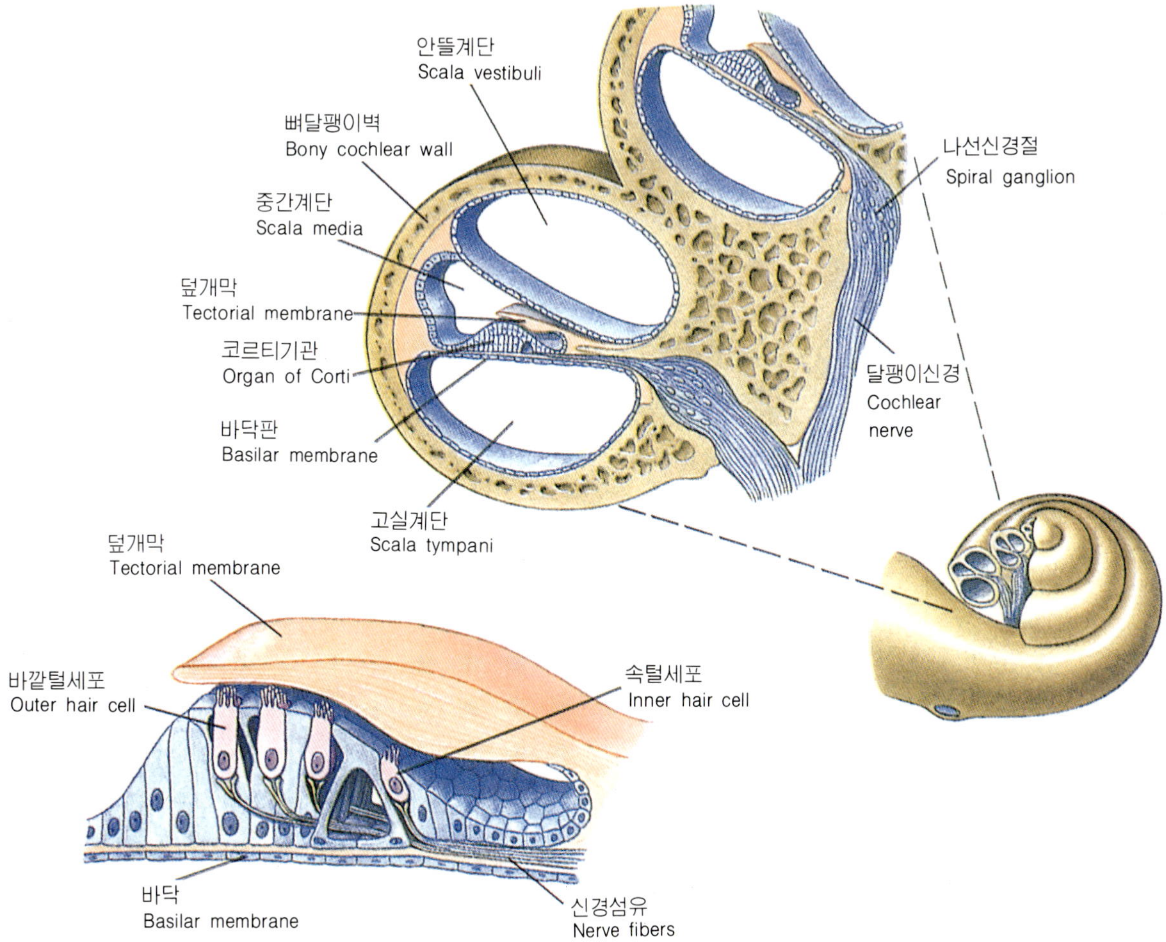

* 그림 4-50 달팽이관 속에 있는 청각기관(코르티기관)의 구조.

순환기계통
Circulatory system

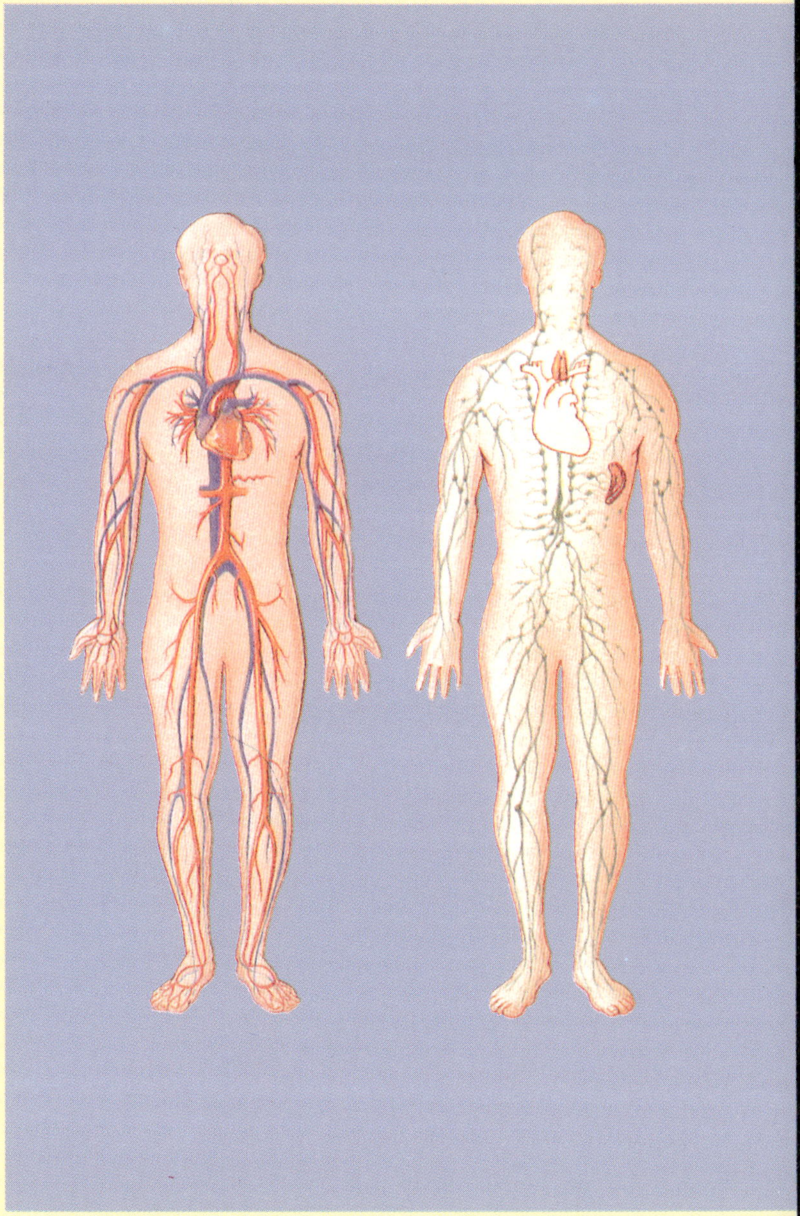

Chapter 5

제 5 장
순 환 기 계 통

순환기계통(circulatory system)은 물질의 흡수와 운반을 담당하는 신체내의 운송계통이다. 즉 소화기관과 호흡기관에서 영양분과 산소를 흡수하여 이를 전신의 모든 세포들에 전달하고 반대로 세포들로부터는 대사산물인 노폐물질과 이산화탄소를 거두어 이것들을 콩팥과 허파로 운반하여 몸 밖으로 내보내는 한편, 내분비계통에서 형성되는 호르몬을 거두어 여러 목표기관(target organ)에 전달한다. 그외에 조직의 pH조절, 체온조절 및 방어기전에 관여함으로서 결국 순환기계통은 직접 또는 간접으로 체내의 모든 기능에 관여하고 있는 것이다.

순환기 계통은 2가지의 맥관계통, 즉 **심장혈관계통**(cardiovascular system)과 **림프계통**(lymphatic system)으로 되어 있다.

심장혈관계통은 **혈액**(blood)과 이것이 들어 있는 **심장**(heart) 및 **혈관**(vessel)을 통틀어 일컬으며, 림프계통은 조직으로부터 **림프**(lymph)를 거두어 정맥에 연결시킴으로써 결국은 혈관계와 합류되나 심장혈관계의 심장이나 동맥에 해당되는 구조물이 없으며 림프와 이것을 담고 있는 **림프관**(lymphatics), 그리고 **지라**(비장, spleen), **가슴샘**(흉선, thymus), **림프절**(임파절, lymph node) 및 **편도**(tonsil) 등의 기관들로 구성되어 있다.

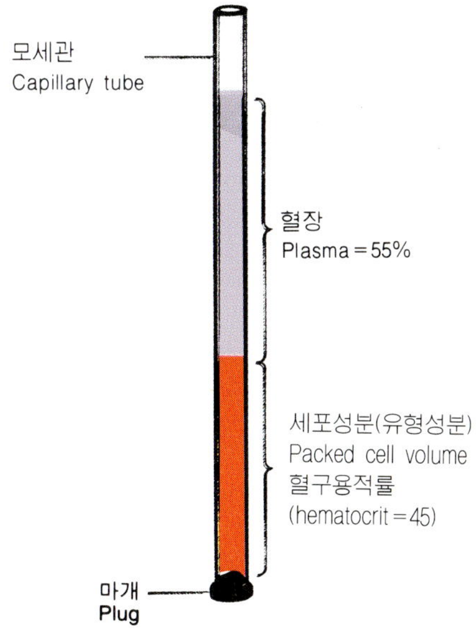

* 그림 5-1. 원심분리기로 분리시킨 혈액의 혈구성분과 혈장성분.

심 장 혈 관 계 통
Cardiovascular system

혈 액

혈액(blood)은 세포사이액(intercellular fluid) 및 세포속액(intracellular fluid)과 함께 체내의 3가지 체액의 하나이며 심장의 펌프 역할에 의하여 폐쇄된 혈관 속을 순환하고 있다. 총 혈액량은 개인마다 차이가 있으나 성인에서 5~6ℓ이고 용적율은 각 사람이 보유하고 있는 지방의 양에 따라 다르나 대략 체중의 8%이며 그 중 세포성분인 혈구(blood corpucle)가 약 45%(남자 47±5, 여자 42±5)이고 나머지는 액체 성분인 **혈장**(plasma)이 차지하고 있다.

흔히 **헤마토크릿값**(hematocrit value, Ht)이라 함은 혈액에서 혈구 성분이 차지하는 용적을 백분율로 표시한 혈구용적을 말한다.

1. 혈구

혈구(blood corpucle)는 혈액의 세포성분을 말하는 것으로 크게 **적혈구, 백혈구** 및 **혈소판**의 3 종류가 있다.

1) 적혈구

적혈구(RBC, red blood corpucle, erythrocyte)는 성인의 경우 혈액 1mm³속에 약 500만개가 들어있고 일반적으로 여자보다 남자에서 그 수가 더 많다. 적혈구의 직경은 약 7.6 μm로 가장자리는 두껍고 가운데는 얇은 원반 모양이며 정상 성숙 혈구에는 핵이 없다.

적혈구의 기능은 산소와 결합하여 이를 조직에 운반하는 것이다.

하나의 적혈구는 약 2~3억개 정도의 **혈색소**(hemoglobin)분자로 채워져 있고 말린 적혈구 중량(dry weight)의 95%를 차지하는데, 혈색소분자는 4분자의 헴(heme)에 그로빈(globin) 단백질이 결합된 것이며 각 heme분자는 철(iron)원자를 하나씩 가지고 있어 결국 한개의 혈색소 분자는 4개의 산소 분자와 결합하여 산화혈색소(oxyhemoglobin)가 되는 것이다.

혈색소는 이산화탄소와도 결합하는데 이는 heme 보다는 globin과 결합하는 것으로 본다.

우리나라에서 1970년대까지 소위 "연탄까스중독"이라고 하는 일산화탄소중독(CO poisoning)으로 많은 사람이 희생되었다. 일산화탄소는 혈색소와의 결합력이 산소보다 수백배 강하여 공기중에 소량이 존재하여도 산소보다 우선적으로 혈색소와 결합함으로서 **저산소증**(hypoxia)이 발생되고 저산소증에 민감한 신경조직이 우선적으로 손상됨으로 연탄까스중독후 회복되어 목숨은 건졌더라도 뇌기능장애 등의 후의증이 남게된다.

정상 성인 남자에서 혈액 100 ml 속에 약 14~16 gm의 혈색소를 가지고 있고 여성에서는 이보다 1~2 gm 낮다. **빈혈**(anemia)이라 함은 혈색소의 양이 대략 10 gm 이하일 때를 말하며 이 경우 일반적으로 적혈구의 수도 적다.

발생과정의 태아에서나 출생 직후의 영아에서는 혈구의 수와 혈색소의 양이 성인에 비하여 높다(표 5-2). 그것은 태아에서는 허파호흡을 통한 직접적인 gas 교환이 이루어지지 못하고 태반(placenta)을 통하여 모체의 혈액에서 간접적으로 이루어지기 때문에 장기간의 저산소증으로 인하여 혈구와 혈색소가 증가된 것이며 출생 후 산소의 공급이 원활해지면 이들 잉여 혈구가 다량으로 파괴되어 혈중에 빌리루빈(bilirubin) 색소가 증가하여 전신이 노랗게 되는데 이것을 **생리적 황달**(physiologic jaundice)이라고 한다.

적혈구는 뼈속질(골수, bone marrow)에 있는 **혈구모세포**(hemocytoblast)에서 형성되어 여러 단계의 분화과정을 거쳐 크기가 차차 작아지고 핵이 소실되어 말초혈액(peripheral blood)으로 나오는데

표 5-1 혈구

종 류	수(1mm³내)	기 능	형 성	파 괴
적혈구	4.5~5.5백만	산소 및 탄산개스 운반	적색골수(골수조직)	간, 골수, 지라 등 혈관의 내면을 덮고 있는 세망내피세포에 의해 탐식
백혈구	5,000~9,000	생체방어: ① 이물질 탐식 ② 항체 형성	과립구와 단핵구는 적색골수, 림프구는 임파조직	확실히 알지 못하나 탐식기능에 의해 파괴되기도 한다.
혈소판	20만~30만	혈액응고	적색골수	확실치 않음

갓 나온 혈구 중에서 세망(reticulum)을 가지고 있고 성숙한 혈구보다 약간 큰 것을 **세망적혈구**(reticulocyte)라고 하며 전체 적혈구의 0.5~2%를 차지하고 있다(그림 5-2).

적혈구의 수명은 약 120일이고 노쇠한 적혈구는 간(liver), 지라(spleen), 뼈속질 등의 세망내피세포(reticuloendothelial cell)에 의하여 분해되어 철분이 유리되고 **bilirubin색소**가 형성되며 철분은 다시 뼈속질에서 새로운 혈구 형성에 사용되며 bilirubin은 간으로 보내져 쓸개즙(담즙, bile juice)을 통하여 배출된다.

적혈구가 파괴되는 속도에 맞추어 뼈속질에서는 새로운 혈구를 만들어 내어 혈액 속에는 항상 일정한 수량이 유지되는 것이다. 혈구의 항상성기전(homeostatic mechanism)에 대하여 확실히 알 수 없으나 저산소증이나 출혈로 인한 빈혈상태는 콩팥을 자극하여 **적혈구형성호르몬**(erythropoietin)의 분비를 증가시키고 이는 뼈속질을 자극하여 적혈구 형성과정(erythropoiesis)을 촉진시킨다고 알려져 있다(표 5-3). 즉 적혈구 형성의 가장 강력한 자극은 조직의 산소결핍이다.

골수가 기능을 충분히 수행하기 위하여는 적혈구 형성에 필요한 비타민 B_{12}, 철, 아미노산 등의 영양소가 적절히 보급되어야 하며 특히 위점막에서는 비타민 B_{12}(외인성 요소, extrinisic factor)의 흡수를 위한 내인성 요소(intrinsic factor)가 적절히 분비되어야 한다.

표 5-2 나이에 따른 적혈구, 혈색소 및 혈구용적(평균치)

나이	적혈구 (백만/mm³)	혈색소 (gm/dl)	혈구용적 (%)
1일 ~13 일	5.1	19.5	54
~60 일	4.7	14.0	42
~10 세	4.5	12.2	36
~15 세	4.8	13.4	39
성인 : 여성	4.8	14.0	42
성인 : 남성	5.4	16.0	47

이러한 내인성 요소의 결핍으로 인하여 비타민 B_{12}가 흡수되지 못하면 혈구의 크기는 커지고 수는 감소하는 **거대세포성빈혈**(macrocytic anemia, 악성빈혈)이 생긴다. 또한 X-선이나 gamma선 조사로 뼈속질이 손상되어 빈혈이 생길 수도 있다. 이러한 경우 뼈속질을 떼어내서 현미경으로 관찰하는 뼈속질조직검사를 하게 되는데 이때 **뼈속질천자**(골수천자, bone marrow puncture)에 선택되는 뼈는 복장뼈(sternum)와 엉덩뼈(ilium of hip bone)이다.

2) 백혈구

백혈구(WBC, white blood cell, leuckocyte)는 성인에서 혈액 1mm³ 속에 대략 7,000(5,000~9,000)개가 들어 있는데 적혈구와는 달리 핵을 가지고 있다(그림 5-2).

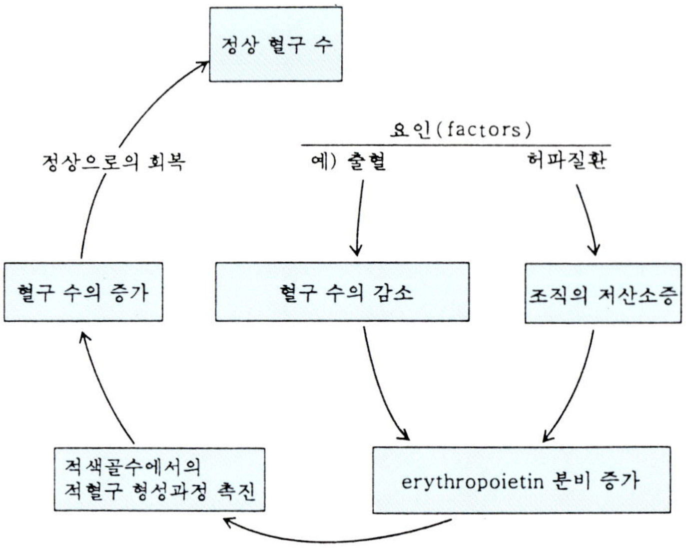

표 5-3 적혈구 수의 항상성 기전

백혈구는 세포질에 있는 과립의 유무에 따라 **과립백혈구**(granular leukocyte)와 **무과립백혈구**(agranular leukocyte)로 나누고 과립백혈구는 다시 과립의 염색성에 따라 **호산성백혈구**(acidophil leukoeyte), **호염기성백혈구**(basophil leukocyte) 및 **호중성백혈구**(neutrophil leukocyte)로 구분하며 무과립백혈구도 **림프구**(lymphocyte)와 **단핵구**(홑핵구, monocyte)로 구분한다. 이것들의 크기와 백분율은 표 5-4 에 정리하였다.

백혈구도 적혈구와 마찬가지로 뼈속질인 **조혈조직**(myeloid tissue)에서 만들어지나 림프구의 발생과 분화 과정에 대하여는 이해가 필요하다. 즉 태생기의 림프구는 역시 골수에서 형성되어 림프기관 특히 **가슴샘**(흉선, thymus)을 비롯하여 여러 림프 조직에서 증식하는데 이러한 증식은 출생 후에 침입한 여러 가지 항원(antigen)의 자극에 의하여 촉진되는 것이다. 따라서 출생 후부터 림프구는 림프기관에서 생산된다고 할 수 있다.

백혈구의 기능은 한 마디로 우리 몸을 병원체로부터 보호하는데 있다. 즉 정도의 차이는 있으나 모든 백혈구는 운동성을 가지고 있어서 아메바성 운동을 통해 혈관 밖으로 빠져나가 조직 속에 침투

표 5-4 백혈구

분 류	백분율(%)	크기(μ)
과립백혈구		
호중성 백혈구	66(65~75)	9~12
호산성 백혈구	3(2~5)	10~14
호염기성 백혈구	1(0.5~1)	8~10
무과립백혈구		
림프구	25(20~25)	7~8
단핵구	5(3~8)	12~15

한 병원체나 이물질에 접근하여 **포식작용**(Phagocytosis)으로 이들을 제거한다. 특히 전체 백혈구의 65% 이상을 차지하는 호중성백혈구의 운동성이나 포식성이 다른 백혈구 보다 훨씬 강하다.

이러한 사실은, 적혈구나 혈소판의 기능은 혈관 속에서 수행되는데 반하여 백혈구의 기능은 혈관 밖의 모든 조직속에서 수행됨을 말해 주는 것이다. 세망내피세포들도 포식기능을 가지고는 있으나 제한된 지역에서 이루어지며 백혈구같이 혈관을 통한 신속한 기동성은 없다.

림프구의 가장 중요한 기능은 생체방어기전의 주도적 역할이다. 림프구는 항원에 대해 두 가지로

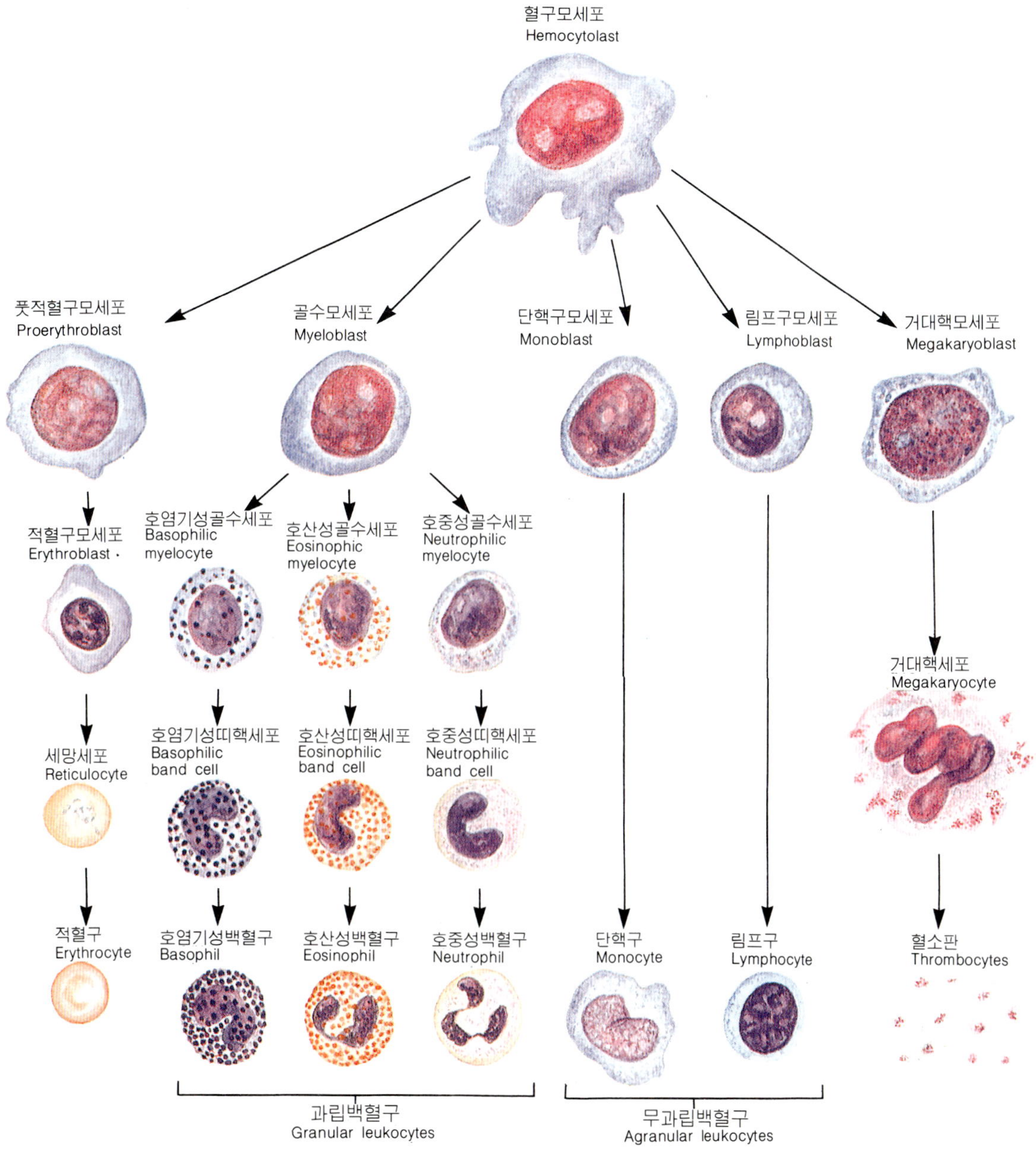

* 그림 5-2 혈구의 발생과 분화과정. 맨아래줄의 세포들이 혈액 속에 존재하는 혈구이다.

반응을 나타낸다. 즉 림프구 중 일부(B림프구-15%이내)는 특이 항원에 의해 활성화되면 분열을 통해 수가 증가하고 또한 분화되어 형질세포(plasma cell)가 된다. 형질세포는 항체를 생산하여 혈액 속에 분비함으로 이것을 순환항체(circulating antibody or humoral antibody)라고 한다. 이 항체는 혈액속에서 자신을 형성하게 한 항원과 결합하여 파괴시키거나 또는 독성을 중화시키는데, 이러한 현상을 소위 "**면역**이 생겼다"고 표현하는 것이다.

그러나 나머지 대부분(~80%)의 림프구인 T세포는 이식된 세포, 이종세포 또는 바이러스가 침투된 세포의 세포막에 구멍을 내어 파괴시키거나(세포독성 T세포), 어떤 항원에 대해 T세포나 B세포를 자극하는 인자를 분비하거나(도움 T세포), 외부항원이나 자가항원에 대한 반응을 억제한다(억제 T세포). 흔히 장기이식수술을 받은 후 문제되는 거부반응이라 함은 타인의 장기, 즉 세포성항원(cellular antigen) 주위에 이식받은 환자의 T세포가 침윤되어 이를 파괴시키는 것이다. 또한 B림프구와 T림프구의 일부는 기억세포(memory cell)로 남아 다음에 특이성이 있는 항원에 다시 노출되면 보다 신속하고 강하게 반응하게 된다.

그 외에 단핵구는 조직 속에서 큰포식세포(macrophage)로 전환되어 강한 포식기능을 갖게 되며 호산성 백혈구는 알레르기성 질환이나 기생충에 감염되었을 경우에 증가하며 부신피질호르몬 투여로 감소하는 등의 변화를 보이며 호염기성 백혈구의 과립내에는 histamin, serotonin, heparin 등이 함유되어 있으며 알레르기성 질환과 바이러스성 질환에 감염되었을 때 그 수가 증가하나 호산성 백혈구와 함께 아직까지 그 기능이 확실히 알려지지 않았다.

이러한 다양한 기능과 관련하여 이들 백혈구의 수적 변동은 임상적으로 매우 의미가 있다. 예컨대 급성 막창자꼬리염(충수돌기염, appendicitis, 흔히 맹장염이라고 함) 환자에서는 호중성백혈구의 비율은 물론 그 총수가 현저히 증가하는 **백혈구증가증**(leukocytosis)을 보이고 반대로 우리나라에 흔히 발생되는 장티브스(typhoid fever, 흔히 장질부사라고 함) 환자에서는 전체 백혈구수가 감소하는 **백혈구감소증**(leucopenia)을 나타낸다.

또한 만성염증이나 급성염증의 회복기에 림프구가 현저히 증가하는 **림프구증가증**(lymphocytosis)을 볼 수 있다.

백혈구의 수명은 적혈구에 비하여 아주 짧아서 3일에서 12일 정도로 보고 있는데 이 중에서 항체형성에 관여하는 림프구 특히 T림프구의 수명은 수년간 지속된다고 보고 있다.

3) 혈소판

혈소판(platelet)은 크기가 약 3μm 정도인 잎사귀 모양으로써 뼈속질에서 분화되는 거대핵세포(megakaryocyte)의 세포질 일부가 떨어져 나온 것이다. 혈소판은 혈액 1mm^3 속에 약 30만개가 있으며 혈액응고기전(blood coagulation mechanism)에 관여한다. 평균수명은 약 10일로 추산되고 적혈구와 같이 간, 지라, 뼈속질 등에 있는 포식세포에 의해 제거된다.

2. 혈장

혈장(plasma)은 혈액에서 혈구성분을 제외한 액체성분을 말하며 물질의 운반외에 산·염기의 균형 및 혈액의 삼투압을 유지한다. 실험실에서 혈액에 항응고제를 첨가하여 원심분리하면 혈구는 가라앉고 윗층의 맑은 혈장을 쉽게 분리할 수 있다. 혈장은 90%가 물이고 10%가 용질(solutes)로 되어 있는데 용질의 가장 큰 부분을 차지하는 것은 단백질이다. 즉 단백질은 혈장의 6~8%(6~8gm/dl of plasma)를 차지하며 나머지가 당분, 아미노산, 지방 등의 영양소와 그 외에 요소(urea), 가스(gas), 호르몬, 효소(enzyme), 무기염 등으로 구성되어 있으며 약 알칼리성이다.

혈장단백질은 다시 세 종류로 구분하는데 이 중 55%가 **알부민**(albumin, 분자량 59,000)이며 약 38%가 **그로부린**(globulin, 분자량 8만~수백만)이고 5~6%정도가 **휘브리노겐**(fibrinogen)으로서 정상에서는 알부민의 그로부린에 대한 비율(A/G ratio)이 1.2 이상이다.

이들 혈장단백질은 혈액의 정상 점도(viscosity)와 삼투압(osmotic pressure) 그리고 양(volume)을 유지함으로써 정상 혈액 순환을 유지하는 데 필수적인 역할을 하고 있다. 또한 순환항체는 변형된 **감마그로부린**(γ-globulin)이므로 globulin은 면역기전에 필수성분이며 휘브리노겐은 혈액응고기전에 필수적인 물질이다. 혈장에서 휘브리노겐을 제외한 나머지 성분을 **혈청**(serum)이라고 한다.

이 혈장단백은 형질세포(plasma cell)에서 합성되는 일부 감마그로부린을 제외하고는 모두 간세포에서 합성된다.

3. 혈액형

혈액형(blood types)은 적혈구 막에 존재하는 항원(antigen)의 종류에 의하여 분류된다. 많은 종류의 항원이 있으나 임상적으로 가장 중요한 것은 A, B 및 Rh 항원이며 모든 사람의 혈액은 **AB혈액형**의 4가지 중 하나이고 동시에 **Rh혈액형**의 양성 아니면 음성이다. 즉 4가지 혈액형중 A형은 적혈구막에 A항원 (또는 응집원, agglutinogen)을, B형은 B항원을, 그리고 AB형은 A 및 B항원 모두를 가지고 있으며 O형은 A 및 B항원을 모두 가지고 있지 않은 것이다. AB혈액형과는 상관없이 Rh양성형은 적혈구막에 Rh항원을 가진 것이고 Rh음성이란 Rh항원을 갖지 않은 것을 말한다.

그런데 중요한 사실은 이들 혈장은 자체 항원에 대한 항체를 절대로 형성하지 않는 반면 자체에 없는 항원에 대한 항체를 가지고 있다는 것이다. 예컨데, A형은 자체 적혈구에 A항원을 가지고 있으므로 혈장에 항-A항체 (또는 항-A응집소, anti-A antibody or anti-A agglutinin)는 없으나 자체에 없는 B항원에 대한 항체 즉 항-B항체를 가지고 있다. 따라서 만약 A형 혈액에 B항원을 가진 B형 또는 AB형의 혈액이 섞이면 두 혈액이 응집(agglutination)된다.

표 5-5 각 혈액형이 가지고 있는 항원과 항체

혈액형	적혈구 막에 있는 항원(응집원)	혈장 속에 있는 항체(응집소)
A 형	A	항-B
B 형	B	항-A
AB 형	AB	(−)
O 형	(−)	항-A, 항-B

표 5-5에서와 같이 AB형은 아무런 응집소를 가지고 있지 않아 어떠한 형의 혈액도 수혈받을 수 있는 만능 수혈자(universal recipient)라고 하며 반대로 O형은 A 및 B항원 모두를 가지고 있지 않아 모든 사람에게 수혈할 수 있는 만능공혈자(universal donor)라고 하지만 실제로 많은 문제점을 가지고 있어 같은 형의 혈액을 수혈하는 것이 원칙이며 이 때에도 수혈에 앞서 공수혈액간의 반응시험을 시행하는 것이 원칙이다.

또한 정상에서 모든 혈액은 항Rh-항체를 가지고 있지 않다. 그러나 만약 Rh음성인 사람에게 Rh양성적혈구가 들어온다면 항Rh-항체가 형성되는데 흔히 문제가 되는 것은 Rh음성인 임신부에서(만약 남편과 태아가 Rh양성인 경우) 태아의 Rh양성 적혈구가 태반에서 모체 혈관에 들어오게 되면 모체 혈장에 항Rh-항체가 형성되고 이것이 태아의 혈구를 응집시켜 태아를 사망케 하고 태아적모구증(erythroblastosis fetalis), 나아가 유산을 되풀이하게 되는 것이다.

표 5-6 각 혈액형의 분포

혈액형	한국(%)	유럽(%)
A 형	33	42
B 형	28	10
AB 형	10	3
O 형	29	45
Rh양성	99 이상	85
Rh음성	1 미만	15

4. 혈액 응고

혈액응고(blood coagulation)는 혈액이 혈관 밖으로 나오면 차차 굳어져 gel 상태로 되며 연노랑 액체가 분리되면서 퇴축되어 굳어지는 현상이다. 혈액응고의 목적은 파열된 혈관을 막아서 출혈로 인한 혈액의 손실을 막아주는 것이다.

혈액응고는 혈관이 파열되거나 절단되어 혈액이 유출되고 있을 때에는 응고기전이 매우 신속하고 확실하게 이루어져야 하지만 정상적 상태에서는 혈관내에서 응고기전이 절대로 이루어지지 않아야 한다.

혈액응고기전은 명확하고도 빠른 순서로 진행되는 일련의 화학반응으로 이루어진다. 즉 응고기전은 크게 세 단계로 나눌 수 있는데 첫 단계가 **트롬빈**(thrombin)형성이고 두번째 단계가 **섬유소**(fibrin)형성이며 마지막 단계는 섬유가 응축되는 것이다.

혈액응고의 첫 단계는 혈관의 절단면에 코레스테롤(cholesterol)이 우둘두둘하게 침착되고 곧 이어 혈소판들이 모여들어 그 주위에 달라붙어서 여러 가지 물질을 방출하는데 그 중 몇 가지 물질(표 5-7에서 인자 VII～X11)은 혈액응고를 촉진시키는 **혈액응고인자**이며 그 외에 방출되는 것 중 **세로토닌**(serotonin)은 혈관을 수축시켜 혈액의 유출을 방지하는데 한몫을 한다.

프로트롬빈(prothrombin)과 **섬유소원**(fibrinogen)은 단백질로써 간에서 형성되어 혈장에 존재하고 있는 혈장단백의 하나이며 정상에서 혈액의 프로트롬빈 함유량은 10～15mg/dl 이고 섬유소원의 함유량은 350mg/dl 이다. 혈장내 비활성 효소인 프로트롬빈이 트롬빈으로 활성화 되면 용해성 혈장단백인 섬유소원의 결합을 촉진시켜 비용해성 **섬유소**를 빠르게 형성한다.

$$\text{Prothrombin} \xrightarrow{\text{혈소판 인자들, } Ca^{++}} \text{Thrombin}$$

$$\text{Fibrinogen} \xrightarrow{\text{thrombin}} \text{Fibrin}$$

섬유소는 서로 엉키고 여기에 혈구가 같이 엉켜서 혈액이 응고되는데 적혈구가 훨씬 많기 때문에 응혈덩어리인 **혈병**(피떡, blood clot)은 붉은 색을 띄게 된다.

간세포가 프로트롬빈과 섬유소원을 합성하기 위해서는 혈액에 충분한 **비타민 K**가 존재하여야 한다. 비타민 K는 음식을 통해 체외에서 들어오기도 하지만 장내에서 박테리아에 의해 자체 합성되기도 하며 기름용해성(지용성, fat soluble)이므로 장에서 흡수되기 위하여는 담즙(bile)에 의한 유화작용이 선행되어야 한다. 만약 담관이 막혀 담즙이 장내로 배출되지 못하면 비타민 K가 흡수되지 못하여 혈중에 함량이 낮아지며 동시에 프로트롬빈의 량도 감소 되어 혈액응고가 늦어져 지혈이 잘 되지 않는다. 따라서 이러한 환자는 수술전에 비타민 K를 투여하여야 한다.

한편 정상 혈관내에서 혈액응고를 방지하여 혈병(blood clot)이 형성되지 않는 이유 중 가장 중요한 것은 정상 혈관의 내면은 아주 매끄럽기 때문에 혈소판이 혈관벽에 부착하지 못하며 따라서 응고기전이시작되지 못하는 것이고 또 다른 이유는 혈액은 thrombin의 활성을 억제하는 물질(예, heparin)을 함유하고 있어 섬유소원이 섬유소로 전환되는 것을 방지하고 있다.

표 5-7 혈액응고인자

인자	I	:	Fibrinogen(섬유소원)
	II	:	Prothrombin
	III	:	Thromboplastin
	IV	:	Ca
	V	:	Proaccelerin
	VII	:	Proconvertin
	VIII	:	Antihemophilic factor
	IX	:	Christmas factor(또는 PTC)
	X	:	Stuart factor
	XI	:	Plasma thromboplastin antecedent
	XII	:	Hageman factor
	XIII	:	Fibrin-stabilizing factor

반대로 혈관 속에서 혈전(thrombus)이 형성되는 이유는 두 가지를 들 수 있는데, 그 중 하나는 혈관내피가 거칠어지는 것이고 또 다른 하나는 혈액의 흐름이 비정상적으로 느려지는 것이다. 예를 들어 동맥경화증이 있는 경우 혈전형성 경향이 있는데 그 이유는 콜레스테롤이 혈관내면에 침착하여 내면을 거칠게 만들기 때문이다.

또한 혈류가 느려지면 혈액응고인자의 하나인 thromboplastin(인자 Ⅲ)을 축적시켜 혈액이 응고되는 것으로 보고 있다. 오래 누워 있는 환자에게 움직이도록 권장하는 이유의 하나가 바로 이를 방지하자는 데 있다.

일단 혈병이 형성되면 혈소판이 섬유소에 엉키고 하여 점차 혈병이 커지게 된다.

심 장

심장(heart)은 가슴세로칸(흉종격, mediastinum)에 위치한 근육성 기관으로 그 모양이나 크기가 주먹과 흡사하며 정중면에서 약간 왼쪽으로 치우쳐 있고 **심장끝**(심첨단, apex)은 왼쪽아래를 향한채 횡격막(가로막,diaphragm) 위에 놓여 있다.

1. 심장막

심장은 **심장막**(심낭, pericardium)이라고 하는 큰 주머니에 싸여 있다. 심장막은 튼튼한 백색의 **섬유심장막**(fibrous pericardium)과 그 속면을 덮고 있는 얇은 **장막**(serous)**심장막**으로 되어 있다. 장막심장막은 벽쪽층(parietal layer)과 흔히 심장바깥막(심외막, epicardium)으로 불리는 내장쪽층(장측, visceral layer)로 되어 있으며 두 장막 사이의 간격을 **심장막공간**(심낭강, pericardial cavity)이라고 하는데 이 속에는 장막에서 분비한 소량의 윤활액인 **심장막액**(심낭액, pericardial fluid)이 들어 있다. 따라서 심장은 마찰없이 수축운동을 할 수 있는데 만약 심장막염증(심낭염, pericarditis)으로

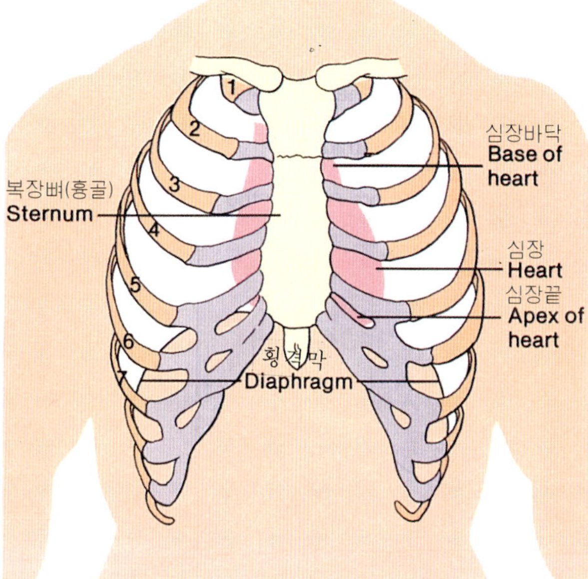

* 그림 5-3. 가슴안에 심장의 위치.

인하여 액체나 고름이 심장막공간에 고이든가 그 결과 장막이 유착되면 심장운동이 저항을 받게 되며 심하면 심장막을 제거하는 수술을 해야 한다.

2. 심장의 벽

심장벽의 대부분을 차지하는 두꺼운 **심장근육층**(심근층, myocardium)을 중심으로 겉막을 **심장바깥**(epicardium), 속막을 **심장속막**(심내막, endocardium)**이라고 한다**(그림 5-6).

심장속막은 얇은 **내피**(endothelium)층으로써 심장에 연결된 큰 혈관의 내피와 연속되어 있고 심근의 두께는 부위마다 차이가 있어 **심방벽**(atrial wall) 보다는 **심실벽**(ventricular wall)이 훨신 두꺼우며 특히 왼심실의 벽이 가장 두껍다. 그 이유는 심실은 펌프 역할을 수행하기 때문이며 오른심실은 혈액을 허파로 보내지만 왼심실은 혈액을 전신으로 보내야 하기 때문이다.

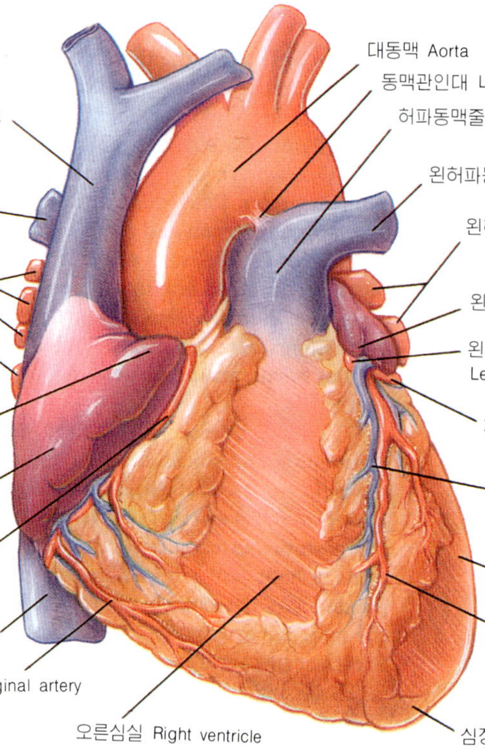

(a)

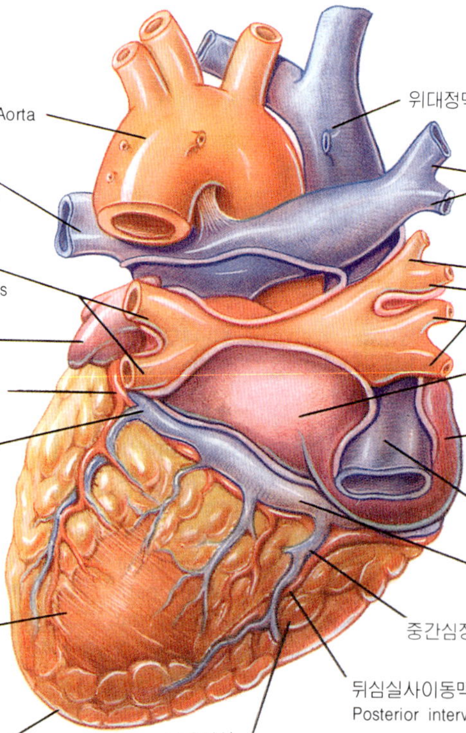

(b)

* 그림 5-4. 심장의 외부구조. 위는 앞에서 본모양, 아래는 뒤에서 본모양.

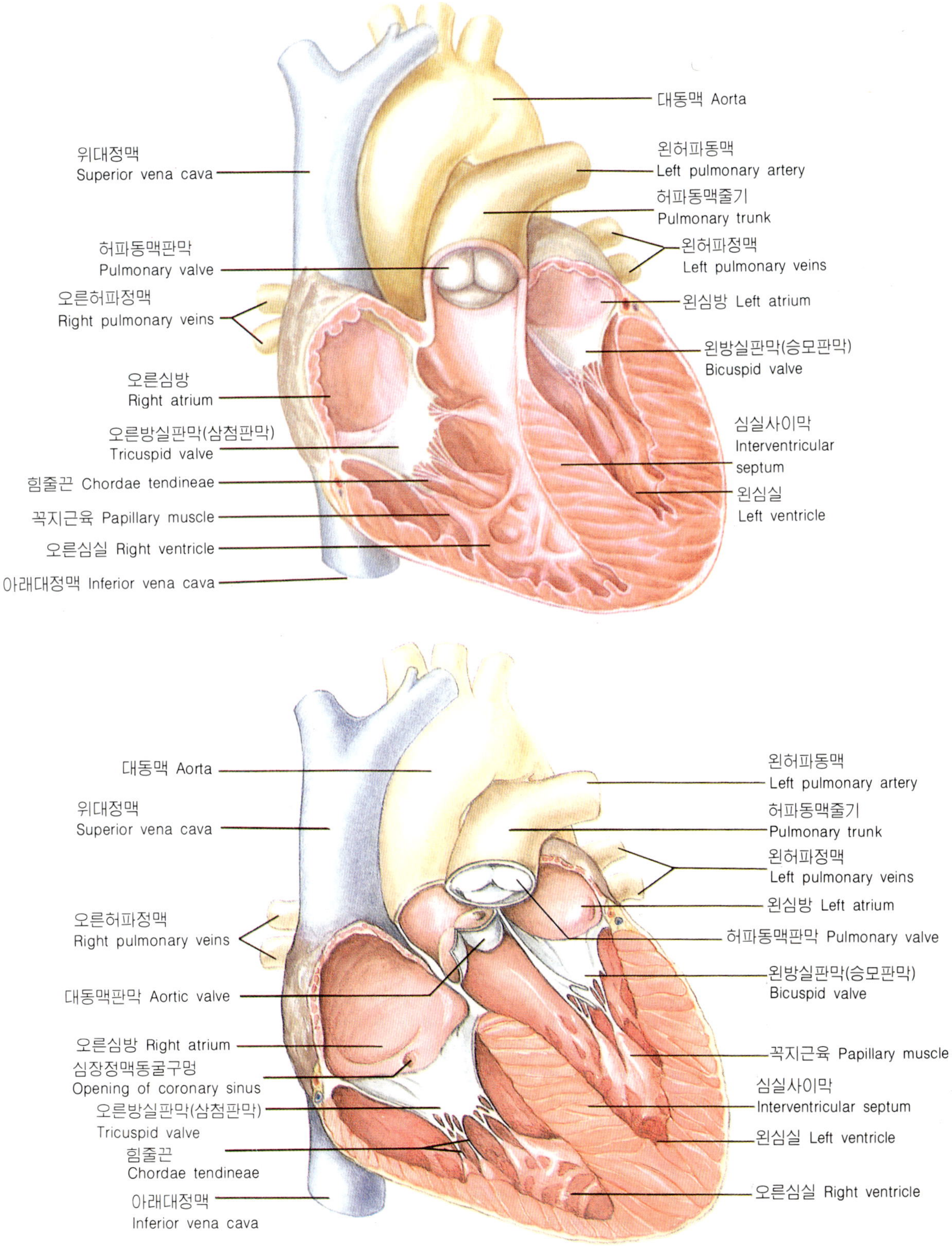

* 그림 5-5. 심장의 구조. 위의 그림은 오른심실에 연결된 허파동맥을, 아래의 그림은 왼심실에 연결된 대동맥을 나타낸 것이다.

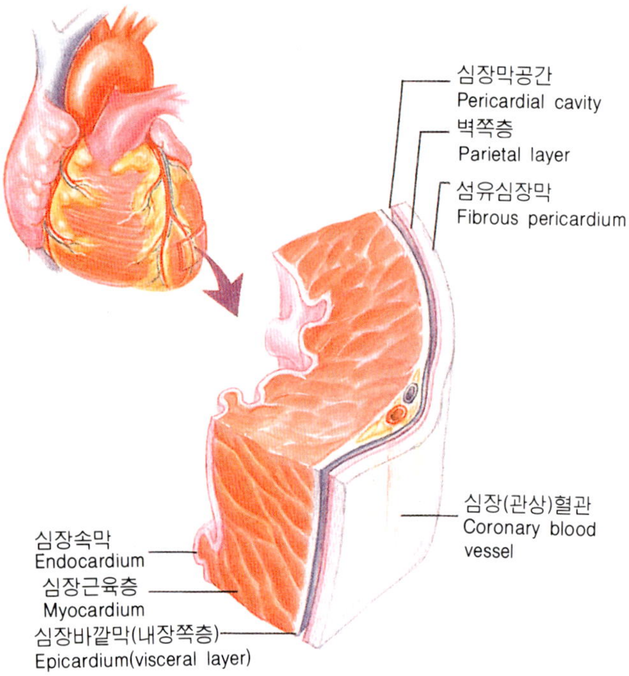

* 그림 5-6. 심장벽의 구조.

3. 심장의 속

심장에는 위에 2개의 **심방**(atrium)이 있고 아래에 2개의 **심실**(ventricle)로 나누어져 있는데 양쪽의 심방 사이는 **심방사이막**(심방중격, interatrial septum)으로, 심실 사이는 **심실사이막**(심실중격, interventricular septum)으로 완전히 막혀 있으나 오른 왼 각각의 심방과 심실사이는 통해 있으며 혈액이 한 방향으로만 흐르게 하는 판막(valve)이 형성되어 있다.

심장판막은 4벌이 있는데 그 중 둘은 가장자리가 뾰족한 **첨판**(cuspid valve)으로써 심방과 심실 사이에 있고, 나머지 둘은 가장자리가 둥근 **반달판**(semilunar valve)으로써 허파동맥과 대동맥의 시작부분에 있다.

오른심방과 오른심실 사이에 있는 **오른방실판막**(right atrioventricular valve)은 3개의 첨판으로 되어 있어 **삼첨판막**(tricuspid valve)이라고 하고

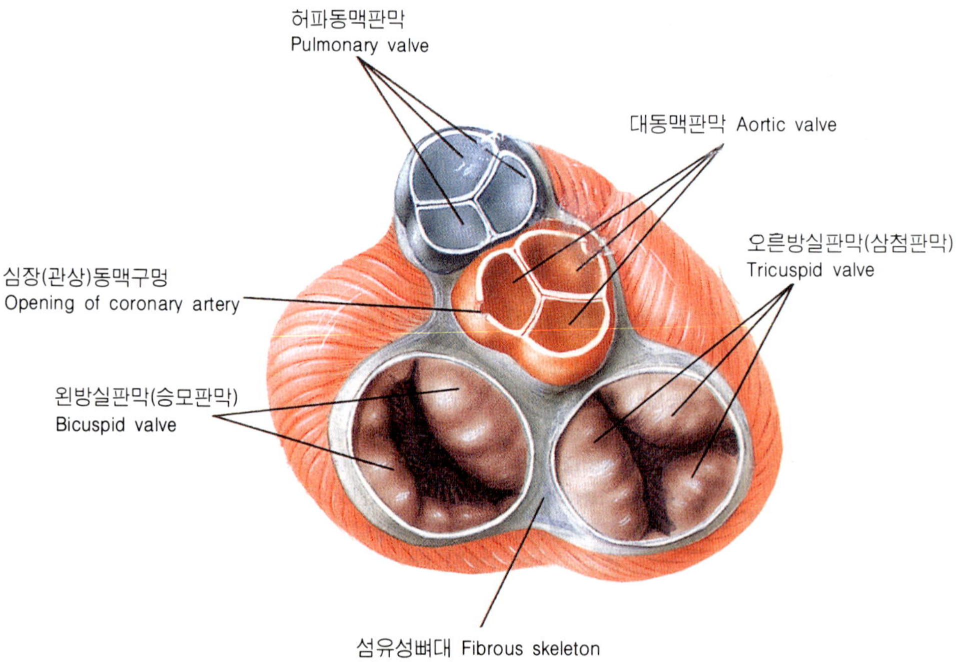

* 그림 5-7. 심장이 수축하고 이완할때 판막이 있는 구멍이 늘거나 줄지않게 단단한 섬유성의 심장뼈대(*cardiac skeleton*).

왼심방과 왼심실 사이에 있는 **왼방실판막**(left atrioventricular valve)은 2개의 판막이 서양승려의 모자같이 생겨서 **이첨판막** (bicuspid valve) 또는 **승모판막**(mitral valve)이라고 부른다. 각 판막은 여러개의 **힘줄끈**(건삭, chordae tendineae)에 의하여 심실벽에 돌출되어 있는 **꼭지근육**(유두근, papillary muscle)과 연결되어 있어서 심실이 수축할 때 판막이 심방쪽으로 제껴지지 않게 당겨 주어 혈액이 심방으로 역류되지 않게 한다.

허파동맥의 시작부분에 있는 **허파동맥판막**(pulmonary valve)과 대동맥의 시작부분에 있는 **대동맥판막**(aortic valve)은 3개의 반달판으로 구성된 **반달판막**이며 이것들은 심실이 이완될 때 혈관의 혈액이 심실로 역류되지 못하게 한다.

이러한 판막의 기능은 열리고 닫힘이 완전하게 이루어져야 하는데 여러가지 질환으로 판막이 완전히 닫히지 못하는 상태를 **판막부전증**(valvular insufficiency)이라고 하며 이 경우에는 혈액이 역류된다. 반대로 완전히 열리지 못하고 좁아진 상태를 **판막협착증**(valvular stenosis)이라고 하며 이 경우에는 혈액이 충분히 지나가지 못한다. 두가지 경우 모두 심장에 크게 부담을 주게 된다. 가장 흔한 것이 승모판막의 이상이다.

이러한 심장질환은 선천적(congenital) 또는 후천적(acquired) 요인으로 발생되는데 선천적 요인으로는 임신 초기에 풍진(rubella, German measles)감염, 방사선(radiation)조사 등이 있고 후천적 요인으로는 류마치스열(rheumatic fever) 등을 들 수 있다.

4. 심장의 혈관

심장의 벽, 특히 심근세포들은 **오른심장동맥**(우관상동맥, right coronary artery)과 **왼심장동맥**(좌관상동맥, left coronary artery)을 통하여 혈액을 공급받는다. 심장동맥들은 대동맥판막 바로 뒤에서 나오는 대동맥의 첫 번째 가지이다.

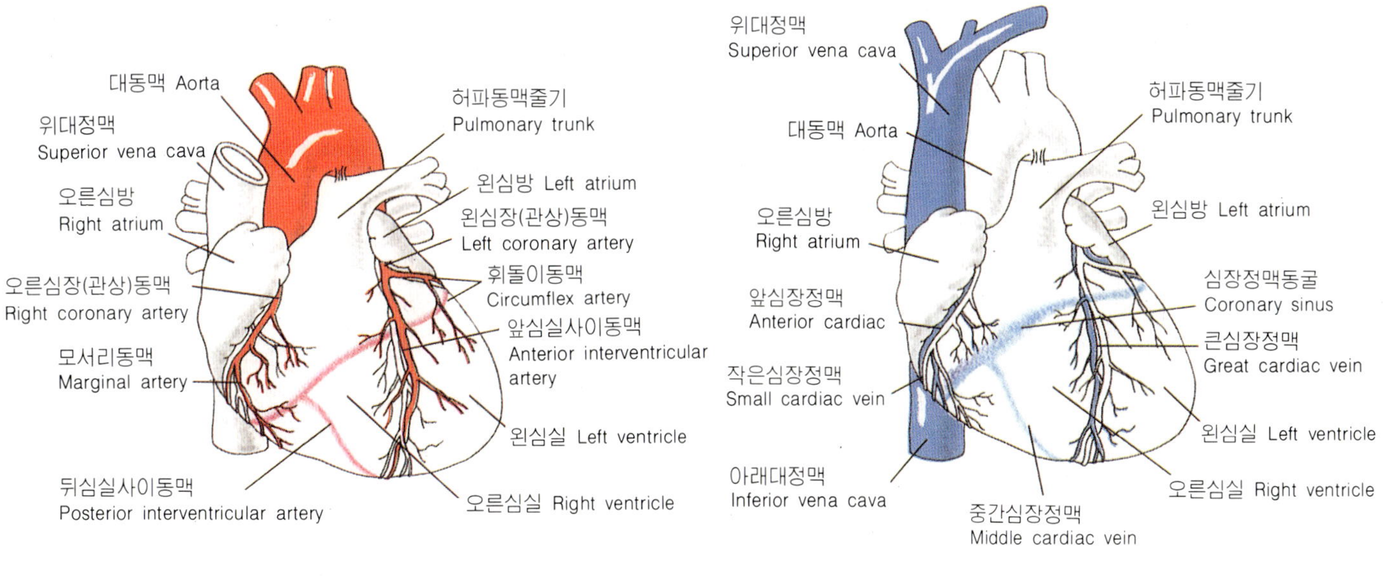

* 그림 5-8 심장동맥(왼)과 심장정맥(오른).

오른심장동맥

① 뒤심실사이가지 → 양쪽 심실
② 오른모서리가지 → 오른심방과 오른심실

왼심장동맥

① 앞심실사이동맥 → 오른왼 양쪽 심실
② 휘돌이가지 → 왼심방과 왼심실

각 심실은 오른 및 왼심장동맥 모두에서 혈액공급을 받지만 각 심방은 1개의 작은 가지를 받을 뿐이다. 심장 전체의 약 50%를 오른심장동맥이 담당하고 20%를 왼심장동맥이 담당하며 나머지 30%는 양쪽의 심장동맥이 공동으로 담당한다. 특히 왼심실은 혈액을 전신으로 보내므로 벽이 두꺼워 많은 혈액이 공급된다.

미국의 경우 심장동맥질환을 앓고 있는 환자가 많아 이 질환으로 사망하는 사람이 매년 수십만명이며 우리나라에서도 날로 증가하고 있다. 이렇게 사망율이 높은 이유중의 하나는 관상동맥은 큰가지(branch)들 중에 서로 교통하고 있는 것은 소수에 불과하다는 점을 들 수 있다.

따라서 작은 응혈병(blood clot) 조각이 심장동맥의 가지하나를 막으면 그 이하부위의 심근에 혈액공급이 급격히 감소하거나 중단됨으로서 심근경색증(myocardiac infarction : 심근섬유의 죽음)을 일으키게 된다.

5. 심장의 전도계통

심장전도계통(impulse conducting system)은 **동굴심방결절, 심방심실결절, 방실다발** 및 **심장전도근육섬유**(퍼킨제섬유)의 4가지 구조물로 구성되어 있다. 이들은 모두 변형된 심장근육섬유들로써 많은 자율신경섬유의 분포를 받고 있으며 수축기능 외에도 흥분을 일으키고 전도하는 기능을 수행하고 있다.

1) 동굴심방결절

동굴심방결절(동방결절, sinoatrial node, S-A node)은 길이 1㎝, 넓이 3~5㎜의 구조물로서 위대정맥(상대정맥, superior vena cava)이 오른심방으로 들어오는 입구 가까운 오른심방의 벽에 위치하고있다. 이 결절의 세포들은 내인성 리듬(intrinsic rhythm)을 갖고 있어 중추로부터 신경자극(nerve impulse)을 받지 않고도 스스로 규칙적인 간격으로 흥분을 일으킬 수 있다. 이렇게 발생한 흥분은 양쪽의 심방으로 전달되어 심방의 수축을 일으키고 또한 **심방실결절**로 전달되어 **방실다발**과 양쪽 다발가지(bundle branch)들을 거쳐 **퍼킨제섬유**를 따라 모든 심실근육섬유를 수축시켜 심박동(heart beat)을 유발하며, 심박동 속도를 정(set)하므로 동굴심방결절을 심장 고유의 속도조정자(pace maker)라고 한다(그림 5-9).

이러한 심장운동의 속도는 자율신경 및 혈액속의 에피네프린(epinephrine)이나 갑상호르몬(thyroid hormone) 등의 농도에 의해 영향을 받는다. 자율신경 중의 교감신경은 심박동을 촉진하며 반대로 미주신경(부교감신경)은 억제한다.

2) 심방심실결절

심방심실결절(방실결절, atrioventricular node, A-V node)은 동굴심방결절보다 작으며 역시 오른심방의 심장정맥동굴(coronary venous sinus)구멍의 바로 윗부분에 있다.

3) 방실다발 및 퍼킨제섬유

방실다발(방실속, atrioventricular bundle)은 심방심실결절에서 시작된 굵은 섬유다발(길이 1cm, 직경 2mm)로서, 좌우로 나뉘어 심실사이막의 양쪽에서 **다발가지**(bundle branch)로 내려가서 심장속막에서 여러가지들로 갈라져 **퍼킨제섬유**(Purkinje fiber)를 타고 심장근육섬유들에 연결된다. 동굴심방결절에서 시작한 흥분은 이러한 전도계통을 통해서 심장을 수축케 한다. 이러한 흥분전도는 심장에

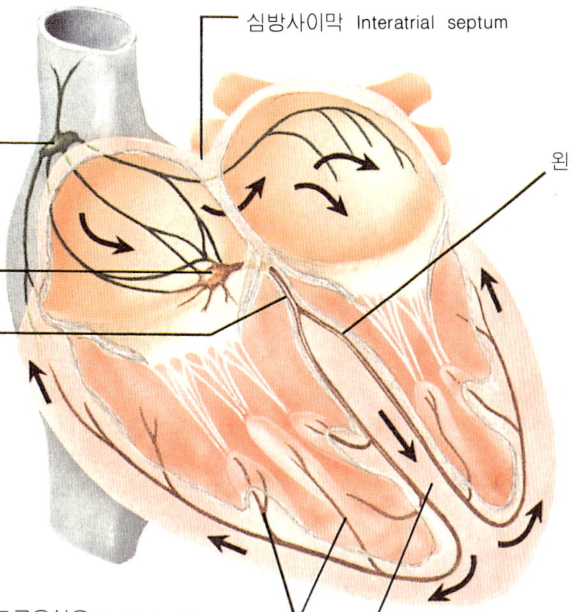

* 그림 5-9. 심장전도계통(cardiac impulse conducting system).

서 작은 전류를 일으키며 이것이 주위 조직으로 퍼져 체표면에까지 이른다.

심전도(electrocardiogram, ECG, EKG)는 바로 이러한 전기의 흐름을 체표면에서 검출하는 것으로써 심장의 기능적 상태를 판단하는데 매우 유용하다.

6. 심장의 신경 분포

심장에는 자율신경섬유가 분포되어 있다. 교감신경섬유는 신경절이후섬유들이 교감신경줄기의 아래목부분과 위가슴부분에서 갈라져 나오며 부교감신경섬유는 신경절이전섬유들인 미주신경의 가지들이 갈라져 나와 교감신경 가지들을 따라서 대동맥 시작부분에서 **심장신경얼기**(cardiac plexus)를 형성한다. 여기에서 두가지 신경섬유들이 양쪽 심장동맥을 따라 심장으로 들어가나 대부분은 동굴심방결절에서 그치며 일부는 심방심실결절과 방실다발에 분포한다.

7. 심장의 생리

심장의 기능은 펌프작용으로써 충분한 양의 혈액을 체내 모든 곳으로 보내어 혈액 속에 있는 갖가지 물질들을 체내 모든 세포들에 운반하고 세포들이 배출한 노폐물을 모아 배설기관으로 운반하는 것이다.

심장에서는 심방의 수축과 이완, 심실의 수축과 이완으로 구성된 **심장박동**(heart beat)이 주기적으로 일어나는데 이것을 **심장주기**(cardiac cycle)라고 하며 심방과 심실의 운동은 시간 차이를 두고 일어난다.

즉, 심방이 수축하면 심방 속의 혈액은 모두 심실로 들어간다. 수축하고 있는 동안 심방과 심실

사이의 방실판막들은 열려 있어야 하고 심실은 이완된 상태에 있어야 하며 대동맥과 허파동맥 속의 혈액이 심실로 들어오지 못하게 반달판막들은 닫쳐 있어야 한다. 한편 심방의 이완기간은 수축기간에 비하여 아주 길어서 심방이완 전반기에 심실의 수축이 일어난다.

심실이 수축하면 방실판막들은 닫히고(쿵) 반달판막들은 열리어 심실속의 혈액이 허파동맥과 대동맥으로 쏟아져 나가고 허파정맥과 대정맥을 통해 혈액이 심방으로 들어온다.

이어서 심실수축이 끝나고 이완되면서 대동맥판 및 폐동맥판이 닫기면서 "쾅"소리를 낸다.

이와 같이 심장은 판막의 열림닫힘과 혈류변화에 의하여 독특한 진동이 발생하는데 이를 **심장소리**(심음, heart sound)라고 하며 심장판막의 상태를 진단하는데 아주 중요하다.

혈관(blood vessel)

심장 → 대동맥 → 동맥 → 세동맥 → 모세혈관

모세혈관 → 세정맥 → 정맥 → 대정맥 → 심장

1. 종류

혈관(blood vessel)은 혈액의 통로로써 크게 **동맥**(artery), **정맥**(vein), **모세혈관**(capillary)의 3부분으로 구분한다.

동맥은 심장에서 말단조직으로 흘러가는 혈액을 담고 있는 것이다. 동맥은 크기에 따라 심장에 연결된 가장 굵은 동맥을 대동맥(aorta)이라고 하며 여기서 갈라져 나온 가지들을 동맥이라고 하고 계속 갈라져서 마지막 단계의 섬세한 동맥을 세동맥(arteriole 직경 0.5㎜ 이하)이라고 하며 이것이 다시 나뉘어 모세혈관이 된다. 모세혈관에서는 산소와 영양소를 내보내고 이산화탄소 및 노폐물을 끌어들인다.

정맥은 모세혈관에서 일을 마친 혈액이 심장으로 되돌아가는 통로로서 역시 크기에 따라 **세정맥**(venule), 좀 더 굵은 **정맥** 그리고 심장에 연결된 **대정맥**(vena cava)으로 구분한다.

2. 구조와 기능

혈관벽의 구조는 혈관의 크기에 따라 다르고 동맥과 정맥 사이에도 차이가 있으나 기본적으로 안에서부터 **속막**(내막, tunica intima), **중간막**(중막, tunica media), **바깥막**(외막, tunica adventitia)의 3층으로 구성되어 있다.

속막은 **내피**(endothelium)와 그 밑에 받치고 있는 얇은 결합조직으로 되어 있고 중간막은 민무늬근육(평활근)섬유와 많은 탄력섬유로 되어 있으며 바깥막은 결합조직으로 되어 있다.

동맥은 왼심실의 수축에 의한 높은 압력에 견딜 수 있도록 탄력성이 높고 두꺼운 벽으로 되어 있다. 심장에 가까운 대동맥과 큰가지들은 중간막에 많은 탄력섬유를 가지고 있어서 **탄력성동맥**(elastic artery)이라고 하며 여기서 갈라진 동맥들은 주로 혈류조절기능을 하므로 중간막이 주로 평활근섬유로 구성되어 있어 **근육성동맥**(muscular artery)이라고 한다. 마지막 단계의 세동맥은 민감하고 섬세한 수축과 이완을 통해 국소에 혈류를 조절함으로서 정상혈압 및 순환을 유지하는데 주역을 담당하고 있다.

모세혈관은 직경이 5~9μm로 적혈구 크기 정도이며 혈액과 조직 사이에 물질교환이 쉽게 이루어지도록 내피세포로만 되어 있다.

정맥은 압력이 낮아 같은 부위의 동맥에 비하여 훨신 굵으나 벽은 얇으며 탄력성도 적다.

정맥은 낮은 혈압(동맥의 약 1/10) 때문에 약간의 폐쇄성 장애에 의해서도 쉽게 혈류의 장애를 받는다. 따라서 직경 2mm이상 되는 정맥, 특히 다리의 정맥들은 2개의 반달판으로 구성된 **정맥판막**이 많이 있어 혈액의 역류를 방지하고 있다.

혈관벽을 구성하고 있는 세포들은 속의 혈액과 직접적인 물질교환이 가능하지만 직경 1mm 이상되는 혈관에서는 그것만으로는 부족하여 **혈관벽혈관**

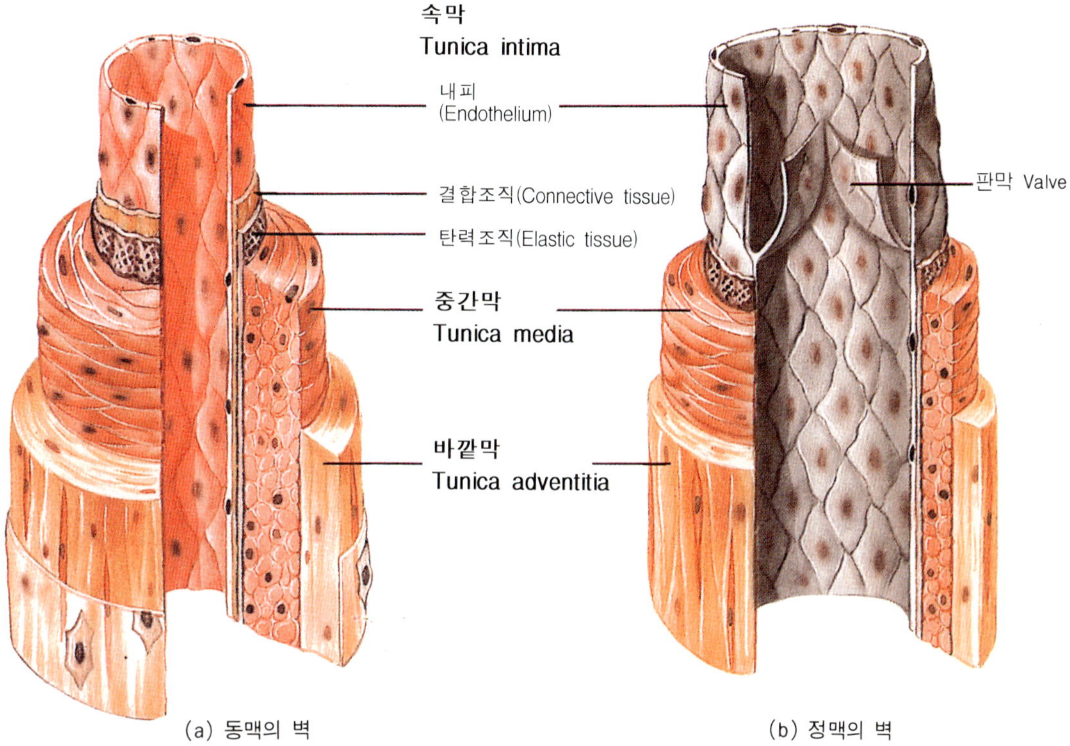

* 그림 5-10. 동·정맥벽의 구조.

(vaso vasorum)이 바깥막과 중간막에 분포되어 있다. 심장의 심장동맥도 혈관벽혈관에 속한다고 할 수 있다.

3. 동맥

전신순환은 왼심실에 연결된 **대동맥**(aorta)에서 시작된다.

대동맥에서 직접 분지된 동맥들을 순서대로 나열하여 보면, **오름대동맥**(상행대동맥, ascending aorta) 시작부분에서 **오른** 및 **왼심장동맥**(관상동맥, coronary artery)이 분지된다.

대동맥활(대동맥궁, aortic arch)에서는 **팔머리동맥**(완두동맥, brachiocephalic trunk), **왼온목동맥**(왼총경동맥, left common carotid artery) 및 **왼빗장밑동맥**(left subclavian artery)이 분지된다.

내림대동맥(하행대동맥, descending aorta)의 가슴부분, 즉 **가슴대동맥**(흉대동맥, thoracic aorta)에서는 **기관지동맥**(bronchial artery)들, **심장주머니동맥**(심낭동맥, pericardial artery)들, **식도동맥**(esophageal artery)들이 분지되고 가슴벽으로는 분절동맥인 셋째~열두째**갈비사이동맥**(늑간동맥, intercostal artery)들이 분지된다. 첫째와 둘째갈비사이동맥은 빗장밑동맥의 가지인 **목갈비동맥**(늑경동맥간, costocervical trunk)에서 분지된다.

내림대동맥의 배부분 즉 **배대동맥**(복대동맥, abdominal aorta)에서는 **복강동맥**(celiac artery), **위창자간막동맥**(상장간막동맥, superior mesenteric artery), 및 **아래창자간막동맥**(하장간막동맥, inferior mesenteric artery)이 내장으로 분지되고 **부신동맥**(adrenal artery), **콩팥동맥**(신동맥 renal artery), **고환동맥**(testicular artery) 또는 **난소동맥**(ovarian artery)이 오른왼쪽으로 분지되며 분절동맥인 **허리동맥**(요동맥, lumbar artery)이 뒤배벽으로 분지된다(그림 5-11, 12).

내림대동맥은 골반안으로 내려가면서 오른왼쪽으로 갈라져 **온엉덩동맥**(총장골동맥, common iliac artery)이 된다.

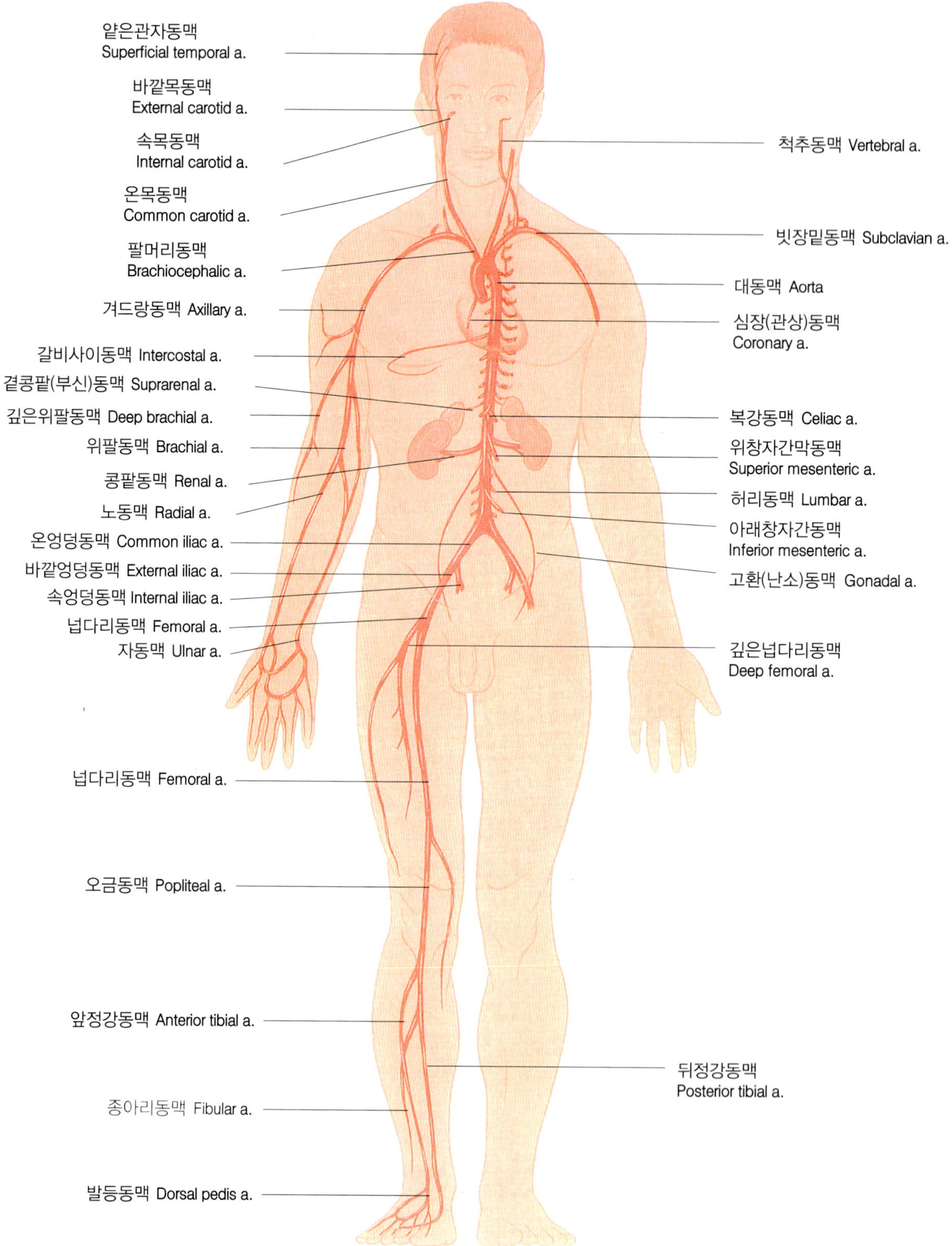

* 그림 5-11. 사람의 중요 동맥

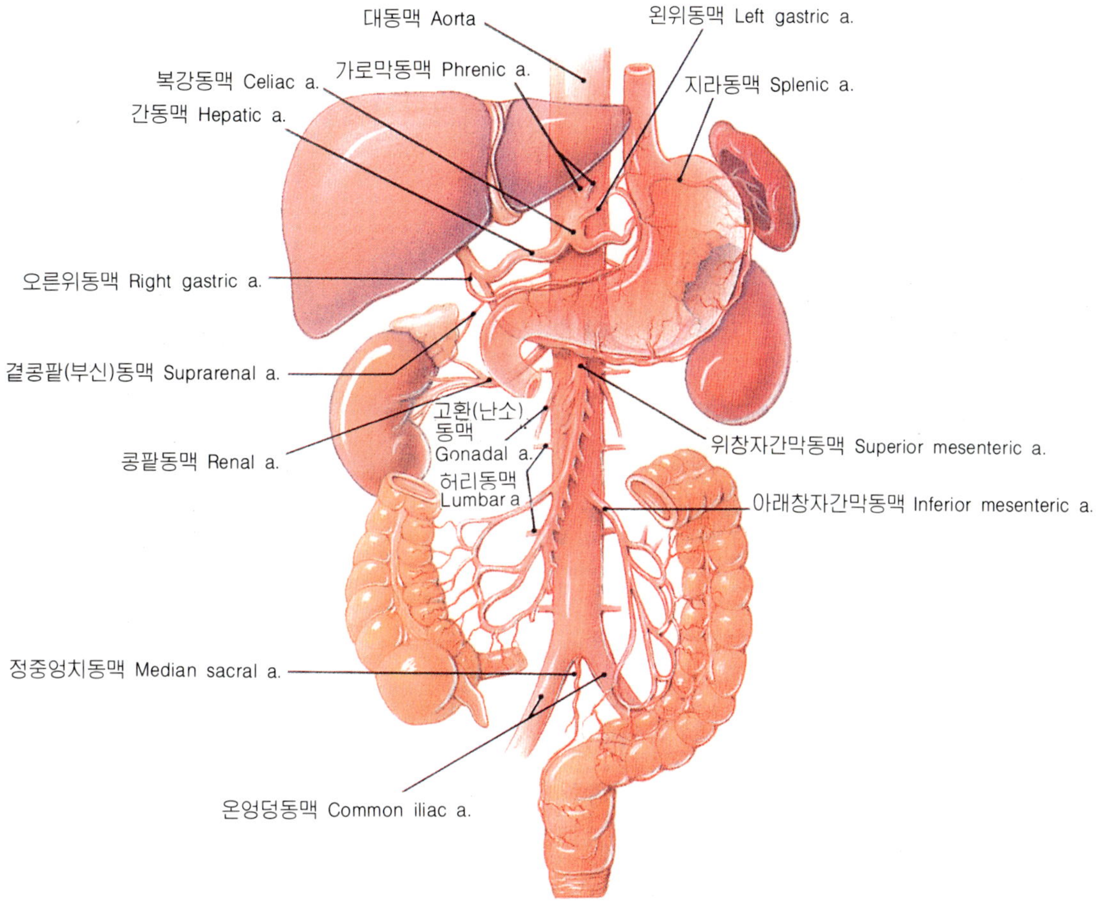

* 그림 5-12. 배안의 동맥가지들.

1) 머리목부분의 동맥

머리와 목에 분포하는 중요한 동맥은 **온목동맥**(총경동맥, common carotid artery)과 **척추동맥**(추골동맥, vertebral artery)이다.

왼온목동맥은 바로 대동맥활에서 직접 분지되나 **오른온목동맥**은 팔머리동맥에서 분지된다.

온목동맥은 목에서 둘로 갈라져 **바깥목동맥**(외경동맥, external carotid artery)은 주로 머리뼈의 겉부분, 얼굴, 코안, 혀, 편도, 갑상샘, 뇌막 등에 분포하고 **속목동맥**(내경동맥, internal carotid artery)은 관자뼈의 목동맥관을 지나 머리속으로 들어가서 뇌막 등에 잔가지를 주고 **눈동맥**(안동맥, ophthalmic artery), **앞대뇌동맥**(anterior cerebral artery), **중간대뇌동맥**(middle cerebral artery) 및 **뒤교통동맥**(posterior communicating artery)을 내어 대뇌의 2/3 이상을 담당한다.

척추동맥은 빗장밑동맥에서 분지되어 목뼈들의 가로돌기구멍을 지나 큰구멍을 통하여 머리속으로 들어가서 **뒤아래소뇌동맥**(posterior inferior cerebellar artery)을 분지한 후 양쪽이 합쳐 정중면에 **뇌바닥동맥**(뇌저동맥, basilar artery)이 되고 여기에서 양쪽으로 **앞아래소뇌동맥**(anterior inferior

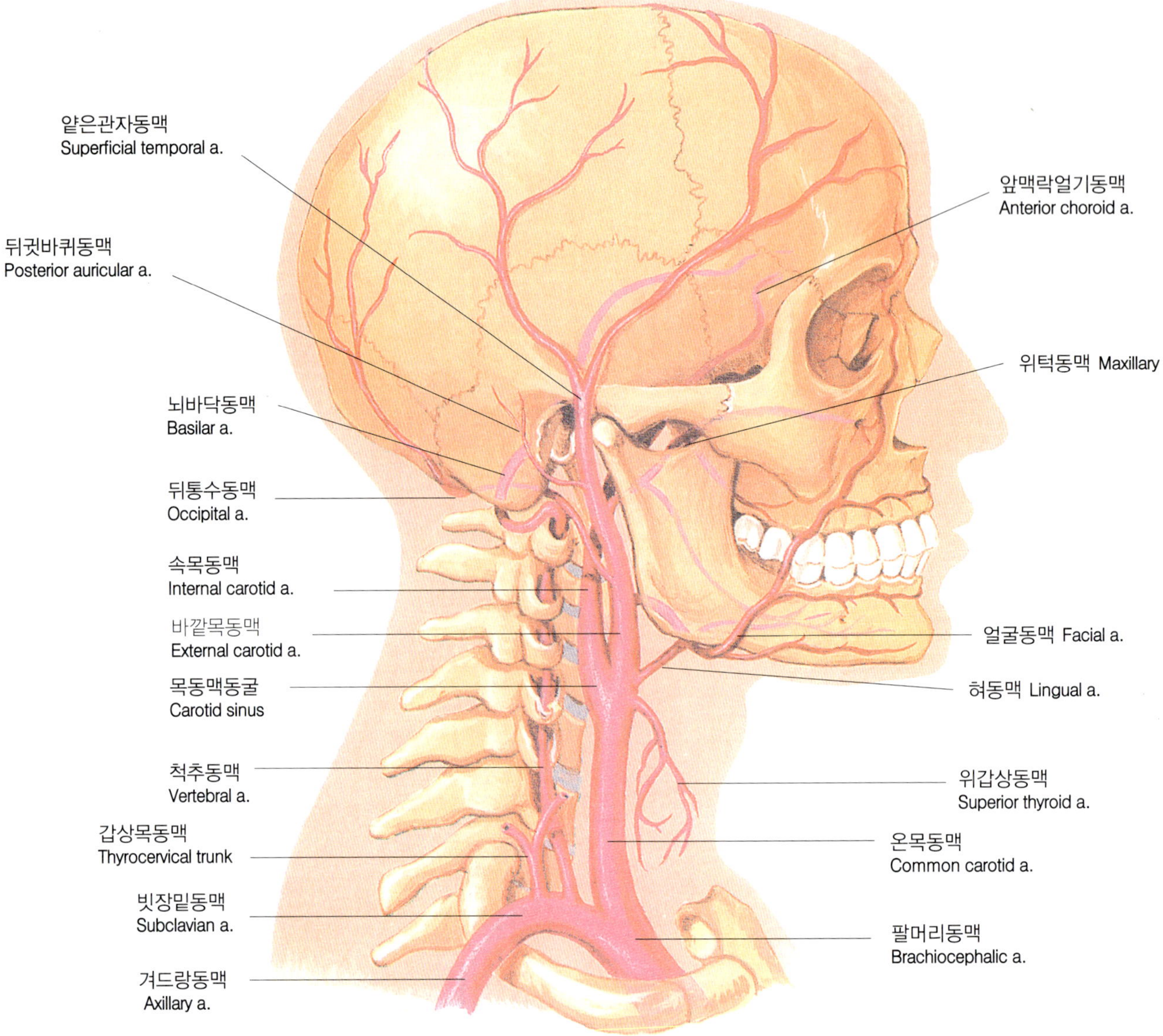

＊그림 5-13. 머리와 목의 동맥

cerebellar artery), **미로동맥**(labyrinthine artery), 여러개의 **뇌줄기동맥** 및 **위소뇌동맥**(superior cerebellar artery)을 분지하고 결국 양쪽으로 갈라져 **뒤대뇌동맥**(posterior cerebral artery)이 되는데 이것은 속목동맥의 가지들과 함께 뇌밑에서 **동맥고리**(동맥환, arterial circle of Willis)를 형성한다(그림 4-25).

이와 같은 동맥고리의 형성은 어떤 혈관에 순환장애가 일어났을 경우에 다른 혈관으로 혈액을 공급받을 수 있게 만들어진 뇌의 보호기능의 하나이다.

표 5-8 중요한 동맥들

동맥의 가지 및 분포

— : 가지(branch)
→ : 연속(continuation)

오름대동맥(ascending aorta)—오른 및 왼심장동맥(right and left coronary aa.)

대동맥활(aortic arch)—팔머리동맥줄기(brachiocephalic trunk)—오른온목동맥(right common carotid a.)
　　　　—오른빗장밑동맥(right subclavian a.)
　—왼온목동맥(left common carotid a.)
　—왼빗장밑동맥(left subclavian a.)

빗장밑동맥—척추동맥(vertebral a.) : 뇌(brain), 척수(spinal cord)
　—갑상목동맥줄기(thyrocervical trunk) : 갑상샘, 어깨부위.
　—속가슴동맥(internal thoracic a.) : 가슴벽, 젖샘(mammary gland).
　—갈비목동맥줄기(costocervical trunk) : 가슴벽(첫째와 둘째갈비사이동맥), 목.
　→겨드랑동맥(axillary a.)→위팔동맥(brachial a.)—노동맥(radial a.)→깊은손바닥동맥활(deep palmar arch)
　　　　—자동맥(ulnar a.)→얕은손바닥동맥활(superficial p. arch)

온목동맥→속목동맥(int. carotid a.) —눈동맥(ophthalmic a.) : 안구, 안구근육, 얼굴
　　　　→뇌동맥(cerebral a.) : 뇌
　→바깥목동맥(ext. carotid a.)—①갑상(thyroid)동맥, ②혀(lingual)동맥, ③오름인두(ascending pharygeal)동맥,
　　　　④뒤통수(occipital)동맥, ⑤얼굴(facial)동맥, ⑥뒤귓바퀴(post. auricular)동맥,
　　　　→⑦위턱동맥(maxillary a.)—중간뇌막동맥(middle meningeal a.)
　　　　→⑧얕은관자동맥(superf. temporal a.)—가로얼굴동맥(transverse facial a.)

가슴대동맥—내장가지들(visceral branches)=심낭동맥, 기관지동맥, 식도동맥, 가슴세로칸동맥 등.
　—벽가지들(parietal branches) =갈비사이동맥들(늑간동맥 intercostal aa.): 젖샘, 가슴우리, 횡격막

배대동맥 —복강동맥(celiac a.)—왼위동맥(left gastric a.): 위(stomach)
　　　　—간동맥(hepatic a.) : 간(liver), 쓸개주머니, 위
　　　　—지라동맥(splenic a.) : 지라(비장 spleen)
　—부신동맥(suprarenal a., 한쌍) : 부신(suprarenal gland)
　—위창자간막동맥(superior mesenteric a.) : 작은창자, 큰창자 및 이자(췌장 pancreas) 일부
　—콩팥동맥(renal a., 한쌍) : 콩팥(kidney)
　—고환동맥 또는 난소동맥(testicular a. or ovarian a., 한쌍) : 고환, 난소
　—아래창자간막동맥(inferior mesenteric a.) : 큰창자
　—벽가지들=허리동맥들(lumbar aa., 다섯쌍) : 허리근육, 척수 및 척수막(spinal cord and meninges), 횡격막.
　→온엉덩동맥(common iliac a.)—속엉덩동맥(internal iliac a.) : 골반벽 및 골반안의 각종 장기
　　　　→바깥엉덩동맥(external iliac a.)→넙다리(femoral)동맥→오금(popliteal)동맥
　(오금동맥)—앞정강동맥(ant. tibial a.)→발등동맥(dorsalis pedis a.)
　　　　—뒤정강동맥(post. tibial a.)—종아리동맥(peroneal a.)
　　　　→발바닥동맥(plantar a.)

2) 팔의 동맥

팔로 가는 동맥줄기는 **빗장밑동맥**(쇄골하동맥, subclavian artery)인데 오른쪽은 **팔머리동맥**(완두동맥, brachiocephalic artery)에서 분지되고 왼쪽은 **대동맥활**(대동맥궁, aortic arch)에서 직접 분지된다.

빗장밑동맥은 목의 밑동부위에서 **척추동맥, 속가슴동맥**(내흉동맥, internal mammary artery), **갑상목동맥줄기**(thyrocervical trunk) 및 **갈비목동맥줄기**(costocervical trunk)를 분지하고 계속 내려가면서 겨드랑에서는 **겨드랑동맥**(액와동맥, axillary artery)이 되고 위팔에서는 **위팔동맥**(상완동맥, brachial artery)이 된다.

위팔동맥은 팔오금에서 갈라져 **자동맥**(척골동맥, ulnar artery)과 **노동맥**(요골동맥, radial artery)이 되어 아래팔을 지나간다. 흔히 손목에서 맥박을 짚는 부위는 노동맥의 아랫부분이다.

손(hand)에서는 자동맥은 **얕은손바닥동맥활**(천장동맥궁, superficial palmar arch)을, 노동맥은 **깊은손바닥동맥활**(심장동맥궁, deep palmar arch)을 형성하며 이 동맥활들에서 손바닥과 손가락으로 가는 동맥들이 분지된다.

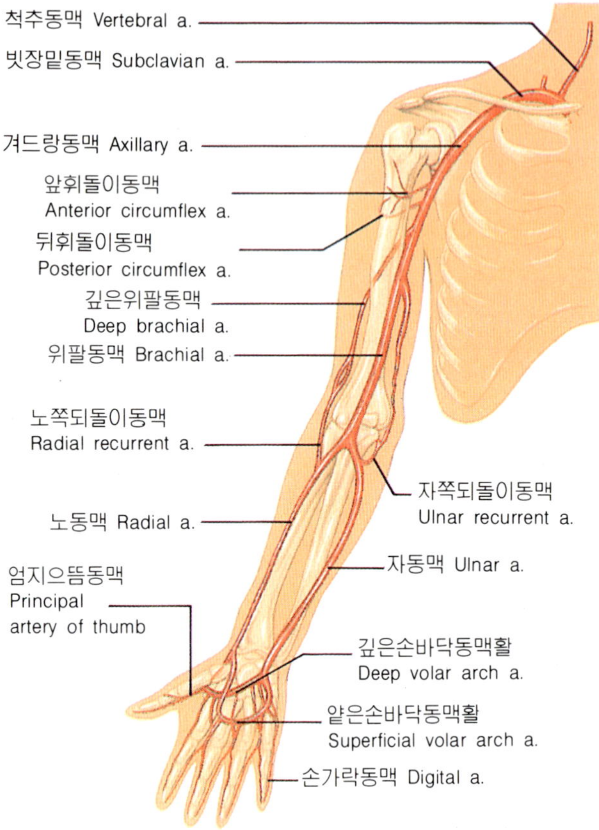

* 그림 5-14. 팔의 동맥.

3) 다리의 동맥

골반 안에서 **온엉덩동맥**(총장골동맥, common iliac artery)은 **속엉덩동맥**(내장골동맥, internal iliac artery)과 **바깥엉덩동맥**(외장골동맥, external iliac artery)으로 갈라진후 속엉덩동맥은 골반장기들에 분포하고 바깥엉덩동맥은 다리로 간다.

바깥엉덩동맥은 다리로 내려가면서 부위에 따라 명칭이 바뀌어, 넙다리에서는 **넙다리동맥**(대퇴동맥, femoral artery)이라고 하고 오금에서는 **오금동맥**(슬와동맥, popliteal artery)이라고 한다.

오금동맥은 아래다리에서 **앞정강동맥**(전경골동맥, anterior tibial artery)과 **뒤정강동맥**(후경골동맥, posterior tibial artery)으로 나뉜다. 앞정강동맥은 다리의 두 뼈사이로 앞쪽으로 빠져 나가서 근육들에 가지를 주고 발등으로 내려가서 **발등동맥**(족배동맥, dorsal pedis artery)이 되고, 뒤정강동맥은 아래다리 가쪽의 근육들에 분포하는 **종아리동맥**(비골동맥, peroneal artery)을 분지하고 내려가면서 뒤쪽의 근육들에 가지를 주고 결국 안쪽 및 **가쪽발바닥동맥**(족저동맥, plantar artery)으로 나뉘어 발바닥에 분포된다.

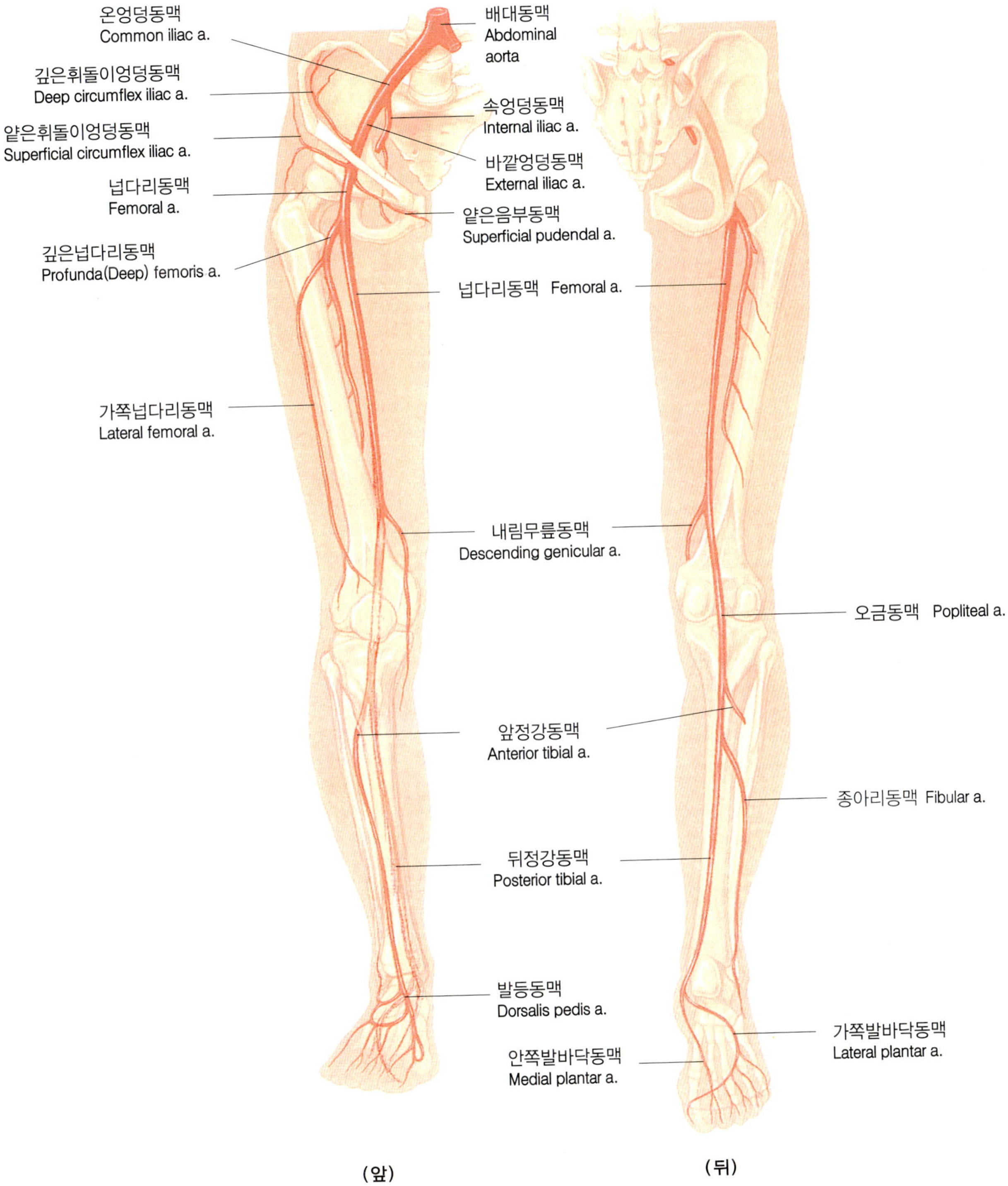
온엉덩동맥
Common iliac a.
깊은휘돌이엉덩동맥
Deep circumflex iliac a.
얕은휘돌이엉덩동맥
Superficial circumflex iliac a.
넙다리동맥
Femoral a.
깊은넙다리동맥
Profunda(Deep) femoris a.
가쪽넙다리동맥
Lateral femoral a.
배대동맥
Abdominal
aorta
속엉덩동맥
Internal iliac a.
바깥엉덩동맥
External iliac a.
얕은음부동맥
Superficial pudendal a.
넙다리동맥 Femoral a.
내림무릎동맥
Descending genicular a.
오금동맥 Popliteal a.
앞정강동맥
Anterior tibial a.
종아리동맥 Fibular a.
뒤정강동맥
Posterior tibial a.
발등동맥
Dorsalis pedis a.
안쪽발바닥동맥
Medial plantar a.
가쪽발바닥동맥
Lateral plantar a.
(앞)
(뒤)

* 그림 5-15. 다리의 동맥.

4. 정맥

대부분의 중요한 정맥들은 동맥에 동반되어 깊은 곳에 있어 이들을 총칭해서 **깊은정맥**(deep veins)이라고 하며 이름도 함께 가는 동맥과 같다.

팔이나 다리의 오금이하에서는 정맥이 동맥좌우에 쌍을 이루고 있다.

동맥을 따라가지 않고 홀로가는 정맥들이 있는데 이 것들은 피부밑에 얕게 있어 흔히 **피부정맥**(피하정맥, cutaneous vein)이라고 부르는 **얕은정맥**(superficial vein)들이고, 얕은정맥은 아니지만 큰 정맥들로는 머리속에 **정맥동굴**(정맥동, venous sinus)들과 배속에 **문맥**(portal vein)계통이 있다.

1) 팔의 정맥

(1) 깊은정맥

깊은손바닥정맥활(deep palmar venous arch)은 아래팔에서 **노정맥**(요골정맥, radial vein)과 **자정맥**(척골정맥, ulnar vein)을 형성하고 이들과 **앞** 및 **뒤뼈사이정맥**(골간정맥, interosseous veins)들이 합쳐져 위팔에서 **위팔정맥**(상완정맥, brachial vein)이 되며 겨드랑이에서 **겨드랑정맥**(액와정맥, axillary vein)으로 이어지고 첫째갈비뼈를 지나면서 **빗장밑정맥**(쇄골하정맥, subclavian vein)이 되며 가슴 윗부분에서 **속** 및 **바깥목정맥**(내 및 외경정맥, internal and external jugular vein)과 합쳐 **팔머리정맥**(완두정맥, brachiocephalic vein)이 되고 양쪽 팔머리정맥이 합쳐 **위대정맥**(상대정맥, superior vena cava)이 되어 오른심방으로 들어간다.

(2) 얕은정맥

손등정맥그물(dorsal venous network)의 가쪽에서 시작된 **노쪽피부정맥**(요측피정맥, cephalic vein)은 위팔을 거쳐 겨드랑정맥에 합쳐지며 안쪽에서 시작한 **자쪽피부정맥**(척측피정맥, basilic vein)은 위팔정맥으로 유입된다. 이 두 정맥을 연결하는 **정중팔오금정맥**(정중주피정맥, median cubital vein)은 흔히 채혈 및 정맥주사에 이용된다.

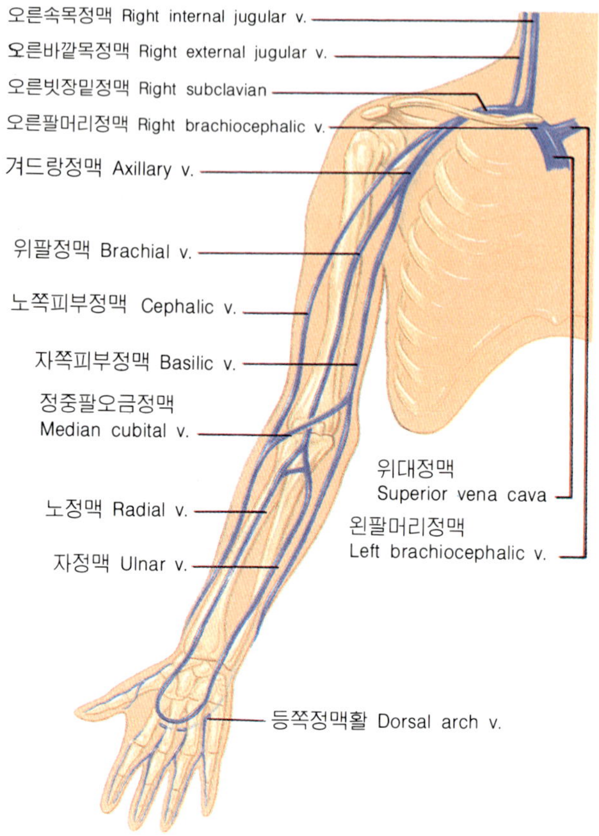

* 그림 5-16. 팔의 정맥.

2) 다리의 정맥

(1) 깊은정맥

발바닥정맥활(족저정맥궁, plantar venous arch)에서 시작한 정맥이 아래다리에서 **앞** 및 뒤**정강정맥**(경골정맥, tibial veins)이 되고 이것들은 **종아리정맥**(비골정맥, peroneal vein)과 합쳐 오금에서 **오금정맥**(슬와정맥, popliteal vein)이 되고 넙다리에서 **넙다리정맥**(대퇴정맥, femoral vein)으로 연속되며 샅인대(서혜인대, inguinal ligament)를 지나면서 **바깥엉덩정맥**(외장골정맥, external iliac vein)이 된다.

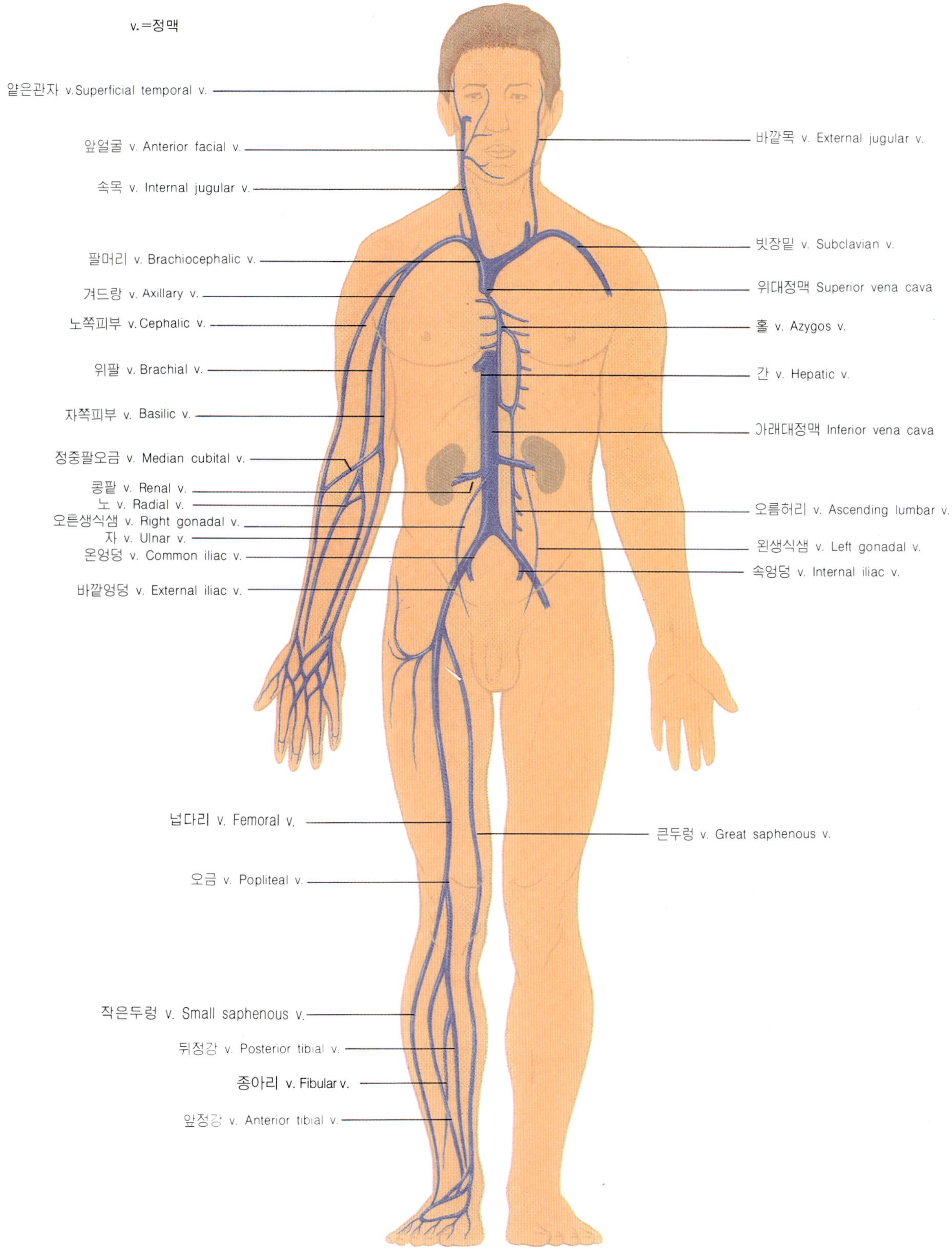

* 그림 5-17. 전신의 주요정맥.

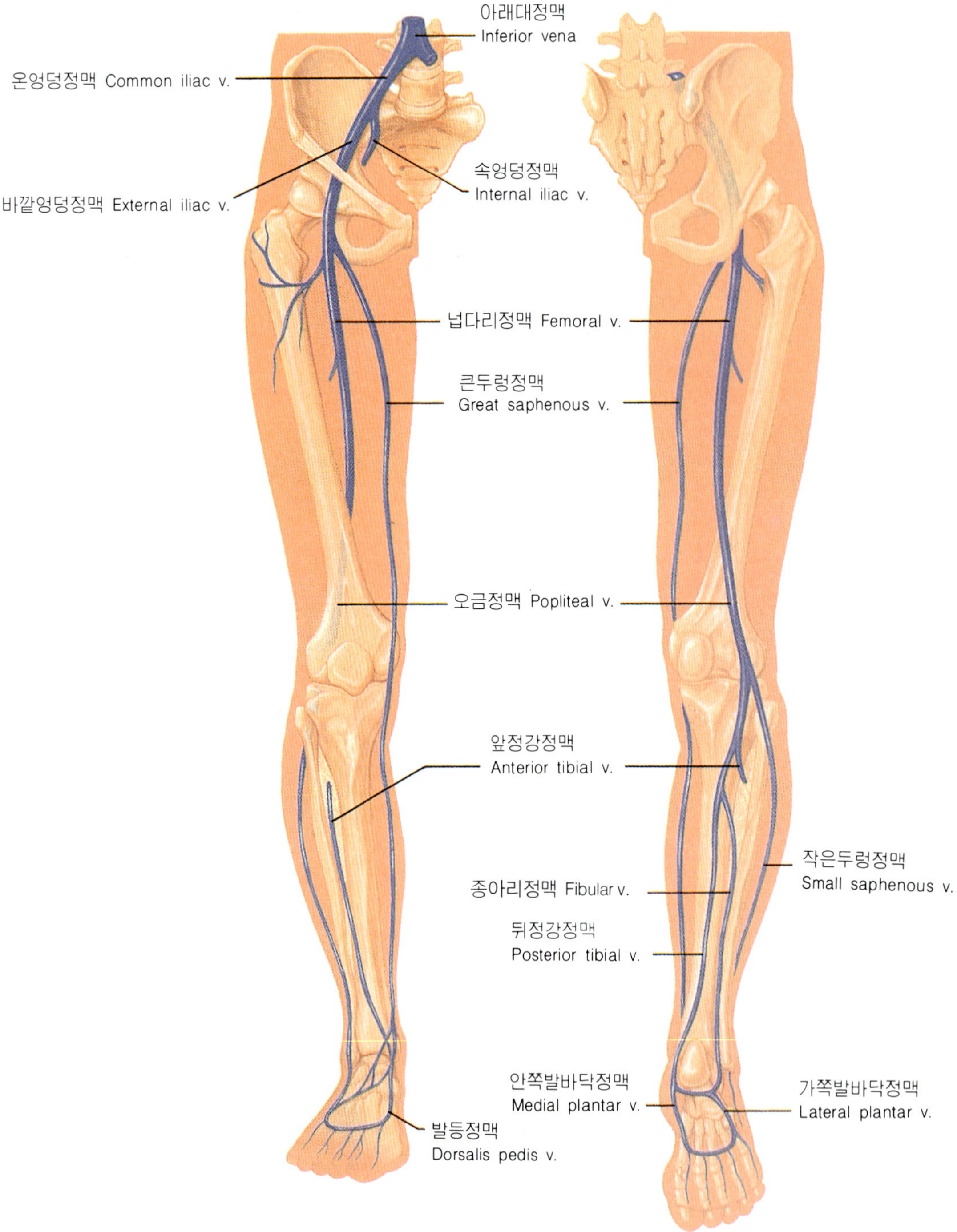
아래대정맥
Inferior vena
온엉덩정맥 Common iliac v.
속엉덩정맥
Internal iliac v.
바깥엉덩정맥 External iliac v.
넙다리정맥 Femoral v.
큰두렁정맥
Great saphenous v.
오금정맥 Popliteal v.
앞정강정맥
Anterior tibial v.
작은두렁정맥
Small saphenous v.
종아리정맥 Fibular v.
뒤정강정맥
Posterior tibial v.
안쪽발바닥정맥
Medial plantar v.
가쪽발바닥정맥
Lateral plantar v.
발등정맥
Dorsalis pedis v.

* 그림 5-18. 다리의 정맥.

(2) 얕은정맥

발등정맥활(dorsal venous arch)의 안쪽에서 시작한 **큰두렁정맥**(대복재정맥, great saphenous vein)은 안쪽복사 앞으로 올라가서 넙다리 윗부분에서 넙다리정맥으로 들어간다. **작은두렁정맥**(소복재정맥, small saphenous vein)은 발등정맥활의 가쪽에서 시작하여 가쪽복사의 뒤를 지나 아래다리의 뒤가쪽으로 돌아 올라가 오금정맥에 합쳐진다. 이 두렁정맥들은 **정맥천자**(venopuncture, cut down)에 흔히 이용된다.

3) 머리와 목의 정맥

(1) 깊은정맥(머리뼈속)

머리속의 많은 작은 정맥들이 정맥동굴들로 이어지는데 중요한 정맥동굴로는 **위시상정맥동굴**(상시상정맥동, superior sagittal sinus), **아래시상정맥동굴**(inferior sagittal sinus), **곧은정맥동굴**(직정맥동(straight sinus) 등이며 이것들은 모여서 **가로정맥동굴**(횡정동맥, transverse sinus)이 되고 **구불정맥동굴**(S상정맥동, sigmoid sinus)을 거쳐 머리뼈밖으로 나와서 **속목정맥**(내경정맥, internal jugular vein)이 되고(그림 5-19, 20) **빗장밑정맥**과 합쳐 팔머리정맥이 된다.

이 외에 **해면정맥동굴**(cavernous venous sinus)은 위 및 아래**바위동굴**(추체정맥동, petrous sinus)를 통하여 **구불정맥동굴**에 합류된다. 바깥정맥들은 모두 바깥목정맥으로 이어지는데 얼굴을 비스듬히 가로지르는 **앞얼굴정맥**(전안면정맥, anterior facial vein)은 **속목정맥**에 합류된다.

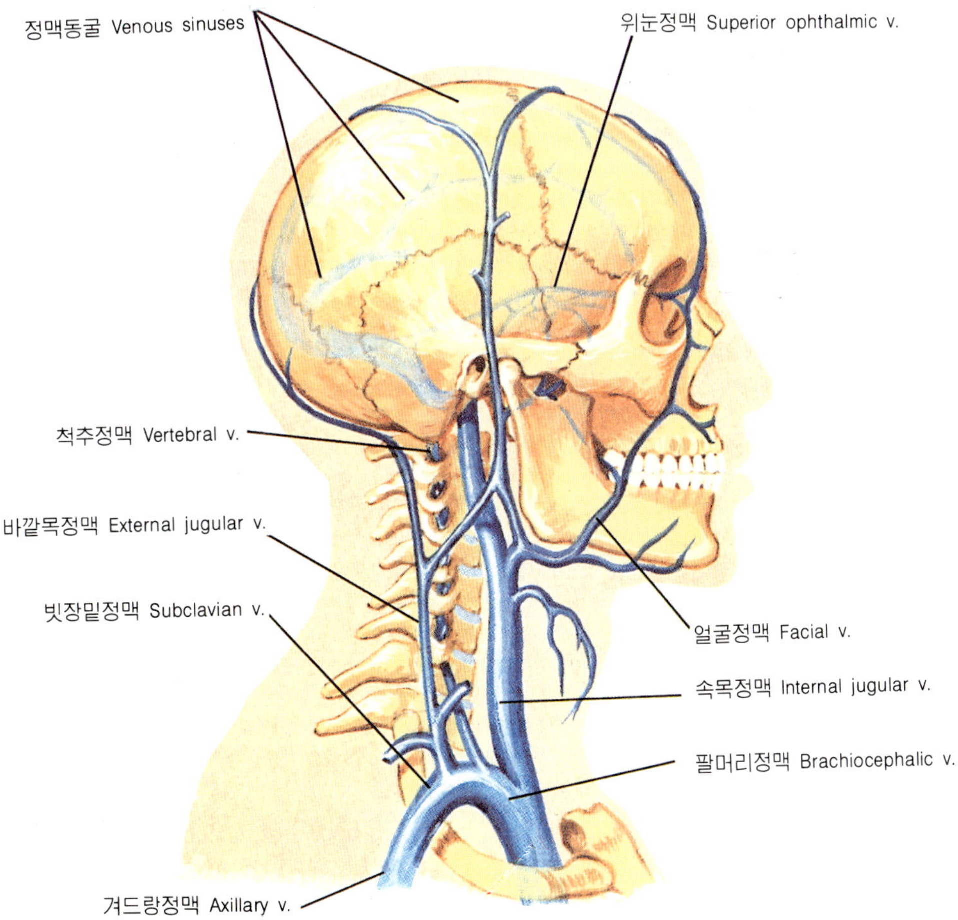

* 그림 5-19. 머리와 목의 정맥들. 머리뼈안의 혼로가는 정맥들은 벽이 얇아 정맥동굴(*venous sinuses*)이라고 부른다.

(2) 얕은정맥

얕은관자정맥(천측두정맥, superficial temporal vein)을 비롯하여 머리피부(scalp), 얼굴, 목 등에서 내려가는 정맥들은 **바깥목정맥**이 되어 팔머리정맥에 합쳐진다.

4) 복부 및 흉부 정맥

가슴벽과 배벽의 정맥들은 대략 앞뒤로 나뉘어져 있다. 즉 앞가슴벽 및 앞배벽의 윗부분에 있는 정맥들은 주로 **속가슴정맥**(내흉정맥, internal thoracic vein)에 합류되어 결국 **팔머리정맥**으로 합쳐지며 뒷가슴벽의 정맥들은 척주 양쪽에 있는 **홀정맥**(기정맥, azygos vein) 및 **반홀정맥**(반기정맥, hemiazygos vein)에 합쳐져 모두 **위대정맥**(상대정맥)에 합류된다(그림 5-21).

뒤배벽의 정맥들은 주로 **오름허리정맥**(상행요정맥, ascending lumbar vein)을 통해 **홀정맥계통**(기정맥계, azygos system)에 합쳐지며 앞배벽의 아래부분에서는 **아래배벽정맥**(하복벽정맥, inferior epigastric vein)을 통해 결국 아래대정맥(inferior vena cava)에 합류된다.

한편 속엉덩동맥(internal iliac artery)으로 혈액을 공급받는 골반내의 비뇨생식기관들에서는 **속엉덩정맥**(internal iliac vein)으로 거두어지며, 바깥엉덩정맥과 합쳐 온엉덩정맥이 되고 양쪽이 합쳐 **아래대정맥**(하대정맥)이 된다. 그 외에 **고환(난소)정맥, 콩팥정맥, 간정맥** 및 **부신정맥**은 직접 아래대정맥에 합류된다. 위창자관(위장관, gastrointestinal tract)의 정맥은 특수하게 형성된 **문맥계통**(portal system)을 이루어 간으로 들어간다.

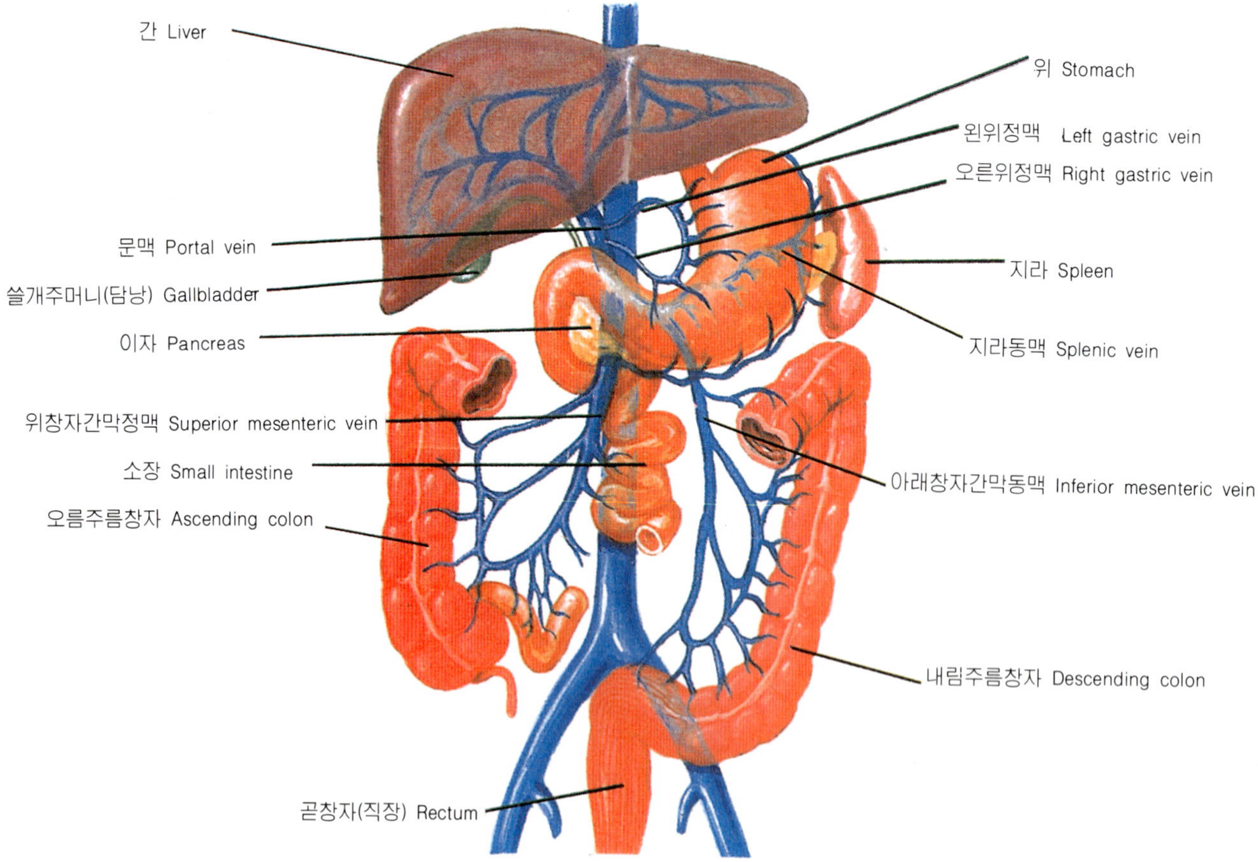

* 그림 5-20. 내장의 혈액을 간으로 보내는 문맥계통(*portal venous system*).

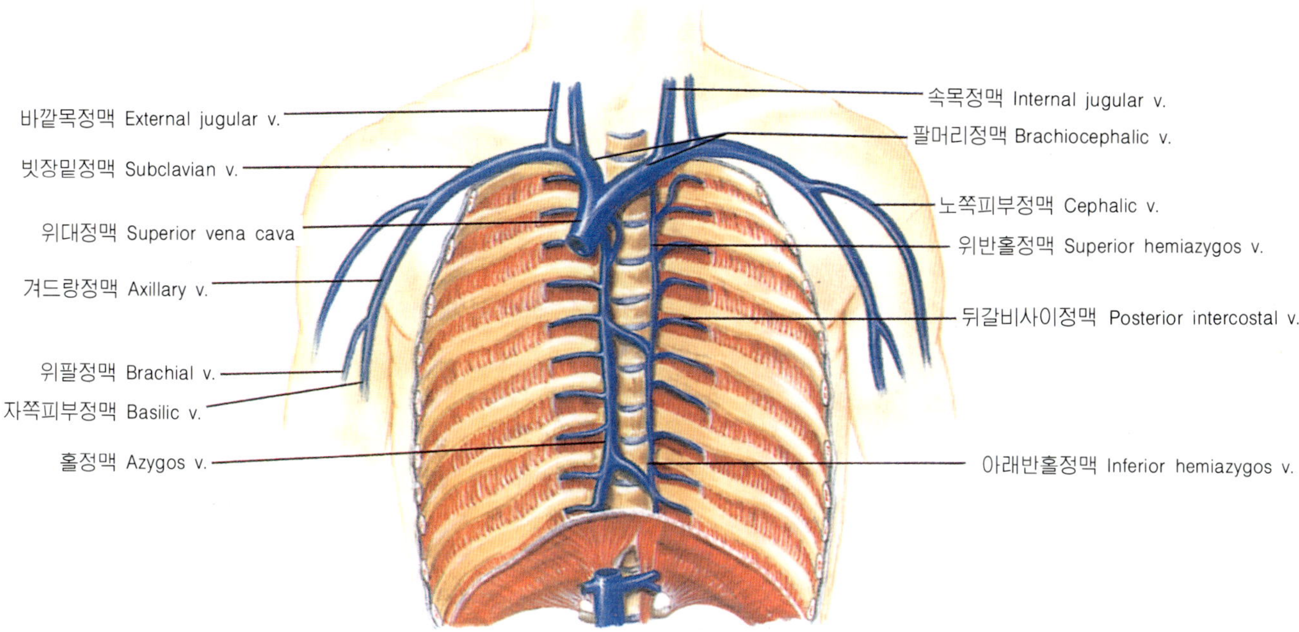

* 그림 5-21. 가슴우리(흉곽)에 분포하는 정맥.

5. 문맥순환(Portal circulation)

위창자관을 위시하여 지라(비장, spleen), 이자(췌장, pancreas), 쓸개주머니(담낭, gall bladder)에서 오는 정맥들은 하나의 큰 정맥을 이루어 아래대정맥으로 바로 들어가지 않고 간문(porta hepatis)을 통해서 간으로 들어가므로 **문맥**(portal vein)이라고 한다.

문맥은 간 속에서 다시 갈라져 결국 모세혈관과 비슷한 **동굴모세혈관**(동양혈관, sinusoid)으로 분지되어 간동맥을 통해 들어온 동맥혈액과 섞여서 흐른다.

문맥은 **지라정맥**(splenic vein)과 **위창자간막정맥**(superior mesenteric vein)이 합쳐서 형성되는데 **위정맥**(gastric vein), **이자정맥**(pancreatic vein) 및 **아래창자간막정맥**(inferior mesenteric vein)은 일반적으로 지라정맥을 거쳐서 문맥에 합류된다.

따라서 문맥은 위창자관에서 흡수한 영양소, 독소 등의 모든 물질과 이자에서 늙은 적혈구들이 파괴되어 생긴 철분, 색소 등을 모두 간으로 운반하며 간세포사이의 동굴모세혈관을 지나면서 간세포에 흡수되어 처리된다.

만약 간이나 심장의 질환으로 인하여 문맥순환이 순조롭지 못하면 모세혈관의 압력이 증가함으로써 세포사이액이 늘어나 배안에 복수(ascites)가 고이게 되며, 나아가 문맥을 이루는 혈액이 정상에서는 거의 사용하지 않던 작은 통로를 통해서 일반정맥으로 흘러가게 되는데, 이때 이들 비상통로는 혈액량이 증가함에 따라 정맥이 확장되면서 벽이 얇아지고 꼬불꼬불하게 되어 **정맥류**(varicose vein)를 형성하게 된다. 사람에서 흔히 볼 수 있는 것으로는 **식도정맥류**(esophageal varix)나 치핵(hemorrhoid)을 들 수 있다.

6. 발생기의 순환

발생기의 순환(fetal circulation)이 성인과 다른 이유는 산소와 영양소를 태아 자신의 허파나 위창자관에서가 아닌 엄마의 혈액으로부터 얻기 때문이다.

엄마와 태아 사이에 개스나 물질의 교환은 **태반**(placenta)에서 일어나며 태아와 태반을 연결하는 혈관을 **배꼽혈관**(제혈관, umbilical vessels)이라고 한다. 즉 태반을 통하여 엄마로부터 산소와 영양소는 **배꼽정맥**(umbilical vein)을 통해 태아로 들어와 일부는 간을 거쳐 간정맥이 되어 아래대정맥으로

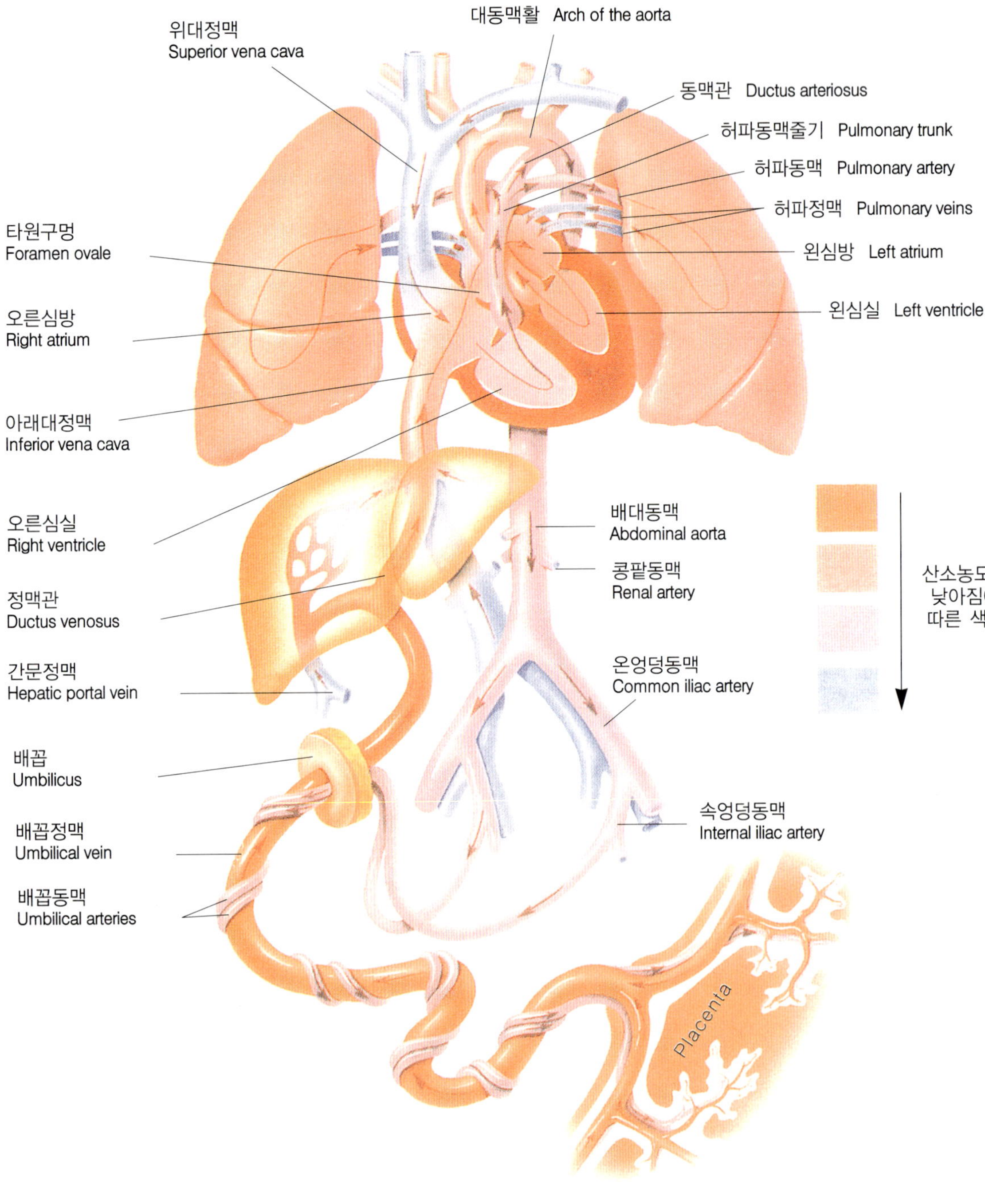

* 그림 5-22. 출생하기 이전의 태아에서의 순환.

표 5-9 태생기 혈액의 통로 및 출생후 이들의 변화

태 생 기		성 인
배꼽정맥(umblical vein)	→	간원인대(round ligament of liver, ligamentum teres)
배꼽동맥(umbilical artery)	→	안쪽배꼽인대(medial umbilical ligament)
정맥관(ductus venosus)	→	정맥관인대(ligamentum venosum)
동맥관(ductus arteriosus)	→	동맥관인대(ligamentum arteriosum)
타원구멍(foramen ovale)	→	난원와(fossa ovalis)

가나 대부분은 **정맥관**(ductus venosus)을 통해서 바로 **아래대정맥**으로 들어가며 오른심방으로 들어간 혈액은 대부분 심방사이벽의 **타원구멍**(난원공, foramen ovale)을 통하여 직접 왼심방으로 들어가고 왼심실을 거쳐 전신에 보낸다.

오른심방으로 들어온 혈액의 일부는 오른심실을 거쳐 **허파동맥**으로 가지만 허파호흡을 하지 않기 때문에 허파조직에 필요한 적은 양을 제외한 나머지는 **동맥관**(ductus arteriosus)을 통해 직접 **대동맥**으로 들어 간다. 대동맥내의 혈액은 **온엉덩동맥**과 **속엉덩동맥**을 거쳐 **배꼽동맥**(umbilical artery)이 되어 태반으로 가서 이산화탄소 및 노폐물을 버리게 된다. 즉 태아에서는 동맥과 정맥 속을 흐르는 혈액이 성인에서와는 상반된다.

즉 발생기의 혈액순환계에는 성인에서 볼 수 없는 구조가 태반외에도 5가지가 있는데 이들은 출생후 모두 막혀 인대 또는 흔적으로만 남아 있다(표 5-9).

7. 혈액의 순환

혈액의 순환(blood circulation)이라 함은 혈액이 혈관 속에서 일정한 방향으로 흐르는 것을 말한다. 이러한 순환이 계속되는 것은 심장의 펌프작용에 의한 것이다. 왼심실에서 대동맥으로 밀려나간 혈액이 동맥, 세동맥을 거쳐 모세혈관에서 일을 한 후에 세정맥, 정맥, 대정맥을 통해서 오른심방으로 되돌아오는 것을 **전신순환**(일반순환, systemic circulation)이라고 하고, 오른심실의 혈액이 허파동맥을 거쳐 허파에서 가스교환을 하고 산소가 많은 혈액이 되어 허파정맥을 통해서 왼심방으로 돌아오는 것을 **허파순환**(폐순환, pulmonary circulation)이라고 한다. 따라서 허파순환에서는 전신순환과는 반대로, 허파정맥으로는 산소를 많이 가지고 있는 동맥피가 흐르고 허파동맥으로는 이산화탄소가 많은 정맥피가 흐르고 있다.

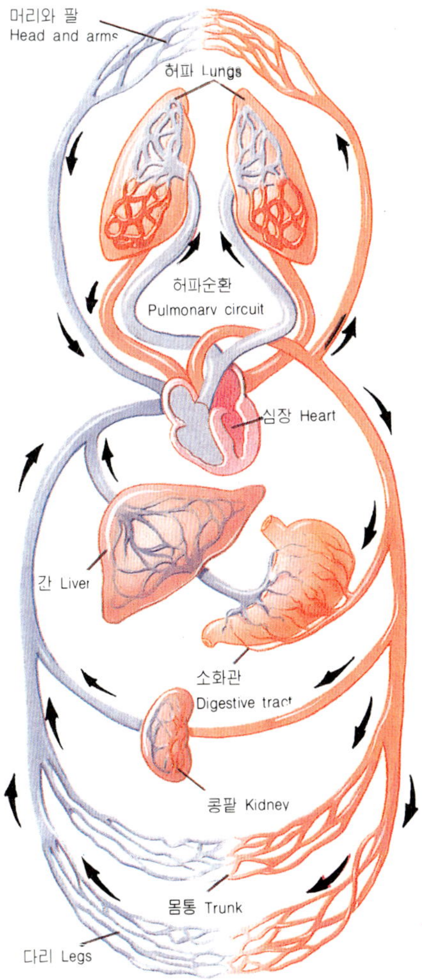

* 그림 5-23. 폐순환과 전신순환의 모식도.

8. 혈압

혈압(blood pressure)은 동맥의 혈압에 해당하는 공기의 압력을 측정함으로써 계산해 낼 수 있다. 혈압계는 유리관속의 수은을 공기의 압력으로 밀어 올린 다음에 혈압과 같아질 때까지 공기의 압력을 천천히 내리면서 혈압을 측정하는 기계이다.

정상 성인의 혈압은 심실이 수축하는 동안에는 수은기둥을 120mm정도 올릴 수있는 압력이고 심장이 확장하는 동안에는 80mm정도 올릴 수 있다. 따라서 심장의 **수축기 혈압**은 120이고 **확장기 혈압**은 80이라고 하고 간단히 표현하여 120/80 mmHg 이라고 쓴다.

수축기혈압은 좌심실수축에 관한 중요한 정보를 알려주며, 확장기혈압은 혈관의 저항에 관한 중요한 정보를 준다. 임상적으로 확장기혈압이 수축기혈압보다 더 중요하게 생각되는데 그 이유는 확장기혈압은 기계적인 압박이 없어 정상상태에서 혈액이 혈관을 흐를 때 혈관벽을 때리는(미는) 압력과 힘을 나타내기 때문이다. 확장기혈압은 또한 말초저항에 따라 증가하거나 감소하기 때문에 말초혈관의 상태를 나타내기도 한다. 예를 들어, 만일 동맥이 경화되면 말초저항과 확장기혈압이 모두 증가하게되며 대동맥판막부전증(insufficiency)때는 두 압의 차이(맥압)가 커지는데 이는 수축기 혈압은 증가하고 확장기혈압은 감소하기 때문이다.

9. 맥박

맥박(pulse)은 심장박동에 따른 동맥의 주기적인 확장을 말하는 것이다.

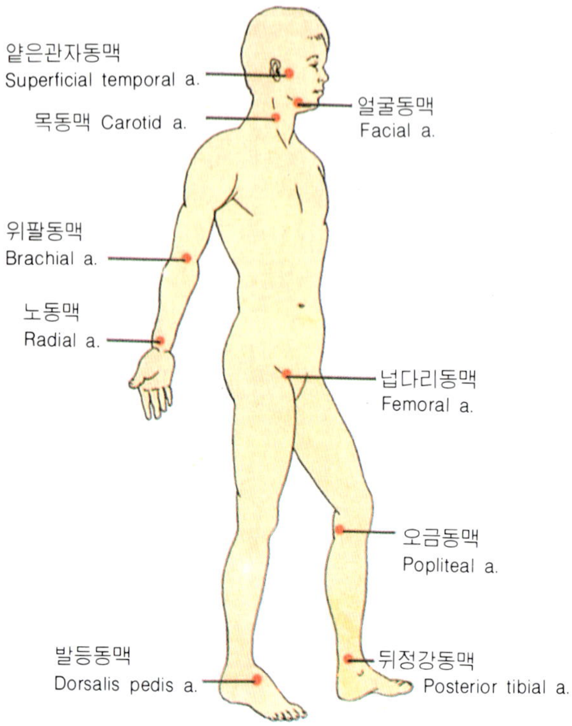

* 그림 5-24. 인체의 표면에서 맥박을 감지할 수 있는 동맥.

심장으로부터 혈액이 간헐적으로 분출되어 대동맥에서는 압력의 증감이 번갈아 일어난다. 만일 혈액이 심장으로부터 일정한 압력으로 흘러 나간다면 맥박은 없을 것이다.

이러한 압력의 증감은 세동맥으로 갈수록 약해지고 모세혈관에서는 완전히 사라져 일정한 압력으로 서서히 흐르게 된다.

림프계통
Lymphatic system

림프계통도 순환계통의 일부이기는 하나 혈관계통과는 큰 차이가 있다. 즉, 림프계통은 조직으로부터 액체성분을 모아 정맥을 통해서 심장으로 돌려보내는 기능을 한다. 따라서 혈관계통에서의 동맥이나 심장에 해당되는 부분은 없으며 조직 속에서 막힌관으로 시작하여 심장 가까이의 정맥으로 이어지는 한 방향의 통로 뿐이다.

림프계통은 **림프**(lymph)와 이것을 담고 있는 **림프관**(lymphatic vessel)이 있고 림프경로의 중간에 위치한 수많은 **림프절**(lymph node)들이 있다. 림프절 외에 림프계통의 중요한 장기로는 **가슴샘**(흉선, thymus), **지라**(비장, spleen), **편도**(편도선, tonsil)가 있고 기관으로서의 구조를 갖추지는 못하였으나 **림프조직**(lymphoid tissue), **홑림프소절**(solitary nodule), 크고 작은 **무리림프소절**(aggregated nodules)들이 소화기계통, 호흡기계통 및 비뇨기계통 등의 점막에 무수히 많이 있다.

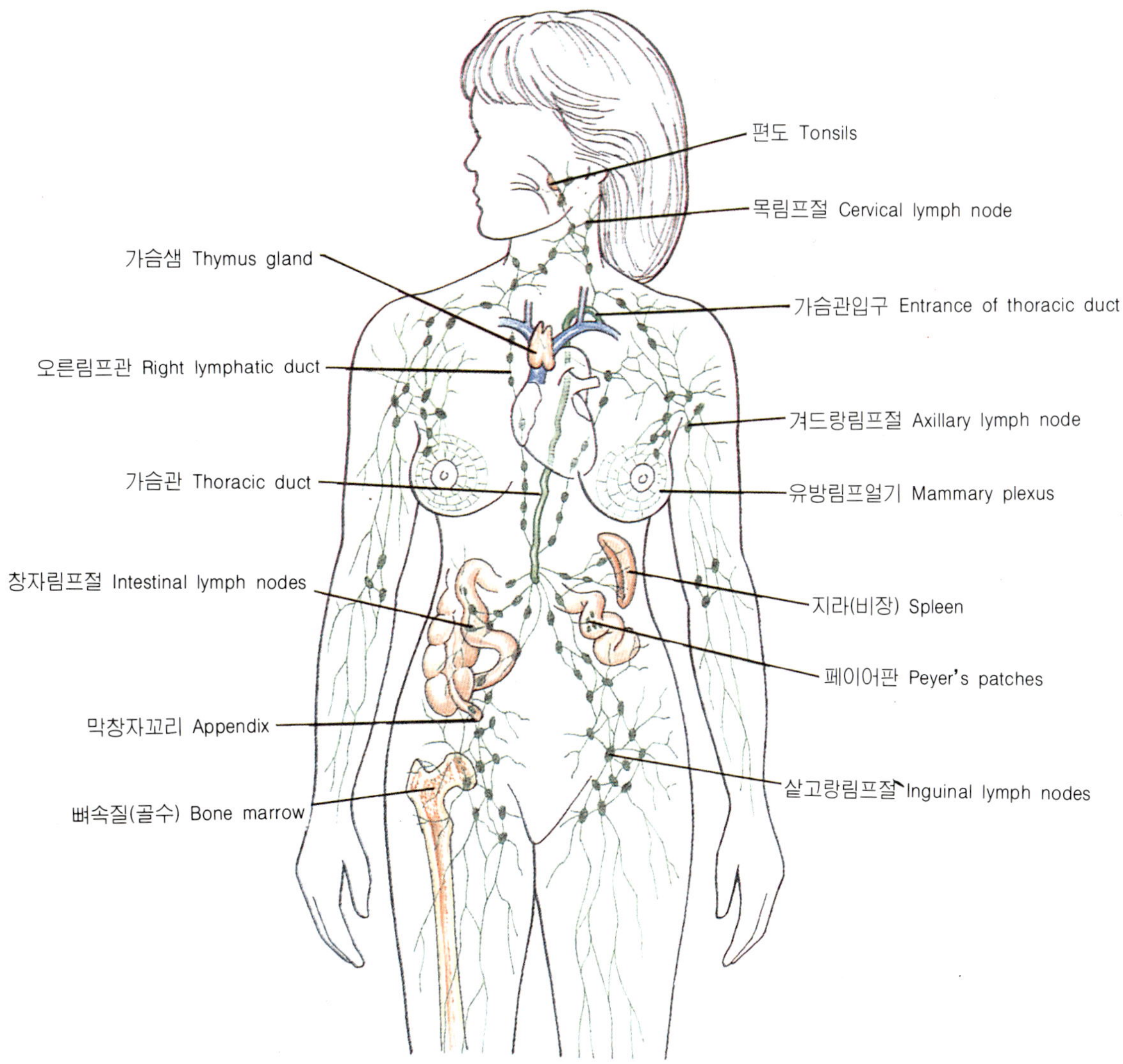

* 그림 5-25. 림프기관의 위치.

림 프

림프(lymph)는 조직액을 거두어 들인 것으로써 혈장과 아주 비슷하지만 혈장보다 단백질 농도가 낮으며 림프절을 지나면서 림프구와 항체가 첨가되나 적혈구와 혈소판이 전혀없는 것이 혈액과 다른 점이다. 보통 맑은 액체이지만 작은 창자에서 거두어진 림프는 지방(lipid)을 많이 함유하고 있어 우유빛을 나타내므로 이것을 **기름죽**(유미, chyle)이라고 한다.

림프관

림프관(lymphatics)은 전신의 세포들 사이에서 끝이 막혀 있거나 고리모양인 **모세림프관**(lymph capillary)으로 시작하는데 그 벽은 모세혈관처럼 단층의 얇은 내피세포로 되어 있다. 이 모세림프관들은 여러 개가 합쳐져 점차 굵은 관이 되고 마지막으로 가장 큰 **가슴관**(흉관, thoracic duct)이나 **오른림프관**(right lymphatic duct)이 되며 속목정맥(internal jugular vein)과 빗장밑정맥(subclavian vein)이 합쳐지는 부위에서 가슴관은 왼빗장밑정맥으로, 오른림프관은 오른빗장밑정맥으로 연결된다.

사람에서 오른쪽 윗부분 1/4 (오른쪽 머리, 목, 가슴, 오른팔)에서는 오른림프관으로 모이며 나머지 3/4에서는 모두 가슴관으로 모인다.

특히 가슴관은 배안에서 여러 림프관들이 합쳐진 **림프관팽대**(유미조, cisterna chyli)에서 시작되어 가슴안을 지나 왼빗장밑정맥에 이르는 약 40cm 길이의 매우 굵은 관이다.

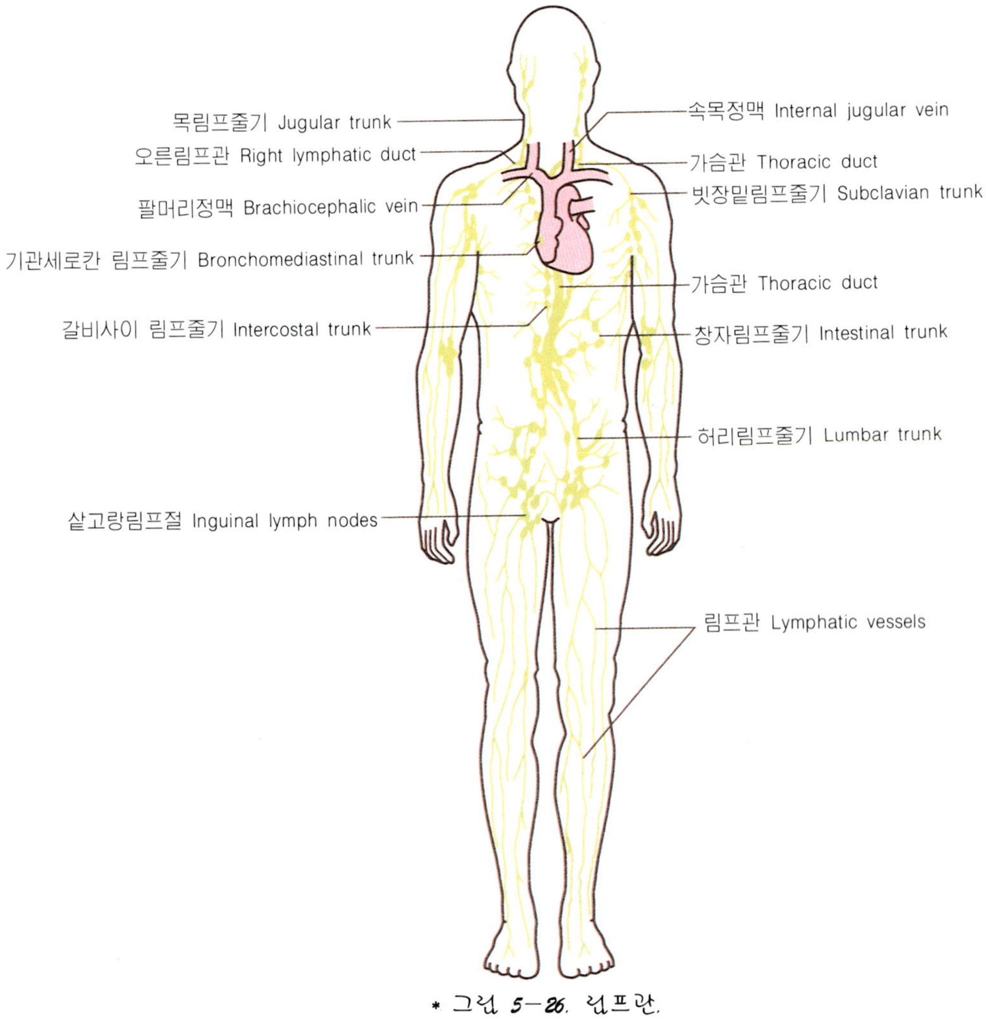

* 그림 5-26. 림프관.

림프관 벽의 구조는 정맥과 유사하나 단지 정맥보다는 ①벽이 얇고, ②더 많은 판막(valve)을 가지고 있고, ③림프관의 경로에는 많은 림프절이 있다는 점이 다르다.

작은창자의 융모(villi) 속에서 시작하는 림프관은 **중심림프관**(유미관, central lacteal)이라고 하며 지방을 흡수하므로 소화후에는 뿌연 기름죽이 담겨 있다.

뇌와 척수, 골수 및 안구(eyeball)속에는 모세림프관이 없다.

림프관의 중요한 기능은 조직액으로부터 수분과 단백질을 걸러내어 혈액으로 되돌려 보내는 것인데 특히 조직액의 단백질은 림프관을 통해서만 혈액으로 되돌아 가기 때문에 만약 림프관이 폐쇄되면 혈액 속의 단백질 농도가 낮아져 혈액의 삼투압이 정상 이하로 낮아지고 수분의 균형을 잃게 된다.

림프순환

수분과 용질(solutes)들은 끊임없이 모세혈관에서 조직액으로 걸러져(filter) 나가고 한편으로 균형을 유지하기 위하여 조직액은 계속 혈액으로 재유입된다. 실제로 모세혈관에서 유출된 수분의 40%만이 **삼투현상**(osmosis)에 의해 혈액으로 재유입되고 60%는 림프관을 통하여 혈액으로 되돌아 온다. 또한 단백질은 모세혈관을 통해 누출되지 않는다고 믿어 왔으나 실제로 총혈장단백의 약 50%가 매일 모세혈관을 통해 조직액으로 누출되며 림프관을 통해서 혈액으로 되돌아 온다.

림프계통에는 혈관계통에서의 심장처럼 림프를 밀어주는 펌프가 없어도 쉬지 않고 흐르고 있는데 이러한 림프의 흐름은 호흡운동과 골격근육의 수축에 의하여 이루어지고 있다.

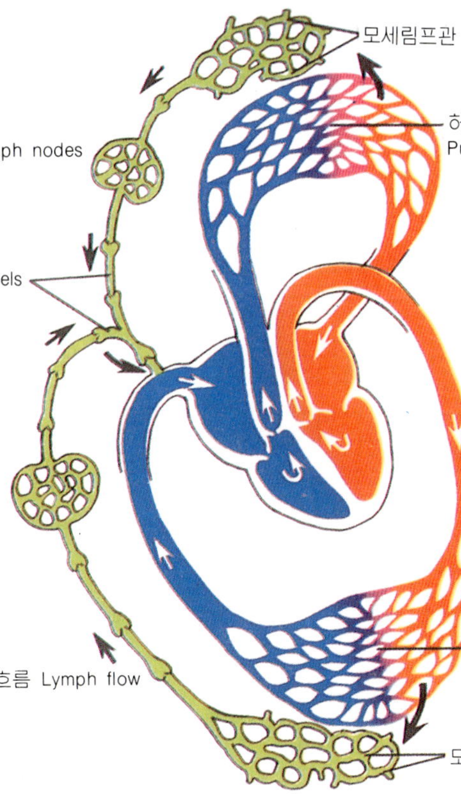

* 그림 5-27. 림프의 순환모식도.

즉 들이쉼(흡기, inspiration) 때는 횡격막이 내려가 배안압력(복압, intraabdominal pressure)이 증가하고 반대로 가슴안압력(흉강내압, intrathoracic pressure)은 낮아지는데 이 때 배안의 가슴관의 림프가 압력이 낮은 가슴안의 가슴관으로 흘러 들어가게 된다. 또한 골격근의 수축도 림프의 흐름에 크게 관여하며 정맥계보다 촘촘히 배열되어 있는 판막은 림프의 역류를 방지하여 준다.

림프절

림프절(lymph node)은 둥근 모양이나 완두콩 모양으로써 크기는 1~25mm로 다양하며 림프조직의 덩어리로서 피막에 싸여있고 피막과 연결된 지주에 의해 피질이 여러 구획으로 나뉘어진다. 이것들은 림프관이 모여드는 곳에 단독 혹은 집단으로 줄지어 있거나 모여 있다. 림프절은 그림 5-28과 같이 여러개의 **들림프관**(afferent lymphatic vessel)이 림프절로 들어온다. 림프는 림프절의 **림프동굴**(림프동, lymph sinus)을 지나 대개는 하나의 **날림프관**(efferent lymphatic vessel)에 모여져서 문(hilus)을 통해 나간다.

수백 개의 림프절 중에 여러 개가 모여 집단을 이루고 있는 것으로는 턱밑에 있는 **턱밑림프절**(악하림프절, submandibular lymph nodes), 목 옆에 목정맥을 따라 배열된 **목림프절**(경림프절, cervical lymph nodes), 겨드랑이에 있는 **겨드랑림프절**(액와림프절, axillary lymph nodes), 샅고랑부분에 있는 **샅고랑림프절**(서혜림프절, inguinal lymph nodes) 등이며 그 외에 배안과 골반안에 많이 있다.

림프절은 항체형성, 탐식기능 등 신체방어기능과 조혈기능을 가지고 있다. 림프동굴의 안쪽면에는 포식기능을 가진 세망내피세포로 덮여 있어서 지나가는 림프를 여과시켜서 세균을 포함한 모든 나쁜 물질이 혈액으로 들어가는 것을 방지한다(그림 5-28). 만약 림프절로 들어온 병균을 이겨내지 못하면 림프절 자신이 감염되어 **림프절염**(림파선염, lymph adenitis)을 일으킨다. 또한 림프관은 떨어져 나온 악성종양(malignant tumor, cancer) 세포가 다른 부위로 이동되는 전이(metastasis) 경로의 하나이다.

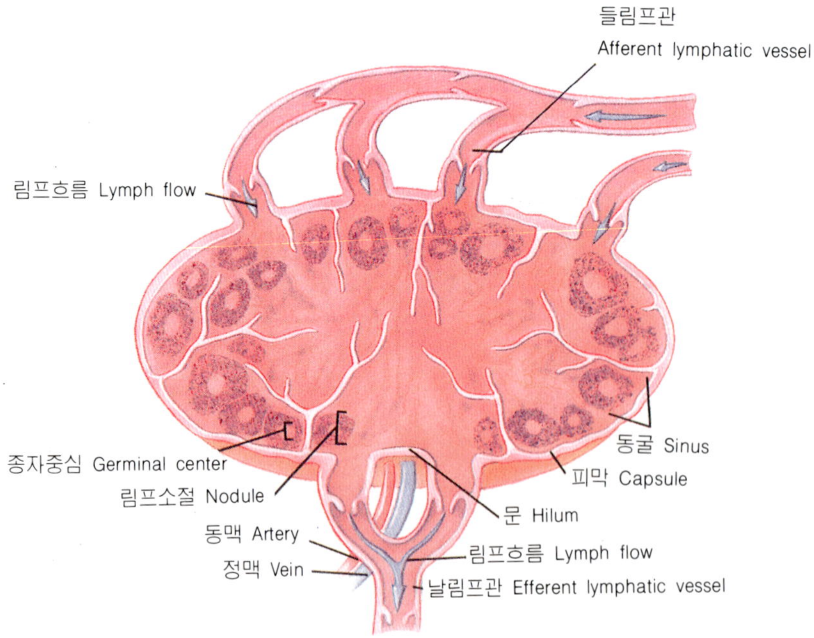

* 그림 5-28. 림프절의 절단면.

또한 림프구나 단구 등 비과립성 백혈구와 형질세포를 형성하며 특히 속피질에는 T-세포가, 림프소절을 포함한 바깥피질에는 B세포와 형질세포가 존재한다.

가슴샘

가슴샘(thymus)은 복장뼈 뒤의 가슴세로공간(흉종격)속에 위치한 작은 림프기관으로써 발생과정이 복잡하고 출생후 분화과정이 특이하다. 신생아에서 10~15g이나 되던 것이 사춘기까지 30g정도로 커지고 이후 점진적으로 퇴축되고 노년기에는 10g정도만 남아 있다. 가슴샘은 서로 연결된 오른왼 2엽(lobe)으로 구성되어 있다(그림 5-29).

이들 엽은 각기 피막으로부터 속으로 뻗은 지주들에 의해 많은 소엽으로 분리되나 겉질만 나뉘일 뿐 속질은 서로 연결되어 있다.

실질의 세망세포들은 다른 림프기관과는 달리 중배엽이 아닌 내배엽(제3인두주머니)에서 기원한 상피성 세포이다.

1961년 영국의 밀러(Miller)가 갓 태어난 쥐에서 가슴샘을 제거하면 항체가 형성되지 못한다는 사실을 발견한 이래 많은 연구가 이루어져 왔다. 가슴샘은 감염(infection)으로부터 생체를 방어하는 면역기전에 결정적인 역할을 담당한다. 즉 가슴샘의 기능은 뼈속(골수)에서 형성된 미분화 림프구가 가슴샘으로 옮겨가서 성숙되고 증식하여 T-림프구가 된 후에 다시 나와서 가슴샘 외의 다른 림프기관이나 림프조직으로 가서 항체형성 등의 생체방어기능을 할 수 있게 하는 것이며 이들 T-림프구의 존재하에 B림프구가 형질세포로 분화된다. 가슴샘의 이러한 기능은 출생후 짧은 시일내에 이루어지는 것으로 보고 있다.

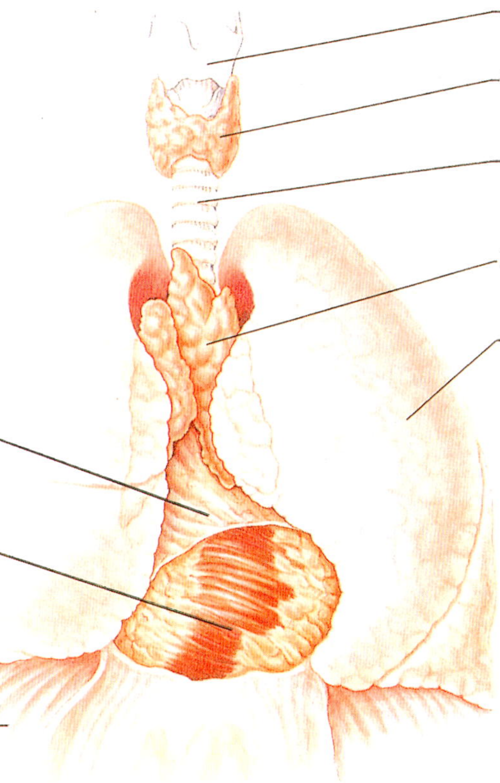

* 그림 5-29. 가슴샘.

지 라

지라(비장, spleen)는 횡격막 바로 아래에 왼쪽으로 위치하고 있는 주먹만한 크기의 장기로서, 정상 상태에서는 갈비뼈에 가려져서 만져지지 않는다.

지라 역시 복막에 덮힌 피막에 싸여있고 이로부터 실질속으로 뻗은 많은 지주들에 의해 1mm 내외의 수많은 소엽으로 나뉘며 실질은 적색속질(red pulp)과 백색속질(white pulp) 등 두 구역으로 되어있다.

지라의 기능은 방어작용과 조혈작용 외에 혈액을 걸러내어 늙은 적혈구나 혈소판을 처리하는 것이며 또한 혈액의 저장소로써의 기능을 한다. 지라로 들어온 혈액은 포식세포인 세망내피세포로 덮여 있는 **동굴모세혈관**(sinusoid)을 통과하게 되는데 이때 병원체 같은 해로운 것은 제거되며 또한 오래된 적혈구나 불완전한 혈소판도 걸러지며 혈색소(hemoglobin)가 분해되어 생긴 철분과 색소는 지라정맥을 통하여 간으로 보낸다.

림프구나 단핵구 같은 무과립백혈구와 형질세포들을 증식시키며 태아에서는 적혈구 형성에도 관여한다. 또한 지라의 **정맥동굴**(venous sinus)내에는 상당량의 혈액이 들어 있어 정상에서는 용적이 약 350ml 정도인데 교감신경의 자극으로 지라섬유막(splenic capsule) 속에 있는 민무늬근육이 수축하게 되면 용적이 200ml 이하까지 감소되면서 자가수혈(self-transfusion)의 효과를 일으킨다.

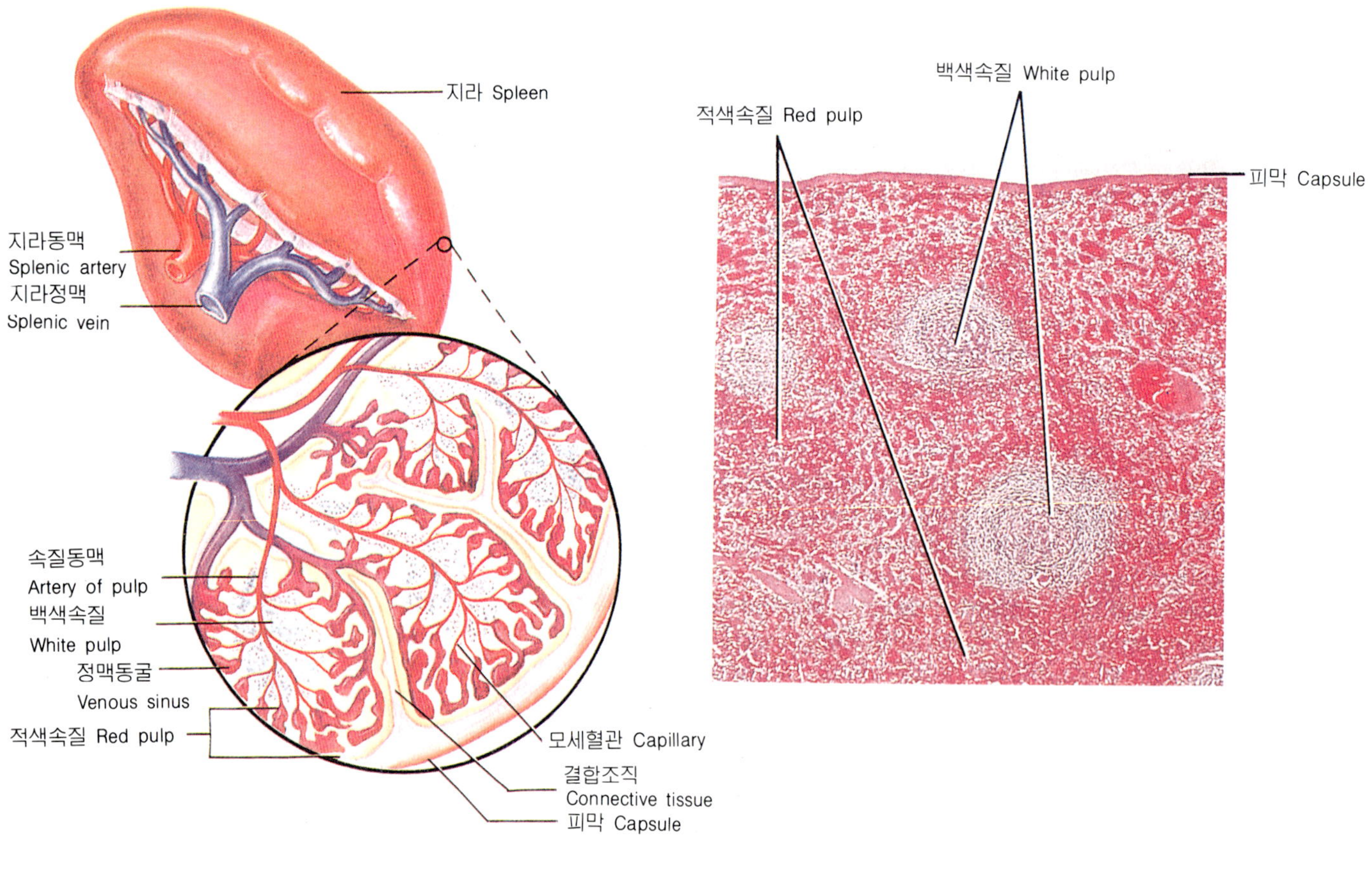

* 그림 5-30. 비장의 구조와 현미경적 구조.

피부계통
Integumentary system

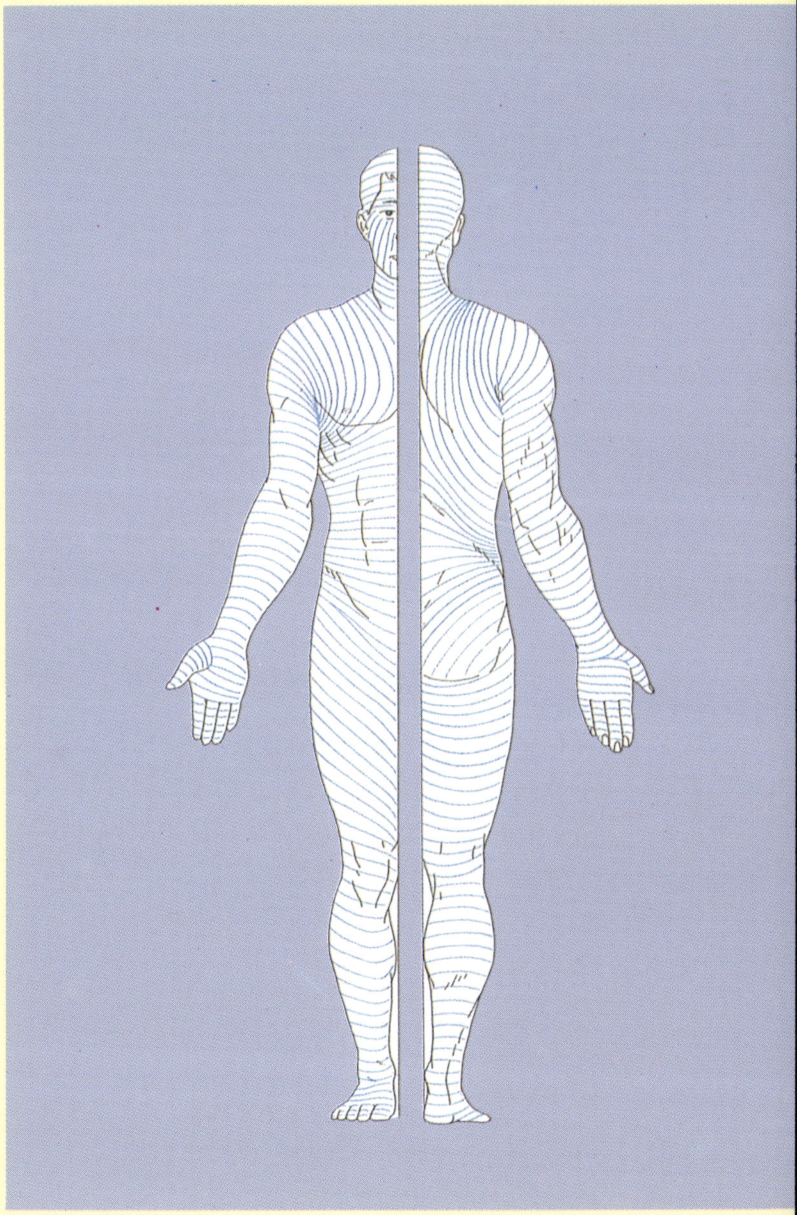

Chapter 6

제 6 장
피 부 계 통

피부계통(integumentary system)은 사람의 표면을 덮고 있는 **피부**(살갗, skin)와 피부에서 유래된 **피부부속물**들을 총칭한 것이다.

피부는 체중의 약 16%를 차지하는 기관으로서 **표피**(epidermis)와 **진피**(dermis) 2층의 조직으로 구성되며 겉층인 표피는 외배엽(ectoderm)에서 발생된 상피조직이고 속층인 진피는 중배엽(mesoderm)에서 발생된 결합조직이다.

피부의 면적, 즉 **총체표면적**은 성인의 경우 출생시의 약 7배에 해당하는 1.6m^2 가량이다.

부위별 피부면적은 대략 9%단위로 하여 머리와 목, 오른팔, 왼팔은 1단위(9%)이고 몸통의 앞면, 뒷면, 오른다리, 왼다리는 각각 2단위(18%)이며 외부생식기를 포함한 회음부는 1% 정도로 볼 수 있다. 이러한 계산방법을 **아홉법칙**(rule of nine)이라고 하며 임상에서 화상환자를 위하여 편리하게 이용되고 있다. 화상환자의 치료에 가장 중요한 것은 화상부분에서 손실되는 체액을 보충해 주는 것임으로 화상을 입은 면적에 따라 수액의 양을 산출할 수 있기 때문이다.

피부의 구조

피부의 두께는 0.5~6mm로서 부위마다 차이가 있으나 대부분은 1~2mm(**얇은피부**, thin skin)이며 손바닥 및 발바닥에서는 특별히 두껍게(**두꺼운피부**, thick skin)되어 있고 고막(귀청, tympanic membrane)이나 눈꺼풀(안검, eyelid)에서는 가장 얇아 0.5mm에 불과하다. 일반적으로 남성보다 여성의 피부가 얇으며 얼굴의 피부는 다른 곳에 비하여 얇다.

몸통부분에서는 뒷면보다 앞면의 피부가 얇으며 팔다리에서는 대체로 안쪽(medial side)면이나 굽힘쪽(flexor side)면이 얇다.

진피와 표피의 경계는 뚜렷하나 편편하지 않다. 즉 진피의 작은 융기들이 표피 속으로 깊숙히 돌출되어 있는데 이것을 **진피유두**(dermal papilla)라고 하며 이것들을 통하여 혈관이 표피세포들에게 좀 더 가까이 갈 수 있고 표피를 진피에 단단히 부착시키는 역활을 하고 있다. 이러한 진피유두의 크기와 배열상태에 따라 피부 표면에는 이랑(ridge)과 고랑(groove) 즉 기복이 형성되는데 특히 털이 없는 손바닥과 발바닥에서 뚜렷하며 이것을 피문(dermatoglyphics)이라고 하며 그중 손가락 끝의 것을 지문(finger print)이라고 한다. 지문은 사람마다 독특하여 개인식별에 이용되며 유전인자(hereditary factor)에 의하여 결정되는 것으로 평생 동안 변하지 않는다. 이마부분, 바깥귀부분, 회음부분 및 음낭에는 유두가 거의 형성되어 있지 않다.

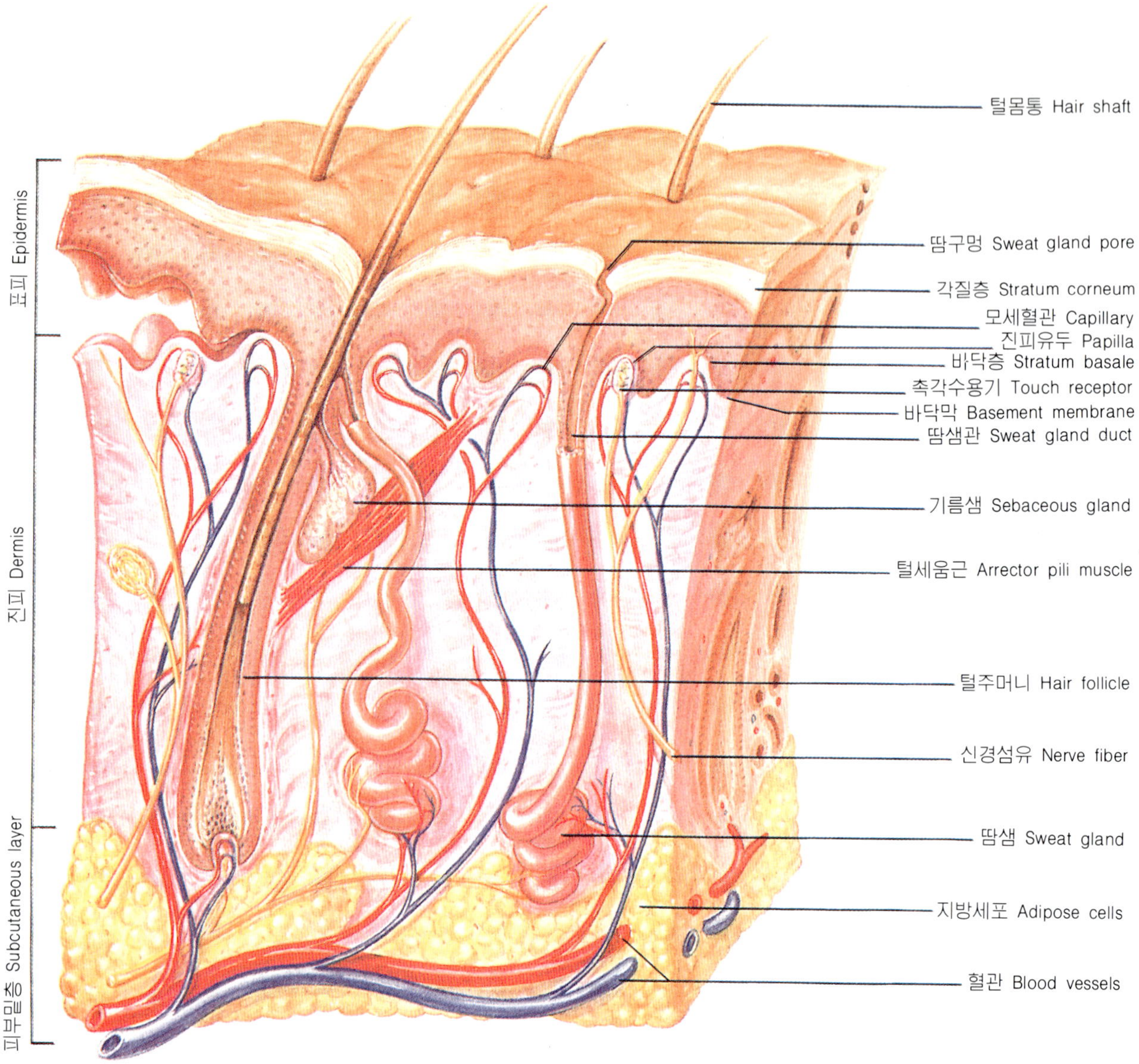

* 그림 6-1. 피부의 구조.

표 피

표피(epidermis)는 여러 세포층으로 구성된 **중층편평상피**(stratified squamous epithelium)로서 두꺼운피부에서는 0.8~1.4mm정도이나 얇은피부에서는 0.1~0.2mm 정도이다. 앞에서 말했듯이 표피는 상피조직이어서 혈관이 분포되어 있지 않으며 따라서 이 세포들과 진피유두 속에 있는 혈관 사이의 물질교환은 확산에 의하여 이루어진다.

표피를 이루는 상피세포들은 속층에 있는 세포들이 분열하여 점차 표면으로 밀려 나가면서 섬유성 단백질인 **각질**(keratin)을 생산하여 축적하고 결국

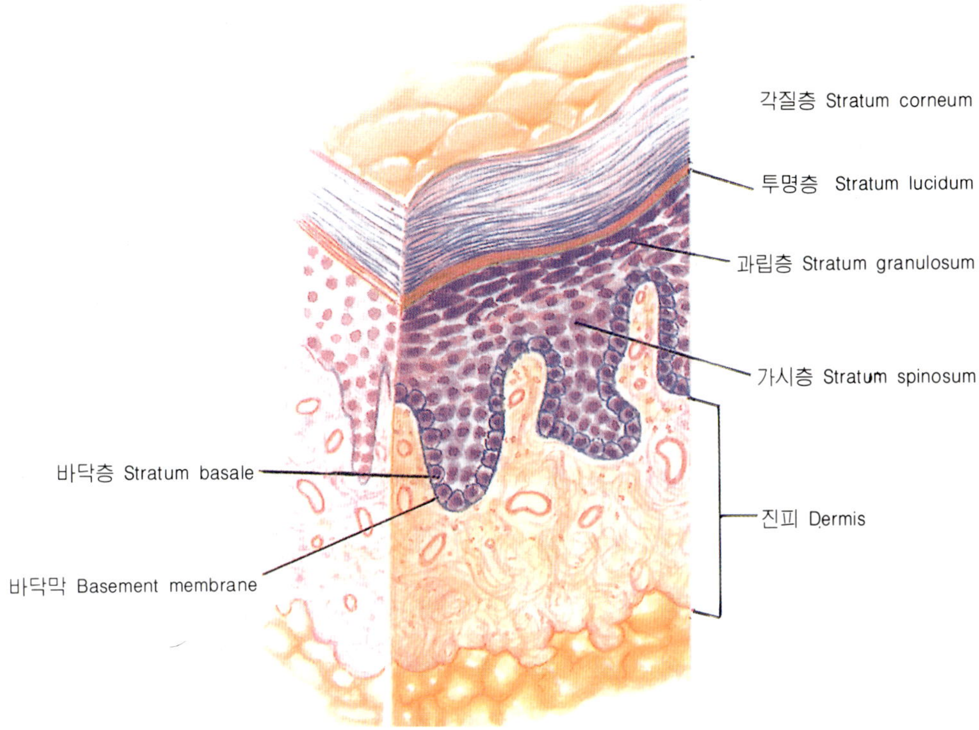

* 그림 6-2. 두꺼운 피부의 표피. 각질층, 투명층, 과립층, 가시층, 바닥층의 5층이 구별된다.

세포는 완전히 각질덩어리가 되어 각질층을 이루고 있다가 노후된 각질은 떨어져 나가므로 이러한 세포들을 **각질세포**(keratinizing cell)라고 부른다.

표피에는 상피세포 외에도 **멜라닌색소**(melanin pigment)를 형성하여 자외선으로부터 인체를 보호하는 **멜라닌세포**(melanocyte)들이 있고 촉각을 감식하는 감각수용기인 **촉각세포**(Merkel's cell)들이 있다.

두꺼운 피부의 표피는 상피세포들의 특성에 따라 5층으로 구분되는데 속에서부터 순서대로 기술하면 아래와 같다.

1. 바닥층

바닥층(기저층, stratum basale 또는 germinativum)은 진피와 표피 사이의 바닥막 위에 있는 한 줄의 원주세포층으로써 세포들은 핵산을 다량 함유하고 있고 세포분열이 가장 왕성하다. 표피가 상처를 입어도 바닥층만 건재하면 상처살(창흔, scar)을 남기지 않고 깨끗하게 치유된다.

2. 가시층

가시층(극세포층, stratum spinosum)은 여러층의 불규칙한 다각형의 세포들로 이루어진 층으로서 세포들은 **당김원섬유**(장원섬유, tonofibril)로 구성된 가시(prickle)같은 돌기를 많이 가지고 있어 세포들 사이에 마치 다리가 놓인 것처럼 보인다.

바닥층과 합쳐 흔히 **말피기층**(stratum Malpighi)이라고 부르며 표피에서는 이곳 세포들만이 세포분열을 한다.

3. 과립층

과립층(stratum granulosum)은 3~5층의 편평세포로 구성된 층으로써 핵은 퇴행성 변화를 보여 표면으로 갈수록 분명치 않으며 세포질에는 **각질유리과립**(keratohyaline granule)이 축적되어 있다.

4. 투명층

투명층(stratum lucidum)은 3~4층의 편평세포들이 치밀하게 배열되어 세포의 경계는 식별되나 핵을 포함한 세포내용물은 구분이 되지 않으며 각질유리과립이 액체상태로 되어 세포에 가득 차있어 투명하게 보이고 모든 염색에 거의 반응하지 않는다.

5. 각질층

각질층(stratum corneum)은 표피에서 가장 두꺼운 층으로서 비늘같이 얇은 세포들이 치밀하게 결합되어 있고 세포질은 완전히 **물렁각질**(soft keratin)로 대치되어 있다. 특히 세포들의 단단한 결합으로 인하여 수분도 통과하지 못하는 방수(water proof)기능을 가지고 있다.

손바닥과 발바닥을 제외한 피부에서는 투명층은 거의 찾아볼 수 없으며 과립층도 1~2줄 뿐이고 가시층과 각질층도 훨씬 얇다.

상피세포들은 극성(polarity)이 있어 말피기층에서 분열된 세포들은 표면을 향하여 이동하면서 점차 각질화되고 드디어 떨어져 나가게 되는데 하나의 세포가 바닥층에서 만들어져서 떨어져 나갈 때

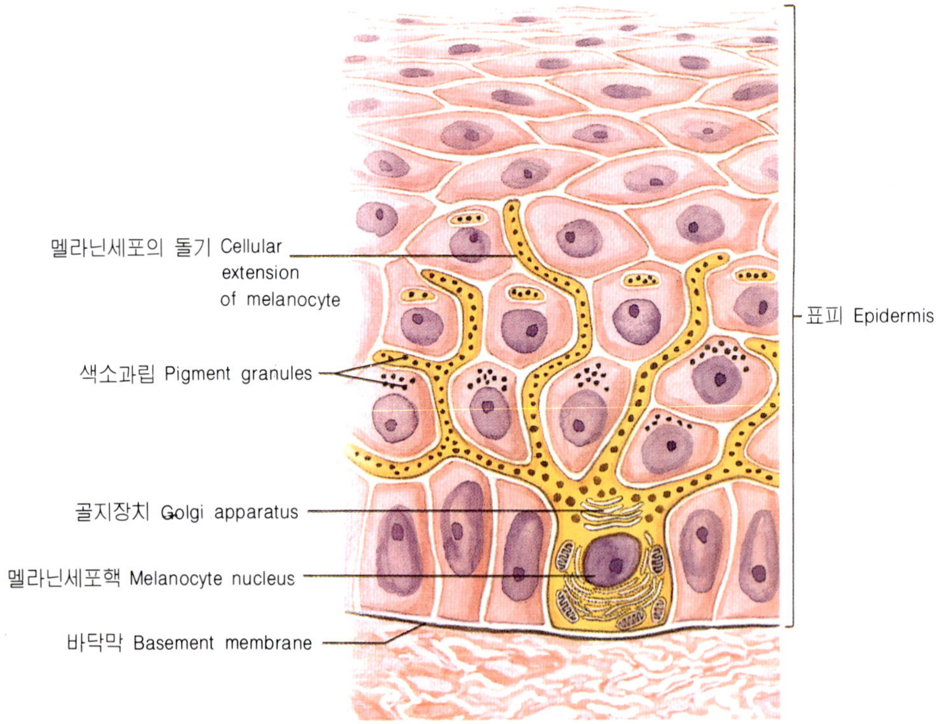

* 그림 6-3. 상피 바닥부분에 산재하는 멜라닌세포.

까지 소요되는 기간은 부위, 나이, 영양상태 등 여러가지 요인에 따라 다르나 대략 15일에서 30일 가량이다.

입술이나 질입구 등 피부와 점막이 이어지는 경계부분에는 털, 땀샘, 기름샘이 없으며 각질층이 아주 얇거나 없기 때문에 붉은 색을 띠운다.

멜라닌세포(melanocyte)는 바닥층에 있는데(바닥층 세포의 1/4~1/10) 특히 볼이나 이마, 바깥 생식기 등에 많으며 어떠한 종족에서도 손바닥이나 발바닥에는 없는 것으로 밝혀져 있다. 이 세포들은 이웃세포와 결합하고 있지 않고 각질화 되지 않는다. 이 세포들은 자외선을 받아 멜라닌색소를 형성하여 표층에 분비함으로써 자외선으로부터 핵의 파괴를 방지하여 인체를 보호하는 한편 피부색을 결정하는 중요한 인자가 된다.

피부색은 ① 피부밑지방층의 카로틴(carotene)의 양(노랑색) ② 모세혈관의 혈류량과 혈색소의 산화정도(붉은색) ③ 멜라닌색소의 양과 분포(검은색) 등에 의하여 결정된다.

모든 인종에서 표피에 있는 멜라닌세포의 수는 거의 차이가 없으나 색소를 생산하는 활성도에 차이가 있는 것이다.

멜라닌세포의 활성도는 자외선 외에도 호르몬 등 기타 인자에 의해 영향을 받는다. 임신부에서 젖꼭지(nipple)와 젖꽃판(areola)의 색소침착, 기미, 주근깨 등을 들 수 있다.

어떤 부위에 멜라닌세포가 없던가, 있어도 활성도가 매우 낮아 색소가 결핍된 경우를 **백피증**(albinism)이라고 한다.

진 피

진피(dermis)는 표피보다 훨씬 두꺼우며 **치밀결합조직**으로 구성되어 있어 신경, 혈관, 림프관 외에 피부부속물인 땀샘, 기름샘, 털주머니 등이 들어 있다. 진피에 있는 세포는 대부분 섬유모세포(fibroblast)와 큰 포식세포(macrophage)이고 그외에 색보유세포, 지방세포, 근세포 등이 부위에 따라 무리를 이루고 있다. 진피는 진피유두가 있는 얇은 겉층을 **유두층**(papillary layer)이라고 하고 두터운 속층을 **그물층**(reticular layer)이라고 하는데, 두 층 사이의 뚜렷한 경계는 없다.

유두층은 그물층에 비하여 치밀하지 않으며 세포성분이 비교적 많고 주로 섬세한 아교섬유로 짜여 있고 탄력섬유와 그물섬유들이 섞여 있다. 특히 표피 속으로 돌출된 **진피유두**(dermal papilla) 속에는 모세혈관, 림프관 및 여러가지 감각신경종말들이 들어있다.

그물층은 굵은 아교섬유다발로 치밀하게 짜여 있고 탄력섬유가 많이 있다. 섬유다발들은 대체로 표면에 평행하게 배열되어 있으며 신체부분에 따라 주행방향이 일정하다. 이것을 랑거당김선(Langer's tension line)이라고 하는데, 피부를 짼 때 이 선과 평행하게 하면 흉터가 훨씬 작게 생긴다.

피부밑조직

피부밑조직(피하조직, hypodermis, subcutaneous tissue)은 피부의 일부는 아니지만 진피의 연장이며 거의 대부분이 지방조직으로 되어 있어 흔히 **피부밑지방층**이라고 부른다. 피부밑조직은 영양소의 저장소인 동시에 기계적 충격은 물론, 물리적 충격, 특히 바깥 온도 변화로부터 신체를 보호하는 역할을 하고 있다.

피부밑지방층의 양은 성별, 나이, 부위 등에 따라 다르다. 일반적으로 남자보다 여자에서 많으며 젊은이가 어린이나 노인에 비하여 많으며 부위별로는 볼기부분이나 아랫배부분에 많다. 반대로 눈꺼풀, 음경, 음낭에는 전혀 없으며 손등이나 발등에도 거의 없다. 이와 같이 지방층이 적은 곳일수록 피부의 가동성(mobility)이 크다.

피부 부속물

피부 부속물은 표피에서 유래된 **털**, **손톱**과 **발톱**, **땀샘**, **기름샘** 및 **젖샘** 등을 말한다.

털

털(모, hair)은 표피에서 만들어지는 가는 각질체로서 손바닥과 발바닥, 입술, 발목의 양쪽 복사부분 및 바깥생식기의 일부분을 제외하고는 전신을 덮고 있다.

피부표면으로 나온 부분을 **털줄기**(모체, shaft of hair)라고 하며 피부 속에 묻혀 있는 부분을 **털뿌리**(모근, root of hair)이라고 하는데, 털뿌리의 절단면을 보면 속에서부터 **속질**(수질, medulla), **겉질**(피질, cortex), **털겉질**(소피, cuticle)등 3층의 동심원 층으로 되어 있으나 속질은 솜털이나 금발(blonde)에는 없으며 굵은 털에서도 대개 털뿌리에만 존재한다.

털줄기는 대부분이 겉질로 이루어져 있는데 겉질 세포들에 함유된 **멜라닌과립**(melanine granule)과 세포들 사이의 공기(air)의 양과 분포상태에 따라 털의 색깔이 다양하게 보이는 것이다.

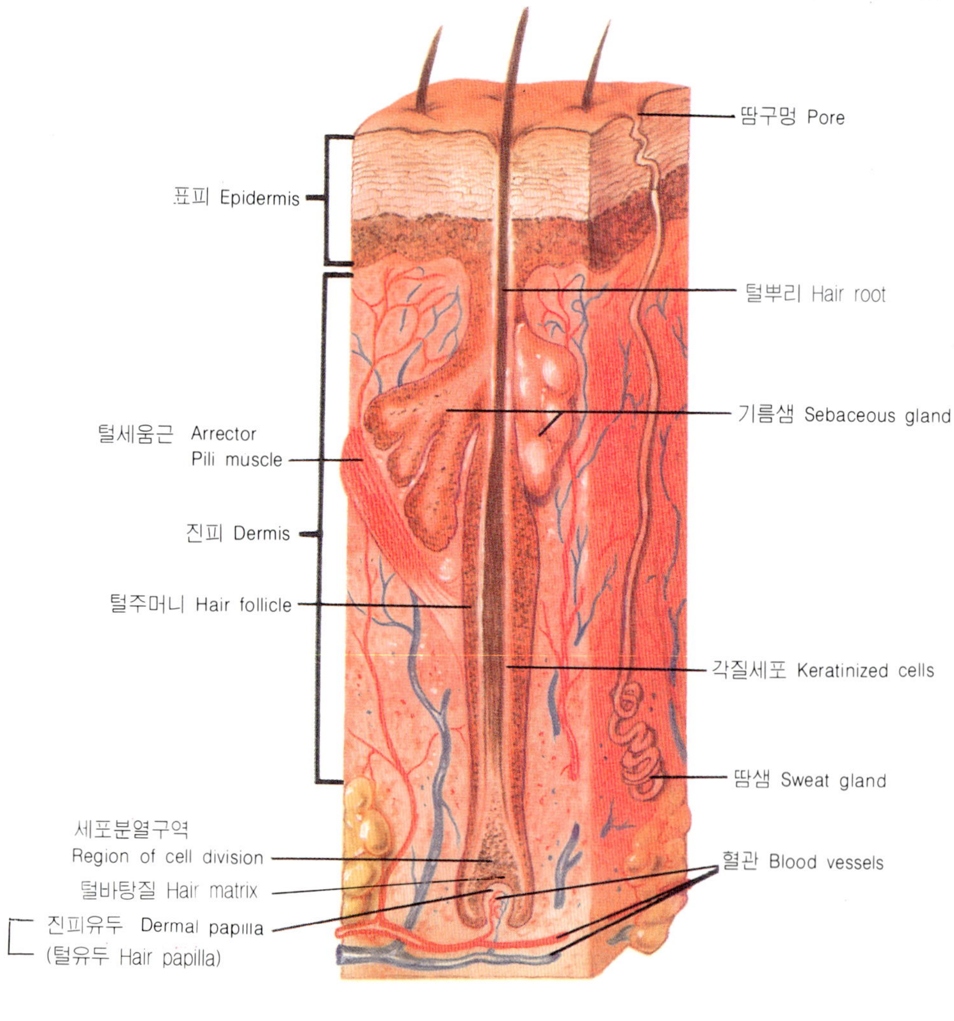

* 그림 6-4. 피부 부속물.

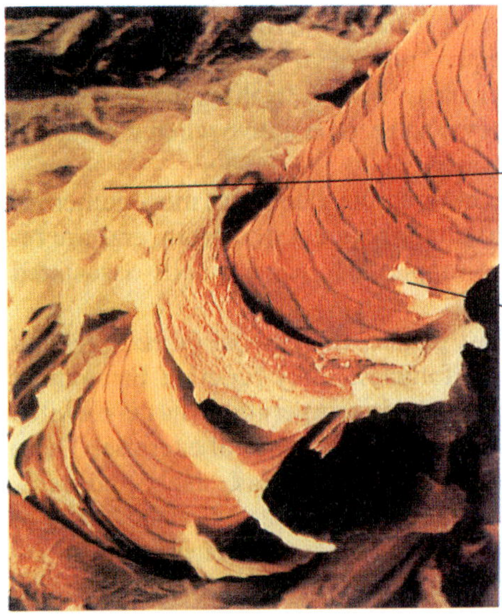

* 그림 6-5. 털의 현미경적 구조.

털주머니(모낭, hair follicle)는 이름과 같이 털뿌리를 둘러 싸고 있는 관모양의 주머니로써 털의 발생과 성장을 주관하는 곳이며 진피 속으로 함몰되어 들어간 표피성분과 진피성분으로 구성되어 있다. 아래로 넓어진 부분을 **털망울**(모낭구, bulb of hair follicle)이라고 하는데 여기에는 털유두(hair papilla)가 형성되어 있다. 털유두 바로 위에 있는 표피의 말피기층에 해당하는 세포들을 **털바탕질**(모기질, hair matrix)이라고 하는데 이 부분의 활발한 세포 분열에 의하여 털뿌리와 털주머니의 표피성분이 형성되는 것이다.

털의 색소는 털유두 윗부분에 있는 **멜라닌세포**에서 형성되어 털뿌리의 속질 및 겉질로 이행된다.

최초의 털은 태생기 초기에 표피가 진피 속으로 함입되어 털주머니가 형성되고 태령 5~6개월이면 섬세한 털이 전신을 덮게 되는데 이는 출생시 눈썹(eyebrow), 속눈썹(eyelash), 머리털(scalp hair)을 제외하곤 모두 빠지고 유아시 다시 생겨나며 이것도 사춘기에 새로운 털로 대치된다. 성인에서도 털은 일정한 수명이 있어서 계속 교체되는데, 머리털은 그 수명이 평균 2~4년, 속눈썹은 3~4개월 가량이며 포유동물에서는 매년 봄과 가을에 교체현상이 심하게 일어나는데 사람에서도 심하지는 않으나 그러한 경향을 볼 수 있다.

대부분의 털은 제각기 몇 개의 **기름샘**과 한 개의 **털세움근**(입모근, arrector pili muscle)을 가지고 있다.

털세움근은 50~200μm 두께의 민무늬근육다발로서 진피의 유두층에서 시작되어 기름샘을 돌아 털주머니의 중간부에 부착되어 있는데 교감신경에 의하여 수축되면 기름샘을 압박하여 **기름**(sebum)을 분출시키고 동시에 털주머니를 끌어 올려 털이 곧바로 서게 되며 털 주위의 피부가 돌출되는데 이것을 소름끼친다(닭살, goose fresh)고 표현 하는 것이다.

손톱과 발톱

손톱과 **발톱**(조, nail)은 손가락과 발가락의 등쪽 끝에 있는 각질층이 변형된 **단단각질**(hard keratin)로 구성되어 있다. 밖으로 노출된 부분을 **몸통**(조체, body of nail), 표피에 묻혀 있는 부분을 **뿌리**(조근, root of nail)라고 하며 그 밑에 받치고 있는 부분을 **바닥**(조상, nail bed)이라고 한다.

바닥은 말피기층이며 뿌리의 밑부분을 **바탕질**(조기질, nail matrix)이라고 하는데 이곳이 손톱과 발톱의 성장을 주관하는 곳이다. 뿌리의 염증이나 손상에 의하여 빠지더라도 바탕질이 정상이면 다시 생겨난다.

바탕질에서 형성된 뿌리는 다른 부위보다 두껍고 수분함량이 많아서 진피유두 속의 혈액 색깔이 투과되지 않아 뿌리는 물론 몸통 가까이가 흰색의 반달(lunula)**로 보인다. 몸통은 반투명체이므로 혈색이 비치어 정상에서는 연한 분홍색을, 저산소상태에서는 자색을 나타낸다.**

기름샘

기름샘(피지선, sebaceous gland)은 손바닥과 발바닥 등을 제외하고 전신에 퍼져 있다. 기름샘은 털주머니벽에서 유래된 0.2~2mm 크기의 둥근 주머니로서 일반적으로 여러 개가 합쳐서 마치 포도송이처럼 털주머니에 달려 있다. 이들은 피부표면으로부터 거의 일정한 거리의 진피에 존재하며 짧은 분비관은 털주머니에 열려 있다. 따라서 입모근의 수축 또는 표피의 압박으로 인하여 피지선이 압박되면 **기름**(sebum)이 털뿌리를 따라 배출되어 피부표면을 매끄럽게 하고 피부의 방수기능을 도와준다.

기름샘의 분비는 사춘기에 가장 왕성한데 흔히 이때 분비관이 막혀 피지가 분비되지 못하고 축적되어 피부 표면에 돋아나는 것을 **여드름**(pimple)이라고 한다. 음경귀두(glans penis), 음경꺼풀(포피, prepuce), 젖꼭지 및 젖꽃판, 눈꺼풀, 소음순 등에는 털은 없으나 피지선은 존재한다.

땀샘

땀샘(한선, sweat gland)은 피부밑조직 또는 진피 깊은 곳에 있는 **구불대롱샘**(곡관상선, coiled tubular gland)으로써 분비관의 배출구인 **땀구멍**(한선공, sweat pore)은 피부표면의 표피이랑(epidermal ridge)에 위치한다.

단위면적당 땀샘의 수는 손바닥에 가장 많아서 1cm²에 약 400개, 발바닥이나 이마에는 270개, 팔과 몸통에는 175개, 다리에는 130개 등 부위마다 차이가 많으며 입술, 음경귀두, 고막 등에는 없다.

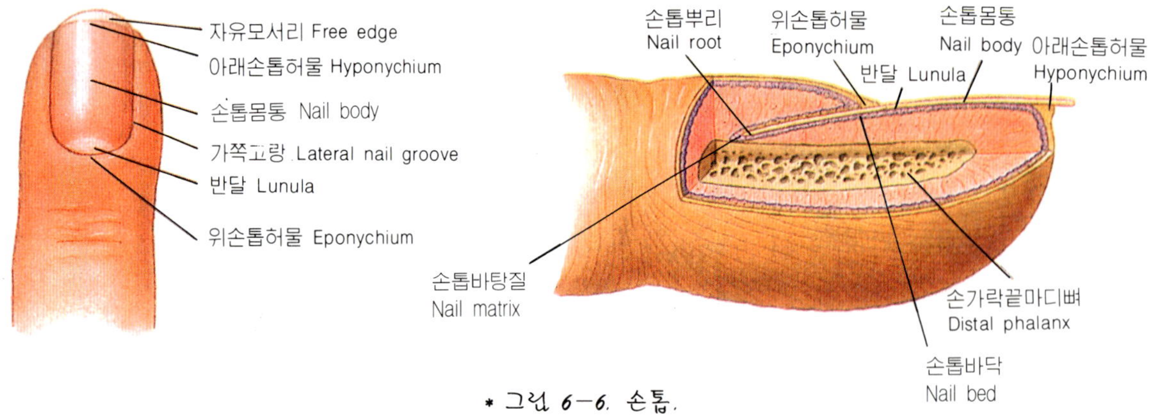

* 그림 6-6. 손톱.

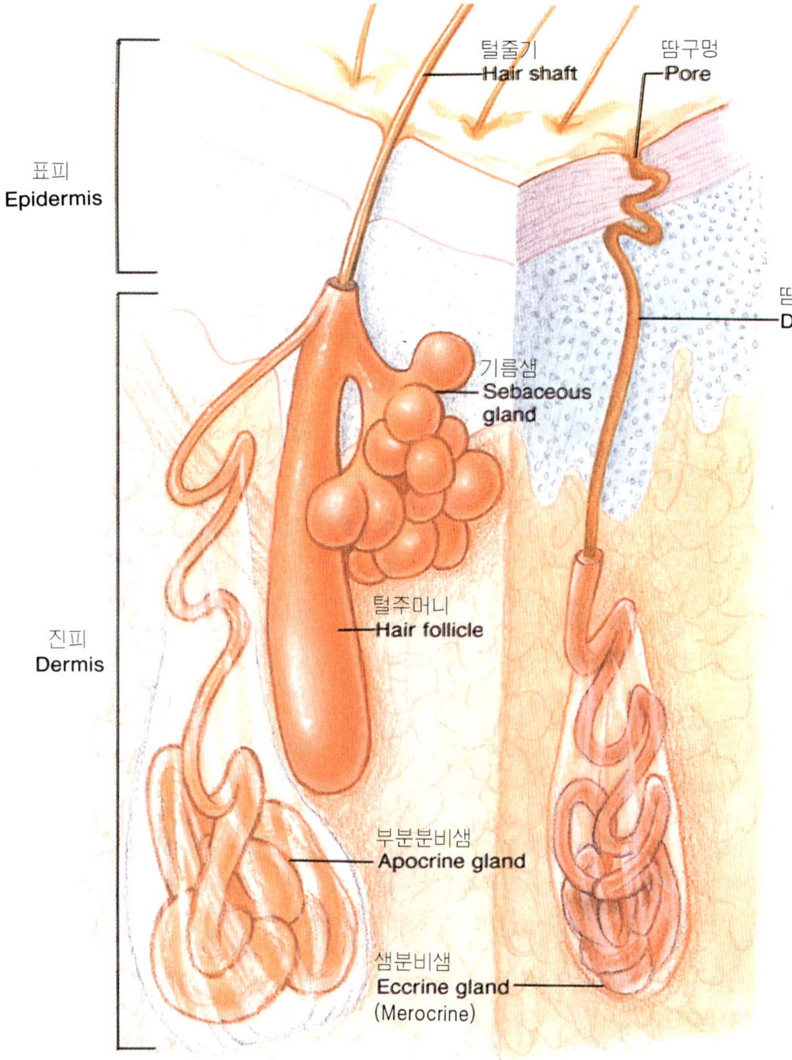

* 그림 6-7. 땀샘(샘분비샘. *eccrine gland*). 큰땀샘(부분분비샘. *apocrine gland*) 및 기름샘(온분비샘. *holocrine gland*).

땀의 분비는 전신피부에서 동시에 일어나지 않으며 경우에 따라 다른 분비양상을 보인다. 더워서 땀이 날 때는 이마에서 시작하여 전신을 거쳐 손바닥과 발바닥에서는 맨 나중에 분비하지만 긴장하였을 때는 손바닥과 발바닥에서 먼저 시작된다.

겨드랑, 항문주위, 회음부에는 다른 땀샘에 비하여 훨씬 큰 **큰땀샘**(large sweat gland)이 있다. 큰땀샘은 분비방법이 땀샘과는 달라서 세포성분의 일부가 분비되기 때문에 **부분분비샘**(apocrine gland)이라고도 부르며 분비기능은 사춘기부터 시작되고 그 분비물도 땀에 비하여 진하며 색소과립이나 때로는 특이한 냄새를 갖고 있다.

바깥귀길(외이도, external auditory canal)에 있는 **귀지샘**(이도선, ceruminous gland)이나 눈꺼풀 가장자리에 있는 **눈꺼풀샘**(안검선, gland of Moll)도 특수한 큰땀샘의 일종이다.

젖 샘

젖샘(유선, mammary gland)은 땀샘의 변형인 피부 부속기관이지만 기능적으로 생식기능과 관련이 깊으므로 제10장 생식기기계통에서 기술한다.

피부의 기능

1) 보호 및 방어

우리몸과 대기와의 접촉은 피부를 통하여 이루어진다. 그러나 살아 있는 세포들은 반드시 수분으로 둘러싸인 액체환경 속에 놓여 있어야 하므로 바깥 공기와 접촉하는 표면은 죽은 세포가 덮고 있다.

표피의 각질층은 살아 있는 세포들을 덮고 있는 보호막으로써 대기 속에 살면서도 몸속의 세포들은 액체환경을 유지할 수 있는 것이다. 각질층세포들은 단단히 결합되어 있어 피부 표면에 있는 기름과 함께 수분의 흡수 및 손실을 막는 방수효과를 가지며 미생물 등의 침입을 막는 **방벽**(barrier) 역할도 한다.

피부는 피부밑지방층과 더불어 기계적 충격으로부터 방어하는 기능을 한다.

2) 배설

땀샘이나 기름샘을 통해 수분이나 기름 외에도 대사산물의 일부를 몸밖으로 배출한다(제9장 비뇨기계통 참조).

3) 체온조절

몸 안의 온도변화나 바깥 기온의 변화에서 일정한 체온을 유지하는 데는 혈관은 물론 피부와 피부밑조직이 중요한 역할을 담당하고 있다.

즉, 체온이 증가하면 혈관이 확장되어 피부를 통해 열을 발산하는데 이 방법으로도 체온이 조절되지 않으면 땀의 분비가 촉진되어 증발로 인한 기화열로 체온을 낮춘다.

반대로 바깥 기온이 낮으면 혈관이 수축되어 열의 손실을 막고 털세움근이 수축되어 체표면적을 줄이는 효과를 나타낸다. 또한 피부밑조직은 바깥 기온의 영향을 감소시켜 준다.

4) 비타민 D 합성

피부에 들어 있는 에르고스테롤(ergosterol)은 자외선을 받아 **항구루병인자**(antirachitic factor)인 비타민 D가 된다.

5) 감각수용기

피부에는 통각(pain), 온도감각(temperture), 촉각(touch) 및 압각(pressure)을 받아들이는 장치가 있어 감각수용기(sensory receptor)로서의 역할을 수행한다.

6) 영양분 저장소

피부밑조직에는 많은 양의 지방을 저장할 수 있다.

7) 도구

손톱은 유용한 도구이며 손가락 끝에 힘을 더 줄때나 발끝을 세울때 중요한 역할을 한다.

소화기계통
Digestive system

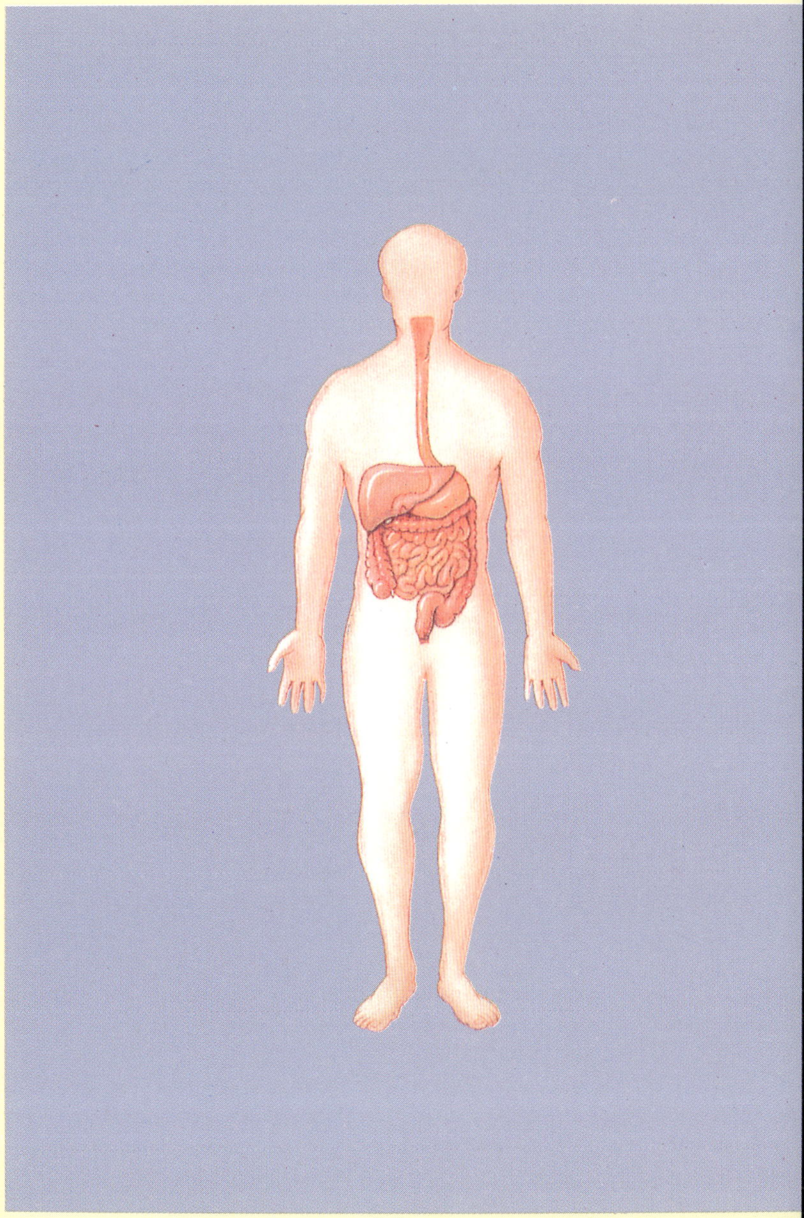

입안
- 입술
- 혀
- 침샘
- 입천장
- 치아

인두
식도
위
작은창자
큰창자
간
쓸개주머니
이자
배막
소화작용
- 기계적 소화
- 화학적 소화

7

Chapter 7

제 7 장
소 화 기 계 통

몸속의 모든 세포들은 그들의 기능을 정상적으로 수행하기 위하여는 영양분을 필요로 하기 때문에 계속해서 음식물을 섭취해야 한다. 그러나 우리가 섭취한 음식물은 그대로 세포에 전달되지 못할 뿐만 아니라 설혹 세포에 도달하였다 하더라도 세포가 그것을 그대로 이용할 수 없기 때문에 섭취한 음식물은 소화관에서 화학적 또는 물리적으로 변화시켜서 잘 흡수될 수 있으면서 세포가 쉽게 이용할 수 있도록 분해시켜야 한다. 이러한 기능을 수행하는 일련의 기관들을 **소화기계통**(digestive system)이라고 한다.

소화기계통은 **입안**에서 **인두, 식도, 위, 작은창자, 큰창자, 항문**에 이르는 **소화관**(digestive tract) 또는 **위장관**(gastrointestinal tract)과 이것에 연결된 **침샘, 간, 이자** 등의 **부속샘**(accessory gland)들이 있으며 그 외의 **혀, 치아, 쓸개** 등의 부속기관으로 구성되어 있다.

소화관의 기본적인 구조는 안에서 부터 **점막**(tunica mucosa), **점막밑층**(점막하층, tela submucosa), **근육층**(tunica muscularis)이 있고 제일 바깥에 **장막**(tunica serosa)이나 **섬유막**(tunica adventitia)으로 싸여 있다. 특히 식도의 목부분과 가슴부분 및 곧창자(직장, rectum)의 아래부분의 바깥막은 섬유막으로 되어 있으나 나머지 소화관의 바깥막은 내장쪽배막(장측복막, visceral peritoneum)인 장막(serosa)으로 되어 있다.

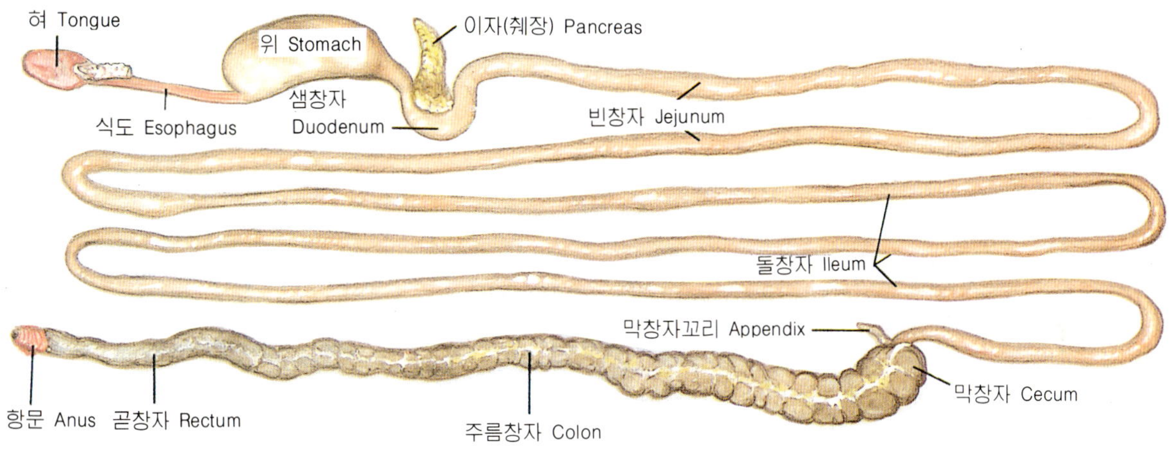

* 그림 7-1. 소화관(길이는 약 8m)

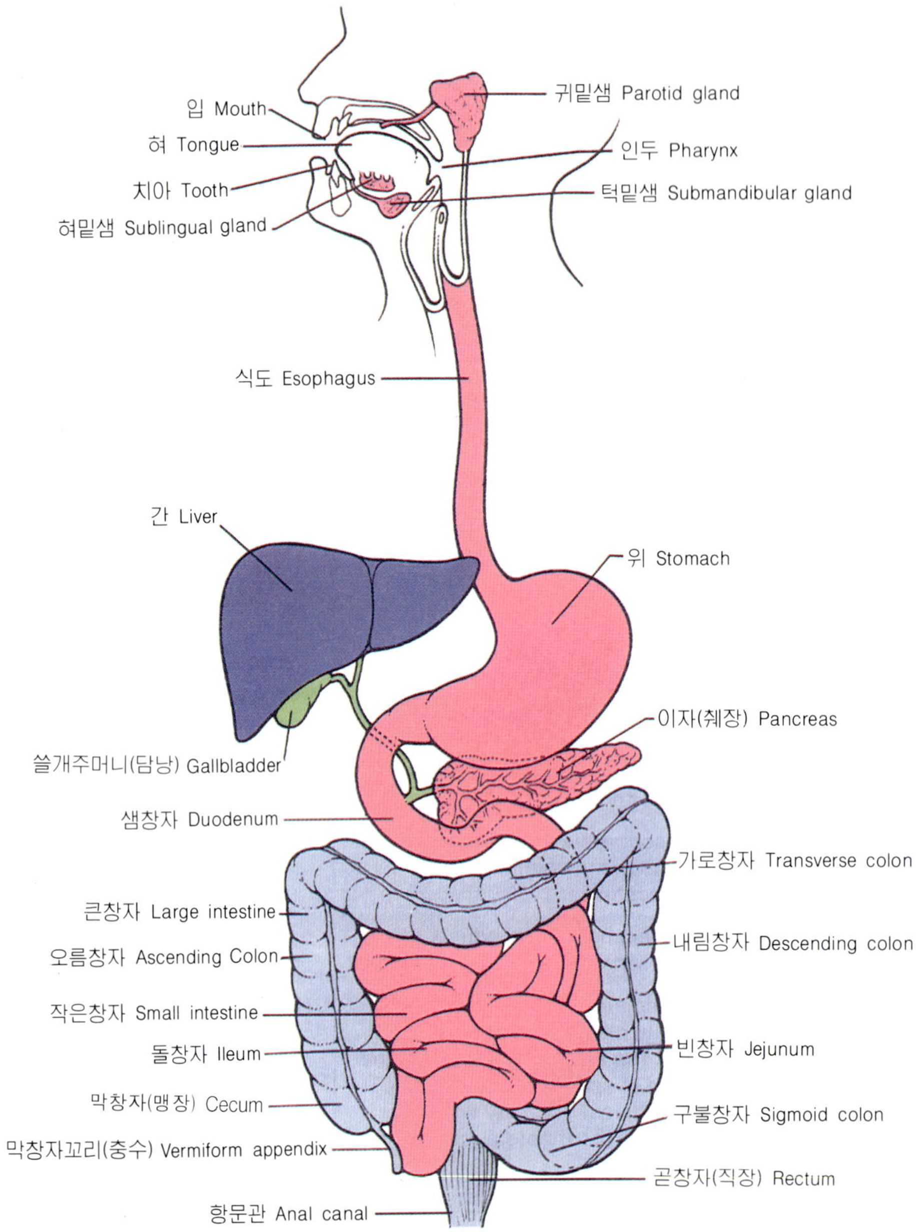

* 그림 7-2. 소화기계통을 구성하는 기관.

입 안

입안(구강, mouth cavity)은 소화관의 첫 부분으로서 주로 음식을 씹어서 잘게 부수고 **침**(saliva)과 음식물이 고루 섞이게 하여 부분적인 소화를 일으키며 음식물의 맛(taste)을 감별하는 곳이다.

입안의 앞은 **입술**(구순, lips), 가쪽은 **볼**(뺨, cheek), 위는 **입천장**(구개, palate)으로 경계되며 바닥에는 **혀**가 놓여 있고 뒤로는 **인두**(pharynx)로 연속된다. 또한 입안에는 **치아**가 있으며 **침샘**들의 분비관이 연결되어 있다.

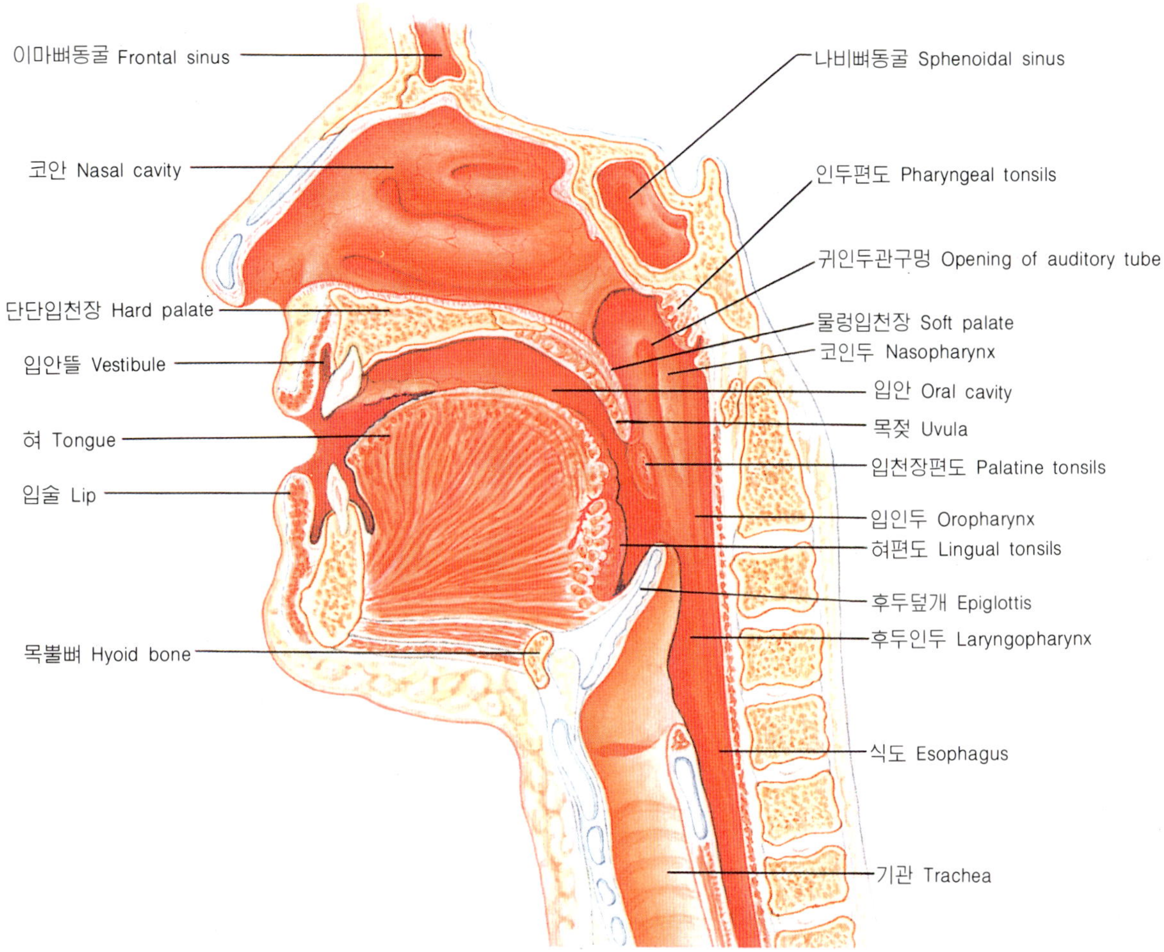

* 그림 7-3. 입안과 인두의 구조.

입 술

입술(구순, lip)은 속에 근육이 들어 있고 바깥쪽은 피부로, 안쪽은 점막으로, 그리고 그 이음부인 **붉은부분**(red portion)은 변형된 피부로 덮여 있다. 붉은부분은 피부에 비하여 각질층이 얇고 혈관과 신경이 함유된 진피유두가 촘촘하게 표면 가까이까지 깊게 밀고 들어가 있어 붉게 보이고 감각이 예민하다.

입천장

입천장(구개, palate)의 앞쪽의 2/3는 **단단입천장**(경구개, hard palate)이라고 하고 뒤쪽의 1/3은 **물렁입천장**(연구개, soft palate)이라고 한다.

단단입천장은 한 쌍의 입천장뼈와 위턱뼈로 이루어져 움직이지 않으나 물렁입천장은 입안과 코인두(nasopharynx)사이의 칸막이로써 널힘줄로 되어 있고 여기에 근육들이 부착되어 움직이게 되어 있으며 아래쪽으로 근육의 배열이 활(arch)모양을 하고 있는데 이 부분을 입안과 입인두(oropharynx)의 경계인 **목구멍**(구협, fauces)이라고 하며 물렁입천장의 뒷쪽 중앙에 아래로 늘어진 부분을 **목젖**(구개수, uvula)이라고 한다.

물렁입천장과 목젖은 음식을 삼킬때 입인두와 코인두 사이를 차단하여 음식이 코인두로 올라가지 못하게 한다.

목구멍의 활은 앞뒤 2개로 나뉘어지는데 앞의 것은 혀몸통과 혀뿌리의 경계부위로 이어져 **혀입천장활**(설구개궁, glossopalatine arch)이라고 하고 뒤의 것은 인두의 옆벽에 이어져 있어 **인두입천장활**(인두구개궁, pharyngopalatine arch)이라고 하며 두 활 사이의 오목에 흔히 **편도선**이라고 부르는 **입천장편도**(구개편도, palatine tonsil)가 들어 있다. 입천장편도는 목 주위에 위치하는 편도들 중에서 가장 크며 흔히 염증이 발생하여 잘 붓는 곳이다.

혀

혀(설, tongue)는 점막으로 덮여 있고 속은 많은 근육과 신경 및 혈관으로 가득찬 기관으로서 가장 중요한 기능은 소리(voice)를 빚어 말(speech)로 전환시키는 것이며 그 외에 맛(taste)을 감식하는 특수감각기인 동시에 음식을 씹거나 삼키는 일을 도와 준다.

혀는 입안 바닥에 고정되어 있는 뒷부분을 **혀뿌리**(설근, root of tongue)라고 하고 자유롭게 움직이는 앞부분을 **혀몸통**(설체, body of tongue)이라고 한다. 흔히 혓바닥이라고 불리는 **혀등**(설배, dorsum of tongue)에는 ∧모양의 **분계고랑**(terminal sulcus)에 의하여 뒤쪽의 혀뿌리(1/3)와 앞쪽의 혀몸통(2/3)이 경계지어 있고 혀몸통에는 **혀유두**(설유두, lingual papillae)라고 하는 수많은 돌기가 솟아 있다.

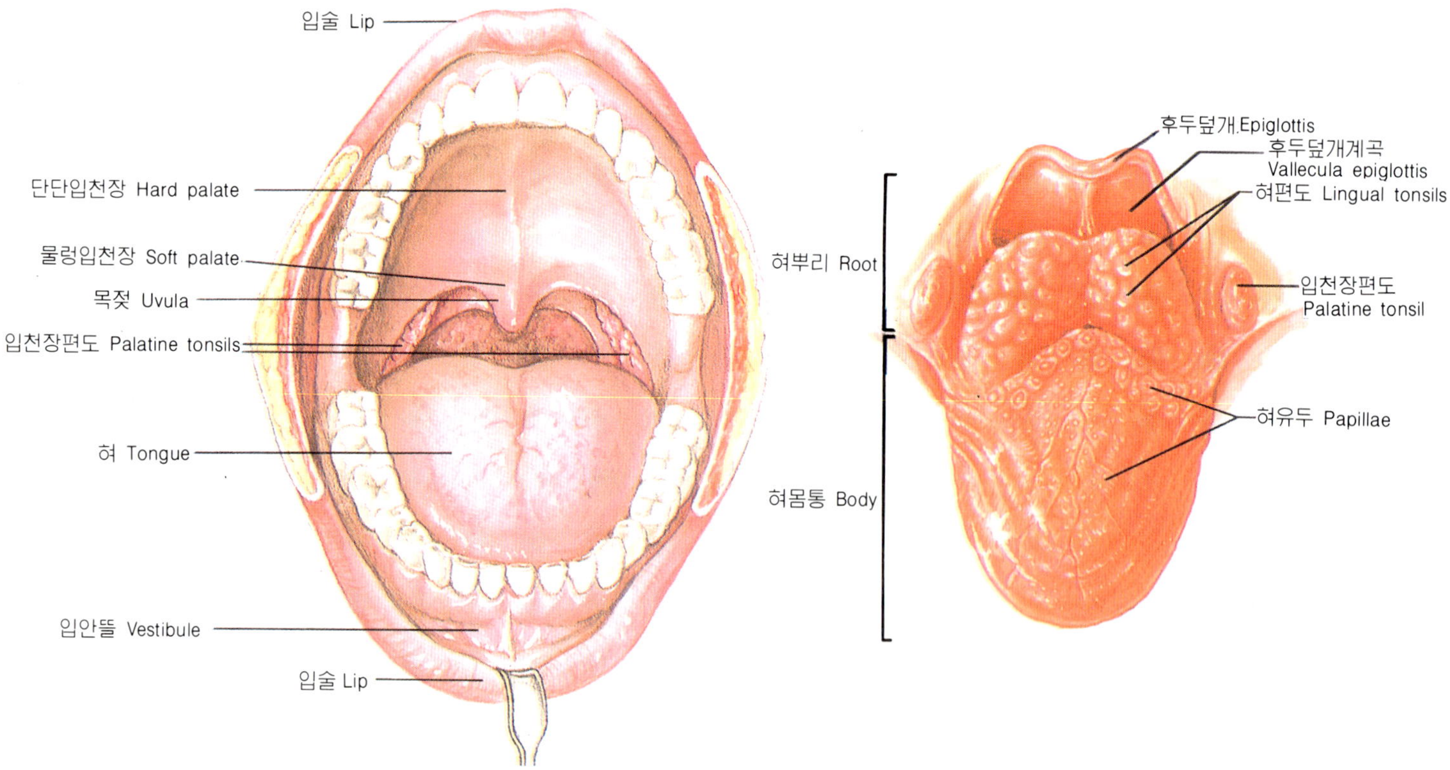

* 그림 7-4. 입안의 구조와 혀의 구조.

혀유두는 형태에 따라 4종류로 구분하는데 대부분은 연한 분홍색을 띄는 끝이 뾰족한 **실유두**(사상유두, filiform papilla)이고 그 사이에 붉은 점으로 보이는 것들이 **버섯유두**(용상유두, fungiform papilla)이며 분계고랑을 따라 10개 정도의 특이한 형태의 **성곽유두**(유곽유두, circumvallate papilla)가 있다. 그 외에 혀의 가쪽면에 **잎새유두**(엽상유두, foliate papilla)가 있는데 사람에서는 잘 발달되어 있지 않다(그림 7-4).

맛—단맛(sweet), 짠맛(salty), 신맛(sour), 쓴맛(bitter)—을 감지하는 **맛봉우리**(미뢰, taste bud)는 성곽유두의 옆면에 많은 수가 분포되어 있고(성곽유두 1개에 약 250개) 그 외에 버섯유두의 밑동, 물렁입천장, 혀입천장활, 후두덮개(epiglottis) 및 인두의 뒷벽 등에 흩어져 있다.

혀뿌리에는 많은 림프소절(lymphoid follicle)의 집단인 작은 **혀편도**(설편도, lingual tonsil)들이 깔려있다.

혀아래면(설저면, inferior surface)의 정중앙에는 **혀주름띠**(설소대, frenulum)라고 하는 세로점막주름이 혀를 입안 바닥에 고정시키고 있는데 너무 짧아 혀의 움빅임이 제한되면 불완전한 발음을 하게 된다. 혀주름띠 바로 양쪽에는 **턱밑샘관**이 개구하고 그 가쪽으로 **혀밑샘관**들이 줄지어 개구하고 있으며 퍼렇게 보이는 굵은 정맥이 있다.

혀는 근육덩어리로서 혀 안에서 일고 닿는 내인성 근육(내기근육, intrinsic muscle)과 밖에서 일어혀 안으로 들어와 닿는 외인성 근육(외기근육, extrinsic muscle)이 있다.

외인성 근육은 3가지가 있는데, 턱끝혀근(이설근, genioglossus)은 혀의 내밈작용(protraction)을, 목뿔혀근(설골설근, hyoglossus)은 혀의 내림작용(depression)을, **붓혀근**(경돌설근, styloglossus)은 혀의 들임작용(retraction)을 한다.

내인성 근육들은 가로 세로 수직 3방향으로 배열되어 혀의 모양을 여러가지로 변형시키는 운동을 한다.

혀는 섬세한 운동을 하는 운동기관이며 일반감각과 특수감각인 맛감각을 감식하는 감각기관이다. 혀의 운동신경은 거대한 열두번째 뇌신경인 **혀밑신경**(설하신경, hypoglossal nerve)이고 혀의 감각신경은 감각의 종류와 혀의 부위에 따라 표 7-1에 정리한 것과 같이 다양하다.

치 아

치아(teeth)는 일생에 두번 생겨 나는데 처음에는 유아 시절에 나오는 **젖니**(유치, deciduous teeth or milk teeth)이고 다음은 젖니가 빠지고 새로 나오는 **간니**(영구치, permanent teeth)이다. 치아가 나오는 시기는 그림 7-5에 표시하였다.

치아는 위턱뼈에 들어 있는 **위치아활**(superior dental arch)과 아래턱뼈에 들어 있는 **아래치아활**(inferior dental arch)의 2줄이고 정중선을 중심으로 위아래와 오른왼쪽이 대칭이다.

젖니중에서 처음 나오는 것은 아래줄 중앙의 **안쪽앞니**(내측절치, medial incisor)로서 출생후 약 6개월에 나오며 1년이 되면 대개 앞니 모두(8개)가 나온다. 젖니중 가장 늦게 나오는 것은 **위쪽둘째어금니**(제2대구치, 2nd molar)로서 2년 내지 2년반에 나온다.

표 7-1 혀에 분포된 감각신경(sensory nerve)

감각의 종류	분 포 신 경
일반감각 (촉각, 통각, 온도감각)	혀몸통(앞2/3) : 삼차신경(Ⅴ)의 가지인 혀신경(설신경, lingual nerve) 혀뿌리(뒤1/3) : 혀인두신경(Ⅸ, 설인신경, glossopharyngeal nerve)
특수감각(미각)	혀몸통 : 얼굴신경(Ⅶ, 안면신경 facial nerve)의 chorda tympani branch 혀뿌리 : 혀인두신경(Ⅸ) 및 미주신경(Ⅹ, vagus nerve)

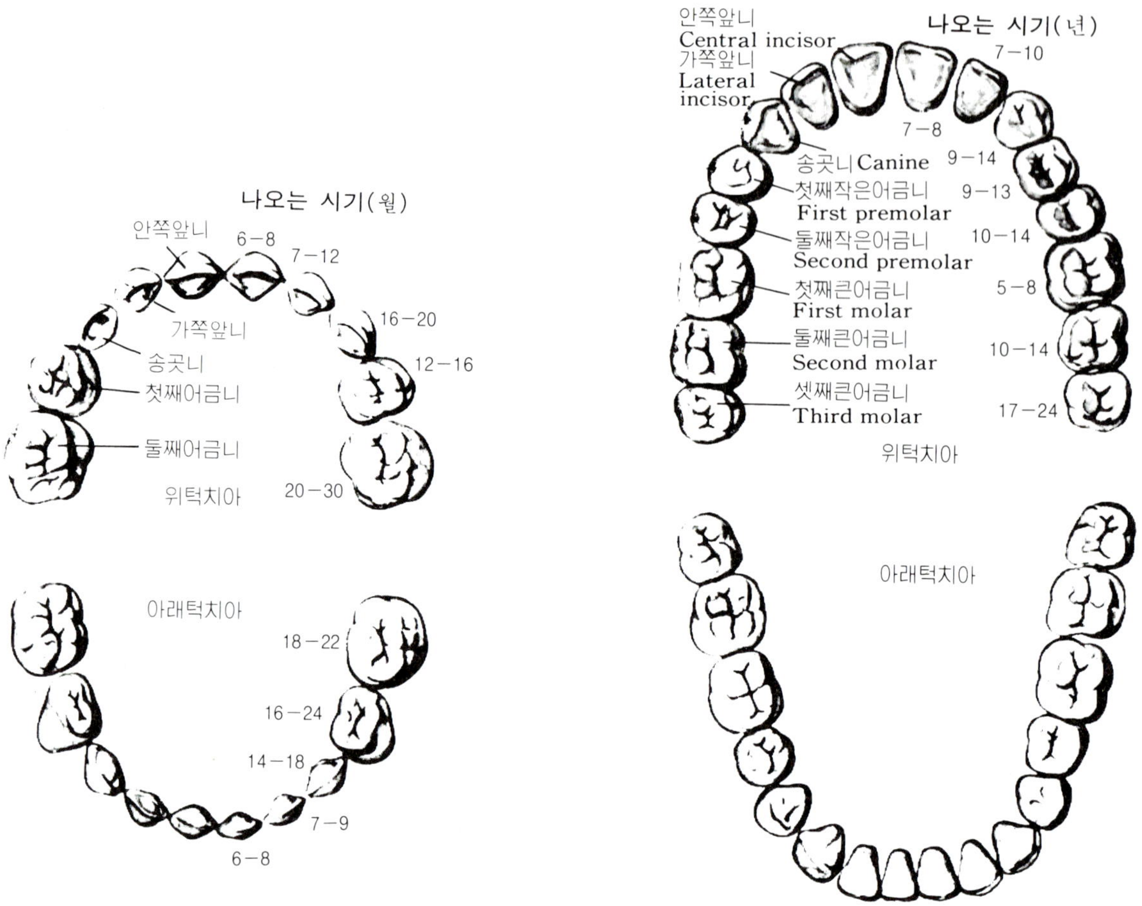

* 그림 7-5. 젖니(왼)와 간니의 이름 및 나오는 시기.

표 7-2 치아의 이름 및 수

이 름	치열당수	
	유치	영구치
안쪽앞니(medial incisor)	2	2
가쪽앞니(lateral incisor)	2	2
송곳니(canine)	2	2
첫째작은어금니(first premolar)	0	2
둘째작은어금니(second premolar)	0	2
첫째큰어금니(first molar)	2	2
둘째큰어금니(second molar)	2	2
셋째큰어금니(third molar)	0	2
한쪽 치열의 합계	10	16
위・아래 치열의 합계	20	32

간니중에서 처음 나오는 것은 아래치아활의 **첫째어금니**(제1대구치, 1st moalr)인데 대략 6살 때이며 이 시기는 아직 젖니가 그대로 있으므로 젖니의 둘째어금니 가쪽 옆자리에 생긴다.

이의 겉모양은 물고 끊고 부수는 기능에 알맞도록 다양하나 속구조는 모두 같다.

잇몸(치은, gingiva)밖으로 노출된 부분을 **치아머리**(치관, dental crown)라고 하고 잇몸과 뼈속에 묻혀 있는 부분을 **치아뿌리**(치근, dental root)라고 하며 그 경계를 **치아목**(치경, dental neck)이라고 하는데 잇몸은 건강상태나 나이에 따라 높낮이가 달라 노출된 치아의 밑동부분을 **임상목**(clinical neck)이라고 한다.

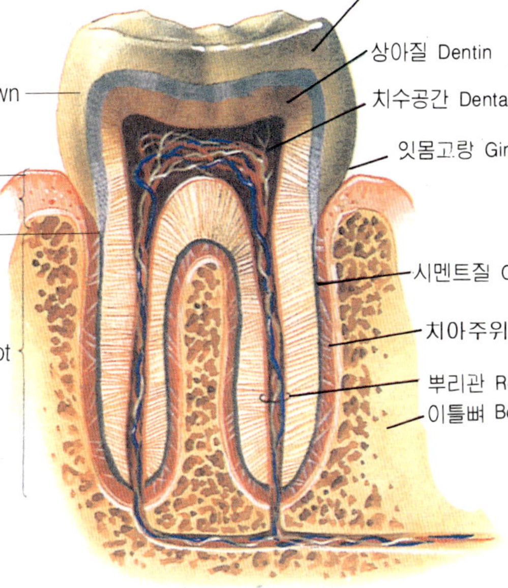

* 그림 7-6. 치아의 구조.

치아머리의 겉질은 99%가 무기질(주로 calcium phosphate)인 인체에서 가장 단단한 **사기질**(에나멜, enamel)로 덮여 있고, 치아뿌리의 겉은 뼈와 유사한 성질의 **시멘트질**(cementum)로 덮여 있는데 그 이음부분을 **해부목**(anatomical neck)이라고 한다. 사기질과 시멘트질 속에는 **상아질**(dentin)로 되어 있는데 그 속의 **치아공간**(치수강, pulp cavity)에는 **치아속질**(치수, dental pulp)이 들어 있다.

젊고 건강한 사람에서 치아의 해부목은 잇몸으로 덮여 있으나 나이가 들거나 건강이 나빠서 잇몸이 상하여 노출된 경우 시멘트질은 사기질보다 약하기 때문에 쉽게 상하게 된다. 즉 건강한 치아에서는 임상치아목이 해부치아목보다 높이(덮고) 있으나 잇몸이 상하면 임상치아목이 해부치아목 보다 오히려 낮아진다.

치아공간에 있는 치아속질은 혈관, 림프관, 신경을 가지고 있는 결합조직이며 치아뿌리의 시멘트질과 위아래턱뼈의 **이틀**(치조, dental alveolus)사이의 **치아주위조직**(치주막, periodontium)은 혈관이 많은 단단한 치밀결합조직막으로 되어 있어 이곳에 생긴 치아주위조직염증(치주염, periodontitis)은 심한 통증(pain)을 일으킨다.

침 샘

침샘(타액선, salivary gland)에서 분비되는 **침**(saliva)은 장액과 점액이 섞인 것으로 음식물에 골고루 섞여 삼키기 쉽게 해주며 음식물을 액화시킴으로써 미각을 느끼게 하는 한편 소화효소인 **프티아린**(ptyalin)을 함유하고 있어 전분(starch)을 분해한다.

침샘은 **귀밑샘**(이하선, parotid gland-장액), **턱밑샘**(악하선, sutmandibular gland) 및 **혀밑샘**(설하선, sublingual gland-점액)의 3쌍이 있으며 이것들의 위치와 분비관의 열리는 곳은 그림 7-7과 표 7-3에 요약하였다.

표 7-3 침샘(타액선)

이 름	크 기	위 치	분비관의 개구부
귀밑샘(parotid gland)	15~30gm	귀의 앞부위	위쪽 둘째어금니 맞은편
턱밑샘(submandibular gland)	7~10gm	아래턱뼈 및 입안바닥의 가쪽	입안바닥, 혀주름띠 양쪽
혀밑샘(sublingual gland)	2~3gm	혀 밑 앞쪽	입안바닥

가장 큰 귀밑샘의 염증을 **볼거리**(mumps)라고 하는데 이 병의 2차 감염으로 부고환(epididymis), 콩팥(kidney), 이자(pancreas) 등에 염증이 발생되기도 한다. 한편 침의 60%는 턱밑샘에서 분비된다.

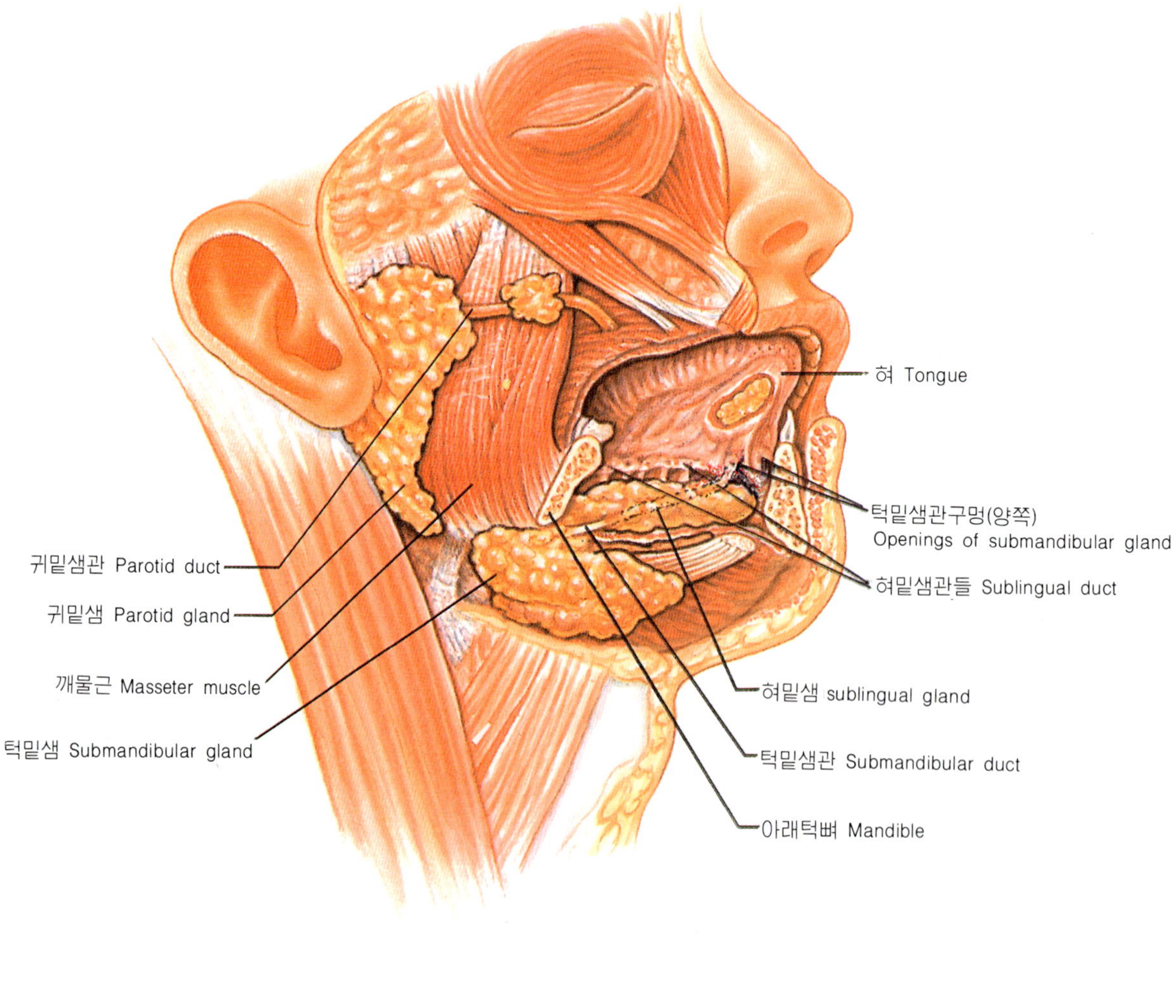

* 그림 7-7. 큰 침샘들 및 그 분비관들의 위치.

인 두

인두(pharynx)는 소화기계통과 호흡기계통 양쪽에 속하여 공기와 음식이 지나가는 공동 통로가 된다. 또한 발성(phonation)에도 중요한 역할을 하는데, 그것은 모음을 만들 때에 입의 모양만 변화되는 것이 아니고 인두의 모양도 변화되기 때문이다.

인두는 머리뼈 바닥에서 식도까지의 길이 약 12 cm 가량의 근육성 관으로서 위치에 따라 3부분으로 구분한다. 물렁입천장 위로 머리뼈밑까지의 코안과 이어지는 부분을 **코인두**(비부인두, nasopharynx), 그 아래로 입안의 뒷부분을 **입인두**(구부인두, oropharynx), 후두의 뒷부분을 **후두인두**(후두부인두, laryngeal pharynx라고 한다(그림 7-3).

코인두는 공기의 통로로만 사용되며 입인두는 공기와 음식물의 공동통로이며, 후두인두는 음식물만의 통로이다. 따라서 음식물이 입안에서 입인두로 넘어가면 위로는 코인두로 올라가지 못하게 **물렁입천장**(연구개, soft palate)과 목젖이 막아 주며 아래로는 후두공간으로 들어가지 않도록 **후두덮개**(후두개, epiglottis)가 막아 준다.

식 도

식도(esophagus)는 길이 약 25cm의 근육성 관으로써 인두의 연속으로 기관(trachea)과 심장의 뒤로 내려가면서 정중선에서 왼쪽으로 약 2cm 가량 치우쳐서 횡격막을 지난 후 배안으로 들어가 위(stomach)에 이어진다.

식도는 기도(air way)와는 달리 그 벽에 물렁뼈 같은 뼈대가 없어 평상시에는 앞뒤로 납작한 상태로 닫혀 있으나 음식이 통과할 때는 늘어나는데 ①인두와 식도가 이어지는 부위인 반지연골(윤상연골, cricoid cartilage, 앞니에서 15cm 아래)부위, ②기관갈림(기관분기, tracheal bifurcation, 앞니에서 25cm 아래)부위 ③횡격막(앞니에서 약 40cm 하방)을 통과하는 부위에서는 완전히 늘어나지 못하여 내강이 좁아 이를 **"생리적 협착부위"**라고 한다.

식도의 점막은 구강이나 인두와 마찬가지로 튼튼한 **중층편평상피**로 덮여 있고 점막밑층에는 점액을 분비하는 **식도샘**들이 있다. 근육층은 2층으로서 속층은 근육섬유가 식도를 감고 있는 **돌림근육층**(윤주근층, circular layer)이고 바깥층은 길이방향으로 배열되어 있는 **세로근육층**(종주근층, longitudinal layer)이다. 이 근육층은 식도의 윗부분에서는 뼈대근육으로 되어 있고 아랫부분에서는 민무늬근육으로 되어 있다.

위

위(stomach)는 횡격막 바로 아래 위치한 큰 주머니로서, 그 모양과 위치 및 크기는 체격, 체위 또는 들어 있는 내용물의 양에 따라 차이가 있으며 서있는 자세에서 대략 J자 모양을 하고 있다. 흔히 여성의 위는 남성의 것보다 작고 갸름하다.

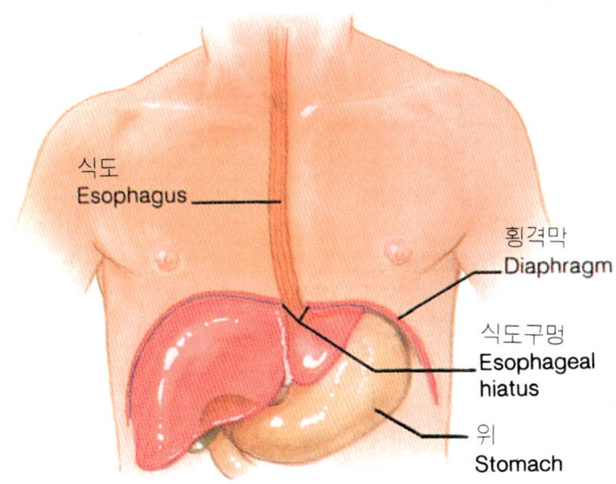

식도와 위의 위치.

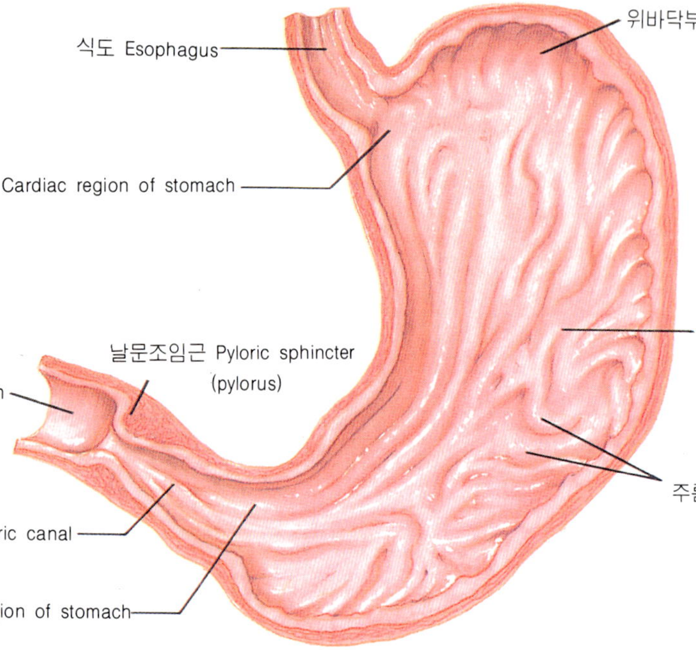

* 그림 7-8. 위의 형태 및 부분명칭.

식도와 이어진 **식도들문연결부**(식도분문연결부, esophagocardiac junction)는 정중선에서 약 2cm 가량 왼쪽에 위치하고 샘창자와 이어진 **샘창자날문연결부**(십이지장유문연결부, duodenopyloric junction)는 반대로 2cm 가량 오른쪽에 위치하며 전체적으로 80%정도가 정중선에서 왼쪽으로 치우쳐 있다. 대체로 **명치부위**(상복부, epigastric region)와 **왼쪽갈비아래부위**(좌하늑부, left hypochondrial region)에 주로 위치하고 있으나 늘어진 아랫부분은 배꼽부위까지 쳐진 경우가 많다. 특히 양쪽 엉덩뼈능선을 잇는 **능선위선**(supracristal line)보다 아래로 처져 있는 경우에는 음식물이 완전히 샘창자로 넘어가지 않고 잔여물이 항상 고이게 되는데 이런 상태를 **위하수**(gastric ptosis)라고 한다.

위에는 2개의 만곡이 있는데 위오른쪽의 짧은 것을 **작은굽이**(소만, lesser curvature)라고 하고 아래왼쪽의 긴 것을 **큰굽이**(대만, greater curvature)라고 하며 입구인 들문(분문, cardia)보다 높은 왼쪽윗부분을 **위바닥**(위저, fundus)이라고 하고 출구인 **날문**(유문, pylorus)주위를 제외한 나머지 큰 부분을 **위몸통**(위체, body)이라고 한다(그림 7-8).

위벽 역시 소화관의 다른 부분과 마찬가지로 안에서부터 점막, 점막밑층, 근육층, 장막의 순으로 구성되어있다. 상피는 식도의 끝까지 중층편평상피이던것이 들문에서 갑자기 **단층원주상피**(simple columnar epithelium)로 바뀌고 이하 항문관 상반부까지 계속된다. 위점막은 길이 방향으로 많은 **세로주름**(rugae)을 짓고 있고 상피밑의 점막고유층에는 **위샘**(위선, gastric gland)으로 가득차 있다. 위샘의 분비물을 **위액**(gastric juice)이라고 하는데, 위의 **점막상피세포**와 위샘의 **목점액세포**(mucous neck cell)에서 분비되는 점액(mucus), 위샘의 **으뜸세포**(주세포, chief cell)에서 생산된 펩시노겐(pepsinogen) 및 **벽세포**(parietal cell)에서 분비되

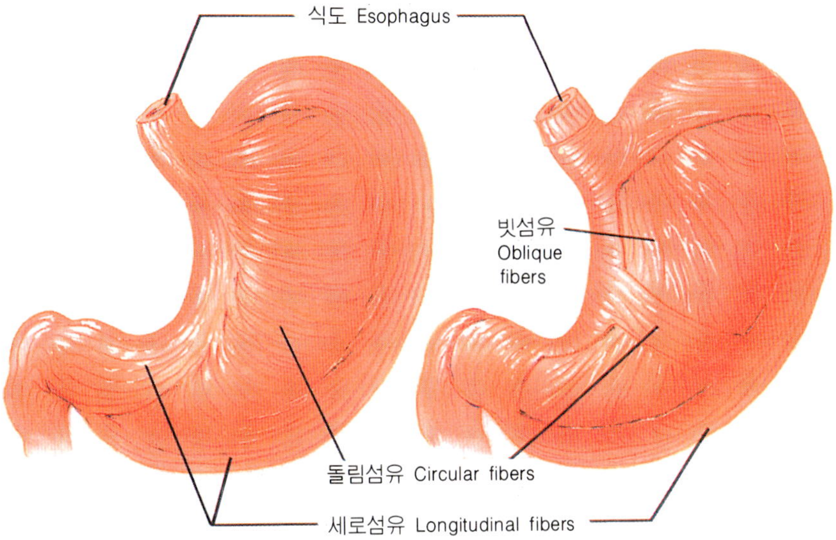

* 그림 7-9. 위벽 근육층의 배열상태.

는 염산(HCl)이 합쳐진 것이다. 염산의 존재하에서 펩시노겐은 활성화 되어 펩신(pepsin)이 되고 단백질을 분해할수 있게 된다. 또한 점액은 점막표면을 덮어(mucus barrier) 위벽에 크게 해로울 수 있는 강한 산과 펩신으로부터 보호하는 기능을 한다.

이러한 위액의 세 가지 성분 사이에 균형이 깨어질 때 위벽이 헐어 **위궤양**(stomach ulcer)이 생기고 나아가 **위벽뚫림**(위천공, stomach perforation)을 일으키게 된다. 위점막이 위축되어 효소와 염산의 분비가 적어지면 악성빈혈(pernicious anemia)이 초래되는데, 이는 벽세포에서 염산이 형성되지 않아 **무산증**(achlorohydria)이 초래되고, 무엇보다도 V-B_{12} 흡수에 필요한 내인성 요소가 형성되지 않아 적혈구 형성기능이 크게 떨어진 결과이다.

위는 **연동운동**(peristalsis)으로 내용물을 부수는 기능을 하므로 근육층이 매우 두껍고 근육섬유의 방향이 다르게 배열된 3층으로 되어 있다. 즉 속층은 근육섬유가 비스듬히 달리는 **빗근육층**(사근층, oblique layer), 중간층은 **돌림근육층**, 겉층은 **세로근육층**으로 배열되어 있는데 특히 돌림근육층은 들문과 날문에서 **조임근**(괄약근, sphincter)을 형성하고 있다(그림 7-9).

위의 기능을 요약하면, ① 음식물을 부분적으로 소화시켜 작은창자로 넘길 때까지의 저장소이며, ② 위액을 분비하여 효소에 의한 소화를 시작하며, ③ 연동운동으로 음식을 부수고 위액과 섞으며, ④ 비타민 B_{12}의 흡수에 필요한 물질을 분비하며, ⑤ 수분, 알콜, 약품 등을 약간 흡수한다.

작은창자

작은창자(small intestine)는 위날문에서 연속된 길이 약 6 m에 직경 2.5 cm 가량의 관(tube)으로서 배안을 가득 채우고 있다.

작은창자는 **샘창자**(십이지장, duodenum), **빈창자**(공장, jejunum) 및 **돌창자**(회장, ileum)의 3부분으로 구분하는데, 샘창자는 위의 날문에서 이어진 C자 모양의 길이 약 25cm의 짧은 부분이며 빈창자는 샘창자를 제외한 나머지 작은창자의 약 2/5 가량이고 돌창자는 나머지 3/5 가량이다.

작은창자의 점막과 점막밑층은 많은 가로주름을 형성하는데 이것을 **돌림주름**(윤상주름, plica circularis)이라고 하며 그 위에 다시 점막만으로 형성된 **융모**(villi)가 돌출되어 있다.

또한 작은창자의 상피세포는 무수한 **미세융모**(microvilli)를 형성하고 있는데 이러한 돌림주름, 융모 및 미세융모 등은 소장의 흡수면적을 넓히는 구조물들이다.

샘창자는 처음의 수평부를 제1부, 아래로 내려가는 수직부를 제2부, 다시 안쪽으로 뻗은 수평부를 제3부, 위뒤안쪽으로 올라가는 비스듬부를 제4부로 구분하는데 **온쓸개관**(총담관, common bile duct)과 **이자관**(췌장관, pancreatic duct)이 제2부 안쪽벽에 약간 솟아 있는 **샘창자유두**(십이지장유두, duodenal papilla)를 통해 창자에 이어진다.

샘창자의 점막고유층과 점막밑층에는 점액을 분비하는 **샘창자샘**(십이지장선, duodenal gland)이 가득 차 있어 많은 점액을 분비하여 위에서 넘어온 산성 음식물로부터 벽을 보호한다. 작은창자 벽의 결합조직에는 림프소절(lymph follicle)이 많이 있

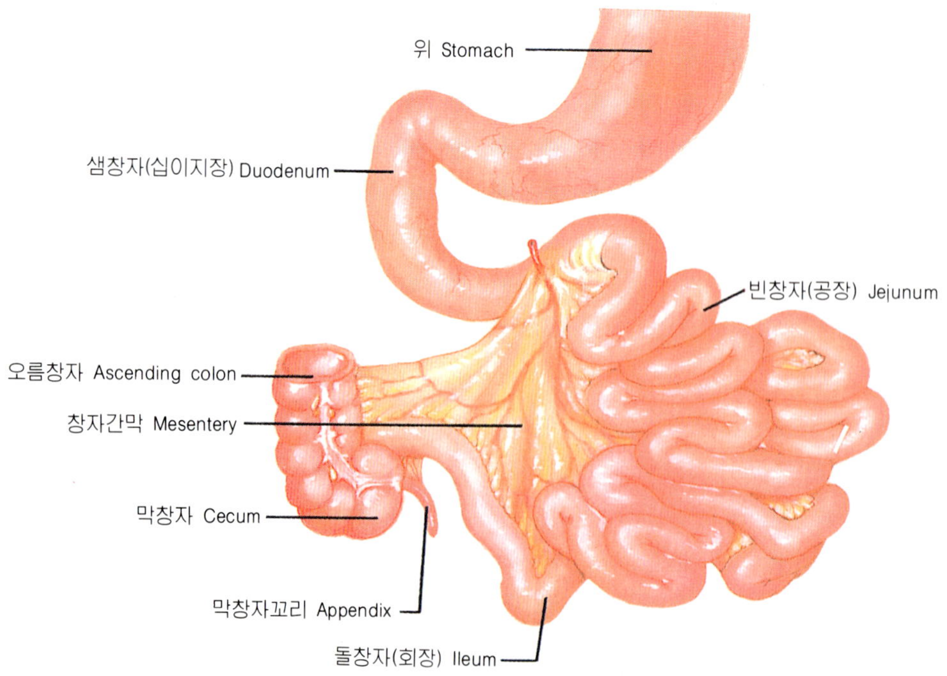

* 그림 7-10. 작은창자의 3부분(샘창자, 빈창자, 돌창자) 및 위아래부분의 연결관계.

는데 특히 돌창자-막창자 경계부위에서 위로 1m 내외에는 림프소절의 집단인 무리림프소절(집합림프소절, aggregated lymph follicles)들이 많이 있는데 창자간막반대쪽에 육안으로도 보이는 큰 것을 파이어반점(Peyer' s patch)이라고 하며 20~30개 정도가 있다.

작은창자의 기능은 음식물을 완전히 분해시키고 분해된 영양소를 흡수하는 것이다. 즉 이자에서 분비되는 각종 효소(enzyme)와 쓸개즙(담즙, bile juice) 및 창자액 등에 의해 단백질은 **아미노산**(amino acid)으로, 지방은 **지방산**(fatty acid)과 글**리세롤**(glycerol)로, 전분은 **포도당**(glucose)으로 분해되며 당분과 아미노산은 모세혈관을 통해 흡수되고 지방산 등은 융모 속의 **중심림프관**(중심유미관, central lacteal)으로 흡수되어 가슴림프관으로 흘러가서 결국 정맥으로 들어간다. 또한 작은창자에서는 소화효소와 쓸개즙의 분비를 조절하는 여러 가지 호르몬이 분비된다.

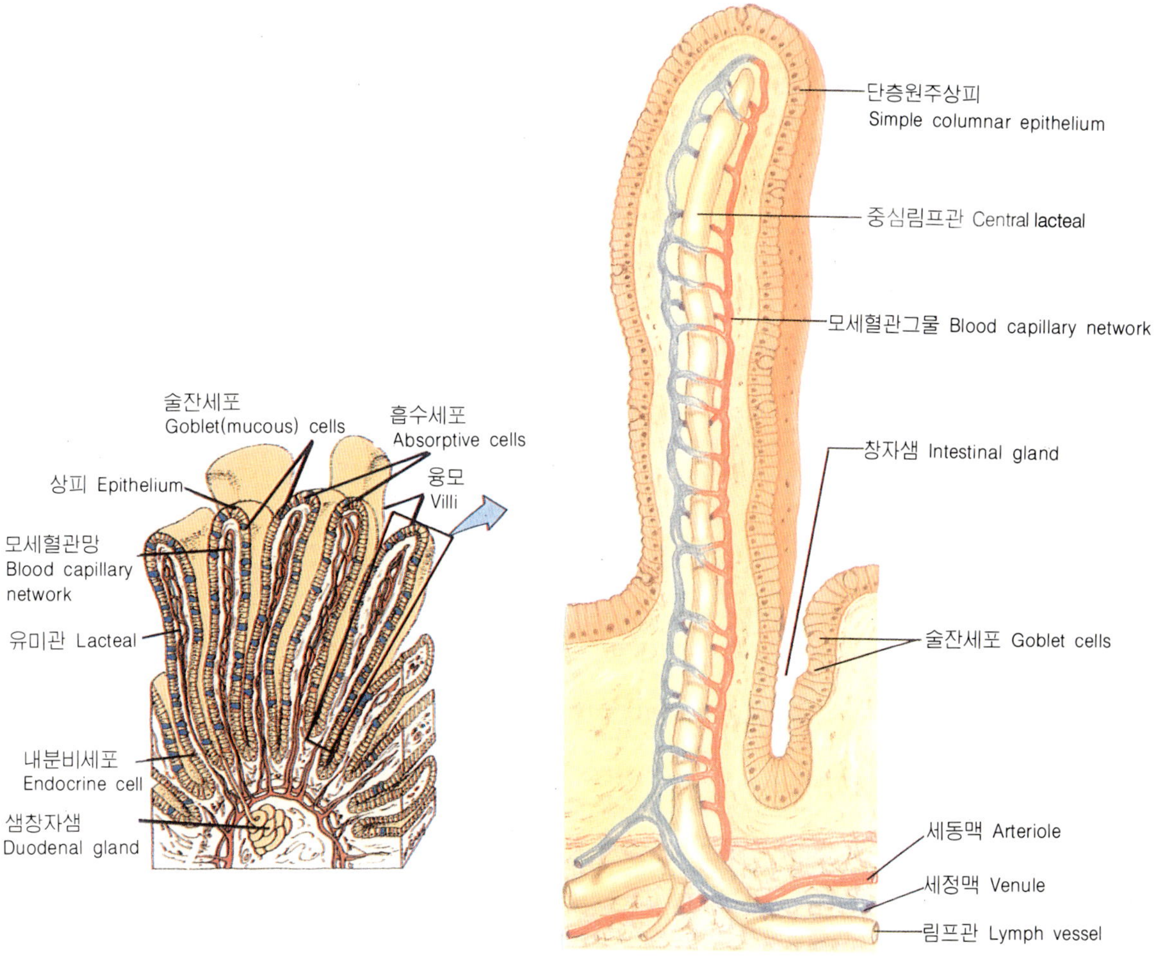

* 그림 7-11. 작은창자 점막에 빽빽하게 솟아 있는 융모(왼쪽) 및 길이로 절단한 한 개의 융모.

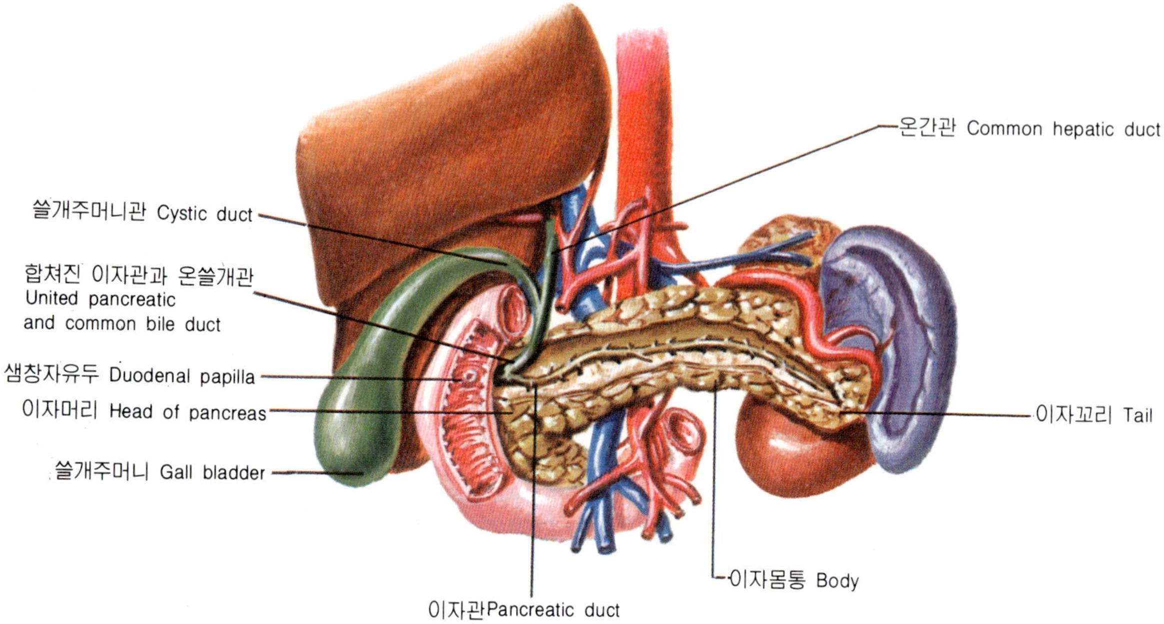

* 그림 7-12. 샘창자의 둘째부분으로 연결된 쓸개관과 이자관.

큰창자

큰창자의 대부분은 직경이 작은창자보다 훨씬 커서 6 cm 가량이지만 길이는 짧아 약 1.5~1.8 m이다. 큰창자는 **막창자**(맹장, cecum), **주름창자**(결장, colon) 및 **곧창자**(직장, retum)로 구분하며 주름창자는 다시 부위에 따라 **오름창자**(상행결장, ascending colon), **가로창자**(횡행결장, transverse colon), **내림창자**(하행결장, descending colon) 및 **구불창자**(S상결장, sigmoid colon)로 구분한다(그림 7-13).

막창자는 돌창자(회장)가 큰창자로 이어지는 **돌막창자연결부**(회맹판, ileocecal junction)의 아랫부분으로써 끝이 막힌 주머니모양이고 직경 7.5cm 정도로 가장 크다. 막창자의 위치는 오른쪽 아랫배에 고정되어 있으며 큰창자의 특징 중의 하나인 3줄의 **주름창자띠**(결장띠, taenia coli)가 합쳐지는 부위에 **막창자꼬리**(충수돌기, vermiform appendix)가 달려 있는데 **막창자꼬리염증**(충수염, appendicitis, 흔히 **맹장염**이라고 함)은 막힌 관의 염증이므로 급성으로 진행되고 쉽게 터질 수 있다.

막창자에서 꼬리가 연결되는 부위의 위치는 배꼽과 오른쪽 앞위엉덩뼈가시(ASIS)를 연결하는 선상의 외측 1/3지점(McBurney point)에 해당된다.

오름창자는 막창자에서 배안의 오른쪽 가장자리를 수직으로 올라가 간밑에서 거의 직각으로 꺽이는 **오른창자굽이**(우측결장굴곡, right colic flexure 또는 간굴곡, hepatic flexure)까지이고 **가로창자**는 이 곳에서 왼쪽으로 뻗어 지라(비장)밑에서 아래로 꺾이는 **왼창자굽이**(좌측결장굴곡, left colic flexure 또는 비굴곡, splenic flexure)까지이며 **내림창자**는 이 곳에서부터 수직으로 내려가서 엉덩뼈능선(iliac crest) 높이까지이며 **구불창자**는 골반 안에 S자 모양으로 구부러져 있는 부분이다.

곧창자(직장)는 엉치뼈(천골, sacrum)의 앞을 곧게 내려가는 길이 약 12cm의 관으로써 대변이 고이는 넓어진 아래부분을 곧창자팽대(직장팽대부,

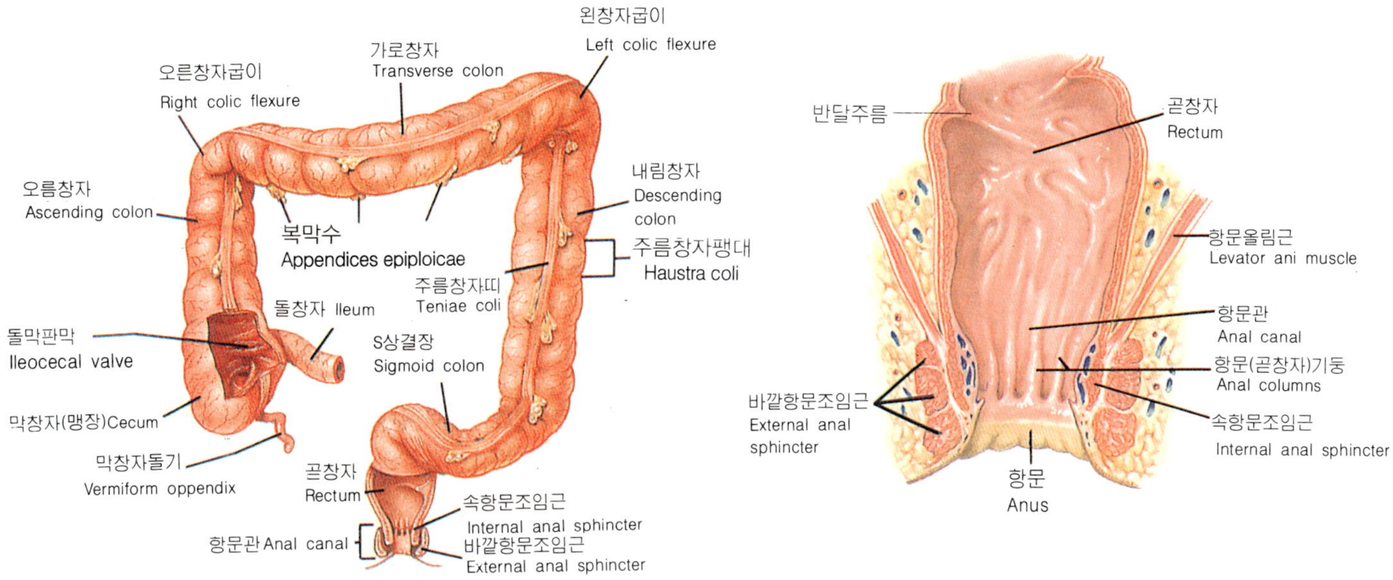

* 그림 7-13. 큰창자의 부분명칭과 항문관의 구조.

rectal ampulla)라고 하는데 선반같이 가로로 3개의 반달주름(횡주름, semilunar transverse fold-점막, 점막밑층 및 돌림근육층으로 형성)이 있어 대변의 중량에 의한 확장과 압박을 덜어준다.

큰창자의 내면에는 소장에서 볼 수 있는 주름이나 융모는 없으나 외형상 소장에서 볼 수 없는 3가지의 형태학적 특징(그림 7-13)인 ① **주름창자띠**(결장뉴, taenia coli), ② **주름창자팽대**(결장팽기, haustra coli), ③ **배막주렁**(복막수, appendices epiploicae)을 가지고 있다.

주름창자띠는 길이방향으로 정삼각위치에 평행하게 배열된 3줄의 끈으로서 대장벽의 바깥세로근육층이 뭉쳐져 이루어진 것이다. **주름창자팽대**는 창자의 길이보다 주름창자띠의 길이가 짧기 때문에 띠사이부분이 일정한 간격으로 불룩하게 된 것이다. **배막주렁**은 창자 겉에 장막(serosa)에 싸여 주렁주렁 달려 있는 지방주머니이다.

큰창자의 기능은 작은창자에서 넘어온 내용물로부터 수분과 염분을 흡수하고 나머지를 몸 밖으로 배설하는 것이다. 돌창자(회장)와 큰창자의 이음부분에는 음식의 역류를 막아 주는 **돌막창자판막**(ileocecal valve)이 있다.

항문관은 길이 약 3.8㎝로 위 1.5㎝ 부분에는 6~10개의 **세로점막주름**(항문기둥, anal column)이 있고 주름아래 끝부분에는 가로점막주름인 **항문판막**(anal valve)이 있으며 이 부위에 해당되는 **빗살선**(pectinate line)을 경계로 상부는 내배엽성 기원이며 하부는 외배엽성 기원이다. 또한 점막도 단층원주형상피에서 비각질성 중층편평상피로 바뀌며 이는 항문관 아래 부분의 **항문피부선**(anocutaneous line)에서 각질상피인 피부로 이어진다. 항문관의 점막에는 많은 혈관이 분포되어 있고 서로 교통하고 있으며 특히 정맥중에 상부의 것은 문맥으로, 하부의 것은 아래 대정맥으로 들어가도록 되어 있어 만약 문맥이나 간 등에 순환장애가 생기면 곧 창자정맥에 피가 몰려 **치질**(hemorrhoid)이 유발된다. 치질도 빗살선을 경계로 형성위치에 따라 증상에 차이가 있다.

항문관에는 대변을 모아서 배출할 수 있게 창자의 돌림근육층이 두꺼워진 **속항문조임근**(내괄약근, internal sphincter)이 있고 그 바깥에 뼈대근육으로 구성된 **바깥항문조임근**(외괄약근, external sphincter)이 있다.

간

간(liver, hepar)은 사람에서 가장 큰 샘으로서 무게가 약 1.5 Kg이나 되며 횡격막 바로 아래로 오른갈비아래부위(우하늑부, right hypochondrial region)의 대부분과 명치부위(상복부, epigastric region)의 일부를 차지하고 있다. 따라서 정상상태에서는 밖에서 간이 만져지지 않는다.

간은 일반적으로 **낫인대**(겸상인대, falciform ligament)를 경계로 **오른간엽**과 **왼간엽**(우엽과 좌엽, right and left hepatic lobe)으로 나누는데 아래면의 H자 모양의 고랑에 의하여 오른간엽을 다시 **네모엽**(방형엽, quadrate lobe)과 **꼬리엽**(미상엽, caudate lobe) 및 **오른엽**으로 구분한다. 간의 아래면의 H고랑에 오른쪽의 앞으로는 **쓸개주머니**(담낭, gall bladder)가 있고 뒤로는 아래대정맥이 있으며 왼쪽 앞으로는 낫인대의 가장자리를 이루고 있는 **간원인대**(간원삭, ligamentum teres)가 있고 뒤로는 **정맥관인대**(정맥관삭, ligamentum venosum)가 있다.

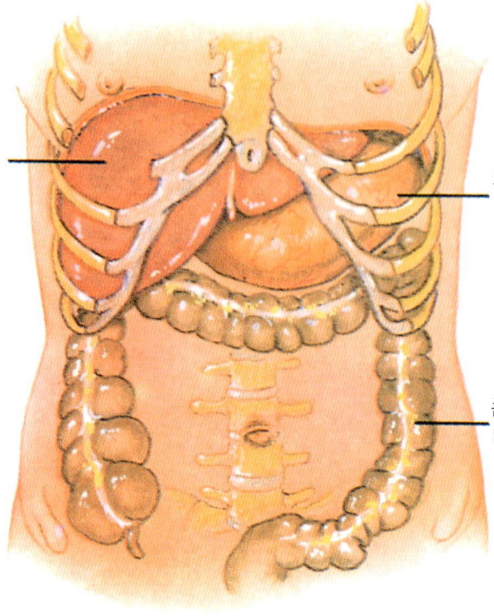

* 그림 7-14. 간의 위치. 간의 대부분은 갈비뼈에 가려져 있다.

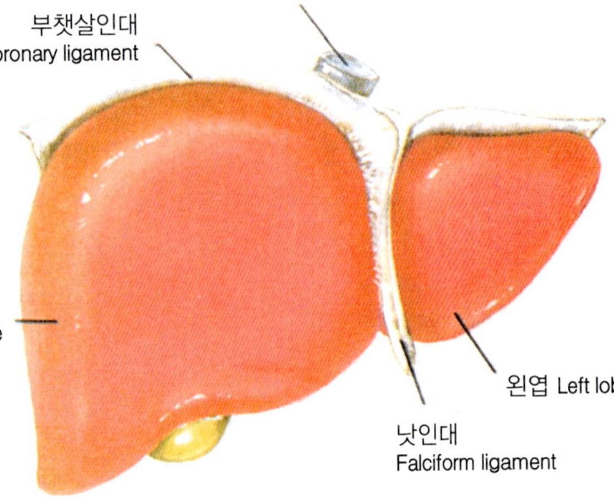

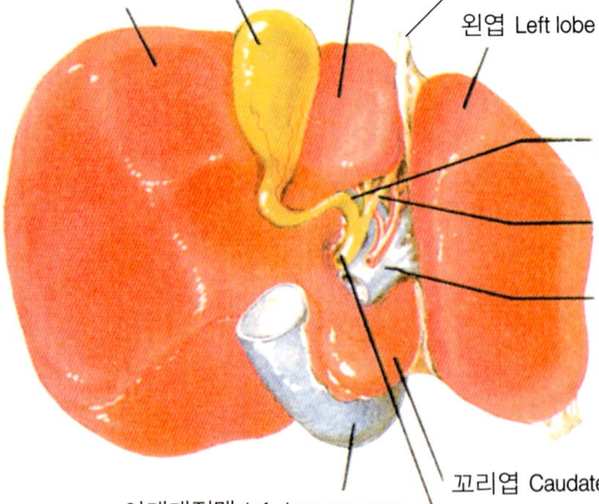

* 그림 7-15. 앞쪽에서 본 간(왼)과 아래쪽에서 올려다 본 간(오른)의 모양.

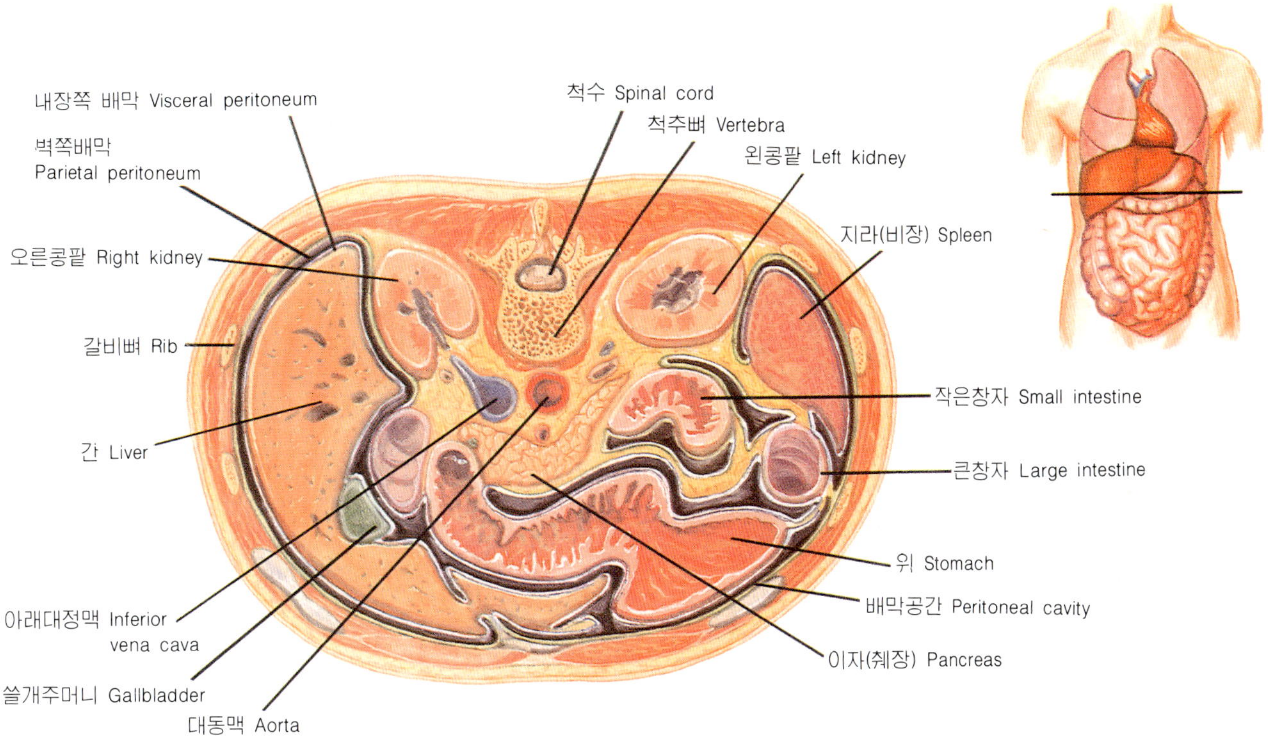

* 그림 7-16. 위날문관을 지나는 가로절단면에서 본 내장들의 위치관계.

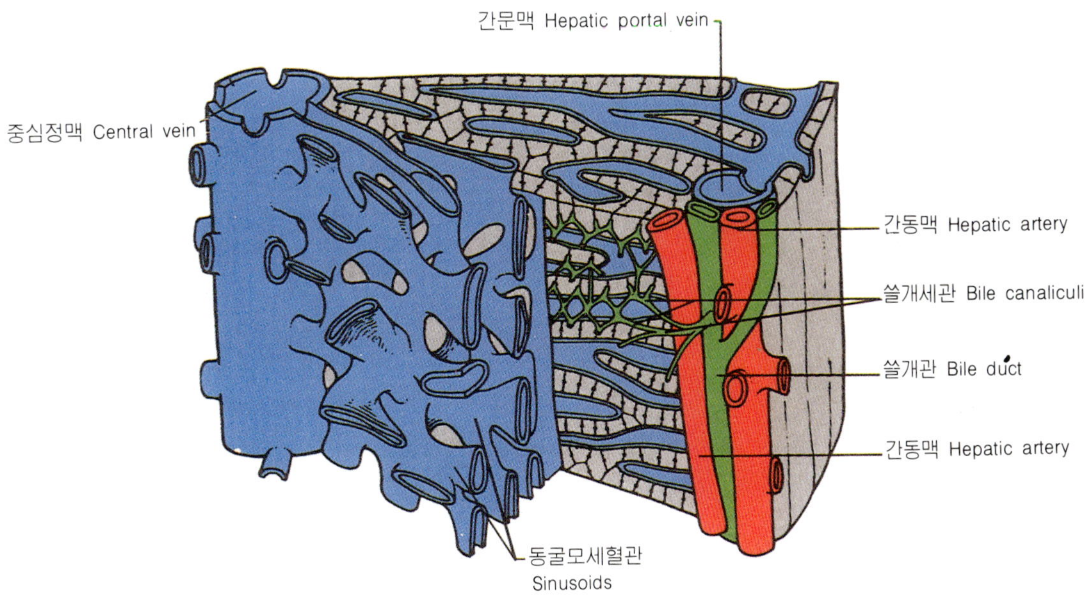

* 그림 7-17. 간소엽의 구조.

간원인대는 태생기의 배꼽정맥(제정맥, umbilical vein)과 문맥을 이어주던 혈관이, 정맥관인대는 문맥과 아래대정맥 사이를 이어주던 정맥관이 퇴화된 것이다(순환기계통 태생기순환 참조).

H고랑의 양쪽을 잇는 중간부분은 문맥, 간동맥, 신경, 오른 및 왼간관(right and left hepatic duct)들이 출입하는 **간문**(porta hepatis)이다.

간은 치밀결합조직으로 된 섬유피막으로 싸여 있으며 속은 짧은 6각기둥 모양의 **소엽**(hepatic lobule, 크기 1~2 mm)으로 구성되어 있다. 각 소엽은 결합조직으로 불완전하게 경계지어져 있고 그 결합조직 속에는 간문으로 출입하는 문맥, 간동맥, 간관(쓸개관)의 작은 가지들이 동아리를 이루어 지나가고 있어 이 결합조직 통로를 **간문관**(portal canal)이라고 하고 소엽의 중심에는 **중심정맥**(central vein)이 있다. **간세포**(hepatocyte)들은 **간세포끈**(hepatic cell cord 또는 간세포판 cell plate)을 이루어 중심정맥에서 방사상으로 배열되어 있고 이들 세포끈 사이에는 혈액의 통로인 **간동굴모세혈관**(간동양혈관, hepatic sinusoid)이 있어 문맥과 간동맥의 혈액이 이곳을 통과하여 중심정맥으로 모여 간정맥을 거쳐 아래대정맥으로 흘러 간다.

간세포에서 분비된 **쓸개즙**(bile juice)은 간세포 사이에 섬세한 **쓸개세관**(bile canaliculi)을 거쳐 **소엽사이쓸개관**(interlobular bile duct)으로 흘러간다.

소엽사이쓸개관들이 모여서 결국 **오른간관**(right hepatic duct)과 **왼간관**이 되어 간문으로 나오며 곧 합쳐져 **온간관**(총간관, common hepatic duct)이 되고 이것은 **담낭관**(cystic duct)과 합쳐 **온쓸개관**(총담관, common bile duct)이 되어 샘창자 제2부에 개구한다(그림 7-18).

간의 기능을 요약하면, ① 쓸개즙의 형성과 분비(하루 약 600㎖), ② 영양소의 대사, ③ 유해물질의 해독(detoxication), ④ 비타민 A, B_{12}, D 및 철분(iron)의 저장과 공급 등이다.

쓸개즙은 쓸개염(bile salts), 빌리루빈(bilirubin), 콜레스테롤(cholesterol) 등이 복합된 것으로 소화효소는 아니지만 지방(lipid)을 미세하게 쪼개는 **유화**(emulsification)작용을 함으로써 지방질의 분해와 흡수에 중요한 구실을 한다.

간세포들은 콜레스테롤을 합성하는데, 그 중 반은 그대로 쓸개즙으로 분비하고 나머지 반은 쓸개염을 형성하여 쓸개즙으로 분비한다. 또한 적혈구가 파괴되어 생기는 빌리루빈은 대변의 색을 누렇게 하는 색소인데, 이것의 배출이 막혀서 혈중농도가 높아진 것을 **황달**(jaundice)이라고 한다.

간에서 이루어지는 영양소의 대사(metabolism)를 요약하면 다음과 같다.

① 간세포는 단백질의 이화작용(catabolism)과 동화작용(anabolism)에 관여한다.

이화작용으로는 첫 단계인 탈아미노작용(deamination)과 요소(urea—단백질의 질소성분과 CO_2가 합쳐진 유해물질) 형성 등을 들 수 있다.

동화작용으로는 혈장단백의 95%가 간에서 합성된다는 것을 들 수 있다. 혈장단백은 혈액에 삼투압을 부여함으로써 체액의 균형을 유지하며 정상혈압 및 순환 유지에 필수적인 것이다.

② 간세포들은 지방대사에도 관여한다. 지방의 이화과정 첫 단계인 케톤체형성(ketogenesis)이 이루어지며 그 외에도 전분이나 단백질을 지방으로 전환시켜 지방세포에 저장시킨다.

③ 간세포는 피속의 포도당농도(혈당농도)의 형평을 유지시킨다. 즉, 혈액의 포도당 농도(혈당농도)가 높아지면 포도당을 당원(glycogen)으로 전환시켜 간세포 자신이나 근육세포에 저장하는데 이 과정을 당원형성(glycogenesis)이라고 한다. 반대로 혈당농도가 낮아지면 당원을 다시 포도당으로 분해하여 혈액으로 되돌려 보내는데 이 과정을 당원분해(glycogenolysis)라고 한다. 그 외에도 필요에 따라 단백질이나 지방을 포도당으로 전환시키는 기능을 하는데 이 과정을 포도당생성(gluconeogenesis)이라고 한다.

④ 간세포는 창자에서 흡수된 해로운 물질을 일련의 화학반응을 거쳐 분해하거나 해롭지 않은 복합체로 변화시키는 해독기능을 한다.

쓸개주머니

쓸개주머니(담낭, gall bladder)는 길이가 7~10cm 폭이 2.5 cm정도로서 간의 아래면에 위치하고 있다. 쓸개주머니의 기능은 간에서 분비한 쓸개즙을 저장하고 농축하는 일이며 음식물이 위에서 샘창자로 내려오면 수축하여 쓸개즙을 내보낸다. 쓸개주머니에서는 흔히 **쓸개돌**(담석, gall stone)이 형성되기도 하고 이로 인하여 염증을 유발되기도 한다.

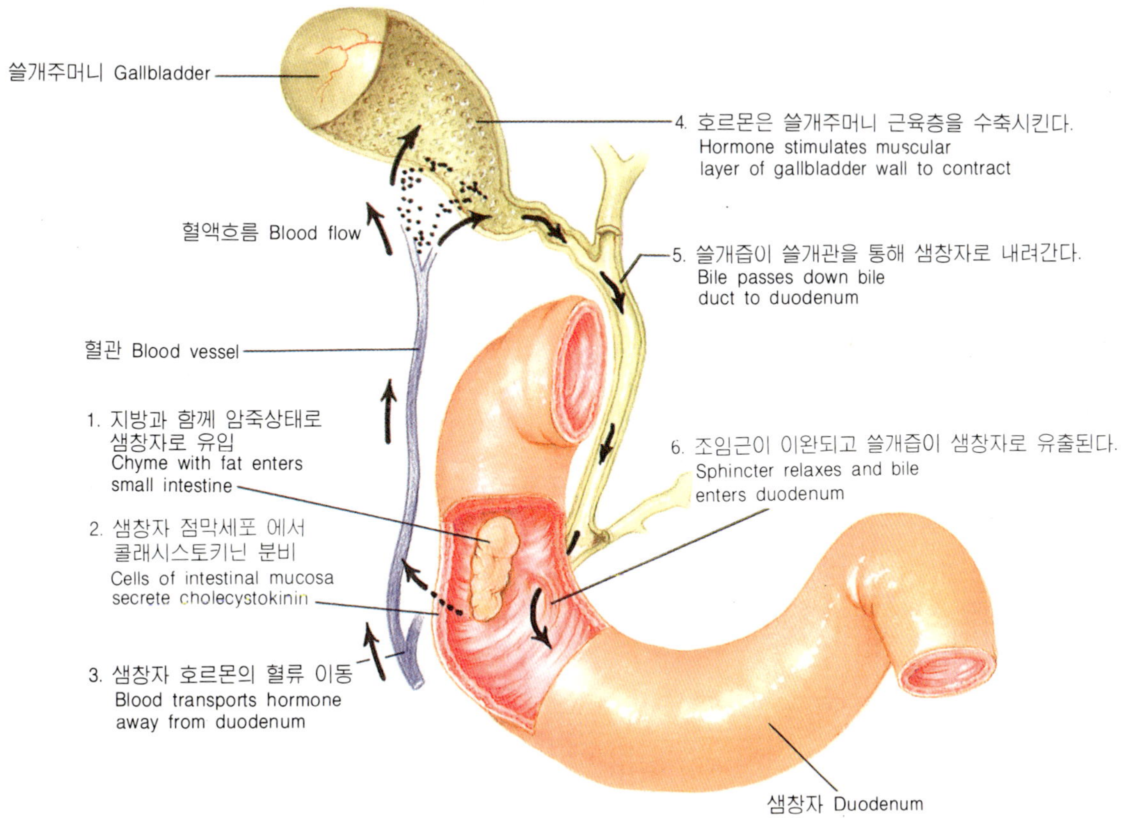

* 그림 7-18. 쓸개즙 분비기전.

이 자

이자(췌장, pancreas)는 무게가 80g정도이고 길이가 15 cm 이상되는 납짝하고 긴 샘으로써 소화효소를 분비하는 **외분비샘**(exocrine gland)과 호르몬을 분비하는 **내분비샘**(endocrine gland)이 섞여 있다(그림 7−19). 이자는 명치부위의 위(stomach) 뒤에 위치하며 **이자머리**와 **이자목**은 샘창자굽이에 싸여 있고 **이자몸통**은 왼쪽으로 뻗어 **이자꼬리**는 지라(비장, spleen)에 닿아 있다.

외분비샘은 **복합꽈리샘**(복합포상선, compound alveolar gland)으로써 분비부에는 5~8개의 분비세포가 **이자꽈리**(선포, acinus)를 형성하고 있고 이것들이 생산한 여러가지 소화효소들은 꽈리 속공간으로 분비되며 분비관을 통해 샘창자로 나간다.

내분비샘은 샘세포들이 수십만개의 집단을 이루어 외분비샘조직 사이에 흩어져 있어 **랑거한스섬**(island of Langerhans)이라고 하며 샘세포의 70%이상을 차지하는 **β**−세포에서는 혈당을 낮추는 **인슈린**(insulin)을, 약 20%를 차지하는 **α**−세포에서는 혈당을 높이는 **그루카곤**(glucagon)을 분비한다(내분비계통 참조).

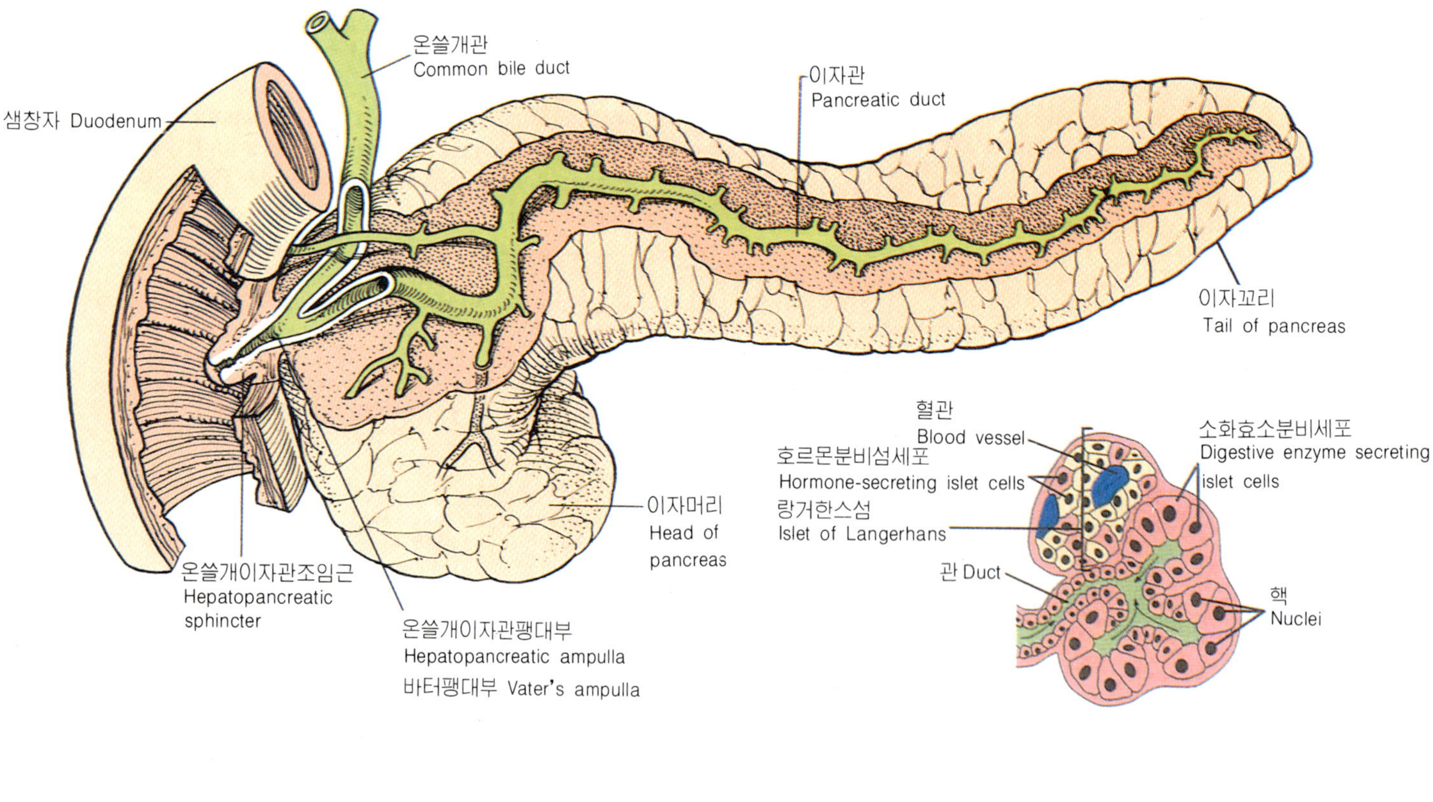

* 그림 7−19. 이자의 구조 및 샘창자로의 연결관계.

배 막

배막(복막, peritoneum)은 배벽과 골반벽의 속면을 덮고 있는 **벽쪽배막**(벽측복막, parietal peritoneum)과 내장을 싸고 있는 **내장쪽배막**(장막, tunica serosa, 또는 장측복막, visceral peritoneum)으로 구성되어 있다.

벽쪽배막은 뒤쪽 벽에서 배속으로 돌출되어 내장을 싸고(내장쪽배막) 다시 벽쪽배막으로 이어짐으로써 배막은 모두 연결되어 있다.

뒷벽과 내장 사이에 형성된 두겹의 복막을 부위에 따라 **창자간막**(장간막, mesentery), **주름창자간막**(결장간막, mesocolon), **그물막**(망, omentun), **인대**(ligament) 등으로 부르는데 2겹 사이에는 내장으로 출입하는 혈관과 신경이 있다.

이러한 배막들 사이의 공간을 **배막공간**(복막강, peritoneal cavity)이라고 하며 남자에서는 외부와 완전히 차단되어 있으나 여자에서는 자궁관(난관, uterine tube)을 통해 외부와 통해 있다.

배막의 기능은 장기들 간의 마찰을 감소시키고 지방을 저장한다. 배막의 전체 면적은 체표면적과 거의 비슷한 정도로 넓어 수분의 분비나 흡수가 빠르기 때문에 환자들에서 마취나 배막투석에 이용되고 있다. 그러나 배안에 염증이 생기면 치유과정에서 흔히 배막이 유착되어 내장의 정상 연동운동으로도 심한 통증을 일으키며 **창자막힘증**(장폐쇄증, intestinal obstruction)을 일으키기도 한다. 특히 **큰그물막**(대망, greater omentum)은 염증부위에 광범위한 유착을 일으키기도 한다.

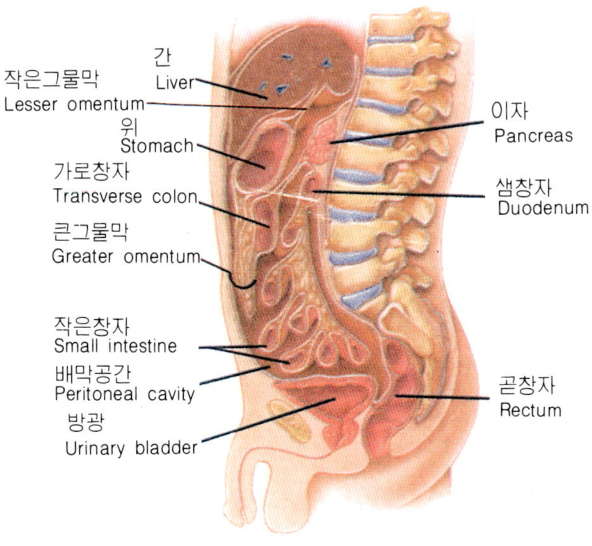

* 그림 7-20. 배안의 내장들의 배열상태 및 벽쪽배막과 내장쪽배막의 연결상태 (a)

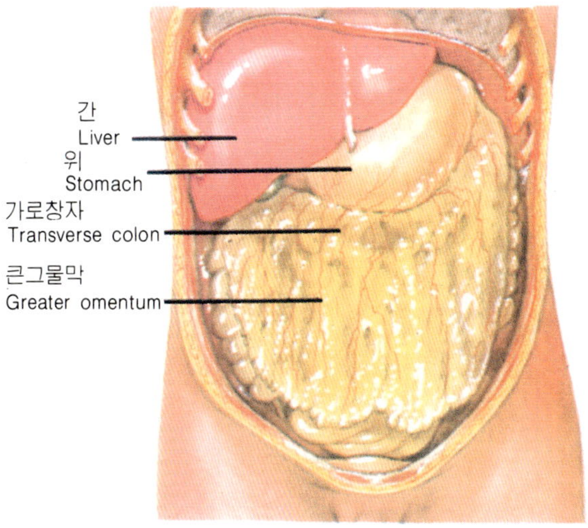

창자를 덮고 있는 큰그물막(b)

소화작용

소화는 소화관에서 일어나는 음식물의 모든 변화를 일커르는 말이다. 즉 음식물 중의 영양소들을 흡수가 가능한 형태로 분해하여 전환시키는 것을 말한다. 소화는 크게 기계적 방법과 화학적 방법으로 이루어진다.

기계적 소화

기계적 소화(mechanical digestion)는 우리가 섭취한 비교적 크고 단단한 음식물을 화학적 소화가 잘 될 수 있도록 ① 잘게 부수고, ② 이것을 소화관을 따라 이동시키고, ③ 내용물이 소화액과 골고루 섞이게 하고 점막에 고루 닿도록 휘저어주고, ④ 찌꺼기를 몸 밖으로 배출하게 하는 것으로써 모두 운동으로 이루어지는 것이다.

화학적 소화

화학적 소화(chemical digestion)는 음식물이 소화관을 통과하면서 일어나는 화학적 변화를 총칭한 것이다. 이러한 변화는 음식물의 유기물복합체에 물분자가 끼어들면서 좀 더 단순한 분자로 쪼개지는 화학적 변화인데 이 과정을 가수분해(hydrolysis)라고 하고 이 과정에서 소화효소들이 촉매 구실을 한다. 효소가 기능을 원활하게 수행하려면 제각기 알맞는 수소이온농도(pH)가 필요하며 생산과 분비는 호르몬에 의하여 조절된다(내분비계통 참조).

우리가 섭취하는 영양소로는 탄수화물, 단백질, 지방, 비타민(vitamin), 무기염류, 물 등이 있지만 이 중 앞의 3종류는 화학적 소화가 되어야 흡수되어 이용될 수 있다.

표 7-4 부위에 따른 소화의 기계적 과정

기 관	기계적과정	설 명
입안(치아, 혀)	씹기(mastication)	음식물을 침과 섞어 잘게 부순다.
인두(와 혀)	연하(deglutition)	음식덩어리(bolus)를 식도로 밀어 내린다.
식 도	연동(peristalsis)	음식덩어리를 위로 옮긴다.
위	휘저음(churning)	위에서 아래를 향해 연속적으로 수축하여 음식을 밀어냄
	연 동	내용물을 닫혀 있는 위날문으로 밀고 갔다가 옆으로 밀어내는 운동
작은창자	휘저음	일정한 간격으로 음식물(chyme)을 샘창자(십이지장)로 보낸다.
		내용물이 소화액(창자액)과 골고루 섞이게 하고 점막에 고루닿게 함
	연 동	내용물을 계속 아래로 밀어낸다.
큰창자		
내림창자	강한 연동	내용물을 구불창자 및 곧창자로 이동시킨다.
곧창자(직장)	배변(defecation)	강한 연동에 의하여 배변된다.

소화과정에서 탄수화물은 포도당(glucose)으로, 단백질은 아미노산(amino acid)으로, 지방은 지방산(fatty acid)과 그리세롤(glycerol)로 분해되며 포도당과 아미노산은 모세혈관으로 흡수되고 지방산과 그리세롤은 림프관으로 흡수된다.

화학적 소화과정은 표 7-5에 요약하였다.

표 7-5 화학적 소화

소화액	효소	기질(food digests)	분해산물(resulting product)
침(타액)	Ptyalin 또는 타액 amylase	전분(starch, 다당류)	맥아당(maltose, 이당류)
위 액	Pepsin	단백질	*proteoses, **petides
	***위 lipase	지방	지방산(fatty acid), glycerol
	Rennin	젖 (milk)	젖응고
쓸개즙	(−)	큰 지방덩어리	작은 지방덩어리
이자액	Trypsin	단백질	proteoses, peptides, 아미노산
		chymotrypsinogen	chymotrypsin
	Chymotrypsin	단백질	작은 polypeptide
	췌 amylase	전분	맥아당
	췌 lipase	담즙-유화물질	지방산, glycerol
창자액	Enterokinase	trypsinogen	trypsin
	Peptidases	peptide	아미노산
	Sucrase	사탕(sucrose)	포도당, 과당(fructose)
	Lactase	젖당(lactose)	포도당, 젖당(galactose)
	Maltase	맥아당	포도당

*proteoses;단백질의 불완전가수분해물

**peptides;두 분자 이상의 아미노산이 펩티드 결합을 하고 있는 물질

***위 lipase는 위 바닥부분의 으뜸세포에서 분비되나 극소량이며, 기능도 제한적이다.

호흡기계통
Respiratory system

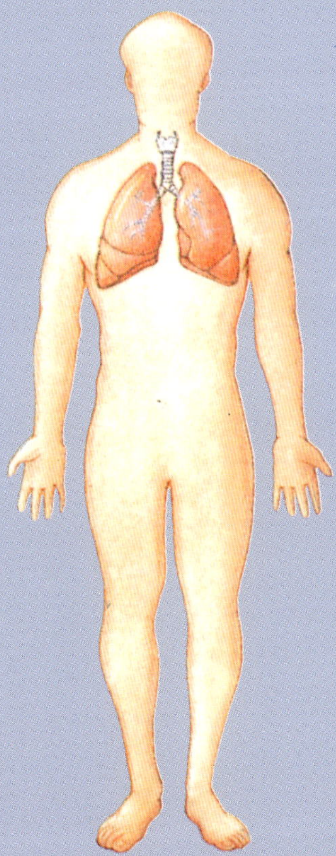

코안
인두
후두
기관
기관지
허파
가슴안
호흡

8

Chapter 8

제 8 장
호 흡 기 계 통

인체가 생명을 유지하기 위하여는 끊임없이 신진대사가 이루어져야 하고 그러기 위하여 산소(O_2)를 취하고 이산화탄소(CO_2)를 배출시키는 **호흡**(respiration)작용이 지속되어야 하며 이러한 호흡작용에 의한 환기(ventilation)는 호흡중추에 의하여 쉬지 않고 자동적으로 조정되고 있다. 호흡기계통은 이러한 공기의 분배 및 가스교환을 담당하는 기관들을 총칭한 것이다.

가스교환은 주로 **허파꽈리**(폐포, alveolus)에서 이루어지고 기타 호흡기관들은 공기의 통로(기도, air way)이다. 체내의 무수한 세포들이 생존을 유지하기 위하여 대기와의 가스교환이 이루어지기 위하여는 우선 허파꽈리 안의 공기와 혈액(blood) 사이의 **일차호흡**(외호흡 또는 허파호흡 external or pulmonary respiration)이 이루어지고 이어서 혈액과 조직세포들 사이의 **이차호흡**(내호흡 또는 조직호흡, internal or tissue respiration)이 일어나야 하므로 진정한 호흡은 호흡기계통과 순환기계통의 기능이 합쳐져서 이루어지는 것이다.

호흡기계통은 **코안, 인두, 후두, 기관, 기관지** 및 **허파** 등의 장기로 이루어져 있다.

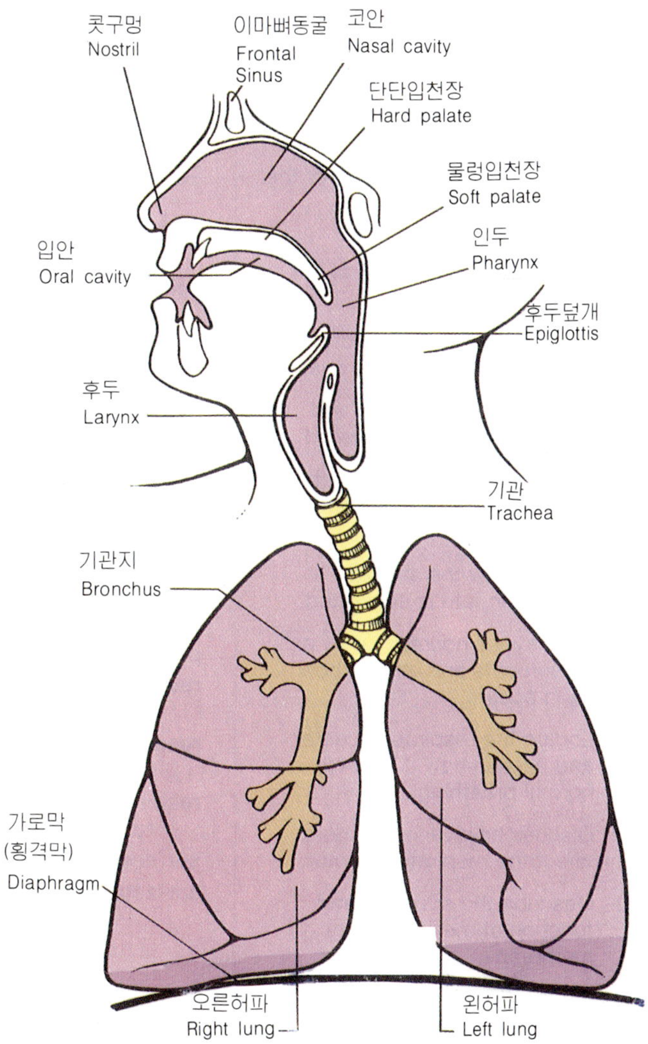

* 그림 8-1. 호흡기계통.

코 안

코안(비강, nasal cavity)은 호흡기계통의 첫 관문으로서 바깥의 공기를 받아들이는 단순한 통로의 역할만 하는 것이 아니고 흡입공기 속의 불순물을 여과하고 공기의 온도와 습도를 조절해 준다. 이외에 발성(phonation)을 도와 주고 점막의 자극을 판별하는 일반감각기관과 후각기관(olgactory organ)으로 작용한다. 그러므로 이러한 기능을 수행하기 위한 구조물들이 실제로 코안에 갖추어져 있다.

코안은 **코중격**(비중격, nasal septum)에 의하여 오른쪽과 왼쪽으로 나뉘고 입천장뼈에 의해 입안(구강, oral cavity)과 분리되어 있는데 소위 **입천장갈림증**(구개열, cleft palate)이라는 것은 양쪽뼈가 완전히 결합되지 못하여 부분적으로 입안과 통하게 되어 있는 발생학적 결함을 말하는 것이다.

코안의 입구인 2개의 **콧구멍**(외비공, nostrils)과 바로 안쪽의 조금 넓어진 **코안뜰**(비전정, nasal vestibule)은 피부로 덮여 있으나 나머지 **코점막**(비점막, nasal mucosa)은 점액세포를 많이 함유한 **거짓중층섬모원주상피**(pseudostratified ciliated columnar epithelium)로 덮여 있고 끈끈한 점액이 발려 있어 공기속의 미세한 먼지가 붙게 되어 있다. **섬모**(cilia)는 점막 표면에 있는 점액을 목구멍쪽으로 밀어 보내는 운동을 쉬지않고 계속하고 있다.

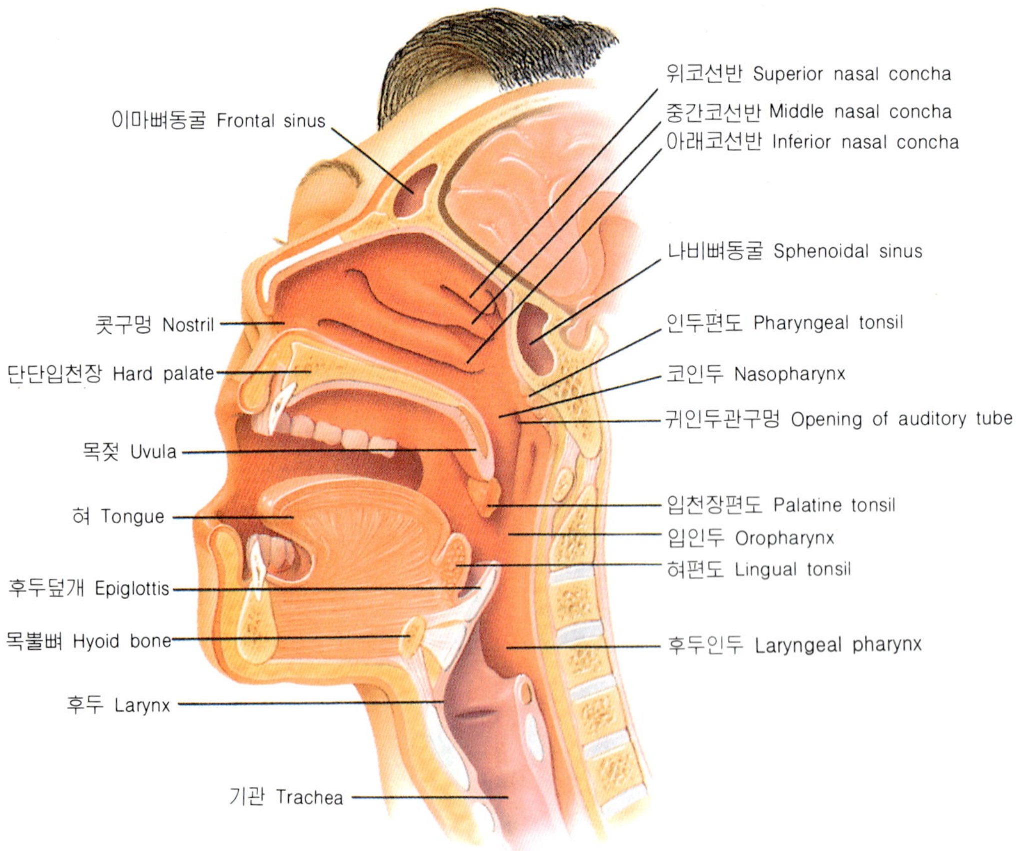

* 그림 8-2. 호흡기계통 윗부분의 구조.

상피밑의 고유판이나 **점막밑조직**(점막하층, submucosa)에는 많은 정맥얼기나 굵은 **정맥동굴**(venous sinus)들이 있어 흡입되는 공기를 덥히거나 식히는 작용을 한다. 흔히 작은 상처나 자극에도 많은 피를 흘리는 **코출혈**(비출혈, nasal bleeding or epistaxis)은 이 정맥동굴 때문이다.

코안의 양쪽 가쪽벽에는 3개의 선반모양의 돌기가 아래로 늘어진 형태로 돌출되어 있는데 위에서부터 위, 중간 및 **아래코선반**(상, 중, 및 하비갑개, superior, middle and inferior concha)이라고 부르며 이 선반밑공간들을 위, 중간 및 **아래콧길**(비도, superior, middle, and inferior meatus)이라고 부른다.

한편 코안을 둘러싸고 있는 머리뼈들 중에서 위턱뼈, 이마뼈, 벌집뼈 및 나비뼈 속에는 공기가 들어 있는 공간이 있어 이것들을 통틀어 **코곁동굴**(부비동, paranasal sinus)이라고 하며 이것들은 모두 코안으로 통해 있다. 이 동굴의 염증을 **코곁동굴 염증**(축농증, sinusitis)이라고 한다. **위턱뼈동굴**(상악동, maxillary sinus)은 코곁동굴 중에서 가장 크고 입구는 중간콧길로 통해 있으며 **이마뼈동굴**(전두동, frontal sinus)도 위턱뼈동굴과 같은 부위로 열려있다. **벌집뼈동굴**(사골봉소, ethmoidal air cells)은 8~10개의 작은 공간들로써 앞의 것들과 중간 것들은 중간콧길로 통하고 뒤의 것들은 위콧길로 통하는데 이것들을 통해 코안의 염증이 뇌막(meninges)에 파급되기도 한다. **나비뼈동굴**(접형동, sphenoidal sinus)은 위콧길의 뒤윗쪽의 **인두오목**(pharyngeal recess)으로 통한다.

눈에서부터 눈물이 코안으로 흐르는 **코눈물관**(비루관, nasolacrimal duct)의 구멍은 아래콧길의 앞쪽에 있다.

냄새를 감식하는 **후각기관**(olfactory organ)은 코안 천정에 있는 **후각상피**(olfactory epithelium)에 있다. 사람의 후각상피는 **거짓중층원주상피**로서 총 면적은 약 5㎠정도이며, 신경세포인 **후각세포**(olfactory cell)와 후각세포를 지지하는 **지지세포**(sustentacular cell)와 **바닥세포**(basal cell) 등으로 구성되어 있다(그림 4-38).

인 두

인두(pharynx)는 소화기계통에서 설명하였듯이 **머리뼈** 밑에서 후두(larynx)의 반지연골(cricoid cartilage) 뒤에서 식도에 이어지기까지 약 12cm 가량으로서 위에서부터 **코인두**(nasopharynx), **입인두**(oropharynx), **후두인두**(laryngeal pharynx)의 3 부분으로 구분하며 공기는 코인두와 입인두를 거쳐 후두로 들어간다(그림 8-1).

코인두의 앞쪽으로는 코안으로 통하는 양쪽 **뒤콧구멍**(후비공, choanae, posterior nostrils)이 있고 뒤쪽으로는 **귀인두관**(이관, auditory tube, Eustachian tube)의 구멍이 있다.

귀인두관은 가운데귀(중이, middle ear)로 통하는 길이 2. 7cm정도의 관으로써 고막 안쪽의 기압을 바깥과 다르지 않게 조절하는 기능을 하는데 어린 아이일수록 관이 곧고 넓어서 인두의 염증이 쉽게 파급되어 **가운데귀염증**(중이염, otitis media)이 유발될 수 있다.

코인두의 점막에는 **인두편도**(pharyngeal tonsil, adenoid)가 있는데 이것이 염증으로 비대해지면 뒤콧구멍을 막아 심한 경우 항상 입을 벌리고 숨을 쉬는 소위「아데노이드」양을 나타내며 이러한 경우 코곁동굴에 분비물이 고여 축농증을 유발하기 쉽다.

입인두의 앞쪽으로 입안과의 경계부분인 목구멍(fauces)에는 **입천장편도**(구개편도, palatine tonsil, 흔히 편도선이라고 하는 것임)가 있고 혀뿌리에는 작은 **혀편도**(설편도, lingual tonsil)들이 깔려 있다.

후 두

후두(larynx)는 입인두와 기관(trachea) 사이에 위치하고 물렁뼈와 뼈대근육으로 구성되어 있으며 음식을 삼킬 때 기도(air way)로 들어오는 것을 방지하는 장치와 발성기관인 **성대**(vocal cord)를 조절하는 장치들이 있어 복잡한 구조를 이루고 있다.

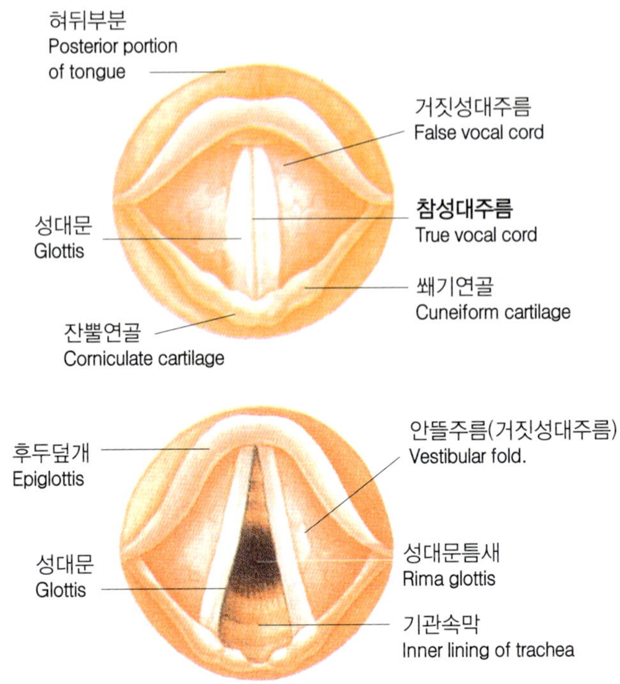

* 그림 8-3. 위에서 본 성대문. 닫힌(위)과 열린(아래)상태.

소리는 공기가 **성대문틈새**(성문열, rima glottis)를 통해서 배출될 때 성대가 진동하여 생긴다. 이때 성대는 부분적으로 모음(adduction)운동을 하면서 긴장도를 조절하여 높낮이를 변화시키는데 성대의 모양에 따라 사람마다 음질이 다르다. 그 외에 코안, 입안, 인두 및 코곁동굴 등의 크기나 모양도 음질에 영향을 미친다.

후두는 9개의 물렁뼈로 이루어져 있고 여러가지 수의근(voluntary muscle)들이 붙어 있다. 후두의 기본 뼈대를 이루고 있는 큰 물렁뼈인 **방패물렁뼈**(갑상연골, thyroid cartilage), **반지물렁뼈**(윤상연골, cricoid cartilage) 및 **후두덮개**(후두개, epiglottis)는 1개씩이며 그 외의 작은 **모뿔물렁뼈**(피열연골, arytenoid cartilage), **잔뿔물렁뼈**(소각연골, corniculate cartilage) 및 **쐐기물렁뼈**(설상연골, cuneiform cartilage)는 쌍을 이루고 있다.

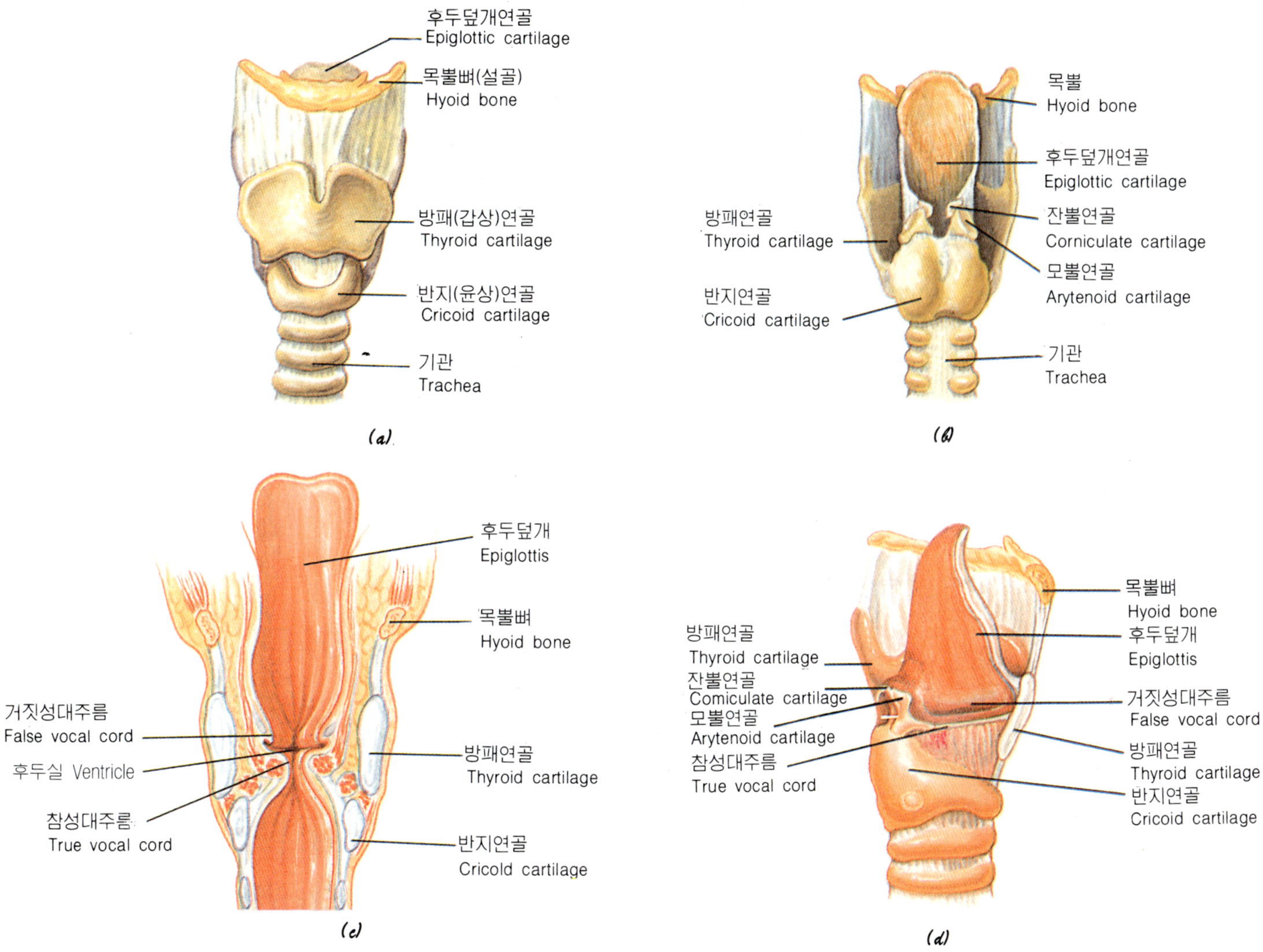

* 그림 8-4. 후두. (a) 후두를 구성하는 연골(앞면), (b) 후두를 구성하는 연골(뒤면), (c) 후두공간(이마절단면), (d) 후두공간 윗부분(방패연골과 후두덮개를 정중시상절단)

방패물렁뼈는 가장 크고 앞쪽의 **방패각**은 여성에 비하여 남성에서 높게 솟아 있어 서양사람들은 흔히 아담의 사과(Adam's apple)라는 별칭으로 부른다. 후두안에는 앞뒤방향으로 두 쌍의 점막주름이 형성되어 있는데 위의 것을 **안뜰주름**(전정주름, vestibular fold) 또는 **거짓성대**(false vocal cord)라고 하고 아래 것은 진동하여 소리를 내는 **성대주름**(vocal fold) 또는 **참성대**(true vocal cord)라고 한다.

양쪽 성대주름 사이를 **성대문틈새**(성문열, rima glottis)라고 하는데 틈새가 좁기 때문에 염증 등에 의한 부종이 심하게 일어나면 질식(asphyxia)을 일으키기도 한다. 이러한 경우 응급으로 목의 앞아래 부위에서 **기관절개술**(tracheostomy)을 하여 공기의 출입구를 만들어준다. 흔히 볼 수 있는 쉰소리(hoarsness)는 성대의 부종에 의한 것이며 이런 상태에서 기침을 하면 소리가 크게 울리는 쉰기침(barking cough) 소리가 난다.

후두벽의 근육들은 삼킴, 호흡 및 발성에 중요한 기능을 한다. 즉, 모뿔물렁뼈에서 후두덮개로 연결된 **모뿔덮개근**(피열후두개근, aryepiglottic muscle)은 삼킴운동때에 후두입구를 닫아주며 그 외의 근육들은 모두 소리조절에 관여하는데 반지물렁뼈와 모뿔물렁뼈를 잇는 근육중 **뒤반지모뿔근**(posterior cricoarytenoid muscle)은 성대문을 넓게 열어 많은 공기가 지나갈 수 있게 하는 중요한 근육이다.

기 관

기관(trachea)은 둥근 관으로서 후두 밑 부분에서부터 오른왼 기관지로 갈라지는 **기관분지 부분**(tracheal bifurcation)까지의 길이는 10㎝ 정도이고 직경은 약 2.5㎝이다. 벽에는 가로로 놓인 C자형 **고리물렁뼈**(ring cartilage) 16~20개가 세로로 배열되어 있어 찌그러지지 않게 하며, 뒤쪽의 물렁뼈가 없는 부분은 민무늬 근육으로 연결되어 있다.

기관은 단순한 공기의 통로이지만 이물질이 들어오면 민감하게 민무늬근육의 수축이 가세하여 질식사를 초래하기도 한다.

기 관 지

기관이 반복해서 갈라져 세기관지(bronchiole)가 되기 전까지를 모두 **기관지**(bronchus)라고 한다. 기관은 가슴의 중간부위에서 2개의 **일차기관지**(primary bronchus)로 나뉘어 양쪽 허파로 들어가는데 오른쪽이 왼쪽에 비해 굵고 짧으며 보다 수직으로 되어 있어 흡입된 다른 물질이 오른허파로 쉽게 많이 들어간다.

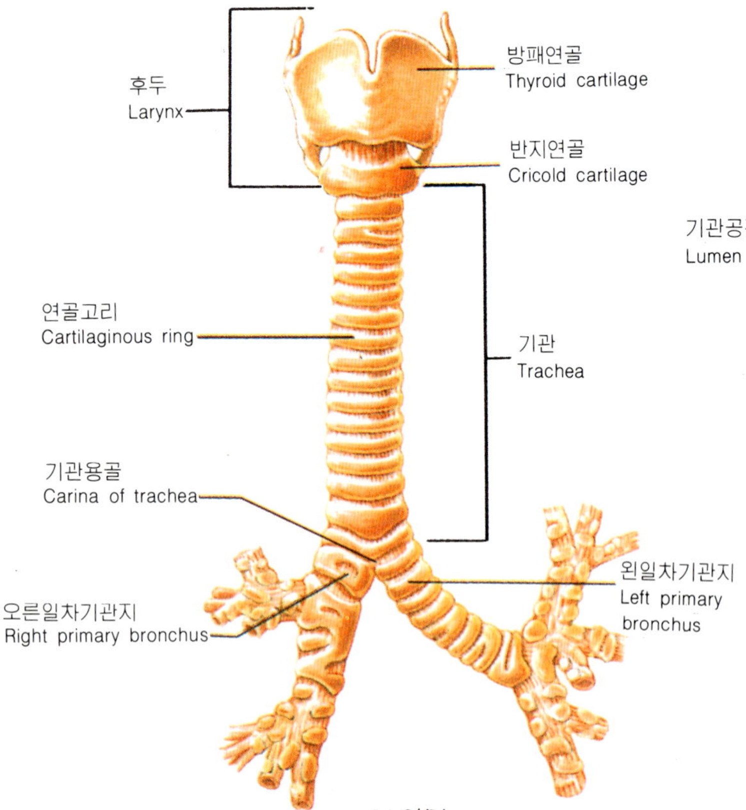

(a) 앞면.

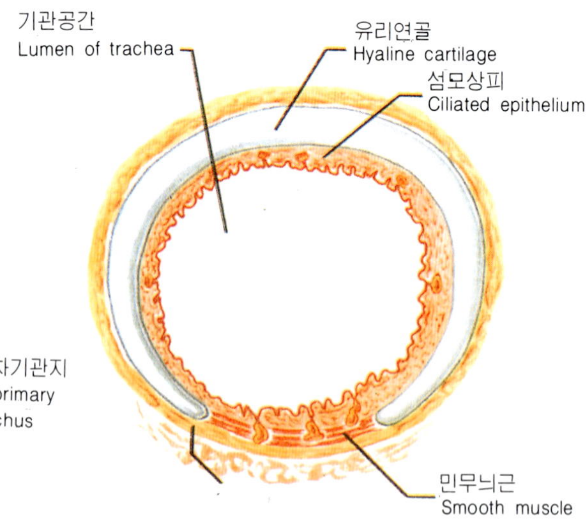

(b) 기관의 가로절단면.

* 그림 8-5. 기관과 기관지.

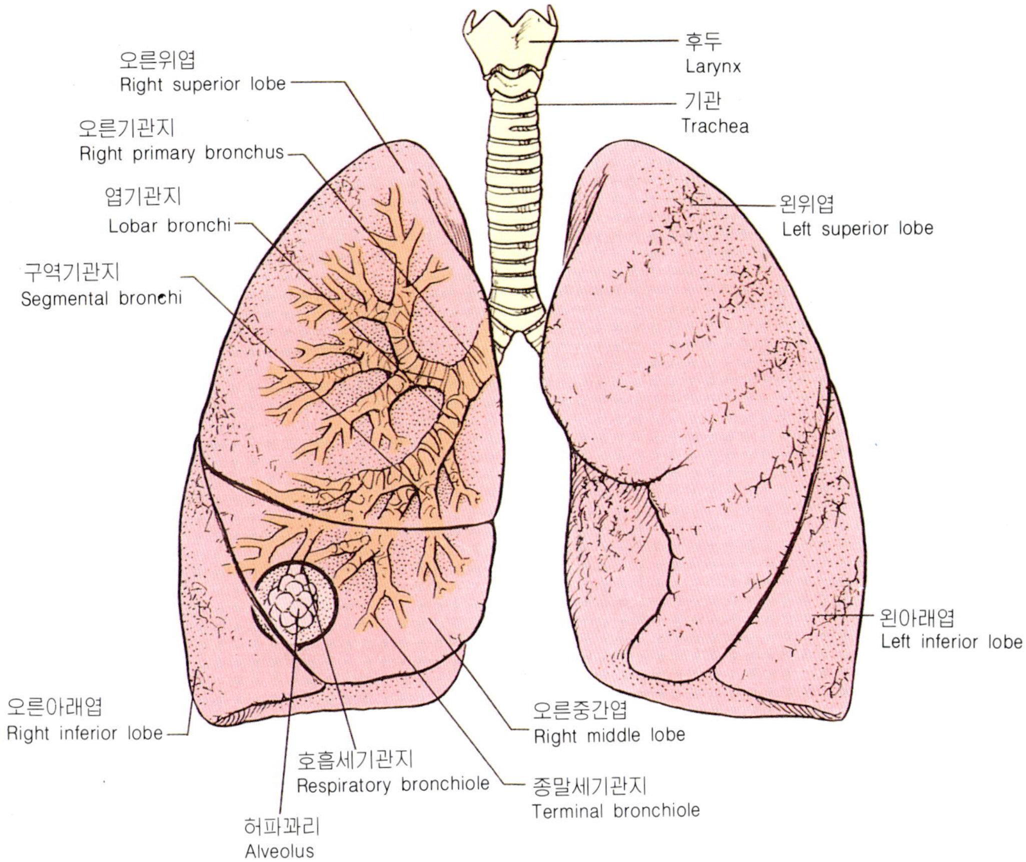

* 그림 8-6. 허파의 형태와 구조

일차기관지는 허파로 들어가면서 오른쪽은 3개, 왼쪽은 2개의 **이차기관지**(secondary bronchus), 즉 **엽기관지**(lobar bronchus)로 나뉘이며, 이 엽기관지들은 다시 오른쪽에서는 10개, 왼쪽에서는 8개의 **삼차기관지**(tertiary bronchus), 즉 **구역기관지**(segmental bronchus)로 나뉘어 진다.

삼차기관지는 몇 차례 더 분지하여 수많은 세기관지(bronchiole)로 나뉘어지며, 최종적으로 가스교환이 가능한 호흡세기관지(respiratory bronchiole)와 허파꽈리관(폐포관, alveolar duct)을 형성한다.

가스교환은 주로 허파꽈리에서 이루어진다.

기관지는 기관과 흡사하나 갈라져 가면서 점점 좁아지고 벽이 얇아지면서 물렁뼈도 얇고 불완전하게 된다.

직경이 1mm 이하인 작은 **세기관지**에서는 그 벽에 연골이 없고 평활근섬유 및 탄력섬유로만 둘러싸이며 점막도 거짓중층섬모원주상피에서 점차 세포의 키가 낮아져 얇은 상피로 변한다.

허파꽈리관은 수많은 **허파꽈리**(alveolus)들로 둘러싸여 있어 허파꽈리들의 입구에 의하여 관의 윤곽이 구분된다. 양쪽 허파에는 약 3억 개의 허파꽈리가 있고 이들은 모세혈관그물(capillary net work)로 둘러싸여 있으며 극도로 얇은 허파꽈리의 상피와 모세혈관의 내피 사이에 얇은 기저막이 가로막고 있는데 이것을 통하여 가스교환이 이루어진다.

허파꽈리의 전체 면적은 체표면적의 약 40배에 해당하는 $70m^2$에 이른다.

허 파

허파(폐, lung)는 가슴우리(thorax)에 들어 있는 기관 중에서 가장 큰 기관으로써 횡격막에서 빗장뼈 윗부위까지 이른다. 위는 좁고 뾰족하여 **허파꼭대기**(폐첨, apex of lung)라고 하고 아래는 넓고 편평하여 **허파바닥**(폐저, base of lung)이라고 하며 안쪽면에는 기관지와 혈관들이 출입하는 **허파문**(폐문, hilum of lung)이 있다. 가슴우리 중앙에 있는 심장이 정중간에서 약간 왼쪽으로 치우쳐 있어 왼허파는 오른허파보다 조금 작다.

허파의 기본구조는 허파꽈리로 드나드는 공기통로인 **기관지계통**과 허파꽈리를 싸고 있는 모세혈관 그물로 이어진 **허파혈관계통**으로 구성되어 있다. 이차기관지에 의하여 오른허파는 3개, 왼허파는 2개의 **허파엽**(lobe)으로 나뉘고 다시 삼차기관지에 의하여 오른쪽은 10개, 왼쪽은 8개의 **허파구역**(pulmonary segment)으로 나뉘어져 있는데 이 허파엽과 허파구역은 결합조직으로 경계지어 있어 수술로 부분절제(partial resection)를 할 수 있다.

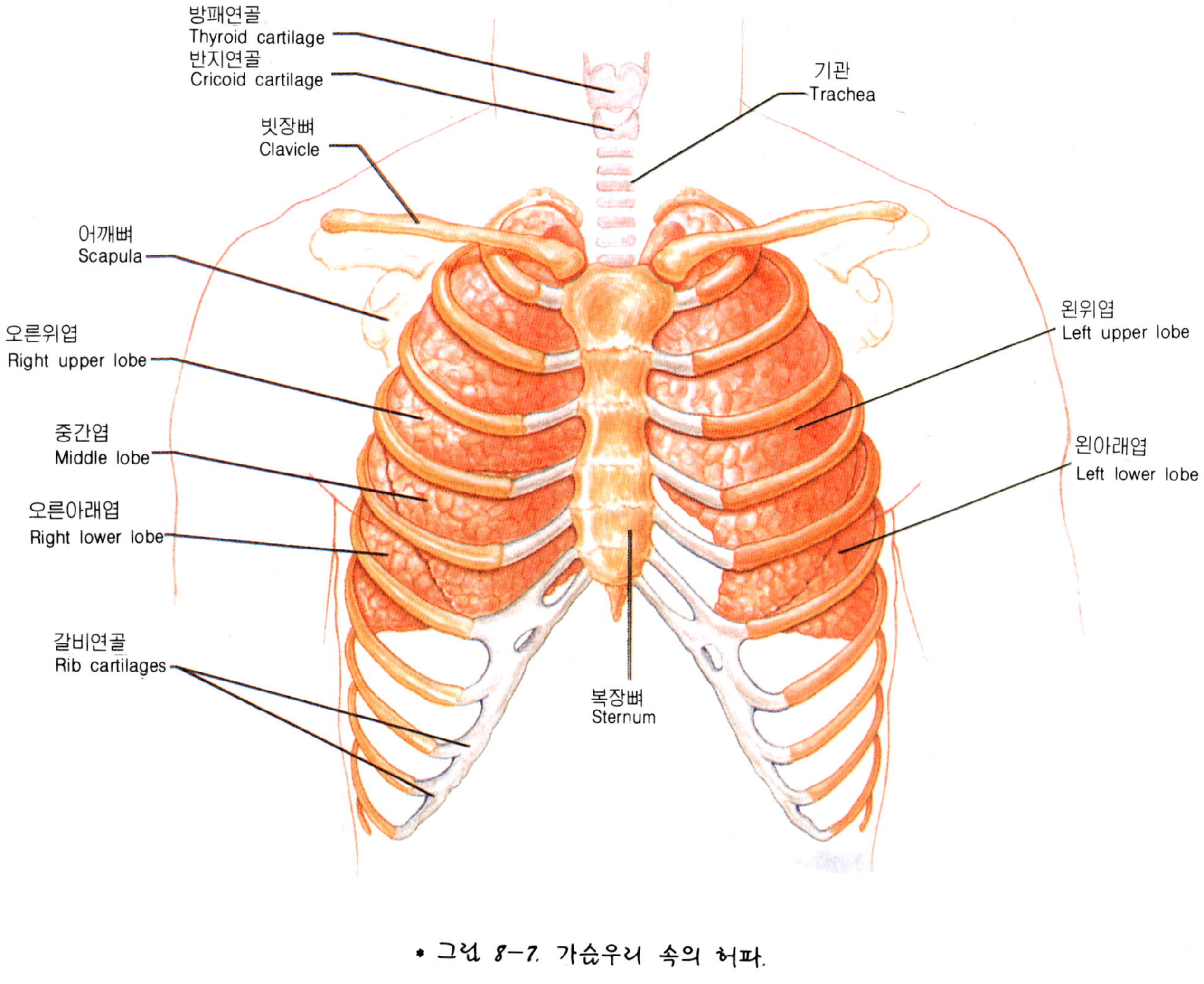

• 그림 8-7. 가슴우리 속의 허파.

가 슴 안

가슴안(흉강, thoracic cavity)은 허파가 차지하고 있는 양쪽의 **가슴막공간**(흉막강 또는 늑막강, pleural cavity)과 그 사이에 심장과 큰 혈관들, 기관과 기관지, 식도, 가슴샘 등이 있는 **가슴세로칸**(흉종격, mediastinum)의 3부분으로 구분한다.

가슴막공간은 **가슴막**(늑막, pleura)에 의하여 싸여 있는데 **벽쪽가슴막**(parietal pleura)은 가슴벽은 물론 횡격막과 가슴세로칸을 연속으로 싸고 있고 **내장쪽가슴막**(visceral pleura)은 허파를 싸고 있다. 두 가슴막 사이(pleural cavity)는 하나의 잠재공간으로서 공기가 없고 따라서 음압상태이어서 흡기(들숨)시 폐의 확장에 저항이 없으며, 다만 적은 양의 액체가 발라져 있어 호흡운동을 할 때 마찰을 방지한다.

벽쪽가슴막은 가슴 가쪽벽에서 대략 열째갈비뼈 높이까지 내려가 있으나 공기를 깊이 들여마신 경우라도 내장쪽가슴막으로 싸져 있는 허파의 가장자리끝이 여덟째갈비뼈 부위까지만 내려가므로 두 가슴막 사이의 여유있는 부분을 **가슴막오목**(늑막함요, pleural recess)이라고 하며 이 부분은 염증에 의한 고름이나 외상(trauma)에 의한 혈액이 고였을때 뽑아내기 위한 **가슴천자**(thoracentesis)를 할 수 있는 부위이다(그림 8-9).

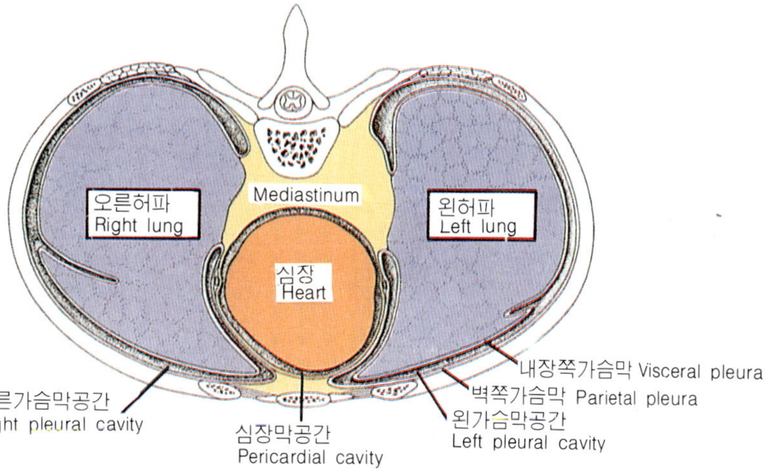

* 그림 8-8. 가슴의 가로절단면.

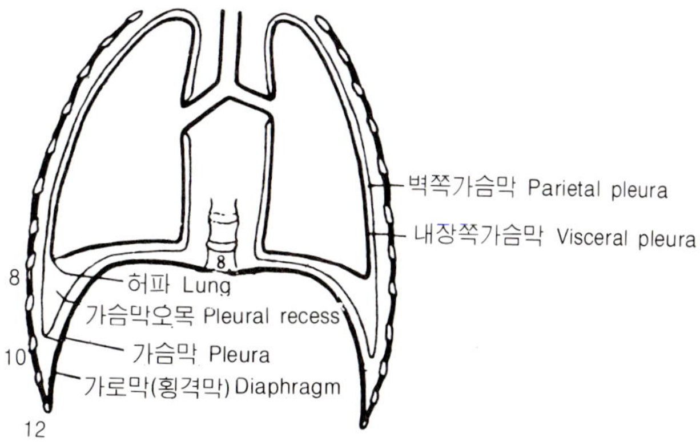

* 그림 8-9. 가슴벽에서의 가슴막(늑막) 및 허파의 높이(수는 갈비뼈 및 등뼈의 높이).

호 흡

호흡(respiration)은 호흡근육의 작용으로 가슴우리를 확장시키고 축소시킴으로서 대기의 압력(760 mmHg)과 가슴안(폐) 압력간의 차이에 의해 공기가 들고 나가는 것이다.

호흡근육 중 중요한 것은 **횡격막**(diaphragm)과 **바깥갈비사이근**(외늑간근, external intercostal muscle)이다.

횡격막이 수축되면 아래로 내려가면서 가슴우리가 길어지고 바깥갈비사이근이 수축하면 앞쪽 갈비뼈사이가벌어지고 위로 들려져 가슴우리가 앞뒤와 옆으로 커지게 되어 공기를 끌어들이며 이완하면 공기를 내보낸다.

표 8-1 정상 흡기운동기전

가로막(횡격막)수축 → 가슴우리 세로길이 증가
바깥갈비사이근 수축 → 가슴우리 폭(앞뒤, 가로) 증가
→ 가슴 안의 용적증가
→ 가슴 안 압력 감소
→ (들숨 시작)
→ 두 겹의 가슴막 밀착
→ 허파확장
→ 허파꽈리내압 감소
→ 공기가 허파 속으로

표 8-2 정상호기운동기전

호흡근육이완
→ 가슴안용적 감소
→ 가슴안 압력 증가 / 허파조직의 탄력성
→ 허파의 위축
→ 허파꽈리압력증가
→ 공기가 허파 밖으로

정상 성인에서 일상적으로 조용히 들어마시고 내보내는 공기의 양을 **호흡량**(tidal volume)이라고 하며 약 500 ml이다. 공기를 내보낸 후에도 힘껏 짜낼수 있는 공기의 양을 **예비호기량**(expiratory reserve volume, ERV)이라고 하며 약 1000~1200 ml이다. **예비호기량**을 내보내고도 아직 남아 있는 공기의 양을 **잔기량**(residual volume. RV)이라고 하며 약 1200 ml이다. 이와 반대로 들여마시는 경우에도 호흡량보다 더 흡입할 수 있는 공기의 량을 **예비흡기량**(inspiratory reserve volume, IRV)이라고 하여 약 3,300ml가 된다. **폐활량**(vital capacity)은 호흡량, 예비흡기량 및 예비호기량을 합친 것으로써 개인에 따라 차이는 있으나 성인 남자에서 4,500~5,000ml 가량이다. 폐활량에 잔기량을 합친 것이 총폐활량이다.

코안에서 허파꽈리관에 이르기까지의 공기통로에 있는 공기는 대략 1회 호흡량의 30%인 150 ml 정도로써 가스교환에 참여하지 못하므로 이것을 **무효공기**(dead air)라고 하고 나머지 허파꽈리에서 가스교환에 참여하는 350 ml 정도를 **허파꽈리환기량**(alveolar ventilation volume)이라고 한다.

울혈성 심장질환(congestive heart failure)－환자에서 호흡이 가쁜 것은 혈액을 폐로부터 심장으로 속히 돌려보내지 못하여 많은 양의 혈액이 폐 속에 남아 있어 폐포의 용적을 좁혀 폐활량이 감소된 결과이며, 폐기종(emphysema) 역시 폐포벽이 늘어나고 탄력성을 잃게 되어 폐포가 확장된 상태로 지속됨으로써 잔기량이 증가되어 결과적으로 폐활량 감소와 호흡곤란이 초래된다.

호흡막(respiratory membrane－허파꽈리상피, 기저막, 폐모세혈관내피)을 통한 허파호흡이나 모세혈관과 세포들간의 조직호흡 모두 산소나 탄산개스는 이들 분압의 차이, 즉 기울기(pressure gradient)에 의해 높은 곳에서 낮은 곳으로 이동한다(표 8-3).

표 8-3. 부위에 따른 산소 및 탄산개스의 분압

(mmHg)

	대기	폐포공기		정맥혈	동맥혈		조직액
PO_2	160	100	→	37	100	→	37
PCO_2	0.3	40	←	46	40	←	46

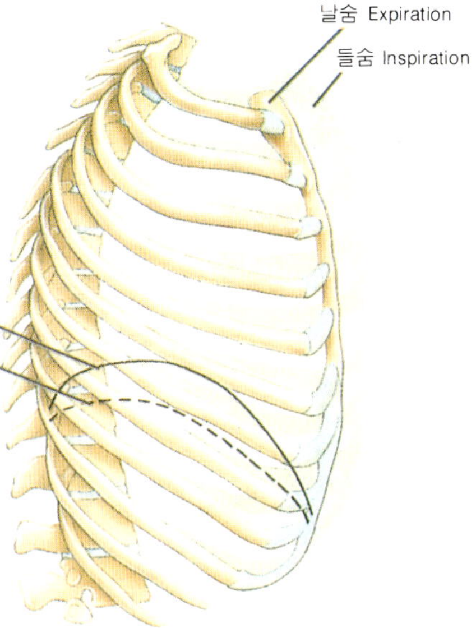

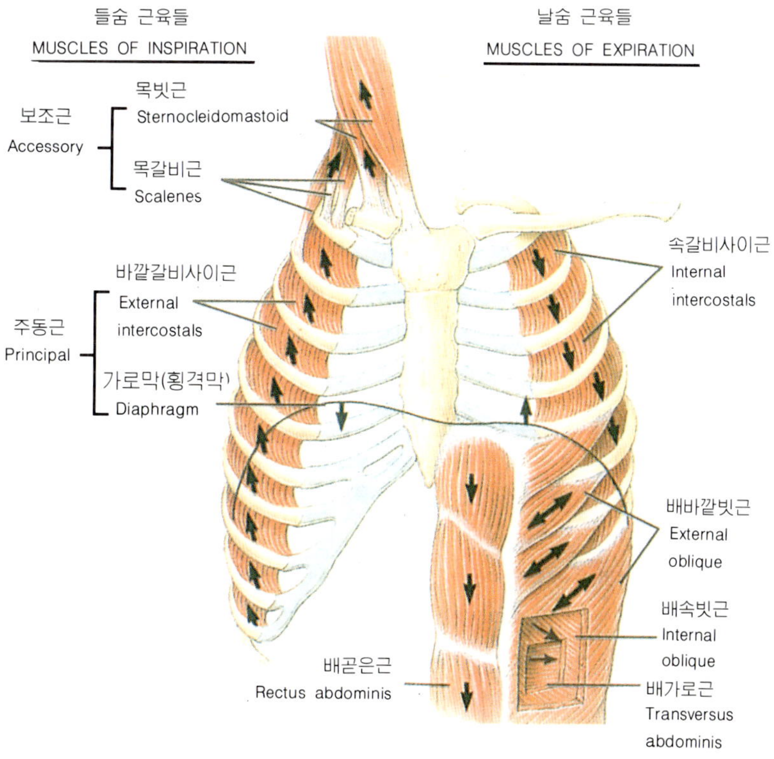

* 그림 8-10. 날숨(호식)과 들숨(흡식)때의 작용하는 근육들과 갈비뼈들이 움직이는 모양.

비뇨기계통
Urinary system

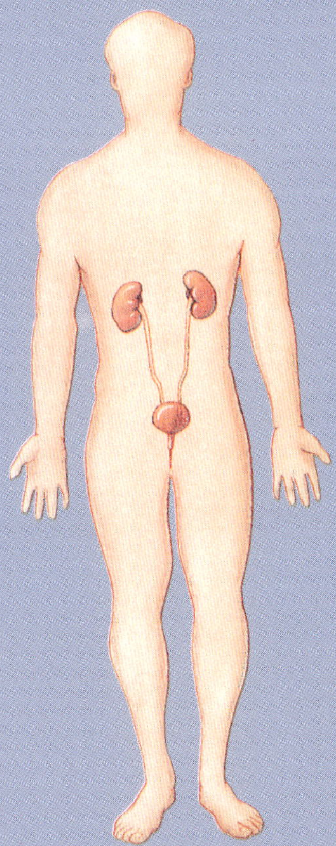

콩팥
구조
기능
요관
방광
요도

9

Chapter 9

제 9 장
비 뇨 기 계 통

신진대사의 산물인 노폐물 중에서 가스성분은 호흡기계통을 통해서 몸밖으로 배출되고 소화되지 않은 반고체의 찌꺼기는 소화기계통을 통하여 배출되지만 단백질의 이화작용(catabolism)으로 생기는 질소산물은 액체상태로 되어 대부분은 비뇨기계통으로 배출되고 일부는 땀샘(sweat gland)으로 배출된다.

비뇨기계통은 오줌(뇨, urine)을 만들어 몸 밖으로 배출하는 기관들로 구성되어 있다. 오줌은 양쪽 **콩팥**(신장, kidney)에서 생성되고 **요관**(ureter)을 통해 내려가서 **방광**(urinary bladder)에 모이고 **요도**(urethra)를 통해서 몸밖으로 배출된다.

콩팥에서의 오줌의 생성과정은 단순히 해로운 대사산물(metabolic end product)만을 제거하는데 그치지 않고 전해질 평형과 산-염기 평형의 유지 등 신체의 항상성(homeostasis)유지에 가장 중요한 기전들을 수행하는 것이다. 실제로 혈장의 조성은 전적으로 콩팥에 의하여 조절된다고 할 수 있다.

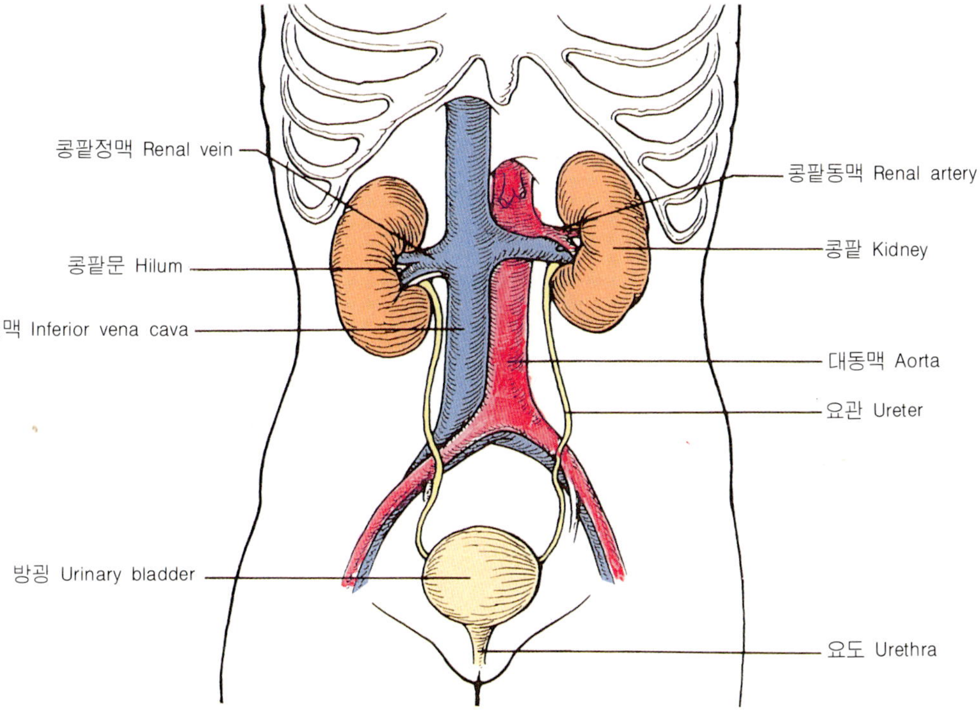

* 그림 9-1. 비뇨기계통을 이루고 있는 콩팥, 요관, 방광 및 요도의 위치.

콩 팥

콩팥의 구조

콩팥(신장, kidney)은 **열한번째 등뼈에서 세째 허리뼈 높이의 뒤배벽에 위치하며 강낭콩모양이고 크기는 길이가 10cm정도이며 무게는 150gm정도로 오른콩팥이 왼콩팥보다 작고 약간 아래로 처져 있다.**

콩팥은 결합조직으로된 **콩팥근막**(신막, renal fascia)으로 주위조직에 고정되어 있고 희고 단단한 **섬유피막**(fibrous capsule)으로 싸여 있으며 안쪽으로 있는 오목한 **콩팥문**(신문, renal hilum)으로 혈관, 신경 및 요관이 출입한다.

콩팥의 관상단면(coronal plane)을 보면, 콩팥문 주위에 오줌이 모이는 넓은 공간을 통털어 **콩팥동굴**(신동, renal sinus)이라고 하는데 이는 **콩팥유두**(신유두, renal papilla)를 싸고 있는 8개정도의 **작은술잔**(소신배, minor calyx)과 이것들이 합해진 2~3개의 **큰술잔**(대신배, major calyx) 및 요관으로 이어지는 깔대기모양의 넓은 **콩팥깔대기**(신우, renal pelvis)로 구성되어 있다. 콩팥의 실질조직은 2층으로 구분된다. 약간 밝은 **콩팥속질**(신수질, renal medulla)에는 8~18개의 원추형의 **콩팥피라밋**(신추체, renal pyramid)이 있는데 이들 피라밋의 끝부분은 콩팥유두라고 하여 작은술잔 안으로 돌출되어 있다. 피라밋은 유두부위에서 **콩팥겉질**(신피질, renal cortex)을 향하여 방사상으로 배열된 수많은 곧은세관 및 혈관으로 구성되어 있다. 피라밋 사이의 약간 어두운 부분은 **콩팥기둥**(신주, renal column)이라고 하는데 겉질성분으로 되어 있다. 겉질에는 많은 **곱슬세관**(convoluted tubule)들이 불규칙하게 배열되어 있고 **콩팥소체**(신소체, renal corpuscle)들이 많이 들어 있어 과립성으로 보인다.

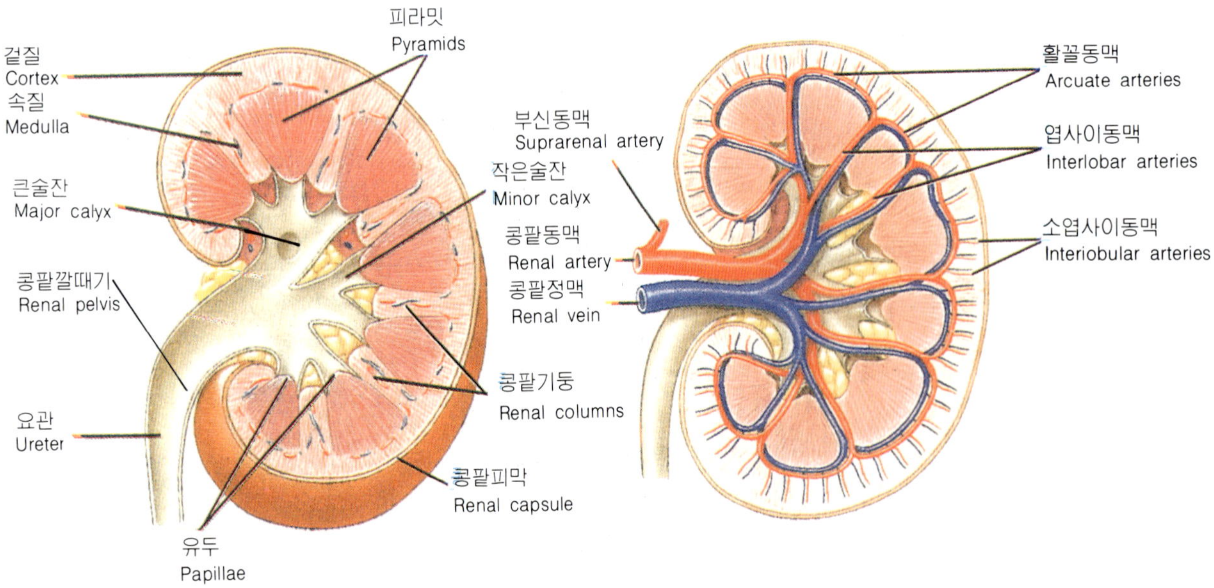

(a) 관상절단면. (b) 혈관의 분포.

* 그림 9-2. 신장의 구조.

콩팥소체는 흔히 **말피기소체**(malpighian corpuscle)라고도 하는데 겉질에만 존재하며 크기가 0.2 (0.15~0.25)mm의 여과장치로서 모세혈관의 덩어리인 **토리**(사구체, glomerulus)와 이것을 둘러싸는 **토리주머니**(사구체낭, glomerular capsule of Bowman)로 구성되어 있다.

요세관은 겉질에서 토리주머니 주위를 꼬불꼬불 주행하는 **토리쪽곱슬세관**(근위곡요세관, proximal convoluted tubule), 속질의 피라밋속으로 내려갔다가 꺾어져 올라가는 **콩팥세관고리**(헨레고리, Henle's loop)의 내림부분(하행각, descending limb)과 오름부분(상행각, ascending limb), 다시 겉질에서 꼬불꼬불 주행하는 **먼쪽곱슬세관**(원위곡요세관, distal convoluted tubule)의 3부분으로 구분되며 이렇게 긴 관을 거쳐 요가 형성된다. 여러개의 먼쪽곱슬세관이 합쳐지면서 **집합세관**(collecting tubule)이 되고 다시 여러개가 합쳐 굵은 **유두관**(papillary duct)이 되어 유두에서 작은술잔에 열려 있다.

각 콩팥소체와 이것에 연결된 긴 요세관을 합쳐 **콩팥단위**(신원, nephron)라고 하는데 이것은 콩팥의 형태적 기능적 단위로써 한쪽 콩팥에 약 100만~125만개가 있다.

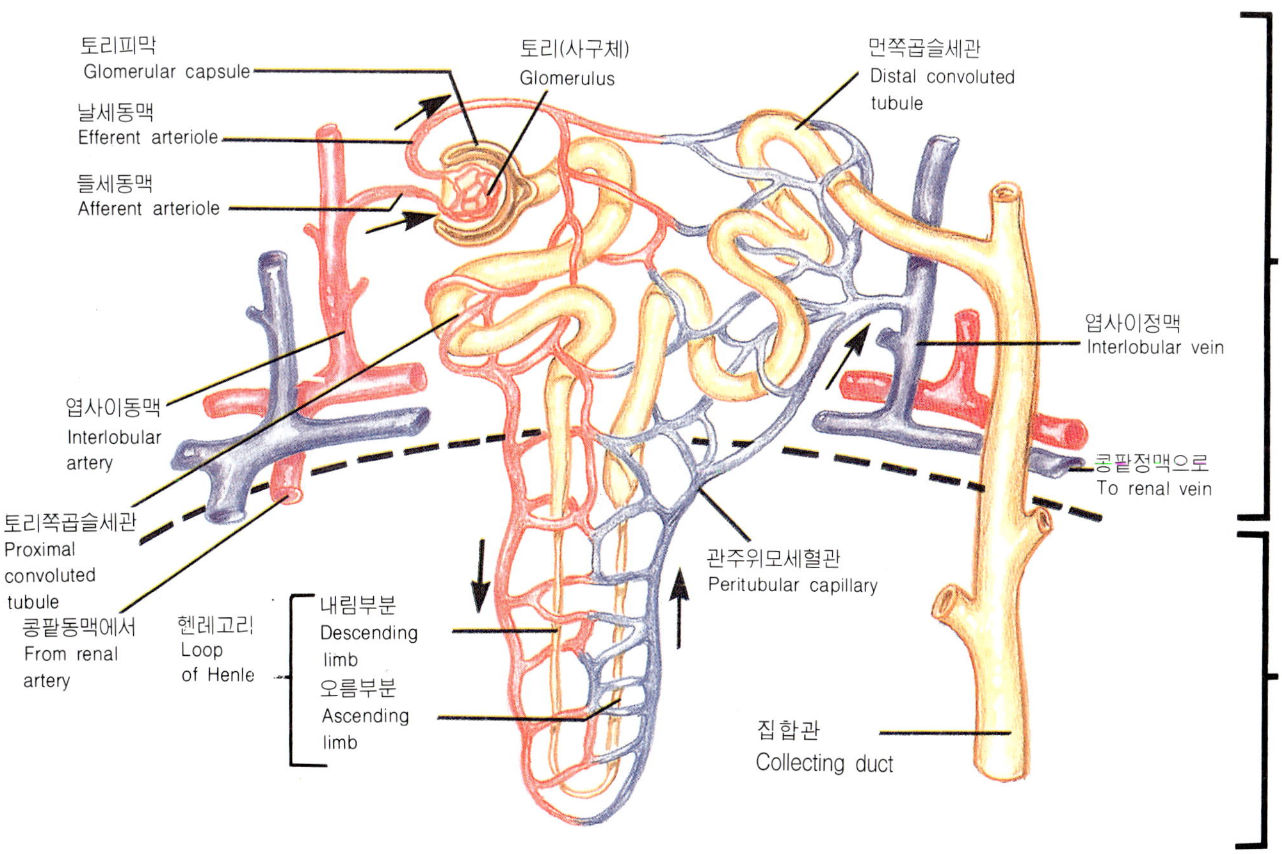

* 그림 9-3. 콩팥단위(신원)의 구조와 관련 혈관.

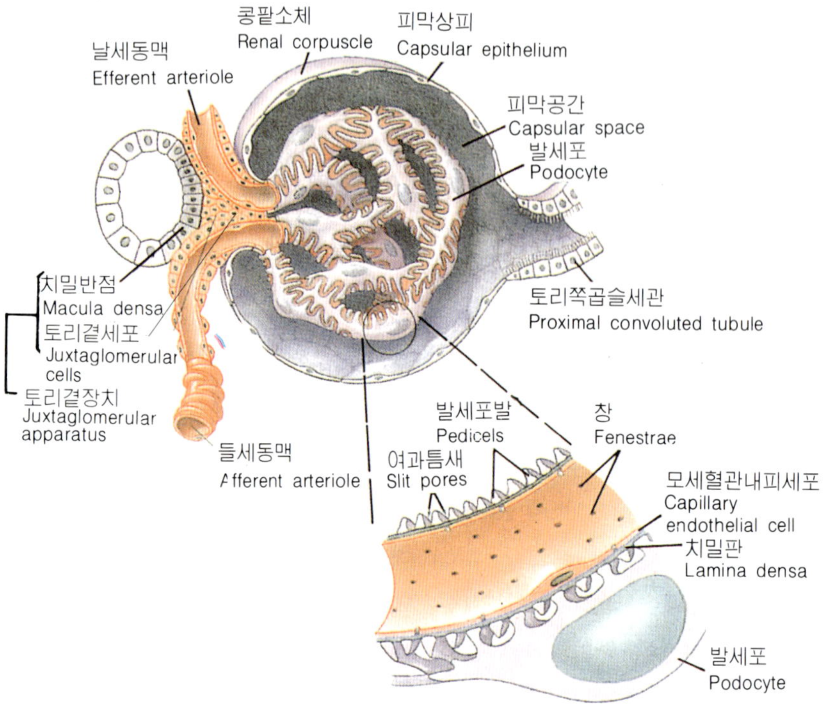

사구체의 미세 구조

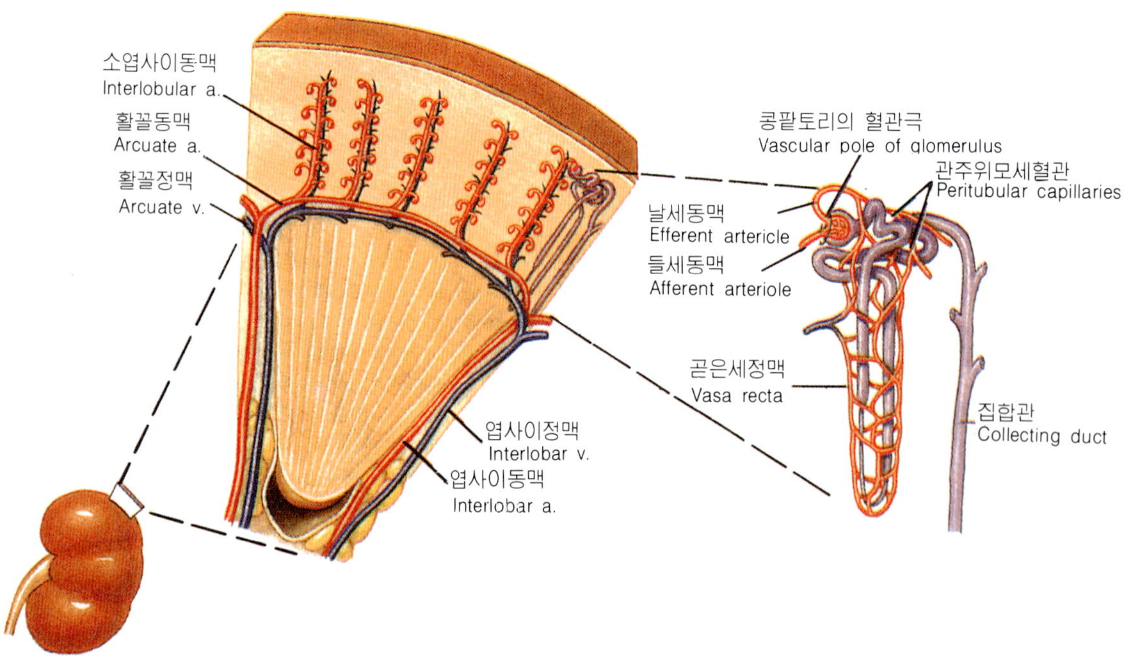

* 그림 9-4. 사구체의 미세구조와 콩팥의 혈관분포.

콩팥의 기능

콩팥의 기능은 첫째, 유독한 대사산물인 요소나 요산 등의 질소화합물을 여과하여 배출하는 것인데 만약 **콩팥염증**(신염, nephritis) 등으로 이러한 노폐물의 여과기능이 저하되면 유독물질이 혈액에 축적되어 치명적인 **요중독증**(요독증, uremia)을 일으킨다. 둘째, 매일 먹고 마시는 수분과 전해질의 섭취량에 따라 배출량을 조절하여 수분 및 전해질의 평형과 산-염기의 평형(acid-base balance)을 유지시킨다. 따라서 콩팥의 기능이 상실되면 몸안의 항상성이 파괴되어 죽음을 피할 수 없다.

신장의 기능저하로 혈액성분 중 그 정상농도 유지가 어려운 것 중 중요한 것이 Na^+, K^+, Cl^- 및 요소(urea)이다.

그 외에도 콩팥은 혈압조절 및 적혈구 형성에 관여하는 물질을 분비한다.

1. 오줌(요)의 형성

오줌의 형성과정을 크게 콩팥토리(신사구체)의 여과과정, 요세관에서의 재흡수과정 그리고 요세관의 분비과정의 3단계로 구분한다.

1) 토리의 여과(glomerular filtration)

토리주머니로 들어온 **들토리세동맥**(수입세동맥, afferent arteriole)은 여러 개의 모세혈관으로 나뉘어 콩팥토리를 형성하고 다시 하나의 **날토리세동맥**(수출세동맥, efferent arteriole)에 모여 사구체낭에서 나간 후 다시 모세혈관으로 갈라져 요세관에 분포되는데(그림 9-3) 날토리세동맥은 들토리세동맥에 비해 항상 직경이 작다.

콩팥토리를 싸고 있는 토리주머니의 속벽(internal wall)을 구성하고 있는 **발세포**(족세포, podocyte)는 문어발처럼 생긴 많은 발(foot process or pedicle)을 가지고 있어 이것들이 사구체를 형성하고 있는 모세혈관에 밀착되어 있다. 이들 발 사이의 얇은막과 기저막 및 토리모세혈관의 내피로

표 9-1. 배설기관 및 배설물

콩 팥	질소화합물(요소, 요산 등) 독소 물 전해질 기타(색소, 호르몬 등)
땀 샘	물 무기염(소금) 미량의 질소산물
허 파	탄산가스 물
창 자	소화 산물(세루로즈 등) 대사 산물(쓸개즙, 색소 등)

이루어진 여과막(filtration barrier)을 통하여 분자량이 10만 이상인 혈장단백이나 혈구를 제외한 거의 모든 혈장성분이 빠져나간다.

토리의 여과에서 물질이동의 원리는 일반 모세혈관에서와 같으나 콩팥소체는 좀 더 효과적으로 여과시킬 수 있는 두 가지 형태학적 특성을 가지고 있다. 첫째, 토리모세혈관에는 많은 창(fenestra)이 있고 둘째, 날토리세동맥의 직경이 들토리세동맥보다 작아서 혈액의 흐름이 높은 저항을 받아 토리모세혈관의 혈압이 일반 모세혈관에서보다 훨씬 높다. 즉 일반 **동맥쪽모세혈관**(arterial capillary)의 혈압이 30~32 mmHg이고 **정맥쪽모세혈관**(venous capillary)의 혈압은 12 mmHg 인데 비하여 토리모세혈관의 혈압은 60~70 mmHg나 된다.

따라서 토리여과에서의 유효여과압(effective filtration pressure, EFP) 즉 압력의 기울기(pressure gradient)는 ① 토리모세혈관의 혈압(또는 정수압), ② 토리모세혈관 속의 혈액의 교질삼투압(colloidal osmotic pressure) 및 ③ 토리주머니 속의 여과액의 정수압(hydrostatic pressure)에 의해 결정되며 이중 결정적인 힘은 물질을 토리 밖으로 밀어내려고 하는 토리의 혈압이며, 나머지 2가지 압력은 이와 반대방향으로 작용한다.

표 9-2 정상에서 콩팥소체 내의 압력

	혈압 또는 정수압	교질삼투압
토리(사구체)혈액	(60)-70mmHg	22-(32)mmHg
주머니속 여과액	(18)-20mmHg	(-)

따라서 정상시 유효 여과압은 토리 혈압(70 mmHg)에서 토리 혈액의 교질삼투압(22 mmHg)과 토리주머니의 여과액의 정수압(20 mmHg)를 뺀 28 mmHg이다. 다시 말하면 28 mmHg의 압력기울기에 의해 혈장성분이 토리에서 주머니속으로 여과되는 것이다. 정상에서 토리여과율(glomerular filtration rate, GFR)은 125 ml/minute나 된다.

교질삼투압은 단백질 특히 알부민의 농도에 의한 것인데 만약 병적 상태에서 토리의 투과성이 증가하여 혈장 단백이 많이 빠져 나가면 토리 혈액의 교질삼투압은 낮아지는 반면에 주머니속의 여과액의 삼투압이 형성되어 여과량이 증가하게 된다.

또한 여과에서 가장 중요한 토리 혈압은 대략 전신혈압(systemic blood pressure)의 1/2정도인데 만약 출혈이 심하거나 실신하여 전신혈압이 떨어지면 토리 혈압도 낮아져 형성되는 오줌의 양이 감소하여 **빈뇨증**(oliguria, 24시간 오줌량이 400 ml이하), 혹은 **무뇨증**(anuria, 오줌이 형성되지 않음)이 초래되며 이러한 상태가 지속되면 유해산물의 축적과 함께 콩팥 자체가 손상을 입게 되므로 혈압이 저하된 환자는 매시간 오줌의 배출량을 조사하면서 혈압을 교정시켜 주어야 한다. 그 외에 토리 혈압은 들토리동맥이나 날토리동맥의 직경 변화에 영향을 받게 된다. 즉 교감 신경의 흥분은 토리세동맥을 모두 수축시키며 심한 충격을 받으면 날토리세동맥보다 들토리세동맥이 훨씬 심하게 수축되어 토리 혈압이 급속히 낮아짐으로써 여과가 불가능한 **신장정지**(renal shut down)가 초래되기도 한다.

2) 요세관의 재흡수(tubular reabsorption)

오줌형성의 두번째 단계는 몸에서 필요로 하는 물질을 재흡수하는 것이다.

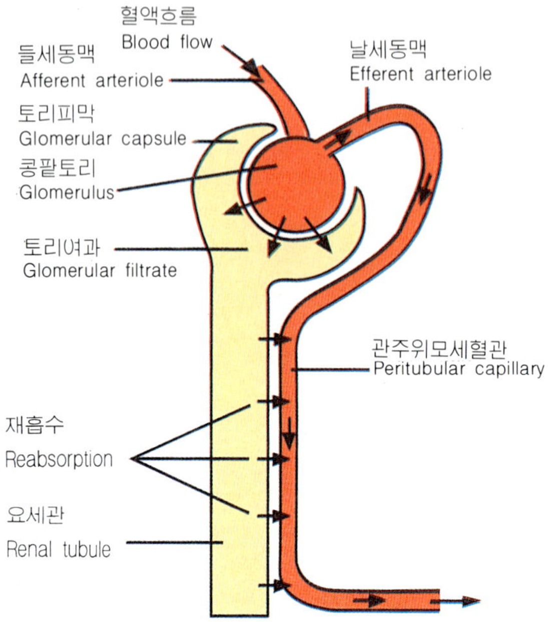

* 그림 9-5. 콩팥토리(사구체)에서 여과된 물질의 대부분이 요세관에서 재흡수된다.

여과된 수분은 대부분(99% 이상)이 재흡수되고 용질은 성분에 따라 일부 또는 전부가 재흡수된다. 이러한 재흡수는 요세관을 구성하고 있는 세포의 기능에 의한 것으로 부위마다 흡수하는 물질의 종류와 양이 다르며 놀라운 선택력과 식별력을 가지고 물, 포도당, Na^+, Cl^-, HCO_3^- 같은 생체에 없어서는 안되는 물질을 선택적이고 능률적으로 흡수하고 있다.

요세관의 재흡수는 확산(diffusion)이나 삼투현상(osmosis)과 같은 물리적 방법 외에도 에너지를 이용한 능동운반(active transport)기전에 의하여 이루어지며(그림 9-5) 특히 요세관의 토리쪽부분에서는 여과된 포도당을 100% 재흡수하여 혈액으로 되돌려 보내므로 정상 오줌에는 포도당이 없다. 그러나 포도당의 재흡수능력은 한계가 있어 혈중 포도당 함량이 150 mg/100 ml 정도로 높은 경우에는 여과된 포도당을 완전히 흡수하지 못하여 일부

표 9-3 요 형성에 있어 신원의 부위별 기능

부 위	기 능	이동물질
콩팥토리(사구체)	여 과	물, 혈장단백같은 교질을 제외한 거의 모든 물질
토리쪽곱슬세관 및 Henle's loop	능동운반에 의한 재흡수 능동운반에 따른 확산에 의한 재흡수 삼투에 의한 의무적인 수분 재흡수	Na^+, 포도당, 아미노산 등 영양소 Cl^-, HCO_3 물
먼쪽곱슬세관 및 집합세관	능동운반에 의한 재흡수 ADH조절에 의한 조건적 수분 재흡수 확산에 의한 분비 능동운반에 의한 분비	Na^+ 물 ammonia (NH_3) K^+, H^+ 및 일부 약물

가 오줌에 남아서 배설된다. 이러한 상태를 **당뇨병**(diabetes mellitus)이라고 한다.

물은 토리쪽곱슬세관에서 Na^+의 재흡수와 함께 여과량의 75% 이상이 재흡수되며 먼쪽곱슬세관을 지나면서도 물에 대한 투과성을 증가시키는 **항이뇨호르몬**(antidiuretic hormone, ADH)의 영향을 받아 여과량의 15%가 재흡수되는 등 끝까지 남아서 오줌으로 나가는 것은 토리여과액의 1%에 불과하다. 만약에 ADH의 분비가 저하되면 다량의 오줌을 배출하게 되는데 이러한 상태를 **요붕증**(diabetes insipidus)이라고 한다.

그 외에 오줌의 양은 부신피질에서 분비되는 전해질코르티코이드(aldosterone)의 영향을 받는다(내분비계통 참조).

요세관의 부위별 기능과 이동물질은 표 9-3에 요약하였다.

3) 뇨세관의 분비(tubular secretion)

요세관세포들은 재흡수만 하는 것이 아니라 일부 물질을 혈액으로부터 세관 안의 여과액으로 첨가시키는 것을 말한다. 즉 분비되는 물질은 재흡수와는 반대방향으로 이동한다. 대표적인 분비물로써 K^+, H^+ 및 암모니아(ammonia, NH_3) 등이며 K^+ 및 H^+는 능동운반에 의하며 NH_3는 확산에 의하여 혈액으로부터 여과액으로 첨가된다. 그 외에 penicillin 등 일부 약물이 역시 분비된다.

이러한 분비는 주로 먼쪽곱슬세관에서 일어나며 물과 Na^+, HCO_3^- 등이 재흡수되는 반면 K^+, H^+, NH_3 등의 분비로 말미암아 뇨가 산성화된다.

2. 혈압에 미치는 영향

토리콩팥염증(사구체신염, glomerulonephritis)으로 콩팥조직이 파괴되거나 콩팥을 떼어내면 혈압이 올라가는데 이러한 현상에 대하여는 여러 방법으로 설명하고 있으나 아직까지도 확실한 것은 아니다.

또한 콩팥의 혈압이 낮아지거나 혈류량이 감소하면 토리주머니 입구의 들토리세동맥의 벽 중간막의 근육세포가 특수하게 분화된 **토리곁세포**(방사구체세포, juxtaglomerular cell, J-G cell)에서 단백질 분해효소인 **레닌**(renin)이 분비되어 혈장단백의 하나인 안지오텐시노겐(angiotensinogen)을 가수분해하여 안지오텐신(angiotensin)으로 변화시키는데 이는 전신의 혈관을 수축하여 혈압을 상승시키며 부신겉질의 aldosterone의 분비를 촉진시킨다.

그 외에 신장에서는 적혈구 생성을 촉진시키는 적혈구형성호르몬(erythropoietin)을 생산하는데 일산화 탄소중독 등 산소 결핍증 때 적혈구의 수를 증가시킨다.

요 관

요관(ureter)은 콩팥과 방광을 잇는 길이 약 25 cm의 관으로써 뒤배벽에 위치하며 콩팥 안쪽의 **콩팥동굴**(신동, renal sinus)에서 시작된 **콩팥깔대기**(신우, renal pelvis)는 벽이 얇고 내강이 넓은 깔대기 모양이지만 이를 제외한 요관의 나머지 대부분은 속공간의 직경이 6mm 정도이다.

요관의 벽은 **점막층, 근육층** 및 **섬유막**의 3층으로 되어 있으며 점막은 세로주름을 형성하고 있고 방광과의 경계에는 점막주름이 판막(valve)역할을 하여 배뇨로 방광이 수축할 때에 오줌이 역류되지 않게 한다.

요세관에서 형성된 오줌은 유두관, 작은술잔, 큰술잔을 거쳐 콩팥깔대기로 흘러 가는데 매분 평균 3회 일어나는 근육의 연동에 의하며 연동파(peristaltic wave)의 속도는 매초 2~3cm이다.

콩팥동굴은 **콩팥돌**(신석, renal stone)이 흔히 생기는 곳이다.

방 광

방광은 두덩결합(치골결합, symphysis pubis) 바로 뒤에 위치하며 오줌을 400 cc정도 채울 수 있는 근육주머니이다. 점막은 많은 주름을 형성하고 있고 점막고유층에는 많은 탄력섬유가 있어 오줌량에 따라 방광이 확장되거나 수축될 수 있도록 되어 있다.

요관과 방광의 점막은 **이행상피**(transitional epithelium)로 덮여 있는데 특히 방광의 상피세포중 요와 접하는 표층세포의 세포막은 일반적인 세포막보다는 두꺼워 고장성(hypertonic)인 오줌과 조직액간의 수분 이동을 방지하는 방벽역할을 한다. 방광 아래면에는 양쪽 2개의 요관 출구와 1개의 요도 입구의 구멍이 삼각형을 이루고 있는데 이를 **방광삼각**(trigone)이라고 한다.

방광에 요가 모여(정상에서 250 ml정도) 확장되면 방광벽은 반사적 수축을 일으키고 동시에 **방광속조임근**(내괄약근, internal sphincter-민무늬근

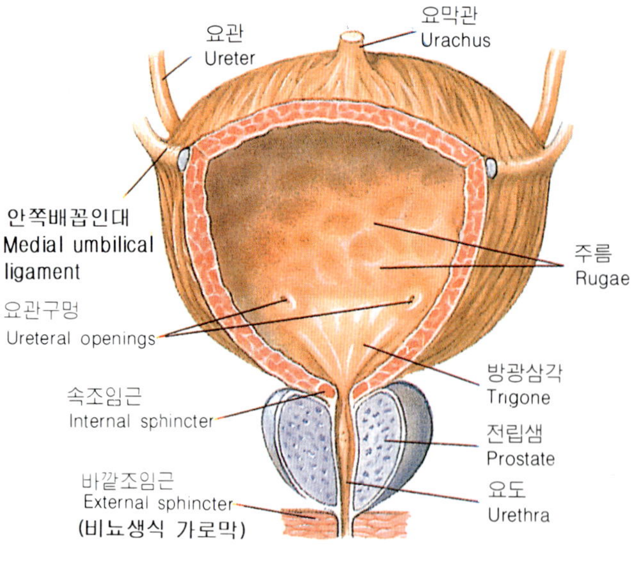

* 그림 9-6. 남자의 방광. 절단하여 앞에서 본 그림.

육)이 이완되며 뒤따라 **방광바깥조임근**(비뇨생식가로막-뼈대근육)이 이완되어 오줌을 배출시킨다. 즉 **배뇨반사**(micturition reflex)는 방광이나 요도가 오줌에 의하여 확장되어야 유발된다.

방광의 수축 및 속조임근의 이완은 부교감신경에 의하여 이루어지며 정액이 사정(ejaculation)될 때에는 속조임근이 수축하여 정액이 방광으로 들어가는 것을 방지하는데 이것은 교감신경에 의하여 이루어진다. 또한 뼈대근으로 형성된 바깥조임근의 수축은 수의적으로 이루어지나 이완은 반사적으로 이루어진다. 따라서 바깥조임근은 마음대로 수축하여 배뇨를 중단할 수 있으나 뇌출혈이나 척수손상 등으로 신경계통에 이상이 생기면 의지와 관계없이 배뇨되는 **요실금**(incontinence)이 초래된다.

요의(desire to void)는 요의 양뿐 아니라 방광의 확장속도에 달려있다. 방광염(cystitis)때 빈뇨(frequent urination) 현상은 배뇨반사의 항진이 아니라 반사의 문턱값(threshold)이 낮아진 결과이다.

요 도

요도(urethra)는 방광에서 체외로 열린 마지막 오줌 배출 기관으로써 길이나 기능이 남녀간에 차이가 심하다. 여성의 요도는 질(vagina) 바로 앞에 위치한 길이 4㎝에 불과한 짧은 관으로서 순수한 요의 배출관이지만 남성의 요도는 길이가 15~20㎝에 달하며 요의 배출통로 외에 생식관의 마지막 부분으로서 정액(semen)의 통로를 겸하고 있다.

남성의 요도는 크게 3부분으로 구분하는데, 첫째 부분인 **전립샘요도**(prostatic urethra)는 방광밑에 붙어 있는 남성생식기계통의 부속샘 중에 하나인 전립샘(prostate)을 관통하는 부분으로서 길이가 약 2.5 cm이며 여기에 사정관(ejaculatory duct)이 열리고 있다.

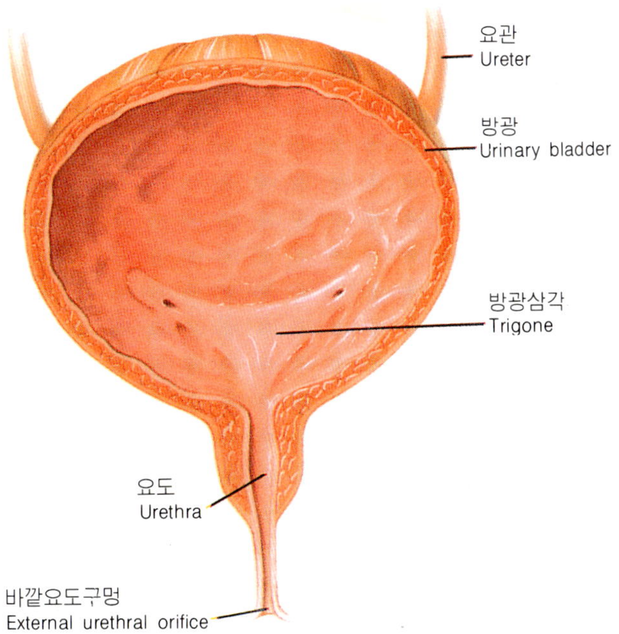

* 그림 9-7. 여성의 요도.

표 9-4 정상 뇨의 생리적 성상(characteristics) 및 성분

양(24시간)	약 1500㎖. 섭취하는 수분의 양, 땀의 양에 따라 변화된다.
색깔	밀집색깔. 배출양 적으면 진하며, 섭취하는 음식에 영향을 받는다.
냄새	고여 있으면 ammonium carbonate 형성에 의해 암모니아 냄새가 난다.
비중	1.015~1.030. 새벽뇨가 가장 높다.
산도(pH)	평균 6(4.8~7.5). 채식을 많이 하면 알칼리성이 되고 육식을 많이 하면 산성이 된다.
성분	물(95%), 질소성 산물(뇨소, 뇨산, 암모니아 등), 전해질, 색소 호르몬, 독소 등

둘째 부분인 **막요도**(membranous urethra)는 전립샘을 받치고 있는 **비뇨생식가로막**(urogenital diaphragm)을 통과하는 부분으로서 길이는 약 1.3 ㎝이며 다른 부분에 비하여 좁은 곳이다. 비뇨생식가로막은 두꺼운 뼈대근육으로된 막으로써 **요도 바깥조임근** 역할을 하게 되는데 남자에서는 요도만 싸고 있으나 여자에서는 요도와 요도 뒤쪽의 질을 같이 싸고 있기 때문에 요도 자체에 미치는 힘이 남자에 비하여 약하다.

남자에서는 비뇨생식가로막 속에 남성생식부속샘의 하나인 **망울요도샘**(요도구선, bulbourethral gland, Cowper's gland)이 있는데 이것의 분비관은 요도의 셋째부분인 **음경요도**(penile urethra)에 열려 있다. 전체 요도 중 음경요도는 음경(penis)의 **요도해면체**(corpus spongiosum)를 관통하는 가장 긴 부분이다(남성생식기관 참조).

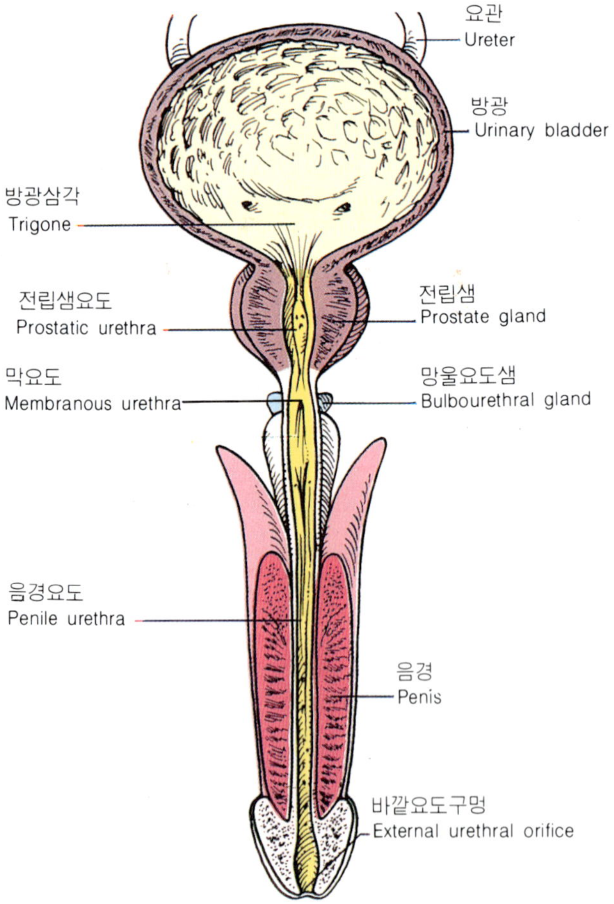

* 그림 9-8. 남성의 요도.

생식기계통
Reproductive system

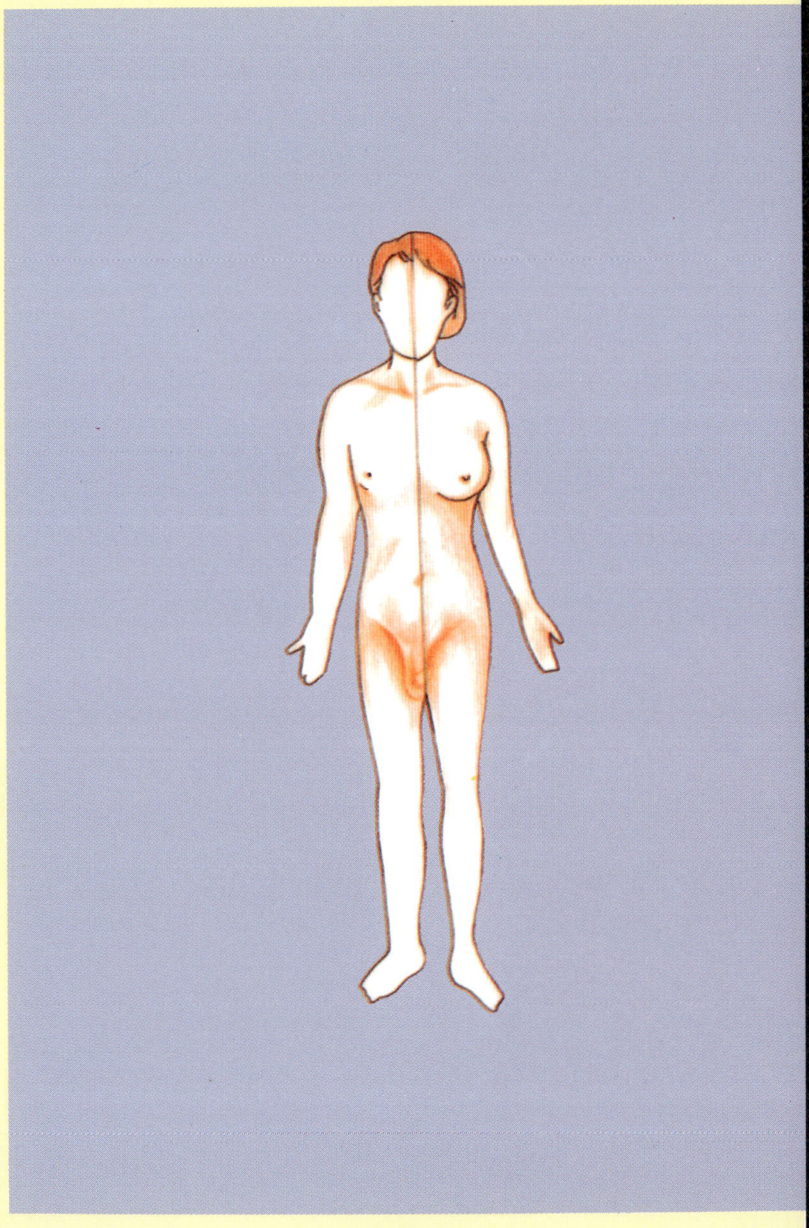

Chapter 10

제 10 장
생 식 기 계 통

생식은 개체를 창조하고 나아가 종(species)을 유지하기 위하여 사람을 포함한 모든 생물의 기본적인 중요한 기능이다. 생식기계통은 생식기능에 관련된 일련의 기관들을 총괄하여 말하는 것이다.

이 장에서는 생식기관을 설명하기에 앞서서 생식과정과 개체발생의 기본이 되는 세포의 증식에 대하여 고찰하고 마지막 부분에서 사람의 발생과정을 요약하였다.

세포의 증식

하나의 **접합자**(zygote, fertilized egg)로부터 개체가 탄생되는 것은 바로 세포의 증식에 의한 것이며 또한 이미 존재하고 있는 세포들도 분열에 의하여 그 존재가 지속되는 것이다. 즉 세포의 증식은 개체의 창조 및 생존유지의 기본이며 또한 이를 통해 특정세포나 개체 및 종족의 특성을 다음 세대로 전달하는 기본방법이 되는 것이다. 개체의 특성이 다음 세대에 전달되는 것을 **유전**(heredity)이라고 하며 세포내에서 유전에 관여하는 것은 염색체의 주성분인 DNA(deoxyribonucleic acid)이다.

염색체와 DNA

염색체(chromosome)는 세포분열이 시작되면서 핵 속에서 그 모양을 드러내는 것이다. 각 염색체는 2개의 **염색분체**(chromatid)로 구성되어 있고 한 부위에서 서로 부착되어 있는데 이 부착점을 **중심절**(centromere)이라고 한다. 염색체의 수는 동물의 종류에 따라 다르며 같은 종에서도 그 크기와 중심절의 위치가 다르다. 이와 같이 종에 따른 독특한 염색체형을 **핵형**(karyotype)이라 한다.

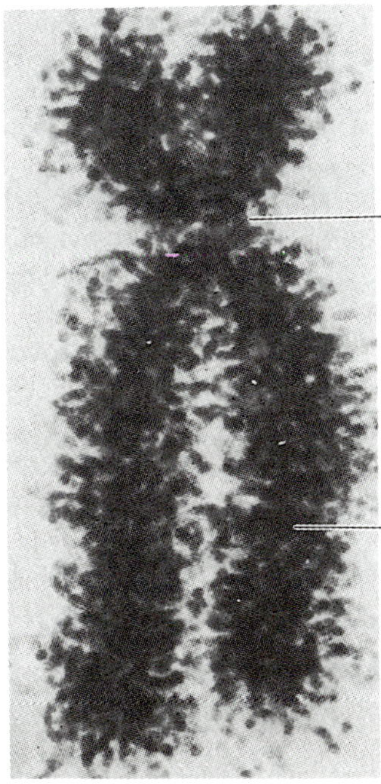

* 그림 10-1. 염색체의 전자현미경 사진.

사람에서 염색체의 수는 46개인데 이중 44개는 **보통염색체**(autosome)이고 2개는 **성염색체**(sex chromosome)로써 남녀간의 수적 차이는 없으며 단지 성염색체가 다르다. 즉 남성에서는 2개의 성염색체가 X와 Y염색체로 구성되어 있으나 여성에서는 2개가 모두 X염색체이다. 또한 44개의 보통염색체 중에는 그 크기와 중심절의 위치가 아주 유사한 것이 두 개씩 있는데 이들을 **상동염색체**(homologous chromosome)라고 한다. 이들은 수정과정에서 각각 난자와 정자에서 유래된 것이며 성염색체의 경우에 X와 Y염색체의 형태는 다르나 부모 양측에서 유래된 점은 마찬가지이다. 따라서 흔히 사람의 염색체 수를 23쌍(보통염색체 22쌍, 성염색체 1쌍)이라고 한다.

염색체의 수는 우리 몸을 구성하고 있는 모든 세포에서 동일하지만 성숙한 성세포인 정자나 난자에서는 분화 과정에서 **감수분열**(meiosis)과정을 거치면서 그 수가 반으로 줄어 각각 23개(22개의 보통염색체와 1개의 성염색체)를 갖게 되며 수정과정에서 이들 성세포가 결합함으로써 염색체 수가 46개로 회복되며 새로운 개체로 성장분화되는, 즉 개체의 시조인 접합자(zygote)가 되는 것이다.

염색체의 주성분인 **DNA**는 핵 속에 존재하는 거대한 분자로서 1953년 미국의 Watson 및 영국의 Crick과 Wilkins등에 의하여 처음 밝혀진 분자구조는 긴 사다리를 긴축에 따라 비틀어 놓은 것같은 이중나선(double helix)형이다. 즉 DNA는 수백만 쌍의 **누크레오타이드**(nucleotide)의 사슬로 구성되어 있으며 각 nucleotide는 인산염(phosphoric acid), 당(deoxyribose) 및 질소성 염기(nitrogenous base)와 결합된 복합분자이다.

질소성 염기는 **아데닌**(adenine), **자이민**(thymine), **싸이토신**(cytosine) 및 **구아닌**(guanine)의 4종류이며 수소결합에 의해 둘씩 짝을 지어 사다리의 한칸을 구성하는데 이러한 염기의 결합에는 두가지 조합만이 존재한다. 즉 아데닌(A)은 항상 자이민(T)과 결합하고 구아닌(G)은 항상 싸이토신(C)과 결합한다. 그러나 이러한 염기쌍(A · T, T · A, G · C, C · G)의 순열 혹은 배열순서는 각 **유전인자**(gene)마다 다르다.

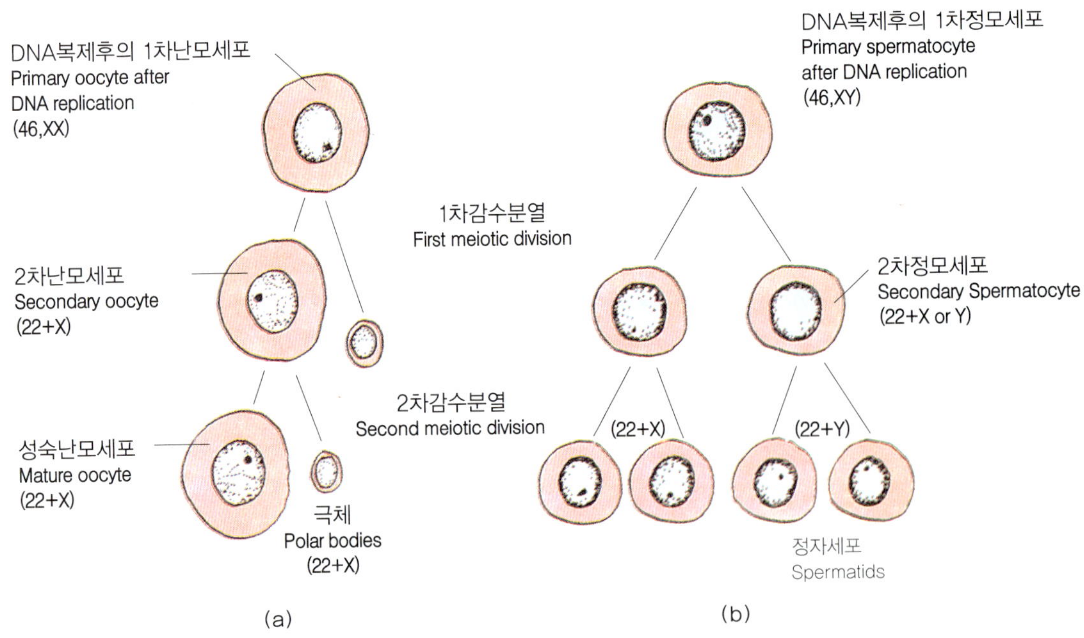

성세포의 발생 (a) 난자, (b) 정자

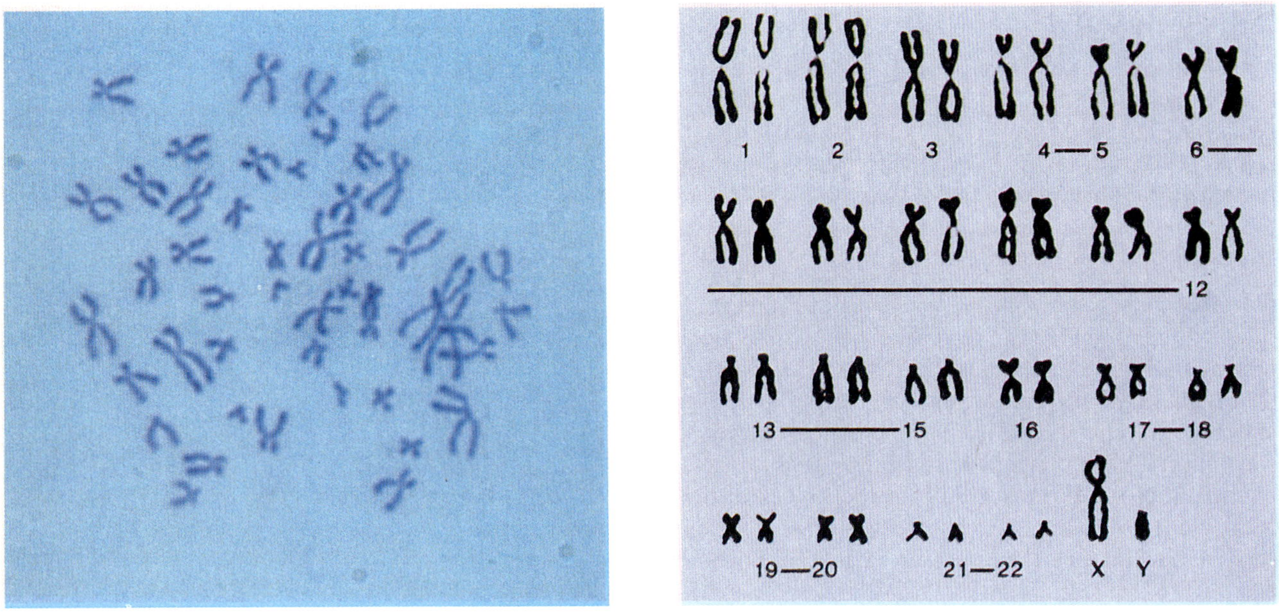

* 그림 10-2. 사람의 염색체. 왼쪽은 도말표본을 현미경으로 본 것이고 오른쪽은 상동염색체를 짝을 지어 순서대로 나열한 것임.

유전인자는 DNA분자의 한 분절이며 각각의 유전인자는 세포내에서 구조단백질들이나 기능단백질(효소)들 중에서 어느 한 가지 단백질의 합성을 관장한다. 따라서 한 세포의 구조와 기능은 그 세포의 유전인자들에 의하여 결정되는 것이다.

단백질 합성과정을 간결하게 설명하면 다음과 같다. 우선 DNA사슬인 유전인자의 한 분절을 따라 짧은 **RNA**(ribonucleic acid)사슬이 형성된다.

RNA는 몇 가지 면에서 DNA와 다르다. 즉 RNA분자는 DNA분자보다 훨씬 작고 deoxyribose 대신에 ribose를 가지고 있으며 DNA의 4가지 염기 중에서 자이민 대신 **우라실**(uracil)을 가지고 있다. 따라서 유선자를 따라 복제되는 동안에 우라실은 아데닌과, 구아닌은 싸이토신과 짝을 지어 RNA 사슬을 형성하는데 이것을 **m-RNA**(messenger RNA)라고 한다.

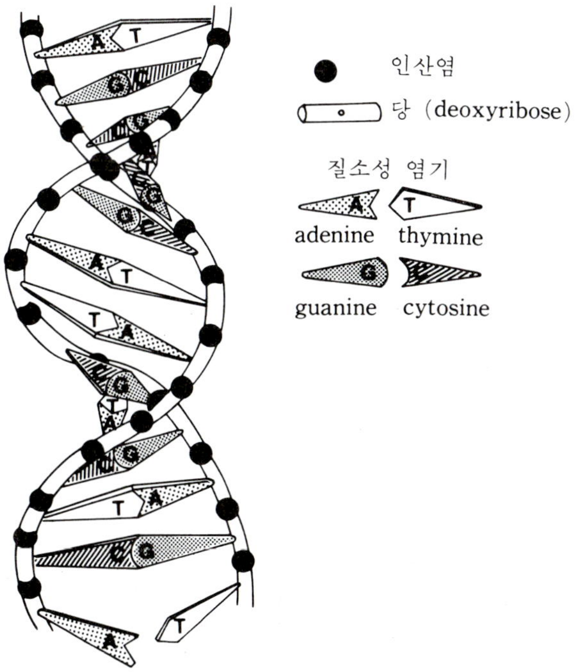

* 그림 10-3. DNA 분자의 구조.

m-RNA는 형성되는 즉시 핵 밖으로 확산되어 세포질에 있는 **리보좀**(ribosomal RNA)에 붙어 특정 단백질의 합성을 지시하며 세포질에 있는 t-RNA (transfer RNA)에 의하여 운반된 아미노산을 m-RNA가 지정된 순서에 따라 붙여 나감으로써 유전인자가 지정한 단백질이 형성되는 것이다.

세포는 각기 다른 수많은 효소를 합성하고 그 자신의 구조를 개축하기 위한 구조단백을 합성하며 그 외에 다른 특수단백질을 합성하는 세포도 있다. 예를들면, 간세포들은 알부민, 그로부린, 섬유소원 및 프로트롬빈(prothrombin) 등을 합성한다.

세포분열

1. 유사분열

성세포를 제외한 인체의 모든 세포는 **유사분열**(mitosis)로 증식한다. 따라서 유사분열을 등수분열 또는 체세포분열이라고도 한다. 유사분열과정은 적당히 염색된 세포들에서 광학현미경을 통해서 관찰할 수 있는데 이 과정은 크게 **전기**(prophase), **중기**(metaphase), **후기**(anaphase) 및 **종기**(telophase)의 4단계로 구분되며 여기에 간기(interphase)를 합친 다섯 단계를 거쳐서 한 세포가 다음 세대로 넘어가므로 다섯 단계를 합쳐 **세포주기**(cell cycle)라고 한다.

세포주기는 세포에 따라 큰 차이가 있다. 피부, 위장관의 상피 및 조혈조직에서는 계속해서 빠르게 소멸되는 세포들을 보충하기 위하여 세포분열이 활발하나 그 외의 세포들은 성장시기가 끝난 후에는 자주 분열하지 않으며 특히 신경세포들은 분화가 끝난 이후에는 증식능력이 없어 점차 그 수가 감소되어 가고 보충되지는 않는다.

세포분열이 끝나면 단단하게 꼬여 응축되었던 DNA사슬이 일부 분절들을 제외하고는 풀려진다. 염색을 하여 현미경으로 보면 풀려지지 않는 일부 분절들은 진하게 염색된 **염색질과립**(chromatin granule)으로 보이는데 풀어진 부분들은 보이지 않는다.

DNA사슬이 풀어지면서 사다리모양이 갈라져 2개의 사슬로 분리되는데 이렇게 분리된 각 nucleotide 사슬에 DNA구성 물질들이 제자리를 찾아 부착된다. 즉 핵질에 있던 자이민은 원래의 nucleotide 사슬에 있는 아데닌에, 반대로 새로운 아데닌은 원래의 자이민에 부착하여 또한 구아닌과 싸이토신도 같은 방식으로 결합된다.

이렇게 하여 간기가 끝나게 되면 본래의 DNA분자를 구성하고 있던 두 개의 사슬이 각기 새로 형성된 또 하나씩의 사슬을 갖게 된다. 따라서 세포분열 결과 딸세포에 배분된 46개의 **염색분체**(chromatid)는 똑같은 특성을 지닌 두개의 염색분체, 즉 완전한 염색체가 되어 다음 세포 분열의 모세포가 된다.

이와같이 유사분열에서는 모세포의 염색체가 둘로 나누어지지만 숫적 변화는 없이 염색분체로 나뉘어 딸세포의 염색체가 된 것이므로 딸세포는 구조적 기능적으로 모세포의 특성을 그대로 물려 받은 것이다. 한 마디로 유사분열은 세포의 유전기전인 것이다.

2. 감수분열

감수분열(meionsis)은 생식세포발생과정에서 두배수체가 홀배수체로 성숙하는 과정에서만 일어나는 특수한 세포분열 방법이다. 남성에서의 두배수체생식세포라고 하는 것은 **정조세포**(spermatogonia)와 이것이 분열하여 생긴 **일차정모세포**(primary spermatocyte)를 말하며 여성에서는 **난조세포**(oogonia)와 이것이 분열하여 생긴 **일차난모세포**(primary oocyte)를 말하는데 이들은 모두 보통세포들과 마찬가지로 23쌍 즉46개의 염색체를 가지고 있다. 사람의 보통세포들처럼 46개의 염색체를 가지고 있는 경우를 **두배수체**(diploid)라 부르며 성숙생식세포(gamete) 즉 남성의 정자(sperm)나 여성의 난자(ovum)같이 23개의 염색체를 가진 경우를 **홑배수체**(단수체, haploid)라고 한다.

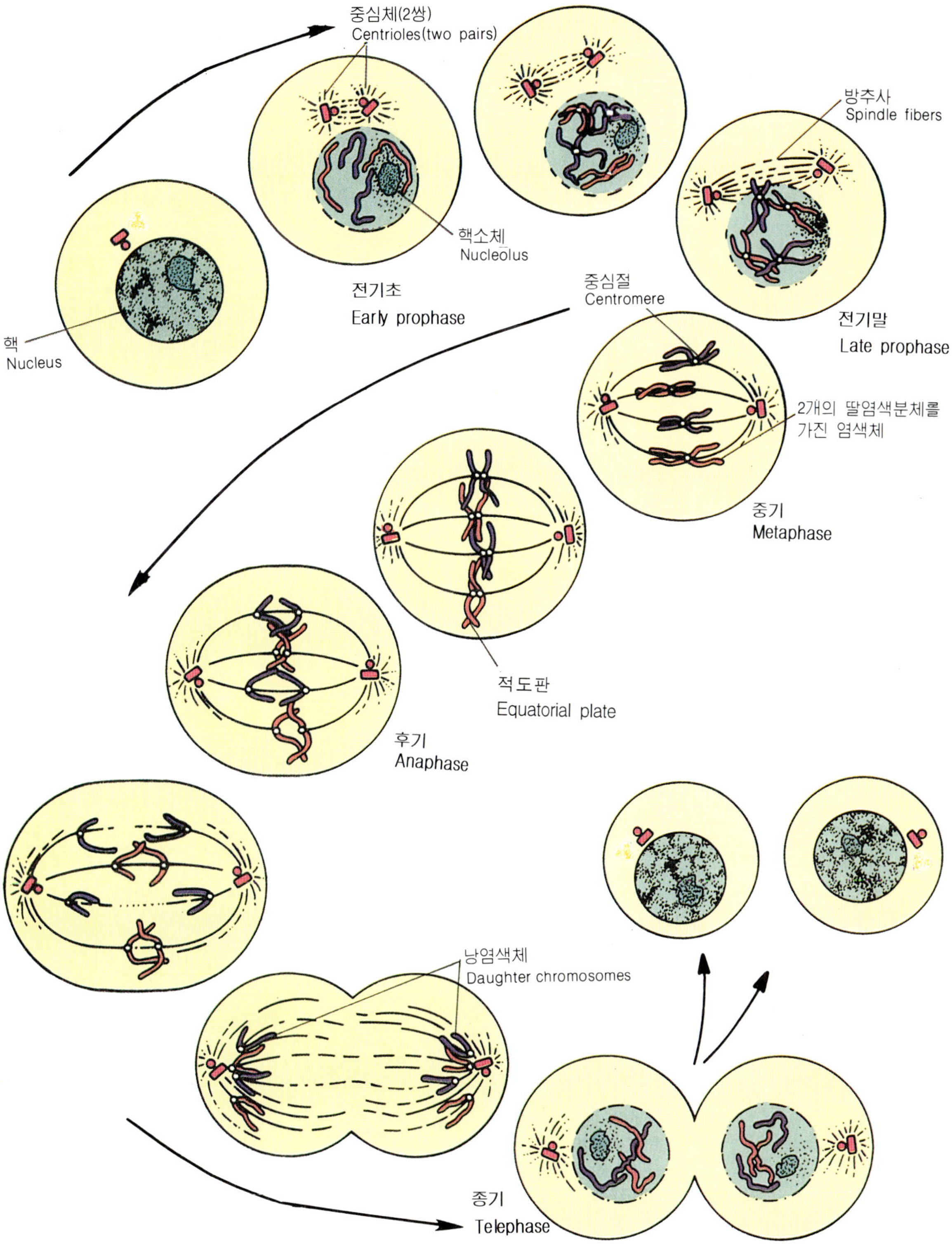

* 그림 10-4. 유사분열(*mitosis*) 과정.

감수분열과정은 연속적으로 진행되는 두 번의 세포분열로 이루어지는데 이것들을 각각 **일차감수분열** 및 **이차감수분열**이라고 하며 유사분열에서처럼 전기, 중기, 후기 및 종기의 과정을 밟게 된다.

일차감수분열이 시작되기 전에 간기에서는 등수분열과정에서와 마찬가지로 DNA복제로 인해 각각의 염색체가 두개의 염색분체(chromatid)로 되며 일차감수분열의 전기는 매우 긴 기간(사람의 정모세포의 경우 22일 이상이고 난모세포에서는 수십년) 동안 진행되며, 여러 단계로 나누어 설명할 수 있다. 즉 유사분열에서처럼 염색질들이 뭉쳐져서 염색체를 구성하는 시기(가는섬유기, 세사기, leptotene), 상동염색체가 짝을 지어 나란히 배열되어 46개의 염색체가 마치 23개인 것 같은 모습을 나타내는 시기(접합기, zygotene), 그 다음 염색체가 짧아지고 굵어지는 시기(굵은섬유기, 비사기, pachytene)를 거치면서 서로 부착되어 있는 상동염색체간에 유전인자의 교환이 일어나며 겹섬유기(중복기, diplotene)와 이동기(diakinesis)를 거쳐 접합되었던 두 염색체가 분리된다.

감수분열에서 가장 중요한 특징은 첫째 상동염색체끼리 짝을 짓는 것이며 둘째는 상동염색체 상호간에 유전인자의 교환이 일어난다는 점이다.

일차감수분열의 중기에서는 유사분열에서와 마찬가지로 상동염색체들이 적도부에 배열되며 이들은 방추사에 의해 중심체에 연결된다. 그러나 말기에서의 변화를 보면 유사분열에서 중심절이 갈라지고 여기에 붙어 있던 두 chromatid가 하나씩 나누어지는 것과는 달리 감수분열에서는 상동염색체를 이루고 있는 두 염색체가 하나씩 나뉘어 양극으로 끌려가는 것이다.

그 결과 두 배로 복제된 염색체 각각의 양은 변화되지 않은채 염색체의 수만 반으로 감소하여 각기 23개의 염색체가 양극으로 끌려가고 이어서 일차감수분열의 종기가 진행되어 두 개의 **딸세포**(각각 22개의 보통염색체와 1개의 성염색체를 가진)가 되는 것이다.

이어서 진행되는 이차감수분열은 일차감수분열의 연속으로 붙여진 것으로 실제로는 유사분열 그대로이다. 즉 이차감수분열에서는 DNA가 복제되는 간기가 필요없이 기왕에 복제된 염색체가 chromatid로 나뉘어지는 것이다. 결국 일차 및 이차감수분열을 통해 하나의 두배수체생식세포는 염색체가 수와 양이 각기 반으로 줄어 4개의 딸세포가 되는 것이다.

표 10-1 유사 분열 과정에서의 중요 변화

과 정	중 요 변 화
간기 (interphase)	분열을 위한 준비 기간으로 ① 세포 크기의 증가 ② 염색체가 풀어지면서 점차 길어지고 가늘어져 일부 염색체 과립을 제외하고는 보이지 않게 되며 ③ DNA가 복제된다.
전기 (prophase)	① 중심체가 복제되어 두 쌍이 된다. ② 염색질이 축합되어 염색사가 형성되고 점차 굵고 짧아져 염색체가 형성된다. ③ 중심체 주위에 별(aster)이 형성되면서 양극(pole)으로 이동하며 두 중심체 사이에 방추(spindle)가 형성된다. ④ 핵막과 핵소체가 소실되기 시작한다.
중기 (metaphase)	① 염색체가 적도(equator)부위에 배열된다. ② 염색체에서 각각의 chromatid를 잇고 있는 centromere가 방추에 부착된다. ③ 핵막이 완전히 소실된다.
말기 (anaphase)	① centromere가 둘로 쪼개지며 이에 따라 각각의 염색체를 이루고 있던 두 개의 chromatid도 분리된다. ② 분리된 염색분체는 방추에 의해 양 극으로 끌려간다.
종기 (telophase)	종기에서의 변화는 전기에 일어나는 변화의 반대 현상이다. 즉 ① 양극으로 끌려간 염색체의 꼬여 있던 DNA분자가 풀어지기 때문에 점차 길어지고 가늘어진다. ② 양극으로 이동한 염색체 주위에 각기 핵소체 및 핵막이 형성되며, ③ 방추가 소실되며, ④ 세포질분열에 의해 모세포가 완전히 두 개의 자세포로 나뉜다.

생식자 발생(Gametogenesis)

1. 정자발생

정자발생(spermatogenesis)이란 남성의 원시 성세포인 정조세포가 성숙 성세포인 정자(spermatozoa, sperm)로 변화되는 과정을 말한다. 이 과정은 크게 3단계로 나누어 설명되고 있다.

첫단계는 정조세포가 수적 증가를 위하여 여러 차례(7회 이상)의 유사분열을 거쳐 **일차정모세포**(primary spermatocyte)가 되는 것이다.

둘째단계는 감수분열기로서 일차 및 이차감수분열을 통하여 1개의 일차정모세포가 2개의 **이차정모세포**(secondary spermatocyte)를 거쳐 네 개의 **정자세포**(spermatid)로 되는 것인데 이때 일차감수분열의 종기는 완전히 완료되지 않아 2개의 이차정모세포들은 세포질이 완전히 분리되지 않은 상태에서 이차분열의 중기로 들어간다. 또한 일차감수분열에서 염색체가 반감될 때 상동염색체가 아닌 두 개의 성염색체 X와 Y도 각기 하나씩 분리됨으로써 결국 정자세포의 반수는 22개의 보통염색체와 성염색체 X를 가지며 나머지 반수는 22개의 보통염색체와 성염색체 Y를 갖게 된다.

마지막 셋째단계는 정자세포가 정자로 형태를 바꾸면서 성숙되는 **정자형성**(spermiogenesis) 과정으로서 수적변화는 없이 1개의 정자세포가 1개의 정자로 성숙되는 것이다.

이러한 정자발생 과정은 고환의 **정세관**(seminiferous tubule)에서 일어난다. 출생시 정세관에는 정조세포와 **지지세포**(sertoli cell)만 있으며 이 상태로 유년(소년)기를 지나 사춘기에 이르러 비로서 정자발생이 시작되어 노년기까지 계속된다. 발정기가 정해져 있는 동물에서와는 달리 사람에서의 정자발생은 쉬지 않고 진행된다. 성인에서 정자발생에 소요되는 기간은 대략 64일이다.

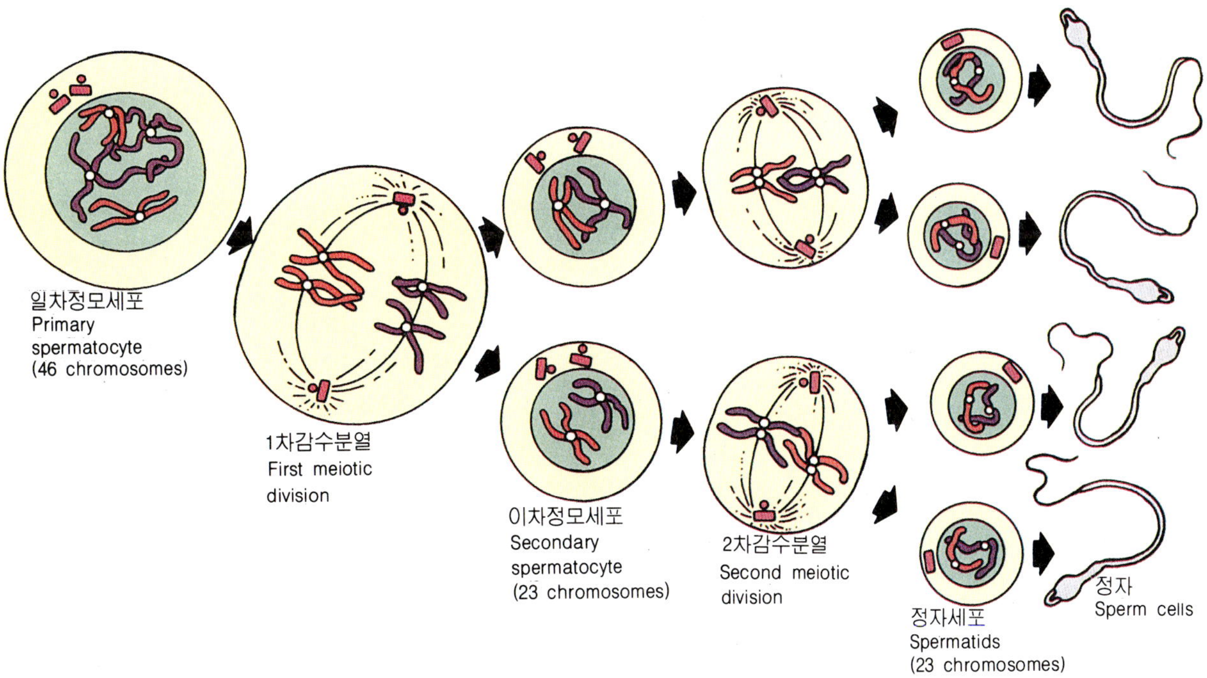

* 그림 10-5. 감수분열과 정자발생 과정.

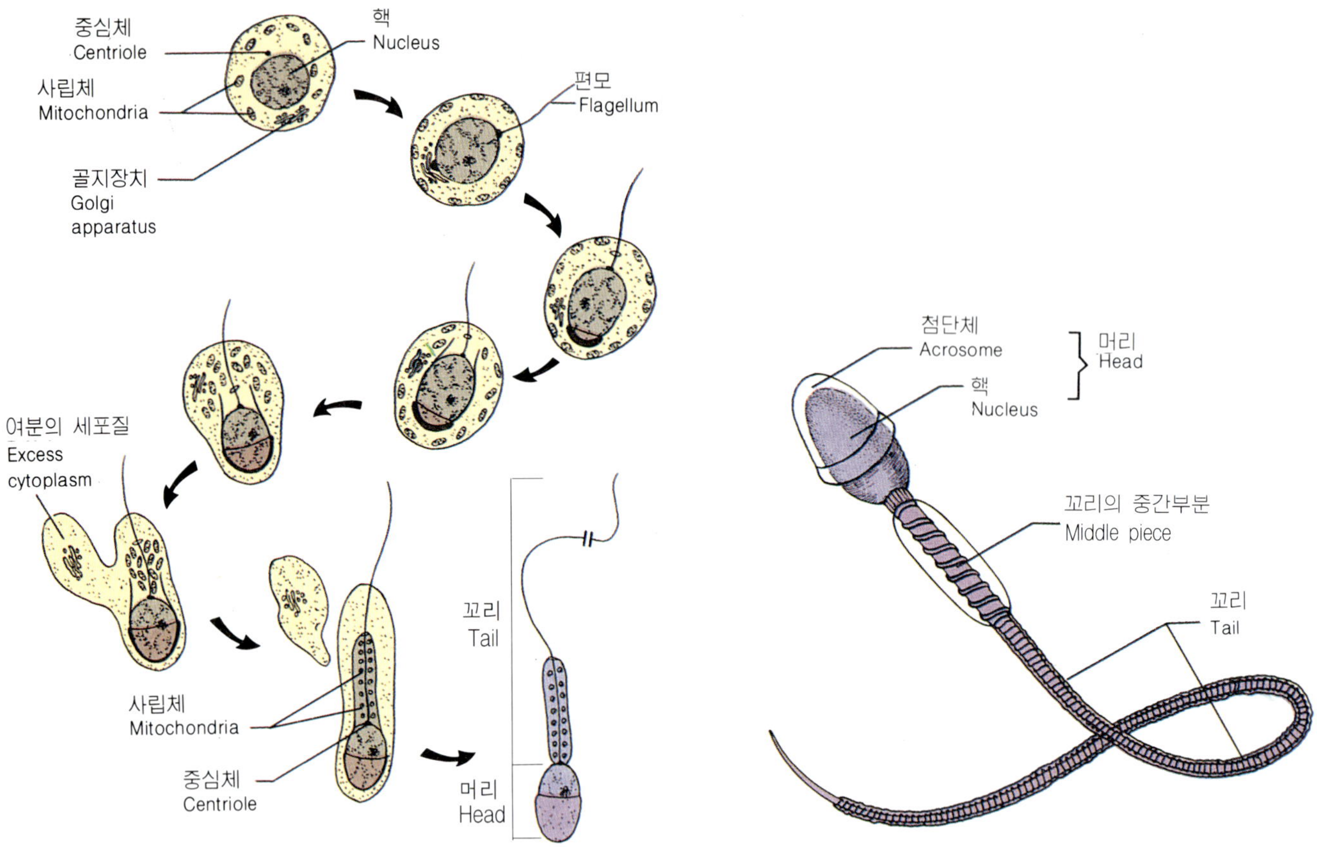

* 그림 10-6. 정자형성과정(*spermoigenesis*)과 성숙 정자.

2. 난자발생

난자발생(oogenesis) 역시 여성의 원시 성세포인 난조세포가 성숙한 **난자**(ovum)로 되는 과정을 말한다. 그런데 난자발생과정은 정자발생과정에서는 볼 수 없는 몇 가지 차이점을 가지고 있다.

첫째, 난조세포에서 **일차난모세포**(primary oocyte)가 되는 유사분열 과정이 출생전에 이미 완료되며 또한 이 일차난모세포들은 출생 이전에 일차감수분열의 전기(prophase)에 돌입한다는 점이다. 즉 출생시 여자아이의 난소(ovary)에는 약100만개의 일차난모세포들이 일차감수분열의 전기상태에 있으며 분열과정은 이 상태에서 중단되어 사춘기에 이르게 된다.

둘째, 난자발생은 월경주기(menstrual cycle)가 지속되는 기간인 **사춘기**(puberty)부터 **폐경기**(menopause)까지 약 30여년 동안만 일어나고 대략 한 달에 한 번씩 일어난다. 즉 출생 이전부터 사춘기까지 중단되었던 일차감수분열이 완료되는 시기는 배란(ovulation) 바로 전이며 이차감수분열은 배란된 **이차난모세포**(secondary oocyte)가 정자를 만나서 수정(fertilization)이 되어야 비로소 진행되어 성숙난자가 된다.

셋째, 난자는 월경주기마다 단지 1개가 형성되어 배출된다. 일차감수분열에서 염색체의 분열은 정자발생에서와 마찬가지로 상동염색체가 각기 나뉘어 염색체수가 반감된 두 개의 세포가 형성되지만 세포질은 그중 하나의 세포에만 편중되는데 이것을

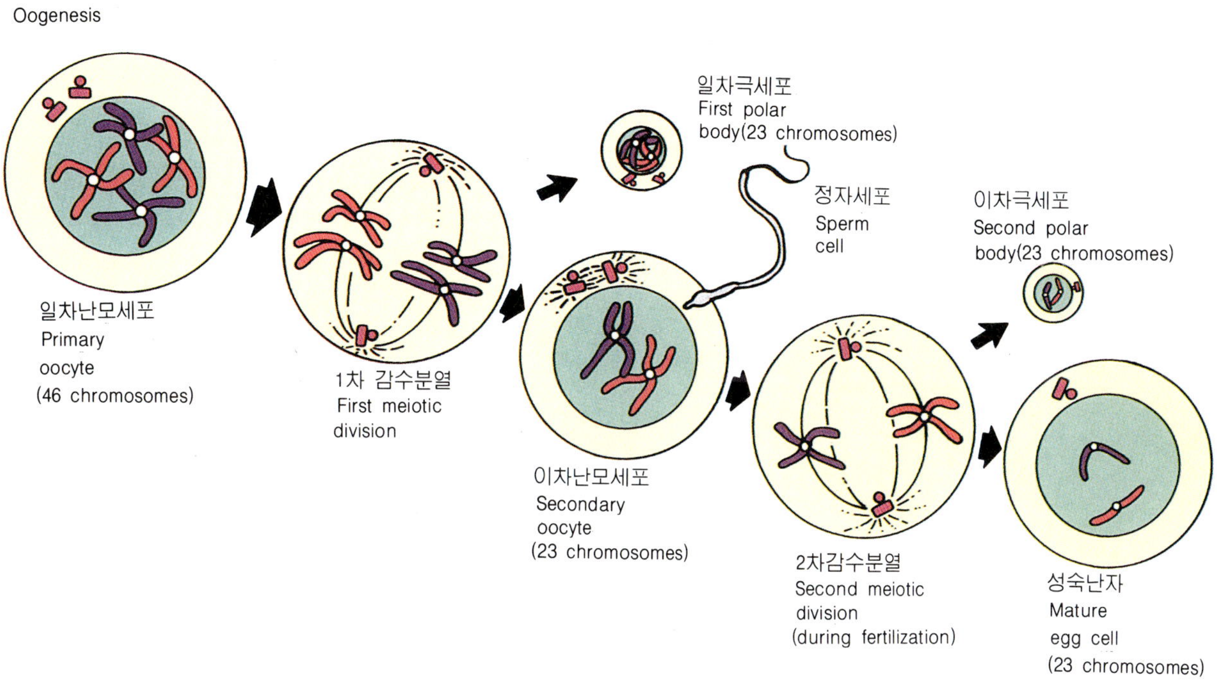

* 그림 10-7. 감수분열과 난자발생과정.

이차난모세포라고 하며 세포질을 갖지못한 세포를 **일차극체**(first polar body)라고 한다. 배란된 이차난모세포가 정자와 만나 수정이 이루어지면 이차감수분열이 급속히 진행되며 이때 역시 세포질은 한 세포에만 편중되는데 이것을 성숙난자라고 하고 세포질을 갖지못한 **이차극체**(second polar body)는 곧 퇴화되어 없어진다.

난조세포가 지닌 46개의 염색체 중에 두 개의 성염색체는 모두 X염색체이다. 따라서 난자는 항상 22개의 보통염색체와 한 개의 X염색체를 가지며, 만약 X염색체를 가진 정자와 만나 수정되면 여자가 되고 Y염색체를 가진 정자와 만나 수정되면 남자가 된다.

3. 정자 및 난자의 형태

성숙 **정자**는 길이가 60μ 가량으로 작은 **머리**와 긴 **꼬리**를 가지고 있으며 꼬리는 다시 연결부분(목), 중간부분, 주된부분 및 끝부분으로 구성되며 머리는 난자에 진입할 때 난자의 보호막들을 녹이는 효소들을 담은 주머니인 **첨단체**(acrosome)로 덮여 있다.

성숙 **난자**의 크기는 대략 120~200μ으로써 두꺼운 **투명대**(zona pellucida)와 난포세포층인 **부챗살관**(방사관, corona radiata)으로 싸여있다. 이 보호막들은 배란, 수정 후 착상 직전까지 난자를 보호하며 난자의 영양을 담당한다.

남성생식기계통

생체가 수행하는 기능의 궁극적인 목적은 개체의 생존에 있으나 생식기능은 종족의 존속이라고 하는 더 중요한 목적을 수행하는 자연의 섭리인 것이다. 남성의 기능은 성숙한 정자를 생성하고 이것을 여성 생식관(reproductive tract)에 운반하는 것이다. 따라서 남성생식기계통은 정자발생이 일어나는 한 쌍의 **고환**(정소, testis), 정자가 여성생식관에 이르기까지 지나야 하는 통로, 사정시 정자를 호송하고 보호하는 물질을 분비하는 부속샘, 여성과의 접합기관 등으로 구성되어 있다.

고환

1. 구조

고환(testis)은 한 쌍으로 음낭(scrotum)안에 들어있으며 크기는 대략 3.5×3×2.5㎝인 난원형의 복합혼합샘이다. 고환의 겉은 희고 단단한 섬유막인 **백색막**(백막, tunica albuginea)에 의하여 둘러싸여 있고 특히 뒤쪽에 결합조직층이 두껍고 많은 관(duct) 신경 및 혈관이 출입하는 부분을 **고환세로칸**(정소종격, mediastinum testis)이라고 한다. 이곳으로부터 많은 **고환사이막**(소엽간중격, septuli testis)이 방사상으로 뻗어 약 250개의 **고환소엽**

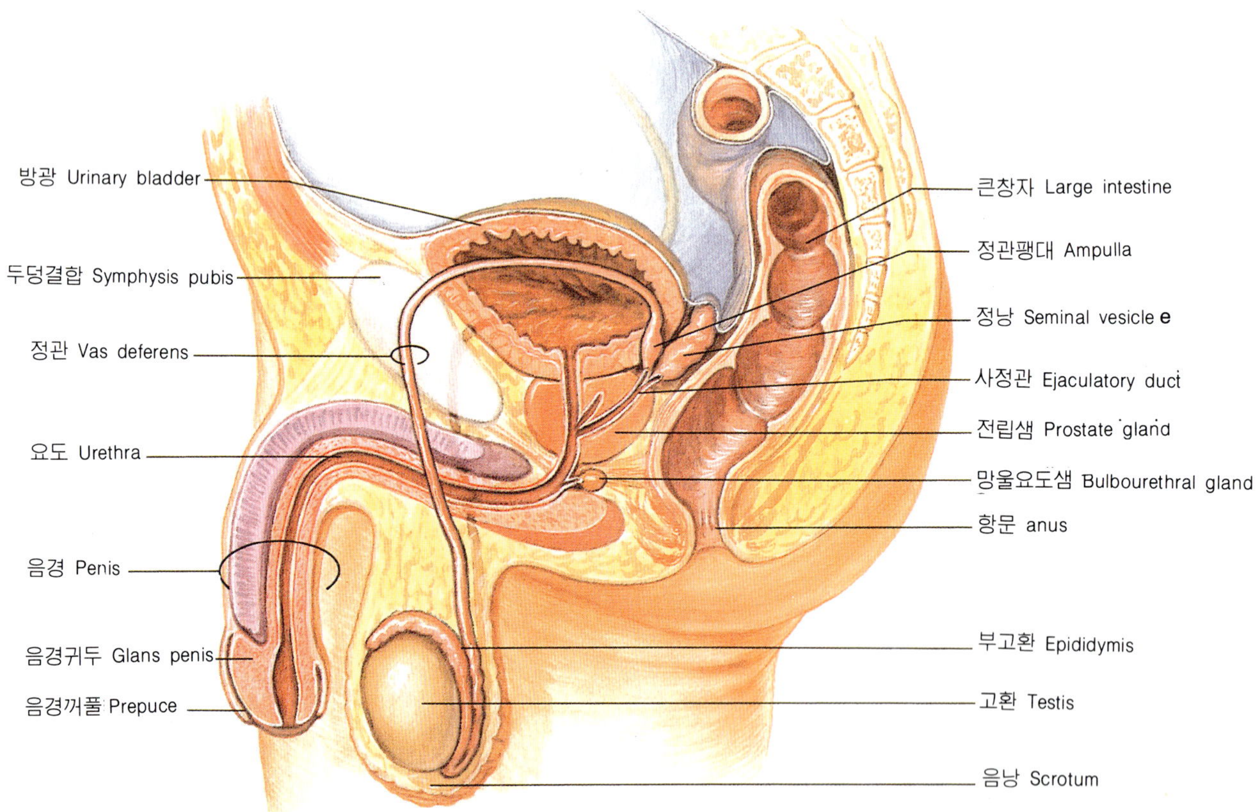

* 그림 10-8. 남성생식기계통. (정중시상절단면).

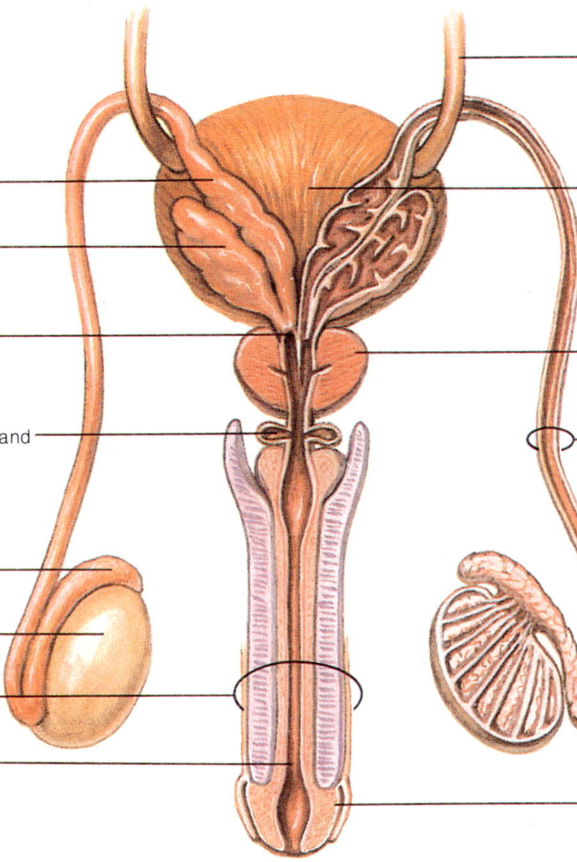

* 그림 10-9. 남자의 생식기계통.

(lobuli testis)으로 나누고 있다. 따라서 고환소엽은 고환의 구조적 및 기능적 단위로서 각 소엽에는 평균2개의 **곱슬정세관**(곡정세관, convoluted seminiferous tubule, 각각의 길이 30~70cm)과 많은 **사이질세포**(간질세포, interstitial cells of Leydig)들이 들어 있다.

정세관은 정자발생이 이루어지는 곳으로 한쪽 고환의 정세관의 총 길이는 약 250 m 가량이며 모든 정세관이 고환세로칸에서 합쳐져서 그물모양 구조의 **고환그물**(정소망, rete testis)을 형성하며 여기서 12개 가량의 **고환날세관**(수출세관, ductuli efferentes) 이 백색막을 뚫고 나온 후 모두 합쳐져 한개의 긴 **부고환관**(ductus eqididymis)으로 이어진다.

태생기에 고환은 뒤배벽에서 형성되며 고환에서 음낭의 벽 사이에는 민무늬근육다발인 **고환길잡이**(정소 도대, gubernaculum testis)가 이어져 있는데 이 줄이 서서히 짧아지면서 고환은 샅굴(서혜관, inguinal canal)을 지나 출생시에는 거의가 음낭안에 도달하게 된다. 이와같이 고환하강이 끝난 후에는 배안과 음낭의 연결은 완전히 폐쇄되는데 만약 불완전하게 닫히는 경우 소장의 일부가 음낭으로 밀고 들어올 수 있으며 이러한 상태를 **샅굴탈장**(서혜탈장, inguinal hernia)이라고 하여 남자에서 가장 흔한 탈장이다.

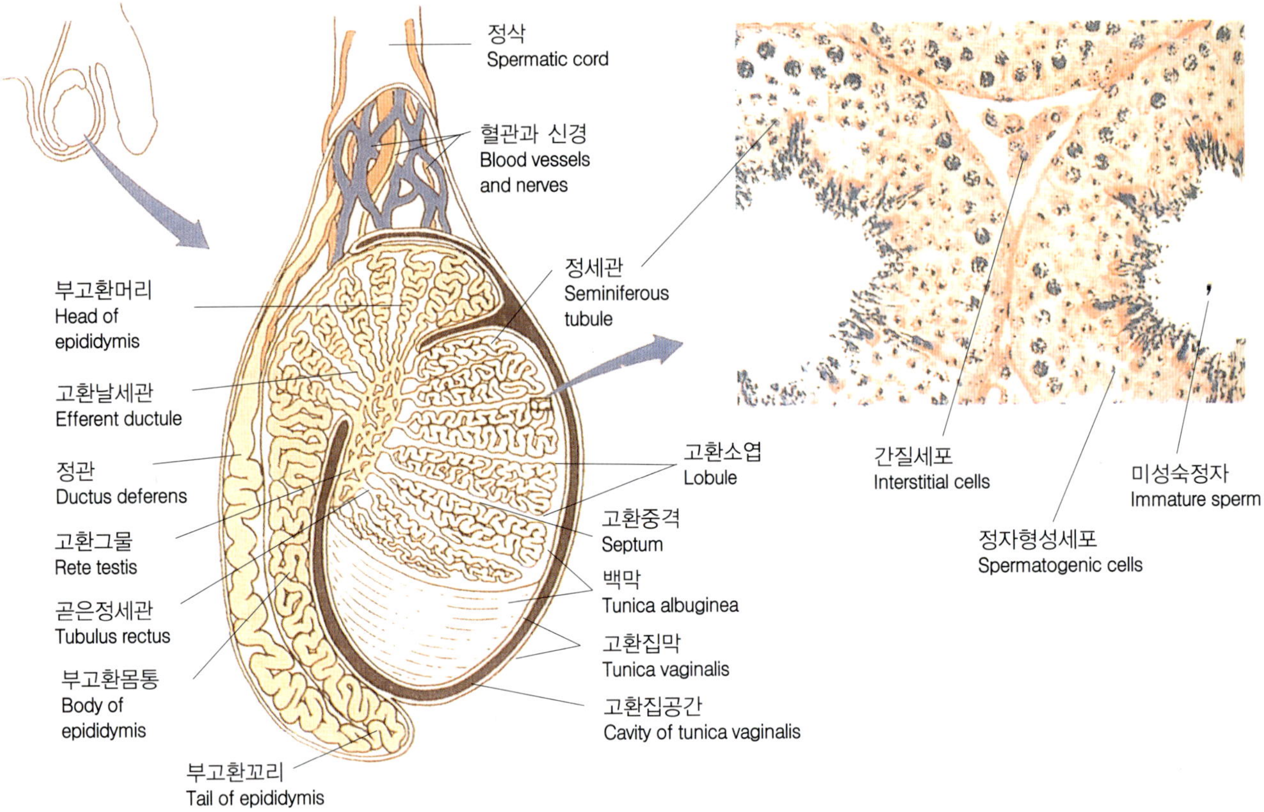

＊그림 10-10. 고환과 부고환의 길이방향 절단면.

2. 기능

고환은 정자의 생산과 남성호르몬의 분비 2가지 기능을 수행한다.

1) 정세관에서 생성된 정자는 형태를 모두 갖추었으나 운동성이 없으며 기능적으로 아직 미숙한 상태이다. 이들은 즉시 고환그물 및 수출세관을 통과하여 주로 부고환꼬리에 저장되어 기능적으로 성숙하게 된다.

2) 사이질세포(Leydig cell)는 남성호르몬인 **테스토스테론**(testosterone)을 생산하여 분비하는데 이 호르몬의 기능은 다음과 같다.

① 남성의 이차성특징을 유발하고 지속시키며 생식부속샘의 성장분화에도 관여하여 남성화(masculinizing)호르몬이라고도 한다.

② 신진대사에도 관여하는데 특히 단백동화작용(protein anabolism)을 촉진시킴으로써 뼈대근육과 뼈의 성장을 촉진하여 강한 체력을 갖게 한다. 그러나 뼈의 성장을 촉진함과 더불어 뼈끝연골판의 뼈발생(골화, ossification)도 촉진되어 전체적인 뼈의 성장이 일찍 끝나게 된다. 따라서 성적으로 조숙한 경우 성장이 일찍 정지되는 경향이 있다.

③ 수분과 전해질대사에 관여한다. 즉 약하기는 하나 콩팥의 요세관에서 Na^+ 및 수분의 재흡수를 촉진하며 K^+의 분비를 촉진시킨다.

④ 샘뇌하수체에서의 생식샘자극호르몬(gonadotropins) 즉 **난포자극호르몬**(FSH)과 **사이질세포자극호르몬**(ICSH, 여성에서는 황체자극호르몬 LH이라고 함)의 분비를 억제한다. 난포자극호르몬은 남성에서는 정세관의 정자생산을 촉진하며 간질세포자극호르몬은 사이질세포(Leydig cell)의 테스토스테론 분비를 촉진한다.

생식관

남성생식기계통에서의 생식관이라 함은 정자가 정세관에서 몸밖으로 배출될 때까지의 통로를 말하는데 정세관과 연결된 **고환그물**(rete testis), **수출세관**(dutuli efferentes), **부고환관**(ductus epididymis), **정관**(vas deferens), **사정관**(ejaculatory duct) 및 **요도**(urethra)의 순으로 이어져 있다. 정세관에서 형성된 정자는 고환그물 및 수출세관을 거쳐 부고환에 저장되었다가 사정할 때 정관, 사정관 및 요도를 거쳐 배출되는 것이다.

고환그물은 수백개의 정세관이 고환세로칸에 모여 형성된 것이며 **수출세관**은 이들 고환그물에서 뻗어 나온 12개 가량의 곱슬관을 말하는데 각 관의 직경은 50㎛이며 길이는 6~8 cm이다.

1. 부고환

수출세관들과 연결된 **부고환**(epididymis)은 고환의 뒤쪽에 붙어있는 길이 약 6 m에 이르는 한 가닥으로 된 긴 관의 뭉치이다. 이렇게 긴 관임에도 벽은 두꺼우나 내경이 좁아 만약 염증이 파급되면 유착으로 인해 쉽게 폐쇄되어 불임의 원인이 된다.

부고환은 정자의 저장소로서 정자의 성숙에 알맞은 환경을 제공하여 정자들이 기능적으로 성숙되고 운동력을 갖게 한다.

2. 정관

정관(vas deferens)은 부고환과 연결된 길이 약 45 cm의 근육성 관으로서 샅굴을 지나 골반안(pel-

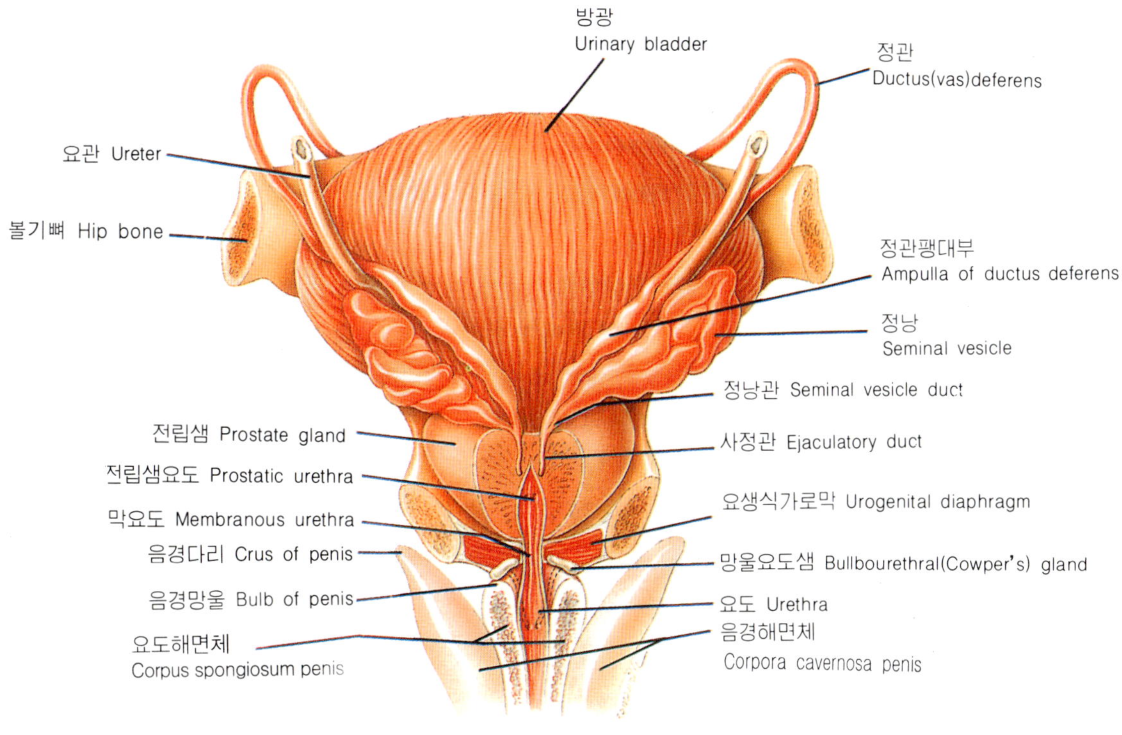

* 그림 10-11. 요생식가로막 주변의 전립샘, 망울요도샘 및 음경의 몸쪽 부분.

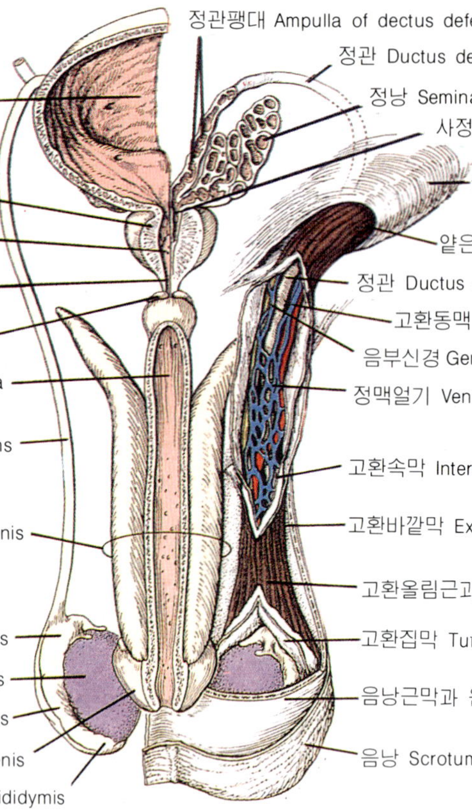

* 그림 10-12. 남성 생식기(종단면).

vic cavity)으로 들어가 방광의 뒷면을 지나 **정낭관**(seminal duct)과 합쳐져 **사정관**을 이룬다(그림 10-11). 샅굴 속에서 정관은 혈관, 림프관, 신경 및 근육막과 함께 정삭(spermatic cord)을 이루고 있다. 소위 남성 불임수술로 알려진 **정관절제수술**(vasectomy)은 정관을 자르고 양끝을 묶음으로써 정자가 배출되지 못하도록 하는 것으로 고환을 제거하는 거세(castration)와는 전혀 다르다. 즉 거세는 남성홀몬인 테스토스테론을 분비하는 사이질세포도 제거되기 때문에 남자의 특성을 잃게 되나 정관절제에 의하여는 아무런 영향을 받지 않는다.

3. 사정관

정관의 끝부분은 다른 부분에 비하여 벽이 얇고 안이 넓어 이를 **정관팽대부**(ampulla)라고 하며 사정관은 이 정관팽대부와 정낭관이 합쳐진 부분에서부터 전립선을 관통하여 요도에 열리기까지 길이 16～19㎜ 정도의 관이다(그림 10-11).

생식부속샘

남성의 생식부속샘으로는 한 쌍의 **정낭**(seminal

vesicle), 한 개의 **전립샘**(전립선, prostatic gland) 및 한 쌍의 **망울요도샘**(요도구선, bulbourethral gland)의 3가지 기관이 있다.

1. 정낭

정낭(seminal vesicle)은 방광의 뒤아래부위의 곧창자(직장) 바로 앞에 위치하고 있으며 용적이 약 2~7cc인 주머니로서 이 샘에서 생산되는 노랑색 분비물은 많은 과당(fructose)을 함유하고 있는 점액성 액체이다.

2. 전립샘

전립샘(전립선, prostate)은 밤알만한 크기의 복합대롱꽈리샘으로써 방광 바로 아래에 위치하며 요도가 수직으로 관통하고 있고 양쪽 사정관이 수평으로 관통하고 있다. 따라서 전립샘의 악성종양(cancer)이나 노년층에서 흔히 볼 수 있는 **전립샘 비대증**(benign prostatic hypertrophy) 등이 발생하면 요도가 압박을 받아 배뇨곤란이 일어나며, 심할 경우 오줌을 배출할 수 없게 된다.

전립샘의 분비물은 역시 정액의 일부로써 묽은 우유빛이며 특유한 냄새를 가진 약한 알카리성 액체이다. 정자의 운동은 중성 내지 약한 알카리성에서 활발하며 산성에서는 둔해진다. 따라서 전립샘의 분비물은 오줌에 의한 남성요도의 산성을 중화 내지 알카리화 하여 정자의 운동을 원활하게 해준다.

3. 망울요도샘

망울요도샘(bulbourethral gland)은 비뇨생식가로막 속에 막요도 양쪽에 위치하며 크기나 형태가 팥알만한 복합대롱꽈리샘으로 배출관은 요도해면체 부분으로 연결되어 있다(그림 10-11).

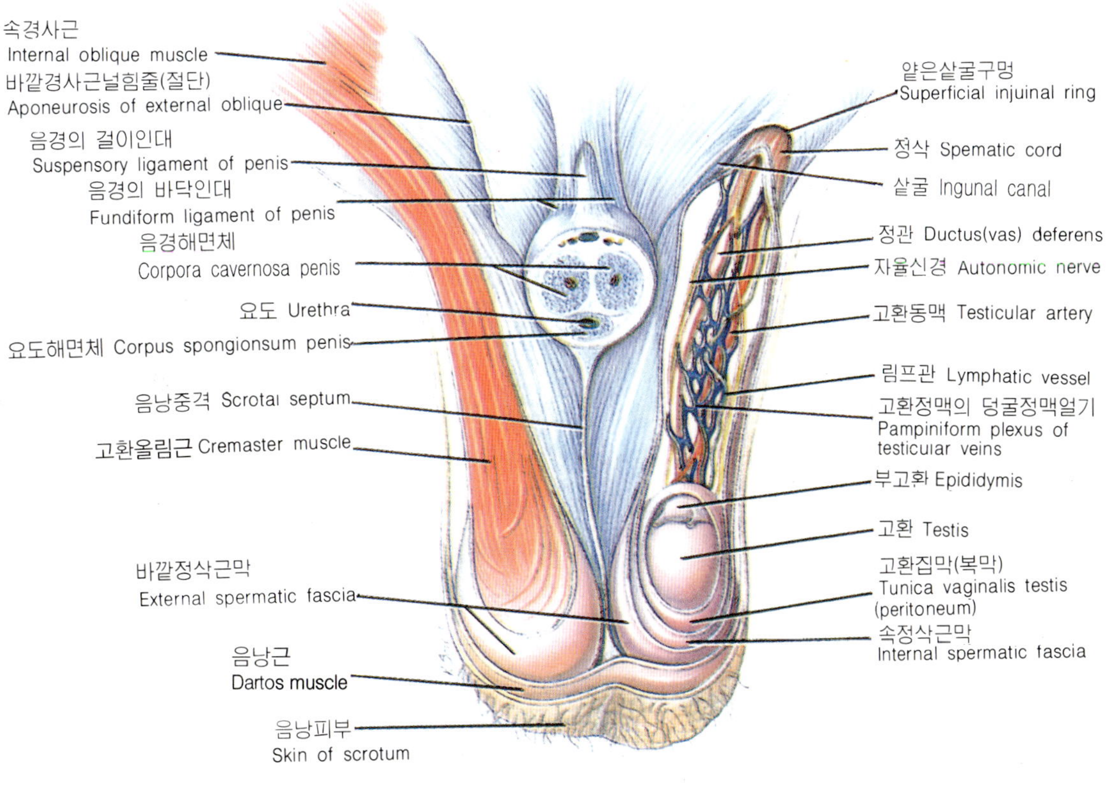

* 그림 10-13. 음경의 절단구조 및 정삭의 구조.

이 샘의 분비물은 맑고 점도가 매우 높은 미끄러운 알카리성 액체로서 정액이 배출되기 전에 먼저 분비되어 요도의 산성을 중화시켜 주고 윤활기능을 한다.

바깥생식기관

1. 음낭

음낭(scrotum)은 정중면에 형성된 **격막**(septum)에 의하여 좌우로 나뉘며 각기 고환, 부고환 및 정삭의 일부를 간직하고 있다.

음낭의 벽은 앞배벽을 구성하는 구조물들의 연속인데 특히 피부밑에는 지방조직 대신에 **음낭근육층**(Dartos muscle)이라고 부르는 민무늬근육이 들어 있어 자율적으로 수축 또는 이완됨으로써 몸통과 고환의 거리를 조절하는데 이런 기능은 고환의 온도를 정자 발생에 적합하도록 체온보다 낮게 유지하기 위한 것이다.

2. 음경

음경(penis)은 세 개의 긴 해면체 원기둥으로 구성되어 있는데 위쪽에 쌍을 이루고 있는 것은 **음경해면체**(corpus cavernosum penis)라고 하며 아래쪽의 단독으로 있는 것은 요도가 관통하고 있어 **요도해면체**(corpus cavernosum urethrae)라고 한다.

이것들은 모두 발기조직(erectile tissue)으로 되어 있어서 부교감신경반사에 의하여 해면조직에 혈액이 가득 들어차서 발기된다. 요도해면체의 끝부분은 매우 넓어져 음경해면체의 끝부분을 감싸고 있는데 이것을 **음경귀두**(glans penis)라고 한다.

이들 해면체는 모두 단단한 섬유막인 **백색막**(백막, tunica albuginea)으로 싸여 있으며 그 밖을 덮고 있는 피부는 대개 음경자루와 귀두 사이에서 이중으로 접혀져 주름을 형성하고 있는데 성인에서 피부주름이 음경귀두를 완전히 덮고 있는 경우를 **우멍거지**(포경, phimosis)라고 한다.

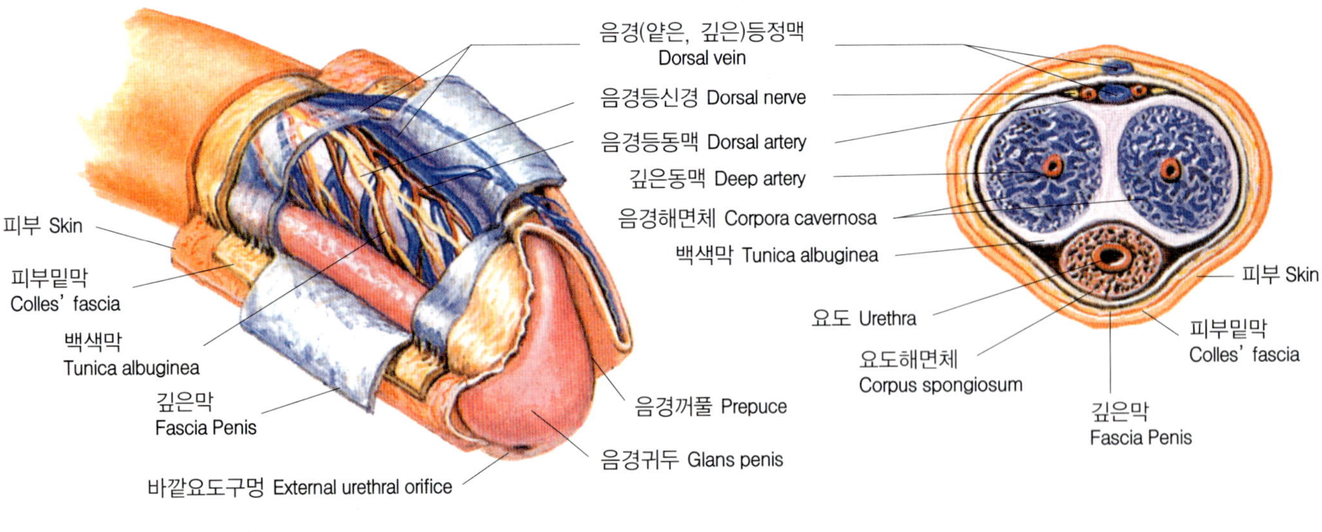

* 그림 10-14. 음경의 구조와 절단면.

정액 및 수정조건

1. 정액

정액(semen)이라고 함은 사정시 배출되는 액체를 총괄하여 부르는 말로써 그 성분을 보면 정낭과 전립선의 분비물이 전체의 90%에 달하며 고환 및 부고환의 분비물이 섞여 있는 정자액은 전체의 10% 정도 이다.

촉각이나 시각 등의 정서적인 흥분이나 자극에 의한 부교감신경의 흥분으로 음경이 발기되면 우선 망울요도샘의 점액이 분비되어 요도의 산성을 중화시키고 접합기관의 윤활기능을 하며 사정되는 정액은 전립샘액, 정자, 정낭액의 순서로 배출된다.

2. 수정조건

수정이 이루어지는데는 여러 가지 조건이 갖추어져야 한다. 그 중에서 남성쪽의 가장 중요한 조건은 정자의 수, 형태 및 운동성 등이다. 즉 정상에서 1회 사정으로 배출되는 정액의 양은 3㎖ 정도이며 1 ㎖ 속에는 약 1억의 정자가 들어 있는데 수정에 필요한 최소한의 조건으로 정액의 양은 2.5㎖ 이상, 정액 1㎖ 속의 정자는 2천만 이상, 정자의 기형율은 25% 이하, 그리고 사정후 2시간에서 운동성을 가진 정자가 40% 이상이어야 한다. 이러한 조건을 갖추지 못한 경우 남성불임의 원인이 된다.

여성생식기계통

여성생식기관은 수정과 착상이 일어나고 태아의 발육이 진행되는 곳이다. 발생과정에서는 기본적으로 남성에서와 유사하여 많은 공통점을 가지고 있으나 그 형태와 기능에는 차이가 심하다.

여성생식기관은 생식샘인 난소와 생식관인 자궁관(난관), 자궁 및 질, 그리고 외부생식기 및 유선으로 구성되어 있다(그림 10-15).

난 소

난소(ovary)는 여성의 생식샘으로서 남성의 고환과 상동기관이며 고환보다 약간 작고 골반안의 자궁 양쪽에 위치하며 난소인대에 의하여 자궁과 연결되어 있다. 또한 자궁관의 끝부분인 **자궁관술**(난관채, fimbriae)은 난소를 감싸고 있으나 완전히 덮고 있지는 못하기 때문에 배출된 난자가 배막공간(복막강)으로 떨어져 배안에 임신(pregnancy)이 일어날 수도 있는 것이다(그림 10-16).

난소의 단면을 보면 표면은 **표면상피**(종상피, surface epithelium, germinal epithelium)라고 부르는 단층 입방상피로 덮여 있고 안에는 무수히 많은 **난포**(ovarian follicle)가 들어 있다. 난포는 한개의 **일차난모세포**와 이것을 둘러싼 **난포세포**(follicular cell)들로 구성되어 있다.

한개의 일차난모세포를 한 겹의 난포세포들이 둘러싸고 있는 **원시난포**(primordial ovarian folicle)는 크기가 30~40㎛정도로서 발생과정에서는 수백만개이던 것이 계속해서 퇴화되어 출생시에는 백만개 정도이고 사춘기에 이르면 그 수가 1/10 이하로 줄어들며 평생동안에 성장하여 배란되는 것은 400개 정도이다.

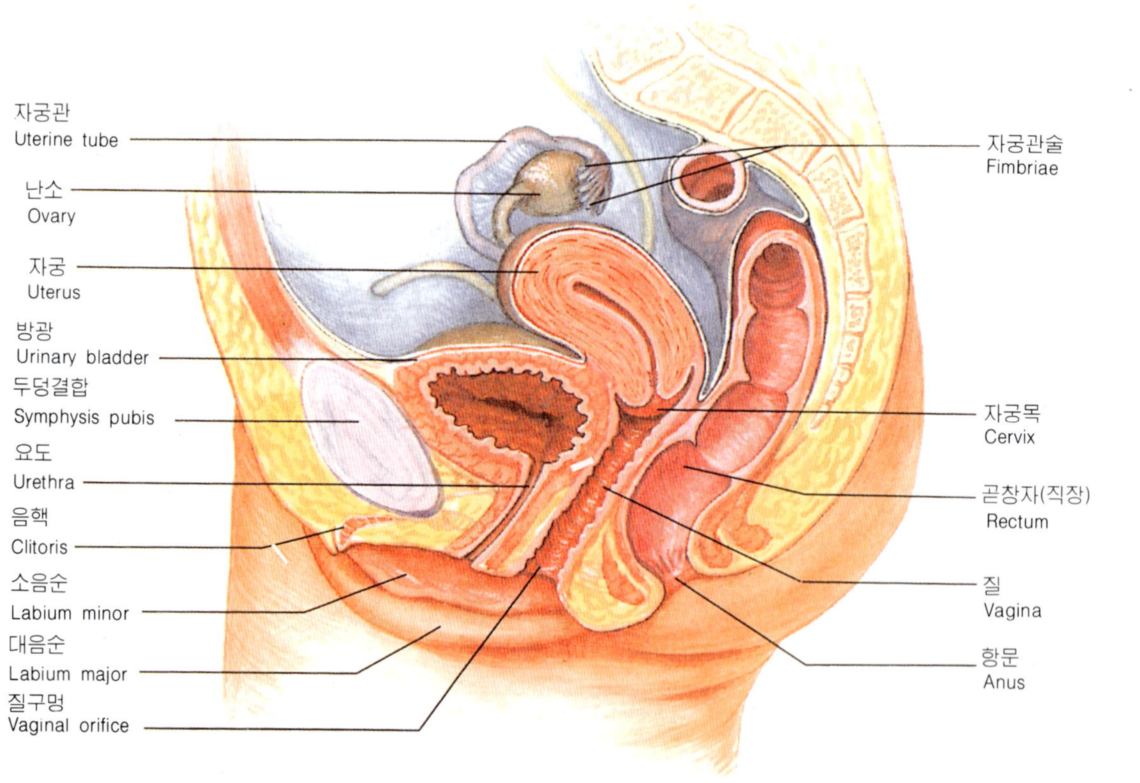

* 그림 10-15. 여성생식기계통.(정중시상절단면).

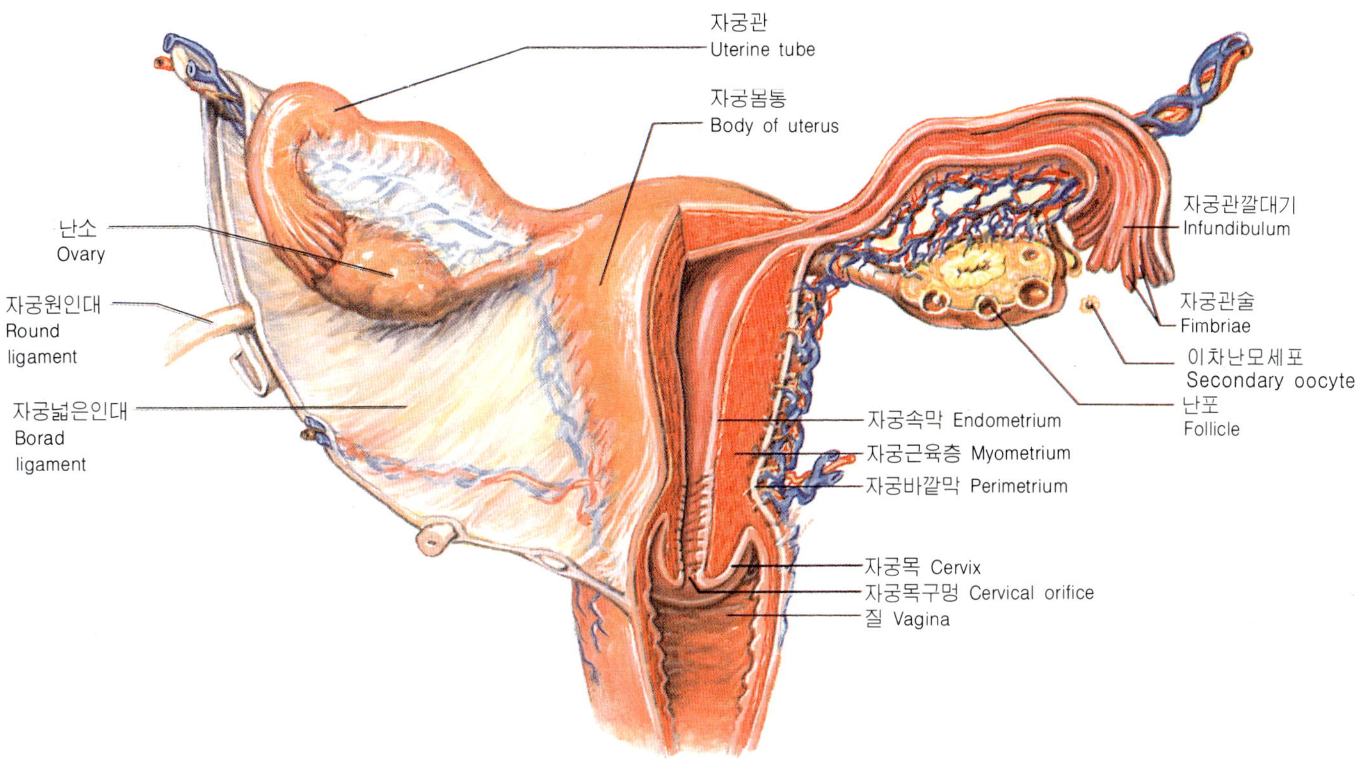

* 그림 10-16. 난소와 여성생식관의 구조와 부착시키는 인대.

원시난포는 사춘기가 되면 비로소 성장과 분화가 시작되어 폐경(menopause)까지의 난소에는 발육정도가 다른 여러 단계의 난포들을 볼 수 있다.

난소는 두 가지 기능을 수행하는데, 그 하나는 **난소는 두 가지 기능을 수행하는데, 그 하나는 난자를 성숙시켜 배출하는 배란(ovulation)이며, 다른 하나는 난포세포들과 난포막세포(theca cell)들이 분화되어 여성호르몬인 에스트로겐(estrogen)과 프로게스테론(progesteron)을 생산하여 분비하는 것이다.**

자궁관

자궁관(uterine tube)은 난관(oviduct), 수난관, 나팔관 또는 팔로피오관(Fallopian tube)이라고도 하며 자궁의 위가쪽뿔에 붙어 있으며 길이는 10cm 정도이고 직경은 8~10mm정도이며 내강은 2~3mm정도이다. 자궁관의 벽은 세층, 즉 속에서부터 점막층, 근육층 및 장막층으로 구성되어 있고 점막은 가쪽 끝부분인 **자궁관술**(fimbria)에서 직접 복막으로 연속되어 있다.

이러한 사실은 여성에서는 자궁관, 자궁, 질 등 생식관을 통해서 골반강이 직접 바깥으로 통해 있어 임상적으로 매우 중요한 의의를 갖고 있다. 예를 들면, 세균이 질에 들어와 염증을 일으킨 경우에 자궁 및 자궁관을 거쳐 복막에 파급될 수 있다.

자궁관은 크게 네 부분으로 구분하는데 안쪽에서부터 자궁벽 속의 **자궁부위**(벽속부위, uterine portion), 좁은 **자궁관잘룩**(협부, isthmus), 가장 길고 속공간이 넓은 **자궁관팽대**(팽대부, ampulla), 그리고 끝 부분에 벌어진 **자궁관깔대기**(누두, infundibulum) 등인데 깔대기 끝에 많은 손가락모양의 돌기들이 뻗어 있어 이것을 **자궁관술**이라고 한다(그림 10-16, 17). 자궁관술은 난소에서 배출된 난자를 받아 난관속으로 끌어들이는 기능을 한다.

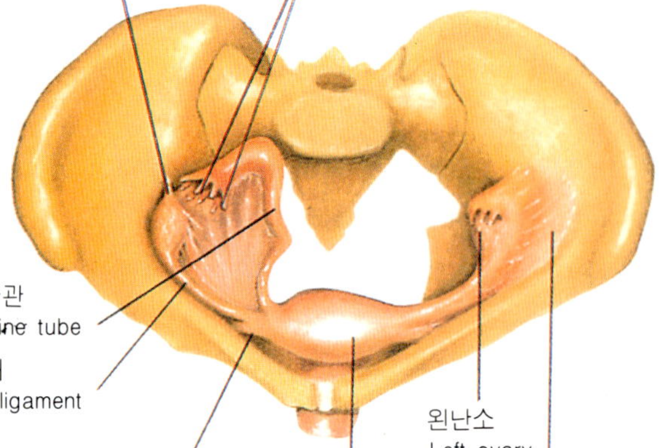

* 그림 10-17. 골반안의 난소, 난관과 자궁의 위치, 위에서 본 그림.

자궁관에서 일어나는 가장 중요한 일은 팽대부에서 정자와 난자가 결합하는, 즉 **수정**이 이루어지는 것이다. **접합자**(zygote)는 서서히 이동되어 5~6일 후 자궁벽에 자리를 잡게 되는데 이것을 **착상**(implantation)이라고 한다. 때로는 수정란이 자궁관에 그래로 착상되는데 이런 현상을 자궁관(난관) 임신이라고 하며 **자궁외임신**(ectopic pregnacy)의 가장 흔한 경우이다.

배란된 난자를 팽대부로 이동시키고 수정란을 자궁으로 이동시키는 것은 자궁관점막에 있는 섬모(cilia)운동과 난관근육층의 수축운동에 의한 것이다.

자 궁

자궁(uterus)은 주걱모양의 근육주머니로써 길이가 7cm 정도이고 넓이가 5cm, 두께가 2~3cm 정도이다.

자궁의 위쪽 2/3부분은 **자궁몸통**(체부, uterine body)라고 하고 그 아래 좁은 부분을 **자궁목**(경부, uterine cervix)이라고 하며 자궁몸통에서 자궁관이 붙어 있는 곳보다 윗부분을 **자궁바닥**(저부, uterine fundus)이라고 한다.

자궁벽은 매우 두꺼우며 자궁속막, 자궁근육층, 그리고 자궁바깥막의 3층으로 되어 있다(그림 10-16, 18)

자궁속막(내막, endometrium)은 자궁 속면을 덮고 있는 단층원주상피와 결합조직인 **버팀질**(지질, stroma)로 구성된 점막층으로서 이것을 다시 상피와 상피 바로 밑의 **치밀층**(compact layer), 중간의 성긴결합조직으로 된 **해면층**(spongy layer), 그리고 자궁근육층에 붙어 있는 치밀결합조직인 **바닥층**(기저층, basal layer)의 3부분으로 나눈다.

치밀층과 해면층은 월경기에나 출산때에 떨어져 나갔다가 다시 재생되는 부분으로서 이들을 합쳐 **기능층**(functional layer)이라고 한다. 바닥층은 월경주기와 상관 없이 항상 남아 있으면서 증식하여 떨어져나간 기능층을 복구시킨다.

자궁근육층(근층, myometrium)은 두께가 12~15mm나 되는 사람에서 가장 두터운 민무늬근육층으로서 대략 3층으로 구분되는데 속층은 주로 길이

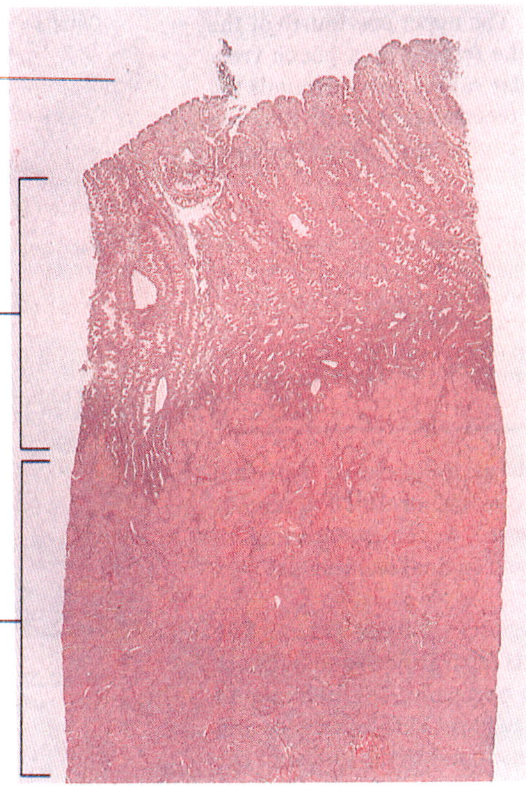

* 그림 10-18. 자궁속막과 자궁근육층 일부의 광학현미경 사진.

로, 중간층은 주로 돌림으로, 바깥층은 주로 비스듬하게 배열되어 가장 이상적으로 튼튼하게 짜여져 있다. 특히 자궁바닥에서 가장 두텁고 자궁목쪽으로 가면서 얇아지는데 이러한 구조는 분만할 때에 태아를 밀어내기 위하여 자궁바닥은 강력한 힘이 있어야 하고 자궁목은 쉽게 확장되어야 하기 때문인 것이다. 또한 3층 중에서 중간층인 돌림근육층이 가장 두터우며 그 속에 많은 혈관을 가지고 있어 임신중에 혈류가 증가되면서 임신에 의한 자궁의 변화에 적응하도록 되어 있다. 즉 임신 말기에 자궁은 대략 4배로 늘어나고 근육층도 두꺼워지는데 이것은 민무늬근육섬유(근육세포)의 수도 증가하나 주로 크기가 비대해지기 때문이다.

자궁바깥막(외막, perimetrium)을 이루고 있는 장막은 배막(복막)의 연속으로서 단지 자궁몸통만을 덮고 있어 임신에 의한 심한 변화에 유리하고 복막을 다치지 않고 자궁수술을 할 수 있는 이점이 되고 있다.

한편 **자궁공간**(자궁내강, uterine cavity)은 자궁 크기에 비해서 좁고 납작하다. 자궁몸통의 공간은 삼각형인데 자궁목의 공간은 관을 이루고 있어 **자궁목관**(자궁경관, cervical canal)이라고 한다. 자궁몸통공간의 위 가쪽에는 자궁관이 열려 있고 아래로는 자궁목관으로 이어지는데 이 부위를 자궁목관의 속구멍(internal os)이라고 하고 질에 열린 구멍을 자궁목관의 바깥구멍(external os)이라고 한다.

그림 10-15에서와 같이 자궁은 곧창자(직장)와 방광 사이에 있으며 전체적으로 앞으로 굽어 있다.

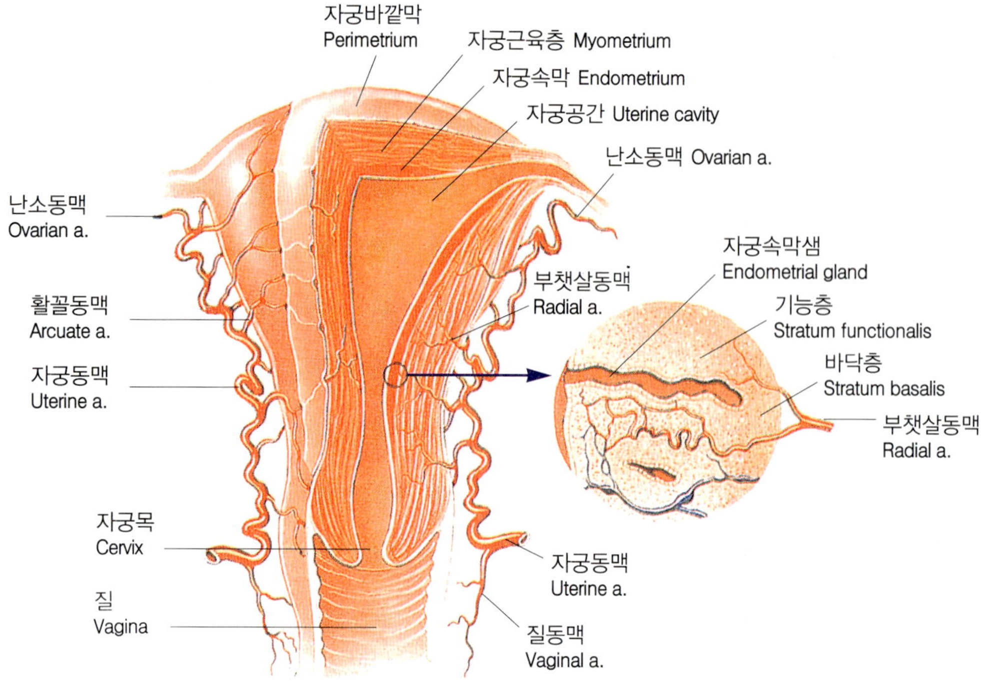

＊ 그림 10－19. 자궁의 혈관.

즉 질의 세로축에 비하여 자궁목부분의 세로축은 거의 90도 각도로 앞으로 굽어져 있어 이것을 **자궁전경**(anteversion)이라고 하며 자궁몸통의 세로축도 역시 자궁목의 세로축에 비해 앞으로 굽어져 있어 이것을 **자궁전굴**(anteflexion)이라고 한다.

자궁의 위치를 고정시켜주는 구조물로는 **자궁넓은인대**(자궁광간막, broad ligament), **자궁엉치인대**(자궁천골인대, uterosacral ligament) 및 **자궁원인대**(자궁원삭, round ligament) 등이 있다(그림 10－16).

자궁의 앞뒤에는 깊은 배막오목(복막와)이 있는데 특히 자궁과 곧창자 사이의 **곧창자자궁오목**(자궁직장와, rectouterine pouch 또는 Douglas pouch)은 골반에서 가장 낮은 곳으로 질의 윗부분인 **질천장**(후원개, posterior fornix)과는 불과 1cm 정도 떨어져 있어 배안에 고인 혈액이나 고름 등을 배출하기 위해 바늘을 찌르는 곳(천자부위)으로 선택되는 곳이다.

질

질(vagina)은 **질어귀**(질전정, vestibule)에서 위뒤방향으로 놓여 있는 길이 7cm 가량의 근육성 관으로써 접합기관이며 출산할 때에 아기가 나가는 출산길(산도, birth canal)이다. 점막은 많은 가로주름을 형성하고 있으며 중층편평상피로 덮여 있고 아무런 분비샘도 가지고 있지 않으나 자궁목에서 분비되는 점액에 의해 젖은 상태가 유지된다.

질 아래부분는 불완전한 점막주름이 둘러 있는데 이것을 **처녀막**(hymen)이라고 하며 질 윗부분에는 자궁목의 아래부분이 질 속으로 돌출되어 자궁목 둘레에 형성된 깊은 고랑을 **질천장**(질원개, fornix)이라고 한다.

바깥생식기관

바깥생식기관이란 **불두덩**(치구, mons pubis), **대음순**(labium majus), **소음순**(labium minus), **음핵**(clitoris) 그리고 **질어귀**(질전정, vestibule) 및 이곳으로 열린 **질구멍**(질구, vaginal orifice), **요도구멍**(요도구, urethral orifice), 작은 및 큰 **질어귀샘**(전정선, greater vestibular gland) 등을 총칭한 것이다.

불두덩(치구, mons pubis)은 두덩결합의 앞부분으로서 두꺼운 지방으로 인해 약간 두툼하며 사춘기에 **두덩털**(치모, pubic hair)이 생긴 후 평생동안 존재한다.

대음순(labium majus)은 남자의 음낭과 상동기관으로써 불두덩에서 뒤쪽으로 향한 두툼한 피부주름이다. 색소가 침착되어 있고 가쪽면에는 털이 많으나 안쪽면에는 털은 없고 기름샘과 땀샘만이 많이 있다.

소음순(labium minus)은 남자 음경의 배측과 상동기관으로써 대음순 안쪽의 작은 주름인데 위쪽에서는 양쪽이 연결되어 음핵의 표피를 이룬다. 소음순에도 역시 많은 색소가 침착되어 있고 피지선과 혈관도 많이 분포되어 있으나 털은 없다.

음핵(clitoris)은 남자의 음경과 상동기관으로써 발기성 조직으로 형성된 두 개의 **음핵해면체**(corpus cavernosum clitoridis)와 **음핵귀두**(glans clitoridis)를 갖추고 있으나 요도는 들어 있지 않다.

질어귀(질전정, vestibule)는 양쪽 소음순 사이를 말하는데 이 곳에는 앞쪽에 요도구멍이 있고 뒷쪽에 질구멍이 있으며 질구멍 양쪽에는 큰질어귀샘의 분비관이 열려 있다.

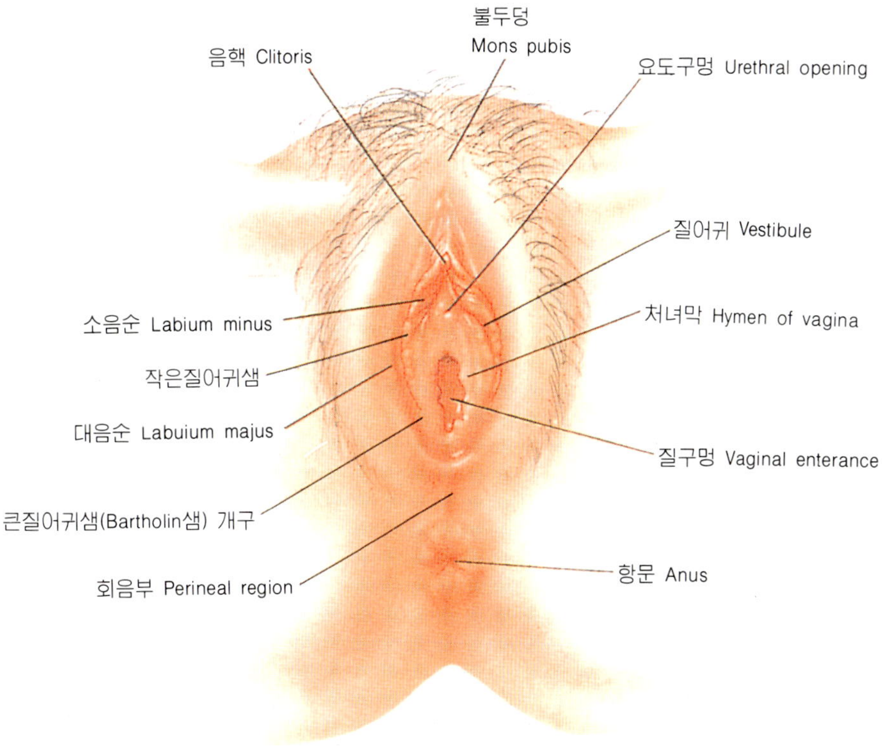

* 그림 10-20. 여자의 바깥생식기관.

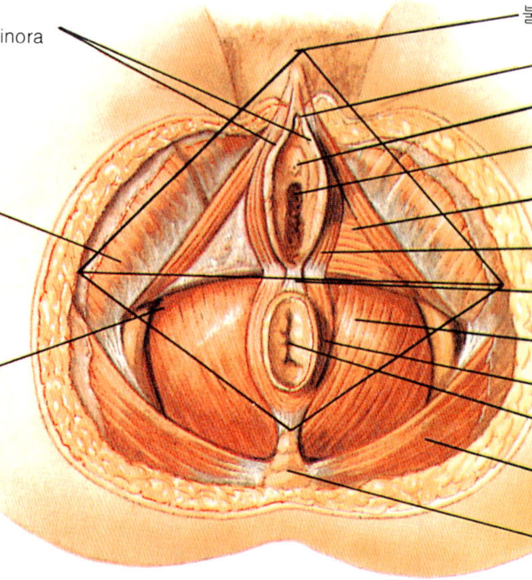

* 그림 10－21. 여성의 샅(회음부)의 근육.

큰질어귀샘(대전정선, greater vestibular gland)은 남자의 망울요도샘과 상동기관으로서 발토린샘(Bartholin gland)이라고도 하며 강낭콩 모양이고 질구멍 양쪽에 있다. **작은질어귀샘**(소전정선, lesser vestibular gland)은 주로 요도주위에 흩어져 있는 작은 샘들이다.

회음부(perineal region)는 앞쪽의 두덩결합(치골결합, symphysis pubis), 뒤쪽의 꼬리뼈끝(미골하단, tip of coccyx), 중간의 양쪽 궁둥뼈거친면(좌골조면, ischial tuberosity)을 연결한 마름모꼴 부분을 말하는데 양쪽 궁둥뼈거친면을 잇는 선을 경계로 앞부분을 **비뇨생식삼각**(urogenital triangle)이라고 하고 뒷부분을 **항문삼각**(anal triangle)이라고 한다. 비뇨생식삼각(urogenital triangle)안의 대부분이 외음부이고 항문삼각안에는 항문만이 있다. 회음부는 출산할때 파열되며 심한 경우에는 회음부 전체가 손상되어 **항문조임근**(괄약근, anal sphincter)까지 파열되는 수가 있다. 따라서 초산부에서는 이러한 위험을 방지하기 위하여 출산 직전에 **회음절개수술**(episiotomy)을 시행하기도 한다.

젖 샘

젖샘(유선, mammary gland)은 **유방**(breast)안에있는 샘으로서 피하의 얕은근막(천근막, superficial fascia)과 깊은근막(심근막, deep fascia) 사이에서 발생한 피부 부속선의 하나이다. 젖샘은 사춘기가 되면 난소에서 분비되는 여성홀몬인 에스토로겐(estrogen)과 프로게스테론(progesteron)의 영향을 받아 급속히 변화된다. 유방의 크기는 샘조직(glandular tissue)의 기능적 역량과는 무관하다.

젖샘은 **젖꼭지**(유두, nipple)와 그 주변의 색소가 침착된 **젖꽃판**(유륜, areola)을 중심으로 방사상으로 뻗어 있는 섬유성 칸막이에 의하여 15~20개의 **젖샘엽**(lobe)으로 나뉘고 각 엽은 다시 많은 소엽(lobule)으로 구성되어 있는데 소엽에는 분비세포 집단인 **샘꽈리**(선포, acinus)들이 지방 결합조직에 묻혀있다. 각 소엽에서 시작된 분비관들은 모두 합쳐서 각 엽마다 하나의 **젖샘관**(유관, lactiferous duct)을 형성하여 젖꼭지로 모인다. 각 젖샘관은 젖꼭지 못미쳐 젖꽃판밑에서 약간 확장되는데 이부

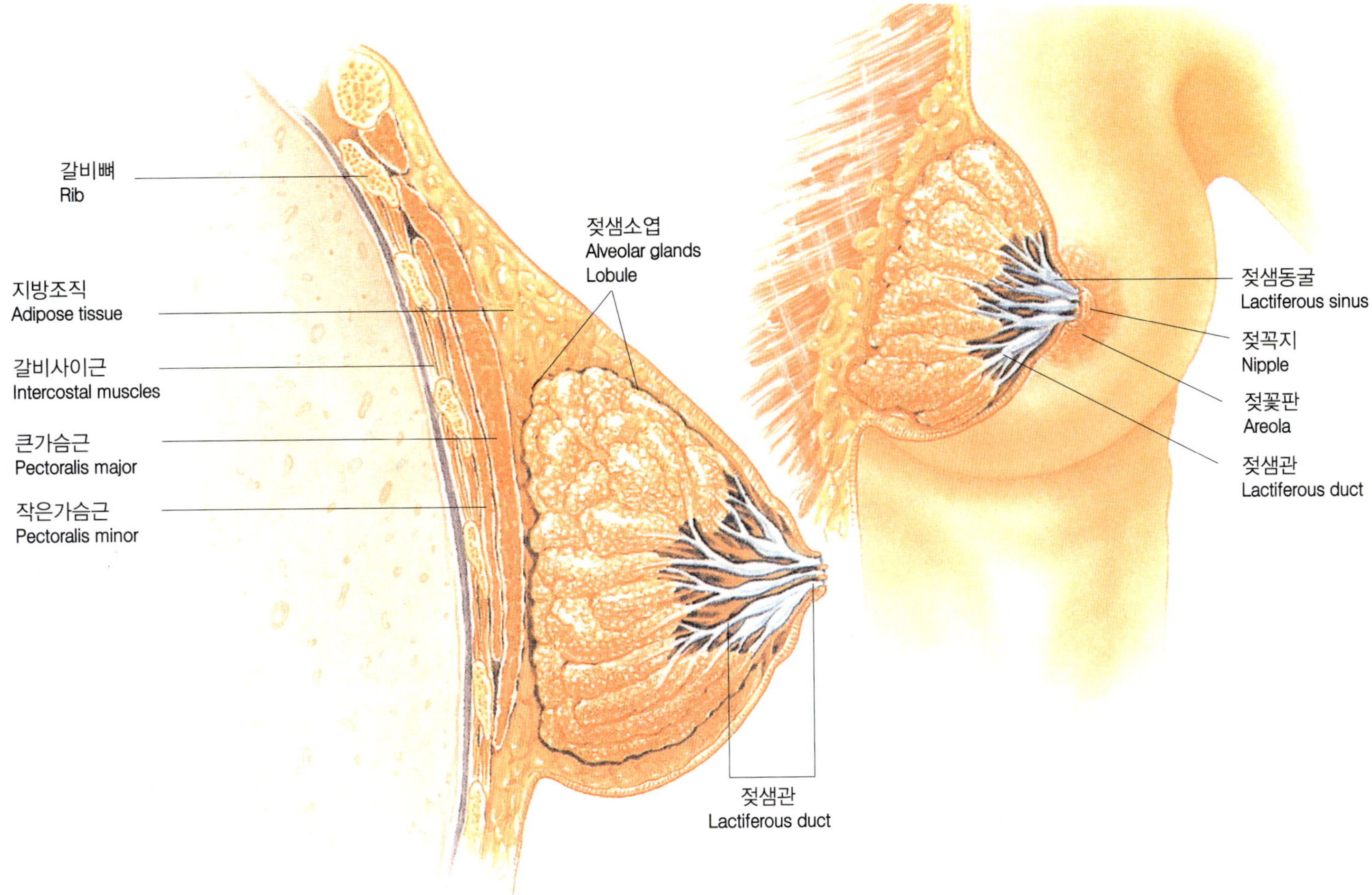

* 그림 10-22. 유방의 구조.

분을 **젖샘관동굴**(유동, lactiferous sinus)이라고 하여 젖이 고이는 곳이다

젖꼭지와 젖꽃판에는 색소가 많이 침착되어 있고 많은 피지선을 가지고 있다. 특히 첫 임신의 초기에는 많은 색소가 침착되어 갈색으로 변하는데 출산 및 수유기가 끝난 후에도 이전의 색깔로 되돌아가지는 않는다.

젖샘의 젖분비(lactation)기능은 다음과 같은 몇가지 기전에 의하여 조달된다.

1) 사춘기가 되면 난소에서 분비되는 여성호르몬에 의하여 젖샘의 성장이 촉진되는데 특히 에스트로겐은 분비관의 성장을 촉진시키며 프로게스테론은 분비관의 성장을 완료시키고 나아가 샘꽈리의 발생을 촉진한다. 그러나 임신이 되기까지는 샘꽈리의 발달은 불완전한 상태이다.

2) 임신중에는 부신, 선하수체 및 태반(placenta)에서 분비되는 여러 호르몬에 의하여 샘꽈리가 완전히 성숙하고 젖샘도 커지며 젖꼭지와 젖꽃판에 많은 색소가 침착한다. 혈액내에 에스트로겐 농도의 증가는 샘뇌하수체에서 젖샘자극호르몬(푸로락틴, prolactin)의 분비를 억제한다.

표 10-2 젖의 분비 및 배출에 대한 조절기전

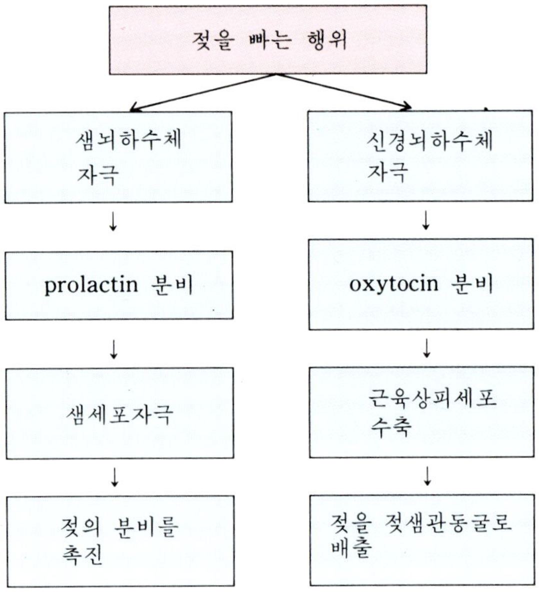

3) 출산과 함께 임신 기간중에 많은 양의 에스트로겐을 분비하던 태반이 탈락하게 되면 혈액내 에스트로겐 농도가 급격히 낮아지면서 프로락틴이 분비되어 젖분비가 일어난다. 젖분비는 대개 출산 후 3~4일 경에 시작되며, 분만 직전과 처음 분비되는 초유(colostrum)는 묽고 지방의 함량은 훨씬 낮으나 탄수화물과 단백질의 함량은 비교적 높다. 초유가 분비된 후 아기가 젖을 빠는 자극이 계속되고 산모의 순조로운 정신적 및 신체적인 조건이 합치되면 젖분비는 원만하게 지속된다.

또한 신경뇌하수체에서 분비되는 **옥시토신**(oxytocin)은 샘꽈리와 분비관을 싸고 있는 **근육상피세포**(myoepithelial cell)를 수축시켜 형성된 젖을 밀어내어 젖샘관동굴에 모이게 하여 아기가 쉽게 젖을 먹을 수 있게 한다.

생식주기

여성에서 생식기능과 관련하여 많은 변화가 주기적으로 일어난다. 이것을 **생식주기**(reproductive cycle)라고 하며 약 28일을 주기로 반복된다. 인종에 따라 또는 같은 종족에서도 영양상태나 건강상태에 따라 약간의 차이는 있으나 13세 전후의 사춘기에 초경(menarche)이 시작되어 50세 전후의 **폐경**(menopause)까지 30~40여년 동안 지속된다. 이러한 현상은 뇌하수체에서 분비되는 성샘자극호르몬의 주도로 난소를 위시하여 자궁, 자궁관, 질, 젖샘이 현저한 변화를 보이고 체온의 변화 등 전신적인 변화와 정서상태(emotional tone)까지도 변화되는데 그 중에서도 특히 난소와 자궁에서 심한 변화를 보인다. 그러나 임신기간에는 이러한 변화는 다른 양상으로 나타난다.

1. 난소주기(ovarian cycle)

난소주기(ovarian cycle)는 생식주기마다 대개 양쪽 난소에서 교대로 하나의 난자를 배출하는 것을 말한다. 성장기에 있는 난포들을 한데 묶어 **성장난포**(growing follicle)라고 하는데 이것들은 에스트로겐을 분비한다. 난소에서는 항상 여러개의 난포가 성장하고 있기 때문에 양적인 변화는 있으나 에스트로겐의 분비는 지속된다.

배란을 앞둔 **성숙난포**(mature follicle, Graafian follicle)는 직경이 최고 20㎜나 되어 난소겉질의 두께를 능가하여 난포막과 난소막을 밀어 표면이 볼록해진 **배란점**(stigma)을 형성하고 결국 이 부분이 터져 난포세포인 방사관(corona radiata)에 둘러싸인 이차난모세포가 골반안으로 배출된다. 이러한 현상을 **배란**(ovulation)이라고 한다. 이때 사람에 따라서는 파열에 의한 출혈이 복막을 자극하여 통증을 호소하는 경우도 있다. 원시난포가 완전히 성숙하여 난자를 배출하기까지는 대략 2주일이 소요되며 월경주기에서 배란시기는 대략 다음 월경이 시작되기 14일 전이다. 또한 앞에서 말했듯이 성숙난포 속의 난자는 배란직전에 비로소 일차감수분열을 완료하여 염색체가 반감된 이차난모세포가 된다.

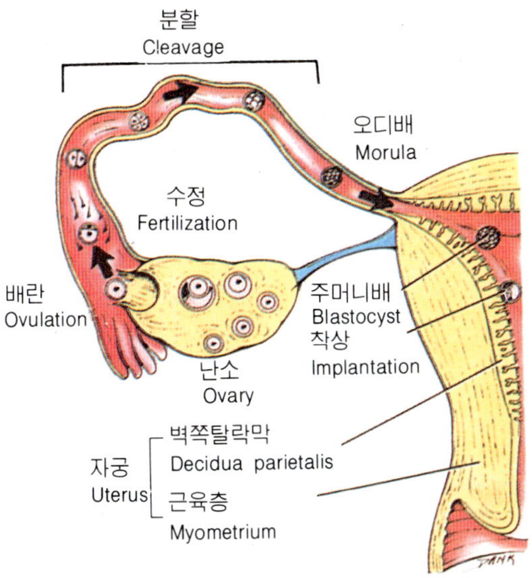

(a) 난소, 난관과 자궁(관상절단면).

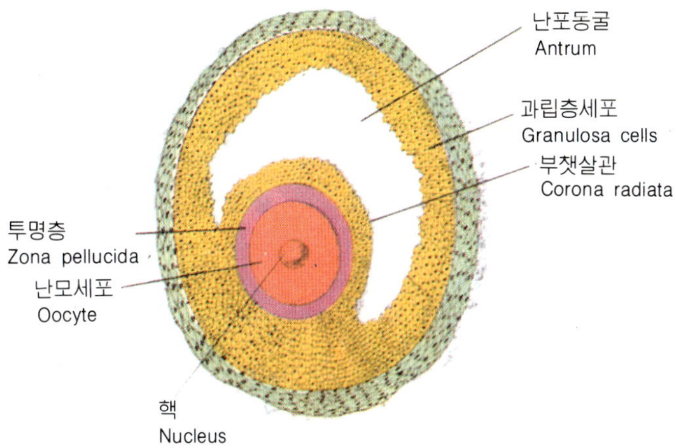

(b) 난소에 성숙 중인 이차난포

* 그림 10-23. 배란, 수정과 착상.

배란 후 난소에 남아 있는 난포세포들은 점차 커지면서 노란색소가 침착하여 노란색을 띠우게 되는데 이것을 **황색체**(황체, corpus luteum)라고 한다. 황색체는 배란후 7~8일간 점차 커지면서 약간의 에스트로겐과 많은 프로게스테론을 분비한다. 그 후 점차 작아지면서 호르몬 분비도 줄어들며 다음 월경주기의 시작과 더불어 결합조직으로 대치되어 호르몬 분비기능이 소실되는데 이것을 **백색체**(corpus albicans)라고 한다. 따라서 프로게스테론은 주로 월경주기 후반기의 시작인 배란기부터 분비 된다.

만약 배출된 난자가 수정되어 임신이 이루어지면 황색체는 약 3~4개월 가량 지속적으로 성장하고 이후 점진적으로 퇴화되며 호르몬 분비기능이 점차 태반(placenta)으로 넘어간다. 따라서 임신기간에는 많은 양의 에스트로겐과 프로게스테론이 계속 분비되어서 배란을 억제하고 자궁의 조기수축을 억제한다. 임신 초기에 황체를 제거하면 **자연유산**(spontaneous abortion)이 일어난다.

2. 난소주기의 조절

난소의 주기적 변화는 샘뇌하수체에서 분비되는 생식샘자극홀몬의 양적 변화에 기인한다. 즉 혈액내 **난포자극홀몬**(FSH)이 증가하면 원시난포의 성장이 시작되면서 에스트로겐이 분비된다. 혈액의 에스트로겐 농도는 점차 증가하여 월경주기 제12일에 최고로 증가되며 이렇게 높은 농도의 상태가 약 12시간 지속되면 **황체형성호르몬**(LH)의 농도가 급격히 높아지면서 1~2일후에 배란이 일어난다(그림 10-24). 즉 LH는 다음과 같은 기능을 한다.

① 난포를 급격히 팽창시키고 일차난모세포의 일차감수분열을 완료시켜 이차난모세포와 제일극체로 나눈다.

② 성숙난포를 파열시켜 배란을 유도한다.

③ 황체형성호르몬이라는 이름이 말해 주듯이 황색체형성을 촉진하며, 이에 따른 프로게스테론의 분비를 유도한다. 최근에 밝혀진 바에 의하면 FSH도 LH의 기능에 협조적이라고 한다.

3. 자궁주기(월경주기)

초경 이후 폐경까지 대략 28~29일을 주기로 반복되는 자궁 특히 자궁속막의 변화를 **자궁주기**(uterine cycle) 또는 **월경주기**(menstural cycle)라고 한다. 즉 **월경**(mensturation)은 자궁속막의 기능층인 치밀층과 해면층이 떨어져 나가는 것이며 월경이 끝나면 바닥층에 남아 있던 샘세포와 버팀질세포들이 활발히 증식하여 떨어져 나간 기능층을 재건한다.

월경주기는 월경이 시작되는 날을 제 1 일로 하여 다음 월경이 시작되기 전날까지를 말하며, **월경기**(menstrual stage), **증식기**(proliferative stage), **분비기**(secretory stage), **월경전기**(premenstrual stage)의 4분기로 구분한다.

1) 월경기(1~4일)

월경이란 자궁속막에 분포된 혈관들의 수축으로 인하여 자궁속막이 빈혈로 괴사(necrosis)되어 기능층이 탈락되면서 자궁분비물과 혈액(약 35 cc)이 함께 배출되는 현상을 말한다.

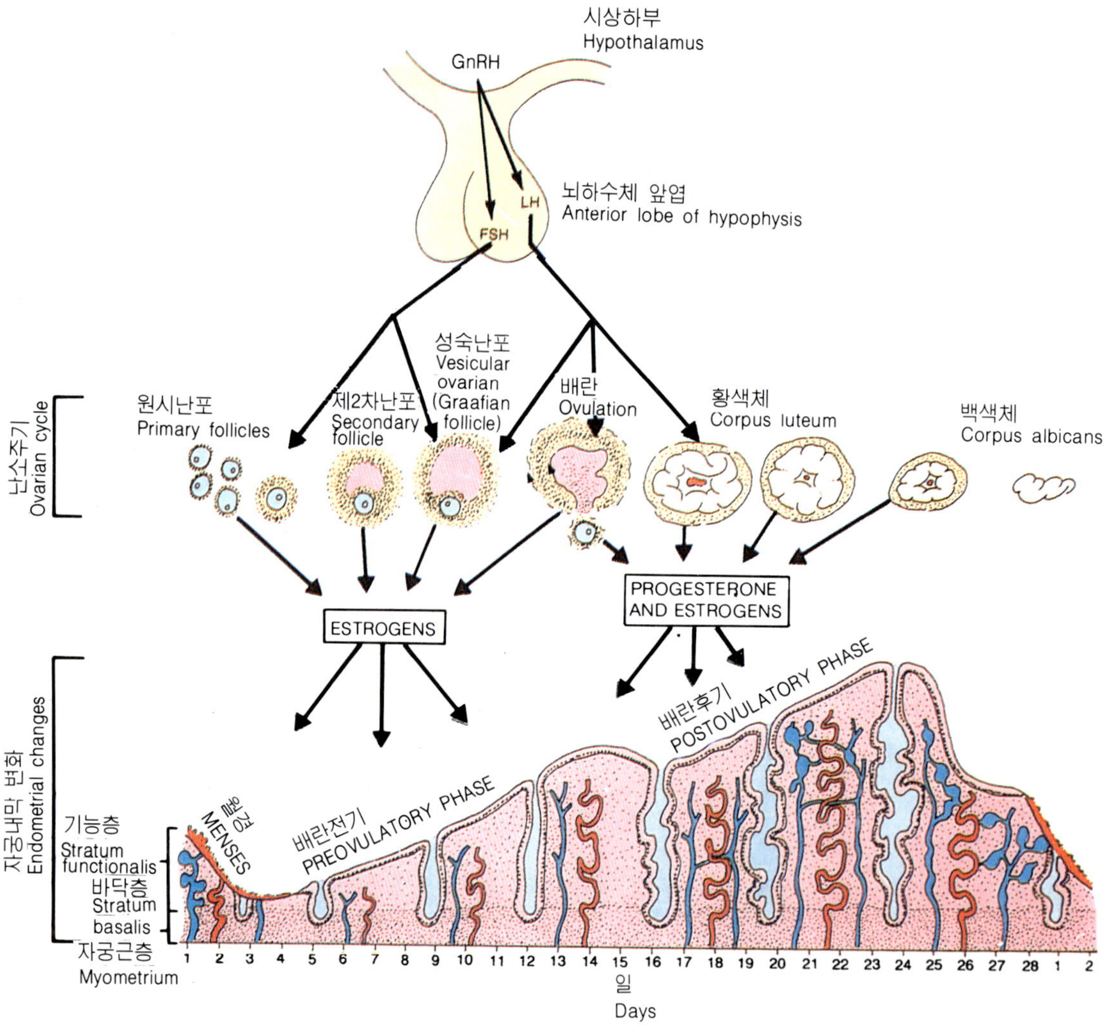

* 그림 10-24. 배란과 월경주기.

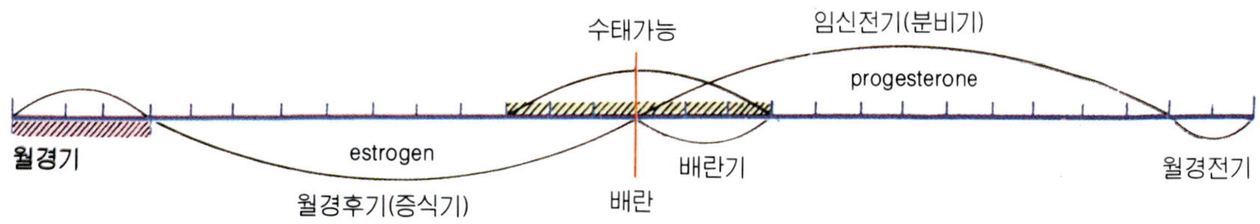

* 그림 10-25. 수태기.

2) 증식기(5~14일)

월경기가 끝나고 배란이 일어날 때까지를 말하며 이 시기에 난소에서는 난포의 성장이 활발히 일어나고 성장난포에서 에스트로겐의 분비도 왕성하기 때문에 **난포기**(follicualr stage)라고도 한다. 즉 에스트로겐의 영향을 받아 기저층에 남아 있던 샘세포들이 활발히 증식하여 떨어져 나간 자궁속막의 표면을 덮으며 동시에 버팀질세포들의 증식으로 인해 기능층이 다시 형성되면서 자궁속막의 두께가 월경기에 0.5~1 mm(바닥층의 두께)이던 것이 2~3 mm로 증가된다. 또한 자궁샘들과 **나선동맥**(coiled artery)들이 재생된다.

3) 분비기(15~26, 27일)

배란 후 다음 월경 시작 1~2일 전까지의 기간이며 수정란의 착상을 위해 만반의 준비를 갖추는 기간이다. 또한 배란과 함께 형성된 황색체의 기능이 지속되어 프로게스테론이 분비되는 시기이므로 황색체기(luteal **stage)라고도 한다. 이 기간 동안 자궁속막에 조직액이 증가하고 실질세포가 비대해져 그 두께가 4~6㎜에 이른다. 자궁샘은 분비하기 시작하고 점차 꼬불꼬불하게 나선형으로 되며 샘의 속공간도 넓어진다.**

4) 월경전기(26, 27~28일)

월경 주기의 마지막 1~2일간을 말하며 수정이 이루어 지지 않아 황색체가 퇴화되어 호르몬의 분비가 감소됨에 따라 나선동맥의 변화가 초래되는 시기이다. 즉 나선동맥의 간헐적 수축으로 인한 혈행정지(hemostasis)로 자궁속막의 괴사가 일어난다. 또한 이 시기에는 자궁샘의 분비도 정지되고 버팀질의 수분이 감소됨으로써 자궁속막의 두께가 오히려 얇아진다.

4. 자궁근육층의 주기적 변화

월경주기에서 배란 이전에는 근육층의 수축이 약하게 일어나고 있으나 배란 이후 2주일간은 착상될지도 모르는 수정란이 배출되지 않도록 거의 수축이 일어나지 않는다.

5. 생식샘자극호르몬의 분비 및 조절

샘뇌하수체(adenohypophysis)에서 분비되는 생식샘자극호르몬(gonadotropin), 즉 난포자극호르몬(FSH)과 황체형성호르몬(LH)의 주기적 변화는 자궁 및 난소의 주기적 변화를 일으킨다.

이러한 생식샘자극호르몬의 주기적 변화는 음성되먹이기(negative feedback)기전에 의하여 조절된다.

에스트로겐의 혈중 농도가 증가되면 생식샘자극호르몬의 분비가 억제된다. 피임약(contracetpive pill)은 합성 에스트로겐 제재 또는 프로게스테론 제재를 함유한 것으로써 복용하면 이것들의 혈중 농도가 높히 유지되어 생식샘자극호르몬의 분비를 억제시킴으로써 난포의 발육은 억제되고 배란이 일어나지 못하게 되는 것이다.

표 10-3 생식샘자극호르몬과 난소호르몬 사이의 음성되먹이기 기전

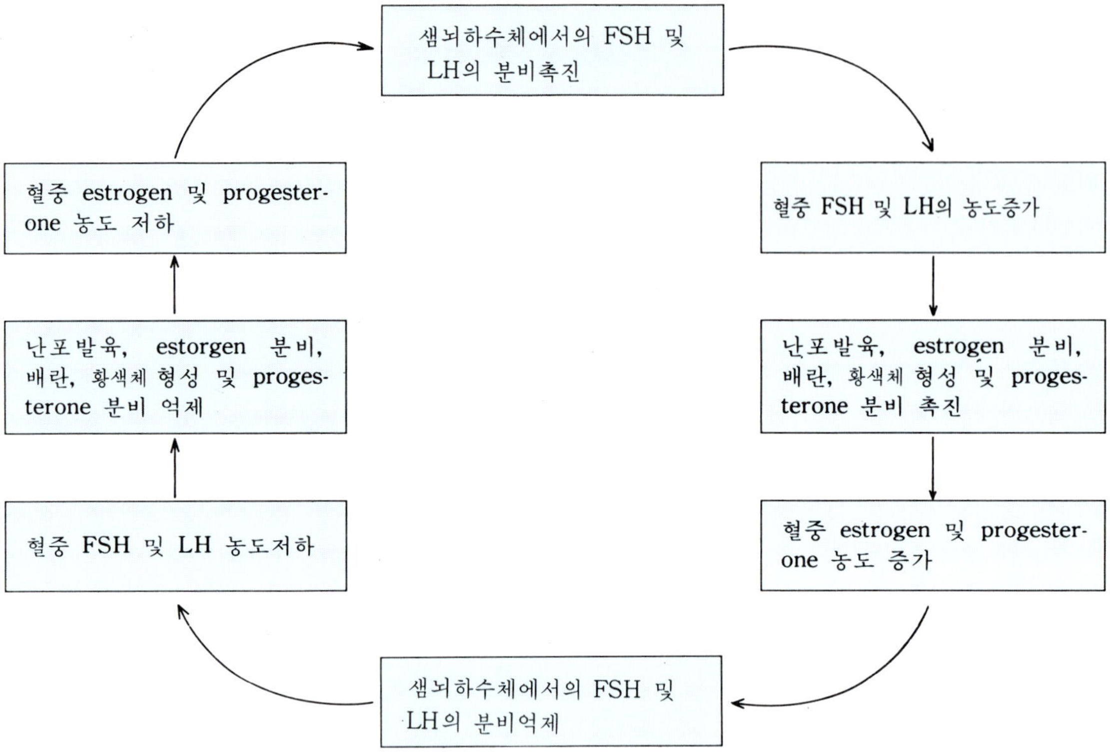

이러한 음성되먹이기 기전과는 달리 황체형성호르몬(LH)의 분비 조절은 양성되먹이기 기전으로도 설명된다. 즉 월경주기의 증식기 말기(월경 주기 제12일 경)에 혈중 에스트로겐 농도가 급격히 증가하는데 이러한 에스트로겐의 증가는 시상하부(hypothalamus)에서의 **LH-분비호르몬**의 분비를 촉진하여 일시적으로 LH의 분비를 증가시켜 배란을 유발하게 되는 것이다.

이와 같이 대뇌와 기능적으로 복잡하게 연결되어 있는 시상하부에서 FSH-분비촉진호르몬 및 LH-분비촉진호르몬이 분비됨으로 질병이나 스트레스 등의 정신적인 고충에 의한 정서상태의 변화에 따라 월경주기가 민감하게 변화되는 것이다.

사람 발생

사람의 발생은 남녀 생식자인 정자와 난자가 결합하여 홑세포인 접합자(수정란, zygote)를 형성하는 수정과정에서부터 시작되어 성인에 이르기까지 계속된다.

사람의 **발생기**(developmental period)는 출생시기를 기점으로 크게 **출생전기**(prenatal period)와 **출생후기**(postnatal period)로 나누며 출생 이전의 발달과정을 다루는 학문 분야를 **발생학**(태생학, embryology)이라고 한다.

발생기에 관한 용어

수정(fertilization) : 남녀 생식자가 합쳐 접합자(수정난)를 형성하는 발생의 첫번째 과정(소요시간은 24시간).

분할(cleavage) : 접합자의 분열로 수가 늘면서 세포는 작아짐. 수정후 3일의 12~16세포기를 그 모양에 따라 **오디배**(상실배, morula)라고 하고 액체공간이 형성된 시기를 **주머니배**(포배, blastocyst)라고 함.

배아기(embryonal period) : 발생 제8주 까지이며 거의 모든 장기들의 형성이 시작되는 시기.

태아기(fetal period) : 제9주부터 출생까지. 발생 20주 이전에 임신이 중단된 상태를 **유산**(abortion)이라고 함.

출생시기 : 수정후 38주, 임신전에 마지막 월경이 시작된 날인 최종월경초일(LMP)부터 40주.

유아기(infancy) : 출생 후 1년간, 그 중 첫 4주간은 신생아기(neonatal period).

유년기(소년기, childhood) : 유아기 이후부터 사춘기(12~13세) 이전까지. 6세를 전후로 유년 초기, 후기로 구분.

사춘기(puberty) : 이차 성장이 나타나는 시기. 여자는 12~15세, 남자는 13~16세 사이.

청년기(adolescence) : 사춘기를 포함한 6~7년간 신체적, 정신적, 정서적으로 성숙되는 시기.

성인기(adulthood) : 18세에서 21세 사이에 성인기에 이르게 되며 골화와 성장은 성인초기(21~25세)에 완료된다.

수 정

수정(fertilization)은 정자가 난자(이차난모세포)에 닿는 때부터 정자와 난자의 염색체가 섞여 적도판에 배열되는 시기까지를 말한다.

수정과정에 소요되는 시간은 약 24시간이므로 이를 발생 제 1일로 간주하며 수정이 진행되는 곳은 **자궁관팽대부**(ampulla of uterine tube)이다.

1. 생식자 운반 및 생존기간

난소에서 배란된 난자는 자궁관술에 의해 자궁관깔대기 속으로 들어가면 주로 자궁관 상피세포의 섬모운동에 의하여 자궁관팽대부로 옮겨진다.

수정은 난자가 자궁에 도달하기 이전인 배란 후 12시간(최대 24시간) 이내에 이루어져야 하며 수정이 이루어지지 않고 24시간이 지나면 난자(이차난포세포)는 배출되던가 식작용에 의해 제거된다.

한편 정자는 꼬리의 운동에 의해 매분 2~3mm씩 전진하며 자궁을 지나 자궁관의 수정장소에 이르게 된다. 정자의 이동은 꼬리운동 외에 자궁과 자궁관벽의 수축운동의 도움을 받는 것으로 알려져 있다. 그러나 수억의 정자 중 대부분이 도중에 죽고 수정장소에 이르는 것은 200~300마리에 불과하며 이 중 1개만이 난자 속으로 들어가 수정된다.

정자는 여성의 생식관에서 보통 24시간에서 48시간을 살 수 있으며 수정능력이 있는 기간도 같은 것으로 보고 있다. 그러나 시험간 속에서는 좀 더 오래 살 수 있으며 냉동으로는 10년 이상을 보존할 수 있다.

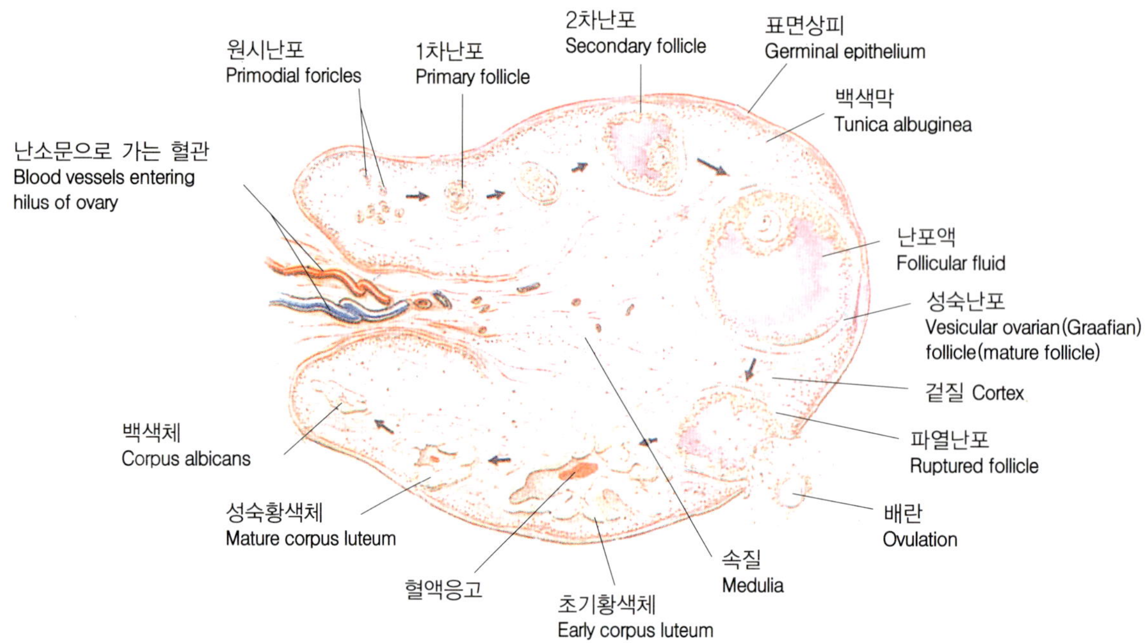

* 그림 10-26. 난자의 생성과정과 배란.

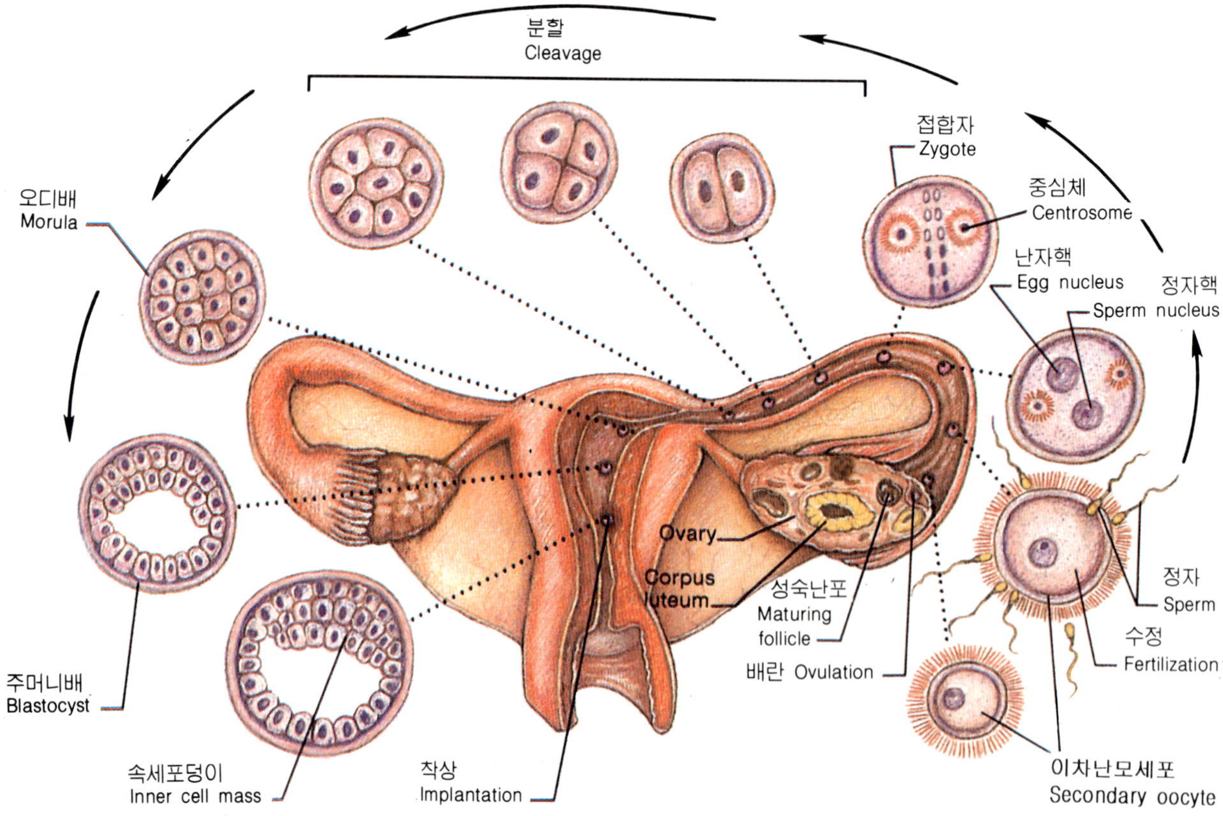

* 그림 10-27. 배란된 난자가 수정되어 착상되는 과정.

2. 수정기능의 활성화

수정에 앞서 정자는 수정기능이 활성화 되어야 하며 두 생식자가 만나기 위하여는 난자를 보호하고 있는 방사관과 투명층을 통과해야 한다.

정자의 수정기능 활성화(capacitation) **과정은 정자의 머리 윗부분에 있는 첨단체의 표면을 덮고 있는 정자막의 당단백질층과 정액의 단백질을 제거하는 것으로 여성 생식관에서 분비되는 물질에 의해 이루어지며 약 7시간이 소요된다. 이 과정에서 정자의 형태에는 아무런 변화도 일어나지 않는다.**

이어서 진행되는 **첨단체반응**(acrosomal reaction)은 이차 난모세포에 접근하면서 일어나는데 먼저 형태적 변화로서 정자의 원형질막과 첨단체바깥막이 여러 곳에서 융합되고 이어서 파열되어 구멍들이 뚫리고 구멍을 통해 첨단체 속의 효소들이 방출된다.

첨단체효소들 중에서 hyaluronidase는 방사관을 통과할 수 있게 하고 trypsin-유사물질인 zona lysin (acrosin)은 투명층을 녹여 통로를 만들어 들어간다. 이와같이 방사관과 투명층을 뚫고 들어가는 과정은 1개의 정자의 능력으로는 불가능하다. 따라서 수정 장소에 도달한 수백개의 정자는 함께 첨단체반응을 일으켜 그 중 1개가 수정할 수 있게 돕는 것이다.

3. 수정과정

정자가 난자에 진입하여 하나의 세포가 되는 수정과정은 아래와 같이 6단계로 정리해 볼 수 있다.

1) 정자가 방사관(corna radiata)을 통과한다.

2) 투명층(zona pellucida)를 통과한다. 일단 첫번째 정자가 투명층를 통과하면 투명층이 비투과성으로 변하여 더 이상의 정자를 통과시키지 않는데 이것을 **투명층반응**(zona reaction)이라고 하며 이차 난모세포에서 분비한 물질에 의하여 일어나는 현상이다.

3) 난자와 접촉하여 원형질막이 서로 합쳐져 정자의 원형질막은 남겨 놓고 머리와 꼬리만 난자 속으로 들어간다.

4) 이차난모세포인 난자가 이차감수분열을 마치고 성숙난자(matue ovum)와 이차극체(secondary polar body)가 되며 성숙난자의 핵은 **여성풋핵**(여성전핵, female pronucleus)이 된다.

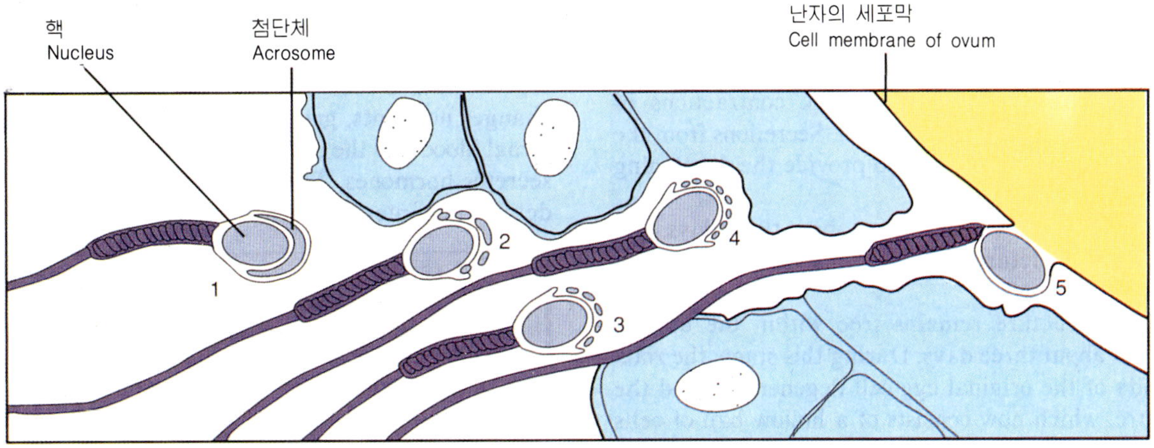

* 그림 10-28. 수정과정. 1. 정자가 난자의 부챗살관에 도착.
2. 정자의 첨단체에서 단백질 분해효소 분출.
3과 4. 정자가 난자를 둘러싸고 있는 투명층을 뚫고 들어감.
5. 정자의 세포막이 난자의 세포막에 융합되어 정자의 머리(핵)와 꼬리가 난자 속으로 들어감.

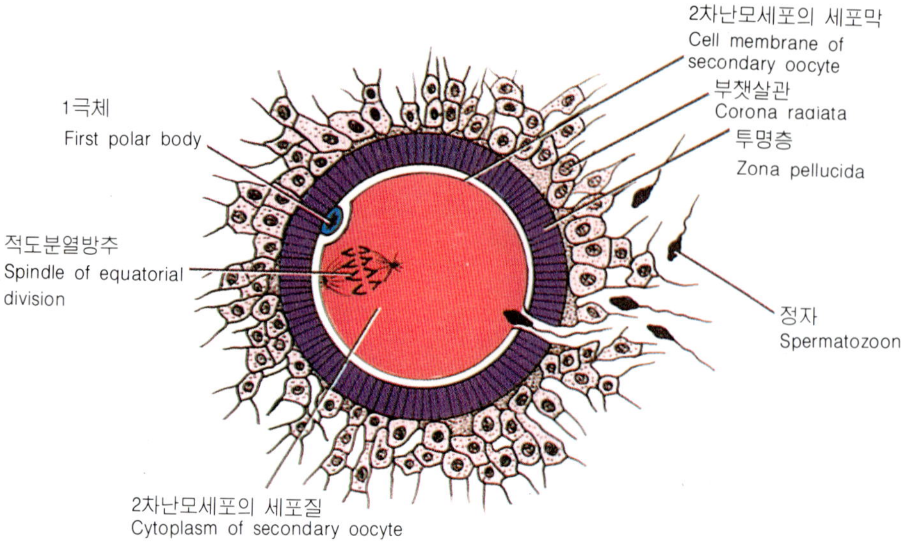

* 그림 10-29. 수정과정의 난자와 정자.

5) 정자의 꼬리가 퇴화되어 없어지고 머리가 커져서 **남성풋핵**(남성전핵, male pronucleus)이 된다. 풋핵이 되면서 각각 DNA를 복제한다.

6) 풋핵은 서로 접근하여 핵막이 소실되고 염색체가 서로 섞이면서 적도판에 배열된다.

4. 수정결과

1) 염색체의 수가 46개로 회복된다.
2) 정자의 성염색체에 따라 성이 결정된다.
3) 부모의 염색체를 나누어 받아 유전물질이 재조합된 새로운 개체가 탄생된다.
4) 분할, 즉 유사분열이 시작된다.

분할과 착상

수정이 완료됨과 동시에 홑세포인 접합자는 분할을 시작하여 발생 30시간에는 2개의 **분할알갱이**(분할구, blastomere)로, 40시간에는 4개의 분할알갱이로 세포의 수가 늘어나면서 점차 자궁쪽으로 이동하며 발생 3일에는 대략 12~16개가 되어 자궁안에 도달한다. 이 때 모양이 뽕나무 열매인 오디와 유사하여 **오디배**(상실배, morula)라고 한다.

점차 세포의 수가 증가되면서 세포들이 한쪽으로 모이고 액체가 고인 공간이 생기는데 이것을 **주머니배**(포배, blastocyst)라고 한다. 이 때 세포들은 크게 두 집단으로 나뉘어 바깥을 둘러 싸는 한 겹의 세포층을 **영양막**(trophoblast)이라고 하고 속에 모여있는 **속세포덩이**(inner cell mass)를 **배아덩이**(embryonic mass) 또는 **배아모세포**(embryoblast)라고 하며 속세포덩이가 있는 쪽을 **배아극**(embryonic pole)이라고 한다.

주머니배는 약 2일간 자궁안에 머물며 투명층이 소실되면서 자궁속막에 착상한다. 이 때가 대략 발생 5.5~6일이고 착상부위는 흔히 자궁몸통의 뒤벽이며 반드시 배아극이 부착한다.

착상후 영양막이 2층으로 분화되면서 속층인 **세포영양막**(cytotrophoblast)은 여전히 한겹으로 포낭 전체를 둘러싸고 새로 생긴 층은 세포 경계가 없는 **융합영양막**(syncytiotrophoblast)으로서 처음에는 배아극쪽에만 형성되어 자궁속막 속으로 파고 들어가는 기능을 한다(그림 10-30).

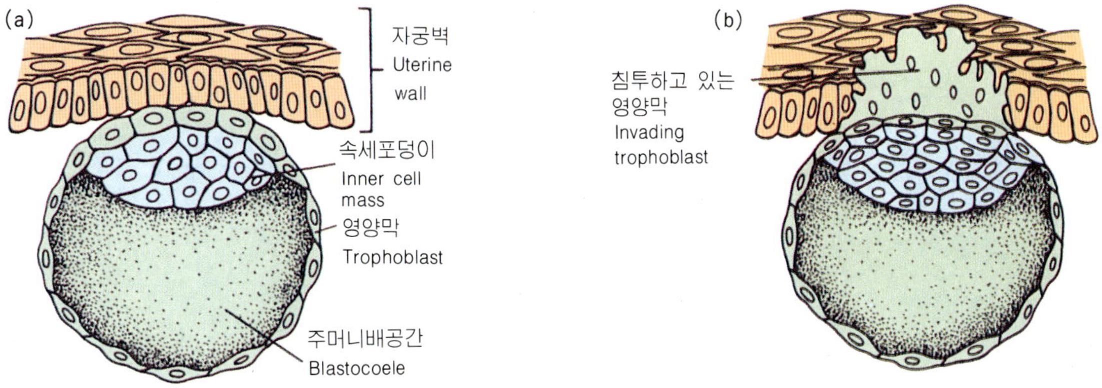

* 그림 10-30. 자궁속막에 착상되는 주머니배. (6, 7일째)

발생 8일에는 배아덩이가 위쪽으로 **외배판**(epiblast), 아래쪽으로 얇은 **내배판**(hypoblast)으로 분화되어 **두층배아원반**(bilaminar embryonic disc)이 형성되며 이를 사이에 두고 위로는 양수가 고이는 **양막공간**(amniotic cavity)과 배쪽으로는 **난황주머니**(yolk sac)가 생긴다.

한편 융합영양막이 계속 증식되면서 자궁속막을 파고 들어가서 발생 12일에는 배아 전체가 자궁속막에 묻히게 되며 이를 실질성 착상(interstitial implantation)이라고 한다.

배아가 자궁 이외의 곳에 착상한 상태를 **자궁외임신**(ectopic pregnancy)이라고 하며 가장 흔히 일어나는 곳은 자궁관이다.

배아기

발생 3주(15~21일)에는 외배판에서의 변화가 주축이 되어 중배엽, 내배엽 및 외배엽이 형성되면서 **세층배아원반**(trilaminar embryonic disc)이 된다.

배아기의 첫번째 변화는 외배엽의 빠른 증식으로 편평했던 세층배아원반이 굽혀져 올챙이 모양으로 변화되면서 세층의 배엽이 질서있게 분화되어 거의 모든 주요 기관들이 형성되기 시작하는 기간이다.

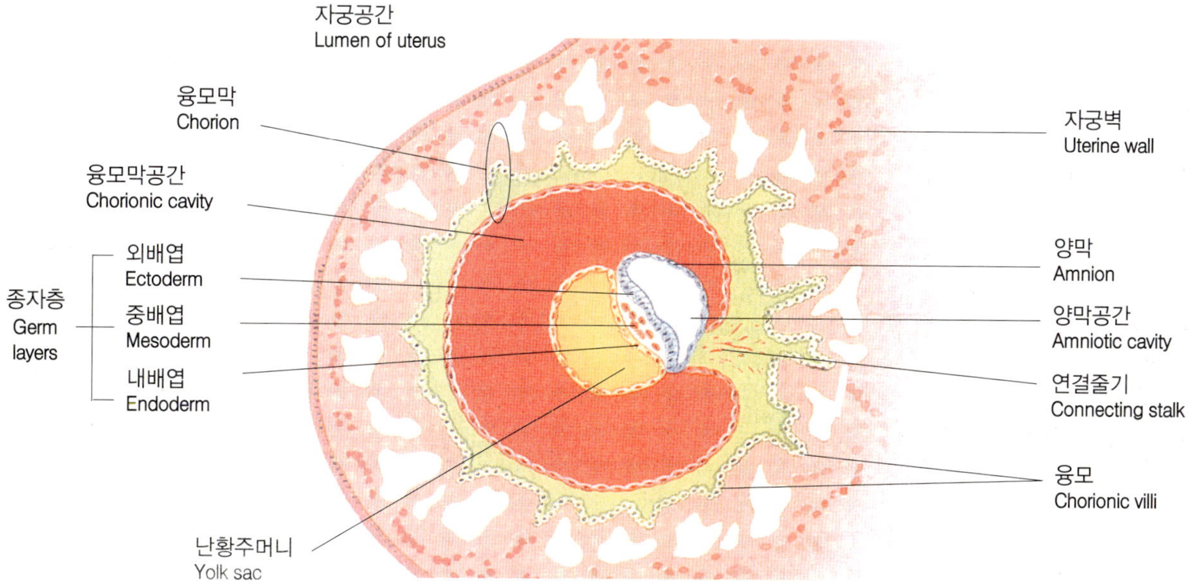

* 그림 10-31. 자궁벽에 착상된 배아(발생 16일).

표 10-4 세 배엽으로부터 유도되는 구조물

배엽		구조물
내배엽		위창자관, 방광, 요막의 점막상피와 소화샘(간, 이자)의 상피. 호흡기(기관, 기관지, 허파)의 점막상피, 인두, 갑상샘, 부갑상샘, 귀인두관, 고실, 편도의 상피
외배엽	표 면	표피 및 피부부속물, 샘뇌하수체, 치아의 enamel, 속귀, 수정체
	신 경 — 신경관 —	중추신경계통, 망막, 솔방울샘(송과체), 신경뇌하수체
	— 신경능 —	신경절 및 신경집세포, 부신속질, 색소세포
중배엽	안 쪽	머리뼈, 머리부위의 근육 및 결합조직, 치아의 상아질 몸통의 근육, 머리뼈를 제외한 뼈대, 진피, 결합조직
	중 간	비뇨생식기계통
	가 쪽	팔다리와 내장의 근육 및 결합조직, 가슴막(늑막)·심장막(심막)·배막(복막), 지라(비장), 부신겉질, 혈관계와 림프계 및 혈구

외배엽에서는 **신경관**(neural tube)이 형성되고 **신경능선**(신경능, neural crest)이 분리되며 중배엽에서는 **몸분절**(체절, somite)과 **몸공간**(체강, coelom)이 형성되고 또한 혈관이 형성되면서 조혈이 시작되며 또한 융모(chorionic villi)가 형성되면서 융모속에 형성된 혈관과 융모와 융모사이로 들어온 엄마의 혈액 사이에 물질교환이 일어나며 내배엽에서는 창자(gut)가 형성된다. 4주초에는 **대롱심장**(tubular heart)의 박동이 시작됨으로써 순환이 시작된다.

이 기간을 **기관발생기**(period of organogensis)라고 하며 동시에 발육을 저해하는 인자에 대하여 감수성이 가장 높은 시기로서 선천성 기형의 대부분은 이 시기에 발생한다. 따라서 배자기는 발생과정에서 가장 위험한 시기이다(표 10-4).

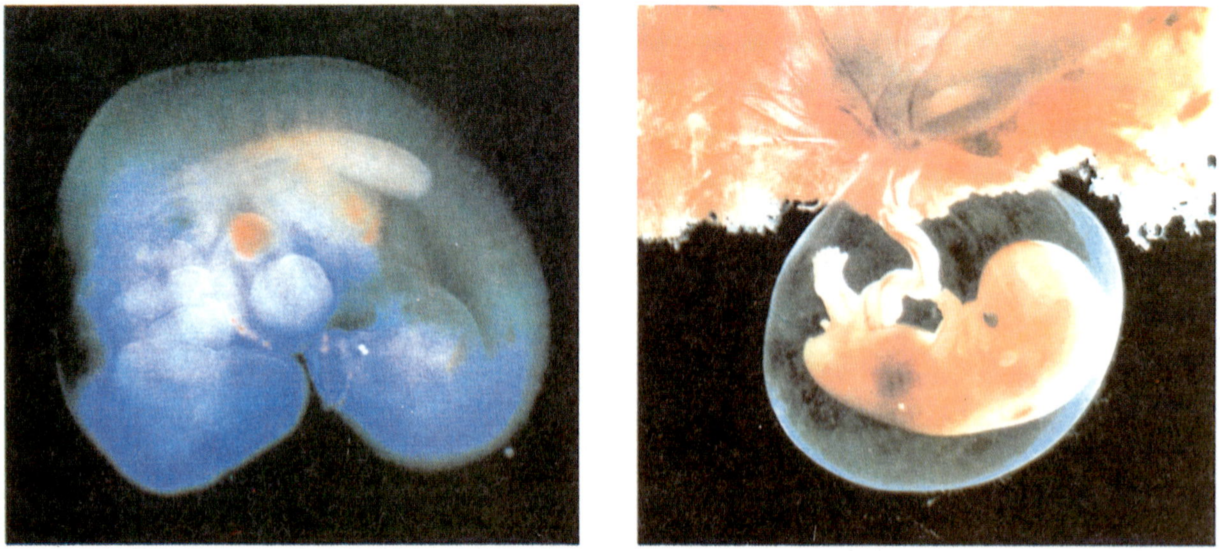

(a) (b)

* 그림 10-32. 발생 4주의 배아(a)와 발생 8주(b)의 배아

태아기

태아기에는 배아기처럼 극적인 변화는 볼 수 없으나 전체적으로는 신체가 빠르게 성장한다. 가장 먼저 발달되던 머리의 성장이 비교적 느려져서 점차 신체의 균형이 잡혀가면서 몸안의 모든 기관이 분화되고 성숙되는 기간이다. 그 중에서도 몸통의 성장은 20주까지 두드러지며 체중의 증가는 지방의 축적과 더불어 태생 말기에 이루어진다.

발생 20주 이전(체중 500g 이하)에 출산하는 경우에는 생존이 불가능하여 이를 유산이라 한다. 그러나 의학의 발전으로 체중이 1Kg(26주)을 넘으면 생존할 가능성이 높으며 출생시 2.5Kg 이하의 체중을 가진 경우를 조산아(premature infant)라 한다(표 10-5).

그러나 조산아의 의미는 체중미달인 동시에 출산일 이전에 태어난 아이를 말하는 것이며 태생기간(38주)을 채우고 태어났으나 발육부전으로 체중이 2.5Kg 이하인 경우가 많은데 이런 경우를 따로 태령에 비해 **작은 아기**(small for date or gestational age)라고 구분하여 부른다.

이 시기에는 각종 기형유발인자에 대하여 배아기처럼 감수성이 높지 않아 심각한 형태적 기형을 유발하지는 않으나 기능적 결함이나 작은 형태학적 결함이 유발된다.

따라서 기형아를 출산한 전력이 있는 경우 또는 나이가 많은 임산부의 경우에는 일찍 태아의 상태를 조사해야 한다.

가장 보편적으로 양수천자(amniocentesis – 12~14주)와 융모추출(chorionic villi sampling – 7~8주)을 통해 유전자 이상 등을 찾을 수 있으며 근래에는 초음파를 통하여 많은 것을 알 수 있다(그림 10-36).

※ 태아의 성장 저해 요인

① 임신부의 영양실조
② 흡연(nicotine 작용으로 자궁의 혈류량 감소)
③ 뭇배아임신(multiple pregnancy)
④ 저혈압이나 콩팥질환(자궁의 순환장애)
⑤ 태반의 발육부전 혹은 기능부전
⑥ 그 외 유전적 요인이나 염색체이상

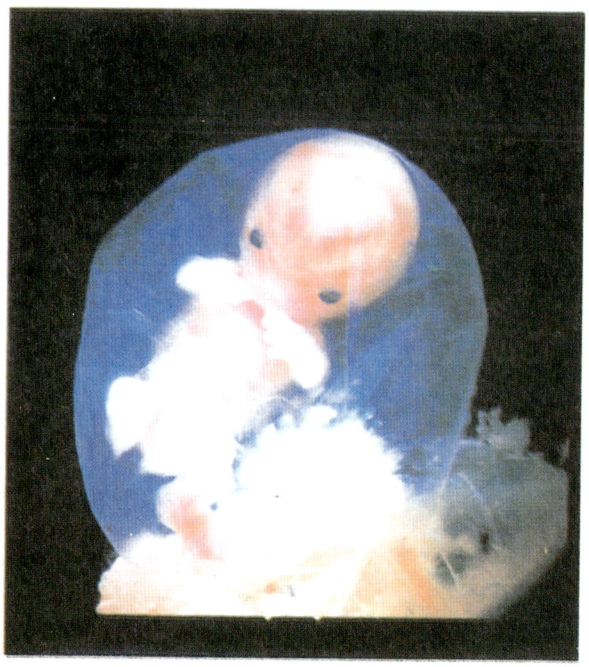

(a)

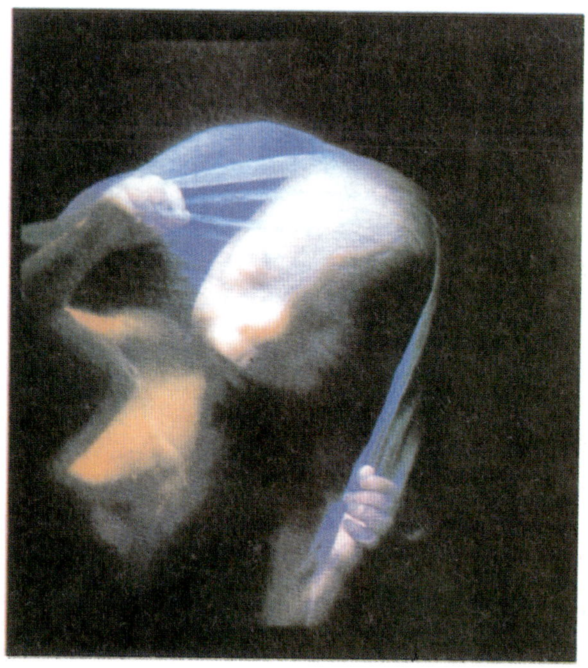

(b)

* 그림 10-33. 발생10주(a)와 16주(b)의 태아.

표 10-5 태아기의 발생진행과정

태령 (주)	두둔장 (mm)	체중 (g)	특 징
9	50	8	눈은 감겨 있고 작은창자의 일부가 태줄 속에 있으며, 간에서 조혈이 이루어진다.
10	61	14	가쪽에 있던 눈이 약간 앞쪽으로 이동하고, 작은창자가 배안으로 들어온다.
12	87	45	외형적으로 성의 구분이 가능해진다. 지라(비장)에서 조혈기능이 시작된다. 목이 구분되고 팔의 길이가 적절하게 되어 사람의 형태에 가까워진다.
14	120	110	머리가 들린다. 뼈발생(골화)이 빨라지면서 다리의 성장이 빨라진다.
16	140	200	귀가 머리에서 돌출되어 나타난다.
18	160	320	태지(vernix caseosa)가 출현하여 피부를 덮는다. 임부가 태동을 느낀다.
20	190	460	머리와 전신에 털(태모, lanugo)이 생긴다. 갈색지방조직이 형성된다.
			(생 존 가 능 태 아)
22	210	630	피부가 우굴쭈굴하며 투명하여 붉은 빛을 띠운다.
24	230	820	여기까지는 키에 비하여 신체가 가늘다. 손톱이 생긴다. 이 시기까지 출생후 생존이 힘든 것은 호흡기계통과 중추신경계통 간의 협동(조정)이 확립되지 못해서이다.
26	250	1000	중추신경계와 호흡운동간의 조정이 가능해진다. 속눈썹이 생긴다.
28	270	1300	눈이 뜨인다. 모발이 풍부해진다. 피부밑지방의 축적이 시작되어 피부주름이 펴진다.
30	280	1700	발톱이 생긴다. 고환이 내려간다. 빛에 대한 동공반사가 있다.
32	300	2100	피부는 분홍빛이며 매끈하다. 손톱이 손가락끝까지 덮는다.
36	340	2900	몸이 통통해진다. 털(태모)이 거의 빠진다(머리털과 눈썹 제외).
38	360	3400	머리발길이(키) 50cm, 가슴은 두드러지고 고환은 대체로 음낭 속에 있다.

태 반

접합자에서 발생된 구조물 중에 태아가 되는 부분을 제외한 나머지인 **융모막**(chorion), **양막**(amnion), **난황주머니**(yolk sac) 및 **요막**(allantois) 등을 총칭하여 **태아막**(태막, fetal membrane)이라고 하며 **태반**(placenta)이 완성될 때까지 배아의 영양 및 호흡을 돕는다.

태반이란 태아쪽에서 발행한 융모막과 어미의 자궁속막에서 유래된 **탈락막**(decidua)이 합쳐져 형성되며 출산까지 태아의 보호, 영양공급, 호르몬 분비, 가스교환 및 배설을 담당한다.

즉, 영양막에서 **융모혈관**(태아속의 혈관과 배꼽혈관을 통해 연결)을 이끌고 자궁속막으로 융모가 가지치면서 자라나가고, 그 사이로 엄마의 혈액이 흐르게 되어 태아와 엄마 사이에 물질 및 가스교환이 일어나 태아가 생존할 수 있는 것이다.

태아의 융모혈관과 엄마의 혈액 사이의 **태반막**(placental membrane)은 발생 20주 이후 극도로 얇아지며 융모 사이를 흐르는 엄마의 혈액양은 발생 10주에 분당 50cc이던 것이 분만 직전에는 분당 3~4회 교체되어 500~600cc에 이른다.

태반막을 사이에 두고 두 혈액사이에 물질 및 가스교환은 원활하나 혈액이나 혈구의 이동은 없으며 모체혈중의 몇가지 항체(홍역, 천연두, 디프테리아)가 태아로 전달되어 선천성면역을 갖는 반면 약물이나 병원체(주로 virus 및 매독균)가 막을 통해 태아에 전달되어 사산이나 기형을 초래한다.

분만 직전에 태반의 지름은 15~25cm, 두께는 2~3cm이고 무게는 500~600g이나 되어 자궁속면의 25~30%를 차지하는데 분만 후에 곧 탈락되어 뒤따라 배출된다.

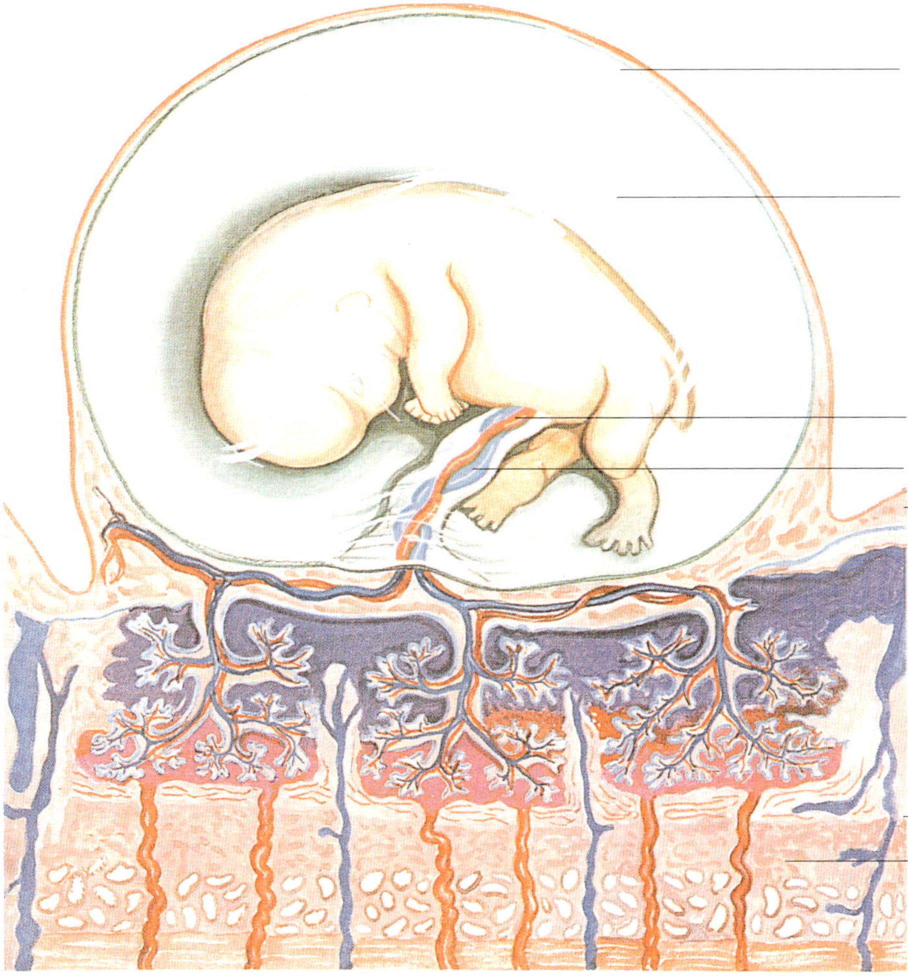

* 그림 10-34. 발생 8주의 태반.

분 만

분만(delivery)은 자궁으로부터 태아와 태반 및 태아막이 배출되는 것을 말한다. 분만은 자궁근육의 수축으로 시작되는데 이는 태아의 시상하부에서 부신겉질자극호르몬-분비촉진호르몬의 분비로 시작되어 이에 따른 여러 호르몬이 관여하며 결국 임신부의 신경뇌하수체에서 분비되는 **옥시토신**(oxytocin)에 의하여 자궁수축(**진통**)의 강도와 간격이 결정된다. 분만과정은 다음과 같이 4분기로 구분한다.

제1기(확장기)는 자궁목부분의 확장이 시작되어 완전히 확장되기까지인데 자궁목부분이 확장되기 시작할 때에는 규칙적인 진통이 10분 이내의 간격으로 일어난다. 이 기간은 초산부에서는 대략 12시간 정도이고 경산부에서는 7시간 정도이다.

제2기(배출기)는 자궁목부분이 완전히 확장된 후 태아가 분만되기 까지인데 초산부에서는 50분 정도 걸리고 경산부에서는 20분 정도 걸린다.

제3기(태반기)는 태아분만 후 태반과 태아막이 배출되기까지로서 소요시간은 15분 이내이다.

제4기(회복기)는 태반배출 후 약 2시간 정도로 자궁근육층의 수축으로 출혈이 멎게 된다.

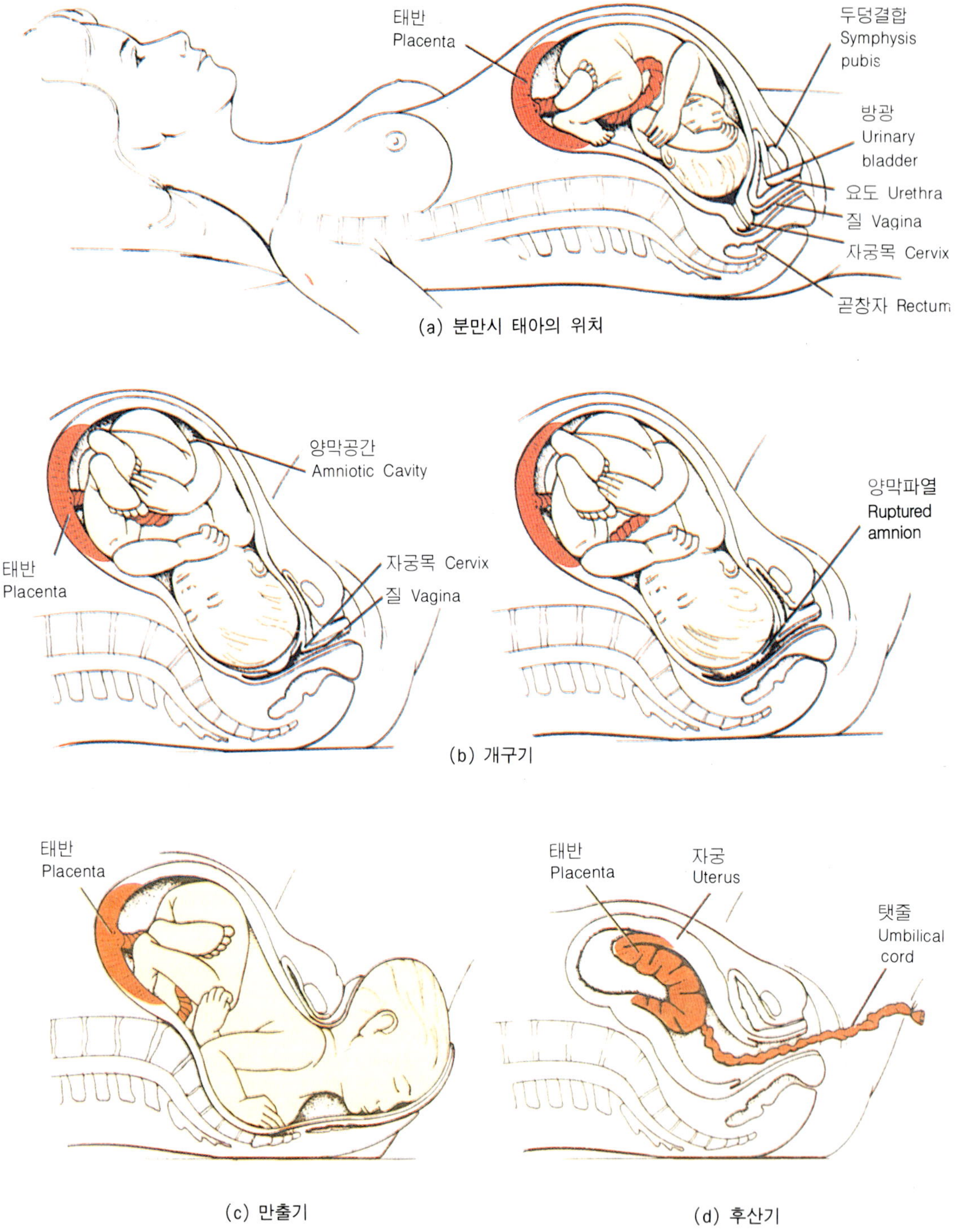

(a) 분만시 태아의 위치

(b) 개구기

(c) 만출기

(d) 후산기

* 그림 10-35. 분만 과정

임신으로 4배이상 늘어난 자궁에서 자궁속막의 기능층은 분민과 함께 모두 박리되어 많은 출혈이 예상되지만 자궁근육의 수축으로 인하여 빠르게 지혈된다. **자궁근육무력증**(uterine atony)은 지혈이 되지 않아 대량의 실혈로 인하여 산모의 생명을 위협하며 실제로 산모사망 첫번째 질환이다.

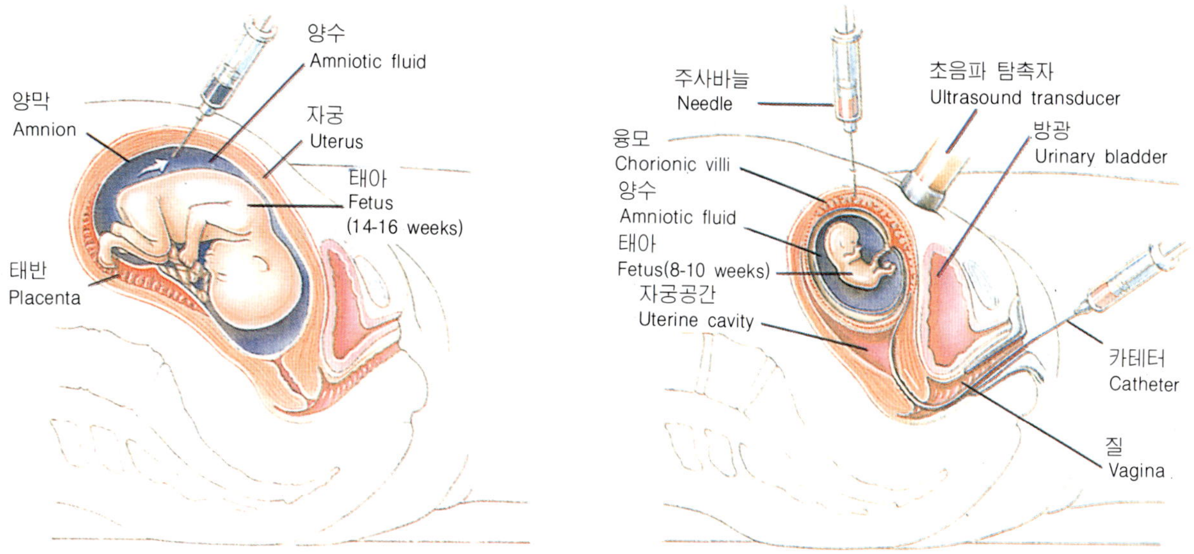

(a) (b)

* 그림 10-36. 양수천자(a)와 융모막의 융모추출(b).

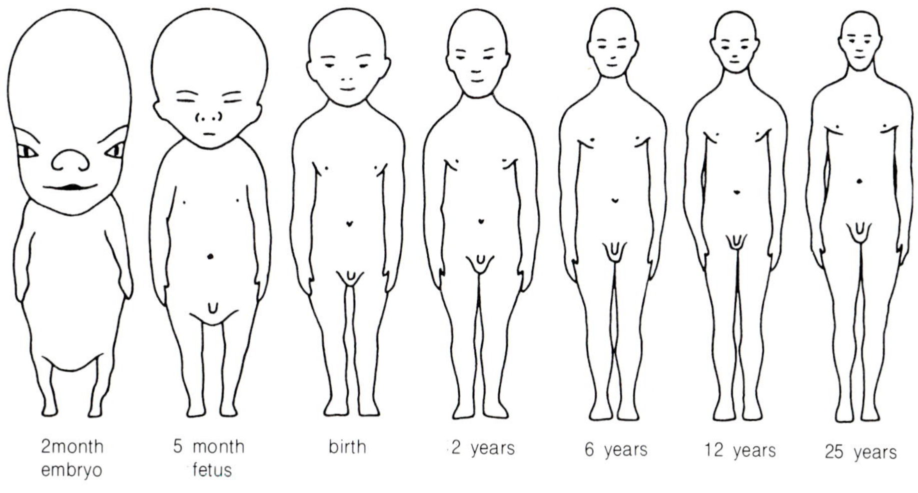

* 그림 10-37. 성장과정에서의 머리의 비율. 2개월된 태아는 신장의 1/2, 3개월에서는 1/3, 출생시에는 1/4, 2세에서는 1/5, 6세에서는 1/6, 12세에서 1/7, 성인에서 1/8.

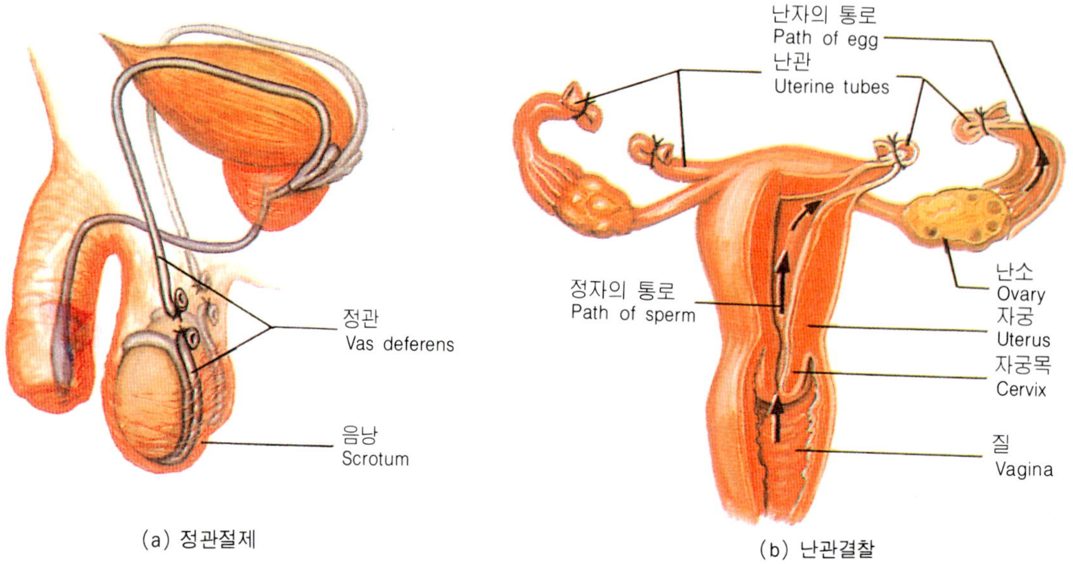

* 그림 10-38. 불임시술부위.

불임시술

영구불임을 위한 외과적 시술로 남성에서는 부고환 근처의 정관을 자르고 끝을 묶는 **정관절제술**(vasectomy)이 자주 이용되고 있다. 이 수술은 1~2주의 거북감 이외에 부작용이 적은 간단한 방법으로 정자는 부고환 이후로는 나올 수가 없게 된다. 따라서 수술 후 남성은 사정시에 정자가 없는 정액만 사출하게 된다.

한편, 여성에서는 **난관결찰**(tubal ligation)이라는 외과적 시술이 자주 이용되는데, 이 역시 난관을 자르고 끝을 묶어 정자와 난자가 접하는 길을 차단하여 수정이 불가능하게 하는 방법이다.

내분비계통
Endocrine system

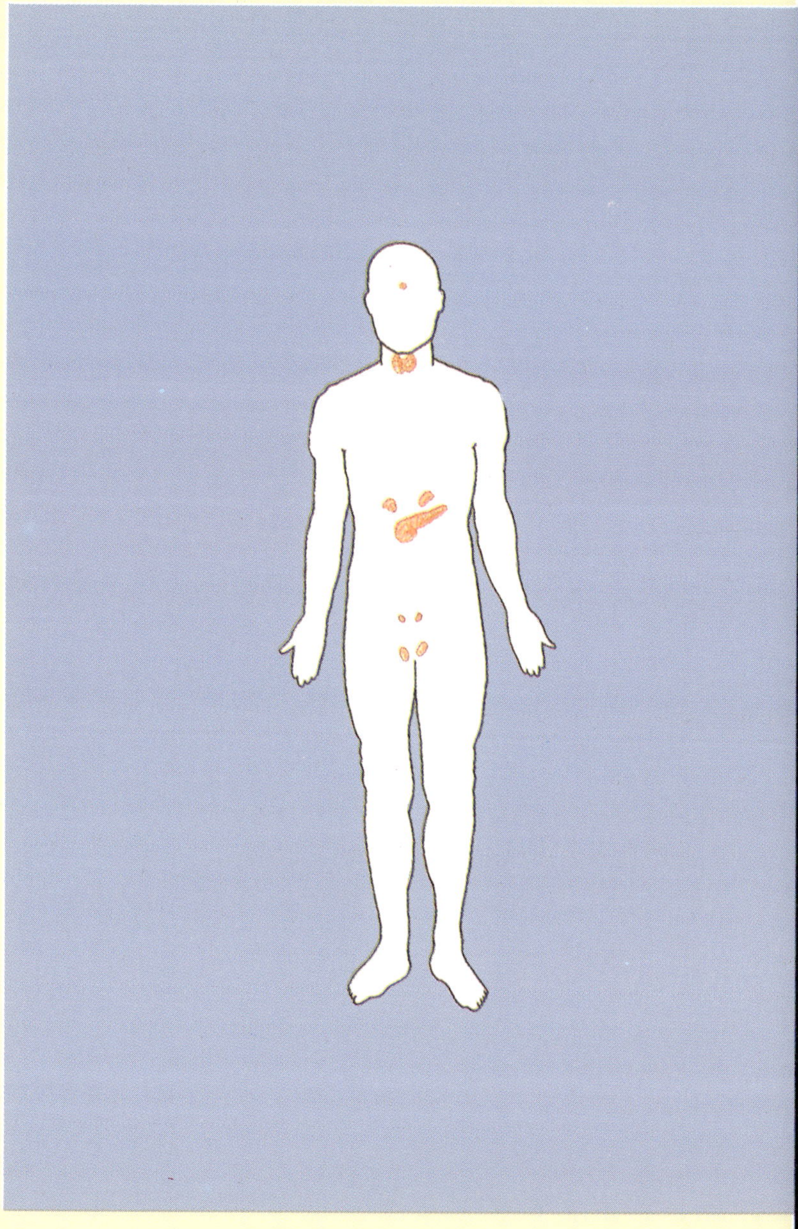

뇌하수체
- 샘뇌하수체
- 샘뇌하수체 호르몬의 분비조절
- 샘뇌하수체 호르몬의 분비기전
- 신경뇌하수체

갑상샘

부갑상샘

부신
- 부신겉질
- 부신속질

이자샘(랑거한스샘)

난소와 고환

기타 내분비샘
- 솔방울샘
- 곁신경절
- 태반
- 홑세포샘

11

Chapter 11

제 11 장
내 분 비 계 통

신체를 구성하고 있는 세포들은 다양하게 분화되어 각각 특수한 기능을 분담하고 있다. 따라서 원활한 통합적 기능이 이루어지지 않으면 건강한 상태가 지속될 수 없다. 이러한 세포들의 통합적 조절기능은, 전신적으로 또는 부분적으로, 신경계통과 내분비계통에 의하여 이루어지는 것이다.

신경계통은 신경섬유가 **표적기관**(target organ)에 접촉되었거나 근접된 상태에서 **신경조절물질**(neurotransmitter)을 분비하여 조절하지만 **내분비샘**(endocrine gland)들에서 분비되는 **호르몬**(hormone)은 혈류를 따라 가므로 신체의 어느 곳에나 도달할 수 있다.

내분비샘은 **외분비샘**(exocrine gland)과는 달라서 분비부만 존재하고 분비물을 배출하는 관(duct)이 없으므로 내분비샘에서 분비된 호르몬은 모세혈관이나 림프관으로 흡수되어 혈류를 타고 멀리 떨어져 있는 표적기관에 전달된다. 따라서 내분비샘에는 공통적으로 많은 모세혈관들이 샘세포들 사이에 조밀하게 그물을 이루고 있다.

호르몬은 단백질 복합체, 단백질 유도체 또는 스테로이드(steroid) 복합체이며 거의 모두가 비교적 대형분자로서 신진대사, 성장, 분화, 생식 및 자극에 대한 반응을 조절하고 체액 및 전해질의 평형, 산-염기 평형 등 항상성 유지에 중요한 역할을 한다.

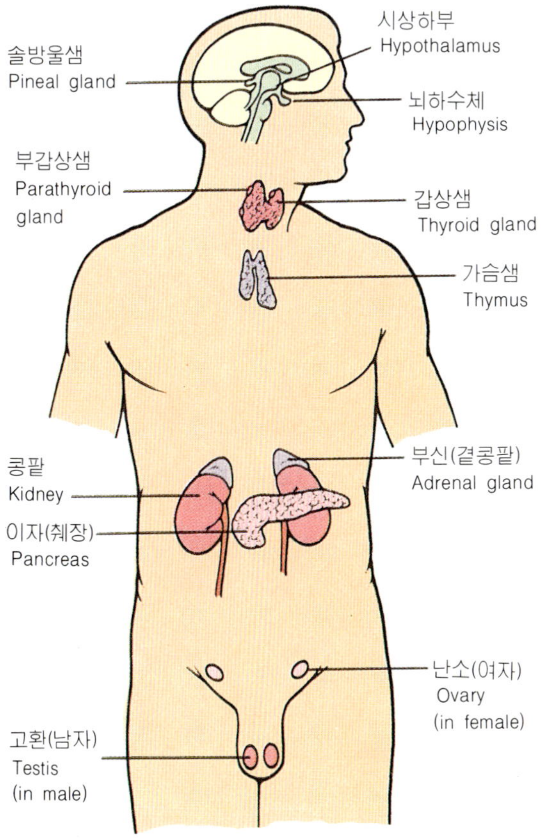

* 그림 11-1. 내분비샘의 위치.

내분비샘들은 형태적으로 서로 연결은 없지만 기능적으로 밀접한 연관성을 가지고 상호조절하여 통합적으로 기능을 수행하고 있으며 신경계통과도 밀접한 관계를 가지고 있다. 즉 여러가지 호르몬들이 직접 또는 간접적으로 신경계통에 영향을 미치며 또한 신경계통의 조절을 받는다.

사람에서는 현재까지 6종류의 내분비샘이 밝혀져 있으며 그 외에 확실하게 알려지지 않았거나 기능이 일시적인 것들이 있으며 위창자관의 홑세포샘들이 있다.

뇌하수체

뇌하수체(hypophysis)는 pituitary gland라고도 불리고 있으며 0. 5g 정도로 아주 작지만 다른 내분비샘들의 기능을 조정하는 내분비계통의 우두머리샘(master gland)으로써 그 기능은 대단히 중요하다.

이 샘은 머리속 바닥 중심부분에 있는 나비뼈몸통 윗면의 **뇌하수체오목**(하수체와, hypophyseal fossa)에 위치하며 뇌경질막의 연속인 **뇌하수체가로막**(안장격막, hypophyseal diaphragm)으로 덮혀 있고 가로막 중앙의 작은 구멍을 통하여 **뇌하수체자루**(하수체경, hypophyseal stalk)가 대뇌바닥부분의 **시상하부**(hypothalamus)에 연결되어 있다.

뇌하수체는 겉보기에 한개의 샘으로 보이나 실제로는 기원이 다른 두개의 샘이 합쳐진 것이다. 앞부분인 **샘뇌하수체**(adenohypophysis)는 태생기의 원시입천장의 상피에서 위로 성장하여 분화된 것이므로 일반적인 내분비샘의 구조이지만, 뒷부분인 **신경뇌하수체**(neurohypophysis)는 뇌에서 아래로 돌출되어 분화된 것이므로 신경조직의 구조이다.

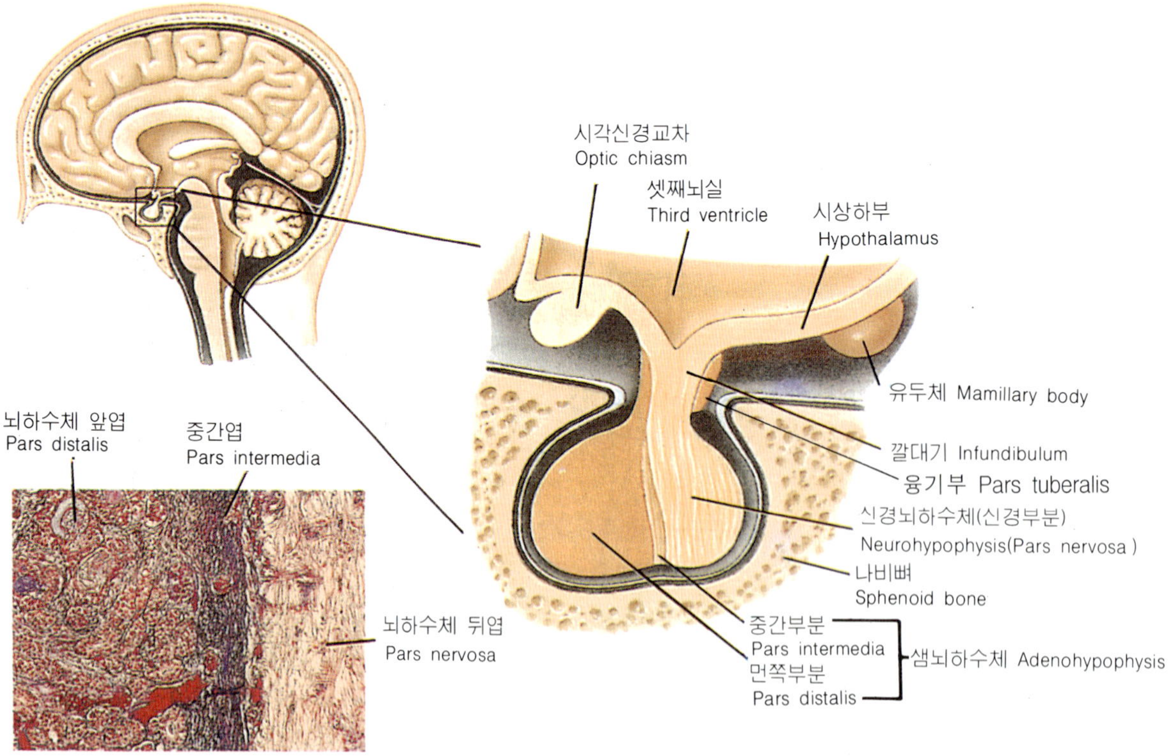

* 그림 11-2. 뇌하수체의 육안적 및 조직학적 구조.

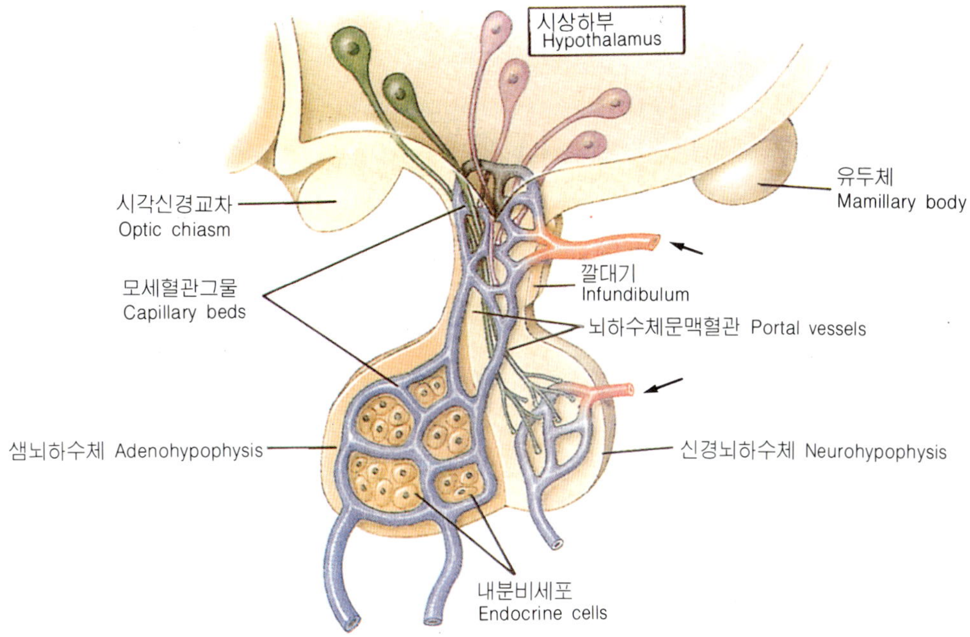

* 그림 11-3. 시상하부에 연결되어 있는 뇌하수체 및 뇌하수체 문맥계통.

표 11-1 내분비선의 명칭

뇌하수체(hypophysis cerebri)
샘뇌하수체(adenohypophysis)
신경뇌하수체(neurohypophysis)
갑상샘(thyroid gland)
부갑상샘(parathyroid gland)
부신(suprarenal gland)
겉질(cortex)
속질(medulla)
랑거한스섬(island of Langerhans)
성선(sex gland)
난소(ovary)
고환(testis)

샘뇌하수체는 다시 3부분으로 구분하는데 대부분을 차지하는 앞쪽의 넓은 부분을 **먼쪽부분**(원위부, pars distalis)이라고 하고 이것에서 연속된 윗부분인 신경뇌하수체의 깔대기를 둘러싸고 있는 부분을 **융기부**(결절부, pars tuberalis)라고 하며 샘뇌하수체와 신경뇌하수체 사이의 좁은 부분을 **중간부분**(pars intermedia)이라고 한다.

신경뇌하수체는 샘뇌하수체 중간부분의 뒷부분을 **신경샘부분**(pars nervosa)이라 하고 그 위의 자루부분을 **깔대기**(infundibulum)라고 한다. 깔대기의 윗부분인 **정중융기**(median eminence)는 시상하부에 속하지만 뇌하수체와의 밀접한 기능적 관계 때문에 신경뇌하수체에 포함시켜 설명하고 있다.

샘뇌하수체

샘뇌하수체(adenohypophysis)를 구성하는 세포는 세포질에 과립을 가지고 있어 염색이 잘 드는 **색듬세포**(chromopil cell)와 과립을 가지고 있지 않아 염색이 잘 들지 않는 **색안듬세포**(chromophobe)로 구별하며 색듬세포에는 산성 색소에 염색되는 **호산성세포**(acidophil cell)와 염기성 색소에 염색되는 **호염기성세포**(basophil cell)가 있다. 대체로 색듬세포가 50% (호산성세포가 35%, 호염기성세포가 15%)이고 색안듬세포가 50%이다.

호산성세포는 **성장호르몬**과 **프로락틴**을 분비하고 호염기성세포는 다른 내분비샘의 분비기능을 촉진시키는 작용을 하는 **난포자극호르몬**과 **황체형성호르몬** 혹은 **사이질세포자극호르몬, 갑상샘자극호르몬, 부신겉질자극호르몬**을 분비하며 그 외에 **메라닌세포자극호르몬**을 분비한다.

1. 성장호르몬

성장호르몬(growth hormone, GH)은 세포의 아미노산 섭취를 증진시키고 단백질합성과 지방의 이화작용을 증가시킴으로써 성장을 촉진하므로 **전신자극호르몬**(somatotropin, STH)이라고도 부른다.

특히 뼈끝(골단, epiphyses)에서 뼈발생을 촉진한다. 만약, 성장기에 이 호르몬이 과도하게 분비되면 **거인증**(gigantism)이 초래되고 반대로 적게 분비되면 **난장이증**(dwarfism)이 초래된다. 성장이 끝난 성인에서 과도하게 분비되면 손끝, 발끝 또는 턱끝 등의 뼈가 비대해지는 **끝비대증**(첨단비대증, acromegaly)이 초래된다.

2. 프로락틴

프로락틴(prolactin)은 여성 생식기계통에서 설명한 것과 같이 임신기간에 젖샘의 발육을 촉진하고 출산후 젖분비를 유도하고 지속시킨다.

임신 중 동분비세포의 비대로 샘뇌하수체가 거의 두배로 커지며 혈중 농도도 높아지나 임신 중에는 Estrogen에 의해 젖분비기능은 억제된다.

3. 난포자극호르몬

난포자극호르몬 (follicle-stimulating hormone, FSH)은 여성의 경우 난소에 있는 원시난포를 자극하여 성숙난포로 성장시키며 **에스트로겐**(estrogen)의 분비를 촉진한다.

남성에게서는 정소의 정세관을 발달시키고 정자발생(spermatogenesis)을 촉진한다.

4. 황체형성호르몬(간질세포자극호르몬)

황체형성호르몬(luteinizing hormone)은 여성에서는 난포자극호르몬과 더불어 난포의 성숙을 완성시키고 배란을 일으키게 하며 배란으로 인하여 파열된 난포를 황색체(황체)로 전환시키고 **프로게스테론**(progesteron)의 분비를 촉진한다.

남성에서는 고환의 사이질세포를 자극하여 유일한 남성호르몬인 **테스토스테론**(testosteron)의 분비를 촉진시키는 작용을 하므로 **사이질세포자극호르몬**(interstitial cell-stimulating hormone, ICSH)이라고 한다.

5. 갑상샘자극호르몬

갑상샘자극호르몬(thyroid-stimulating hormone, TSH, thyrotropin)은 갑상샘의 성장과 발달을 촉진시키고 유지시키며 갑상샘호르몬의 분비를 촉진시킨다.

6. 부신겉질자극호르몬

부신겉질(피질)자극호르몬(adrenocorticotrophic hormone, ACTH, corticotropin)은 부신겉질의 성장과 발달을 촉진시키고 유지시키며 여러가지 부신겉질호르몬의 분비를 촉진한다. 그러나 부신속질에는 전혀 영향을 주지 않는다.

7. 메라닌세포자극호르몬

메라닌세포자극호르몬(melanocyte-stimulating hormone, MSH)은 샘뇌하수체의 중간부분에서 분비되는 것으로 알려져 왔으며 근년에 호염기성세포가 이 호르몬의 형성에 관여한다고 보고되었다. 이 호르몬은 부신겉질자극호르몬과 더불어 피부의 메라닌침착(pigmentation)을 증가시킨다.

샘뇌하수체 호르몬의 분비조절

샘뇌하수체의 기능은 대뇌에 속하는 사이뇌(간뇌)의 아래부분인 **시상하부**(hypothalamus)에 의해 조절되고 있다.

즉 뇌하수체에 분포된 동맥의 하나인 위뇌하수체동맥은 **정중융기**(median eminence)에서 모세혈관으로 나뉘었다가 모여서 정맥, 즉 문맥(portal vein)이 되어 먼쪽부분(원위부)으로 내려가 재차 동굴모세혈관(sinusoid)이 된 후, 샘세포들 사이를 흘러 결국 뇌하수체정맥으로 모여서 나가는데, 시상하부로부터 샘뇌하수체의 기능을 조절하는 물질이 혈류를 따라 문맥을 거쳐 **뇌하수체원위부**의 샘세포에 작용하게 된다. 이러한 혈관분포를 소화기계통 문맥계통과 구분하여 **뇌하수체문맥계통**(hypophyseal portal system)이라고 부른다. 즉 샘뇌하수체는 문맥계통을 통하여 시상하부의 조정을 받는다. 시상하부의 신경세포들이 분비하는 물질을 **분비촉진호르몬**(releasing hormone)이라고 하며 아래와 같은 것들이 들어 있다.

1) **성장호르몬-분비촉진호르몬**
   growth hormone-releasing hormone (GRH)
2) **부신겉질자극호르몬-분비촉진호르몬**
   corticotropin-releasing hormone (CRH))
3) **갑상샘자극호르몬-분비촉진호르몬**
   thyrotropin-releasing hormone (TRH)
4) **난포자극호르몬-분비촉진호르몬**
   follicle-stimulating hormone-releasing hormone (FSH-RH)
5) **황체형성호르몬-분비촉진호르몬**
   luteinizing hormone-releasing hormone (LH-RH)
6) **프로락틴-분비억제호르몬**
   prolactin-inhibitory hormone (P-IH)

이상과 같이 정상상태에서 프로락틴에 대하여는 분비를 억제하나 이것을 제외한 모든 샘뇌하수체호르몬에 대하여는 분비를 촉진한다. 프로락틴은 임신기간과 출산후에만 분비된다.

샘뇌하수체 호르몬의 분비기전

호염기성세포에서 분비되는 자극호르몬(tropic hormone)들의 분비는 **음성되먹이기기전**(negative feedback mechanism)에 의하여 조절된다. 즉 자극호르몬의 혈중농도가 올라가면 표적샘에서 호르몬분비가 촉진되어 혈중농도가 올라간다. 이러한 표적샘 호르몬의 증가는 직접적 간접적으로 샘뇌하수체의 자극호르몬 분비를 억제한다.

예를 들면, 부신겉질에서 **당질콜티코이드**(glucocorticoid)의 분비가 증가되어 혈중농도가 올라가면 직접적으로 샘뇌하수체의 **부신겉질자극호르몬**(ACTH)의 분비를 억제시키거나 간접적으로 시상하부의 **부신겉질자극호르몬-분비촉진호르몬**(CRH)의 분비를 억제하여 뇌하수체 문맥계통의 CRH의 농도를 낮추어서 샘뇌하수체의 ACTH분비를 억제시키며 반대로 당질콜티고이드의 혈중농도가 낮아지면 CRH의 분비가 촉진되어 결국 ACTH의 분비가 증가되는 것이다.

따라서 치료나 대치료법의 목적으로 호르몬을 투여할 때나 반대로 치료를 중단할 때 혈중농도의 급속한 변화를 주지 않도록 유의하여야 한다.

또한 시상하부는 내분비조절기능 이외에 뇌와 신체간의 정신신체적(psychosomatic) 연결고리 역할을 한다.

신경뇌하수체

신경뇌하수체에서 분비되는 호르몬은 **항이뇨호르몬**과 **옥시토신**(oxytocin)의 2가지가 있는데 이것들은 신경뇌하수체세포(pituicyte)들에서 생산되는 것이 아니고 시상하부에 있는 **시각로위핵**(시삭상핵, supraoptic nucleus)과 **뇌실곁핵**(실방핵, paraventricular nucleus)의 신경세포들이 생산하여 축삭(axon)을 따라 흘러 내려보내어(그림 11-3) 축삭끝부분에 저장(**헤링소체**, Herring's body)되었다가 분비되는 것이다.

1. 항이뇨호르몬

항이뇨작용이란 대량의 요(오줌, urine)가 형성되지 않도록 하여 신체에서 물의 손실을 억제하는 것이다. **항이뇨호르몬**(antidiuretic hormone, ADH)은 콩팥의 먼쪽곱슬세관과 집합세관을 구성하고 있는 세포들에서 물의 투과성을 증대시켜 세관에서 물을 재흡수하여 혈류로 되돌려 보내는 기능을 한다. 만약 이 호르몬의 분비가 감소되면 대량의 요가 형성되는 **이뇨현상**(diuresis)이 일어나며 심한 경우를 **요붕증**(diabetes insipidus)이라고 한다.

이 호르몬은 소동맥(small artery)과 세동맥(arteriole)을 수축시켜 혈압을 높이는 효과가 있어 **바조프레신**(vasopressin) 또는 **피트리신**(pitressin)이라고도 한다.

2. 옥시토신

옥시토신(oxytocin)은 2가지 기능을 가지고 있다. 첫째, 분만시 강력한 자궁수축작용을 함으로 **자궁수축호르몬**이라고도 하며 출산을 빠르게 진행시키고 출산 후 출혈을 최소한으로 줄여 준다. 둘째, 수유기(lactating period)의 젖샘의 분비부(alveoli)에서 형성된 젖을 관(duct)으로 배출시킨다. 만약 이 호르몬의 도움이 없다면 아기가 빨아내는 힘 만으로는 젖이 잘 나오지 않는다.

갑상샘

갑상샘(thyroid gland)은 30g 정도로써 **오른엽**과 **왼엽**(right and left lobe) 및 이들을 연결하고 있는 **잘룩**(isthmus)으로 구성되어 있고 후두 아랫부분과 기관(trachea) 윗부분의 앞가쪽에 붙어 있다.

갑상샘조직은 많은 **소포**(follicle)들로 구성되어 있고 소포 속에는 타이로글로부린(thyroglobulin)이 요드(iodine)와 결합된 교질(colloid)이 들어있다. 갑상샘에서는 **갑상샘 호르몬**과 **칼시토닌**(calcitonin)이 분비된다.

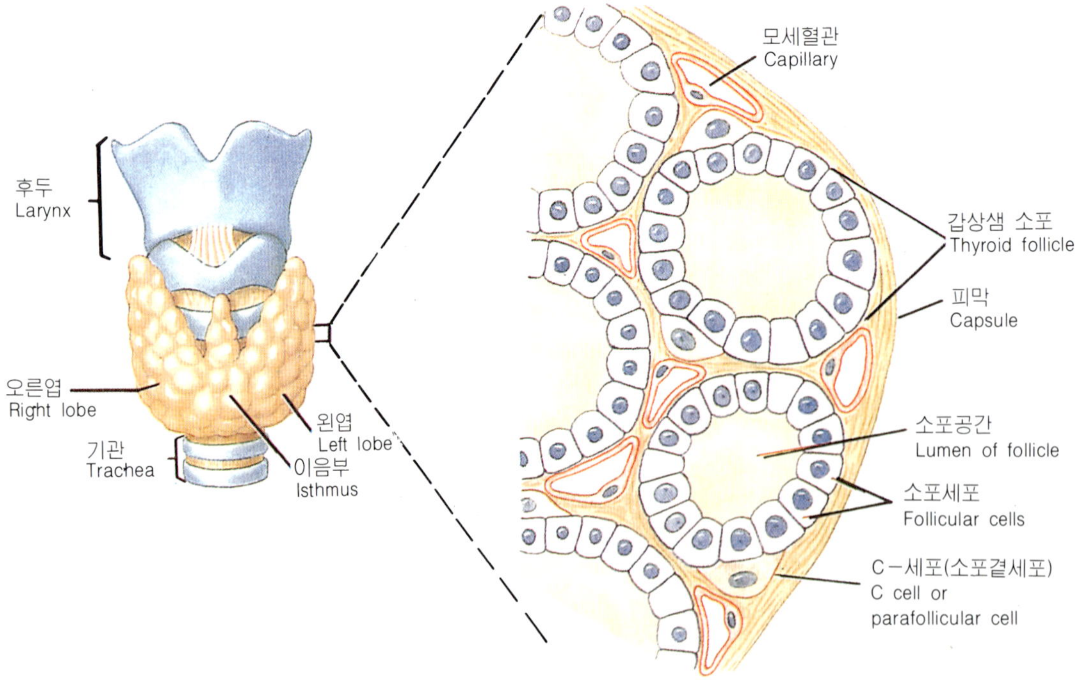

* 그림 11-4. 갑상샘의 모양과 구조.

1. 갑상샘호르몬

갑상샘호르몬은 **타이록신**(thyroxin)과 **트리요드타이로닌**(triiodothyronine)등 2가지가 있는데, 소포상피세포에서 **타이로글로부린**으로 분비되어 교질에 저장된 다음 요드화되어 요드원자(iodine atom)가 3개 붙은 것이 트리요드타이로닌이고, 4개 붙은 것이 타이록신이다. 이것들은 다시 소포상피세포를 통과하여 소포밖의 모세혈관으로 분비된다.

혈액 내에서 단백질과 결합된 갑상샘호르몬의 요드를 **단백결합요드**(protein bound iodine, PBI)라고 하며, 갑상샘의 기능을 조사하는데 이용되고 있다.

갑상샘호르몬의 기능은 세포의 대사율(metabolic rate)을 높여 성장과 분화를 촉진하는 것으로써 성장호르몬의 기능과 유사하지만 모든 조직에 작용한다는 점이 다르다. 예를 들면, 성장과정에서의 갑상샘호르몬결핍에 의한 **소인증**(cretinism)은 성장호르몬결핍에 의한 난장이증과는 외형도 다르지만 뇌가 발달되지 못하여 정신기능도 낮다.

갑상샘기능항진증(hyperthyroidism)은 갑상샘이 커지고 호르몬이 과다 분비되어 PBI가 증가되고 신진대사가 항진되며 식욕은 증가되나 체중은 감소되고 신경과민증이 생기고 안구돌출증(exophthalmos)이 생기는데 이 경우를 **갑상샘중독증**(toxic goiter, thyrotoxicosis) 또는 **바세도우병**(Basedow's disease)이라고도 한다.

갑상샘기능저하증(hypothroidism)은 성장기에 발생하면 기형적 난장이인 **소인증**을 나타내는데 이 경우 낮은 대사율, 성장장애, 생식기 부전 및 정신기능의 저하 등이 특징이며, 성인에서 기능저하증이 발생하면 정신적 육체적 기력이 감퇴하고 체중은 증가되며 모발이 소실되고 피부밑조직에 액체가 축적되고 피부가 두꺼워지는 현상(**점액수종**, myxedema)이 특징으로 나타난다.

특히 피부밑에 축적된 액체는 점액성이 높아 피부를 손가락으로 누른경우 움푹 들어가 잘 나오지 않는다.

2. 칼시토닌

칼시토닌(calcitonin)은 소포상피와 기저막 사이에 존재하는 신경능 세포에서 분화된 **소포곁세포**(parafollicular cell)에서 분비되는 것으로써 칼슘(Ca^{++}) 농도가 정상보다 올라가면 Ca^{++}이 뼈에 침착되는 것을 촉진하여 혈중농도를 정상으로 끌어내린다. 그러나 Ca^{++} 농도가 정상보다 낮은 경우에는 분비되지 않는다.

따라서 칼시토닌은 반대기능을 하는 부갑상샘호르몬과 함께 Ca^{++}의 항상성 유지에 관여하는 중요한 호르몬이다.

부갑상샘

부갑상샘(parathyroid gland)은 갑상샘의 양 엽(lobe) 뒷면 중간부분과 아래끝부분에 붙어 있는 팥알 정도(직경이 4~5mm)의 크기로써 한쪽엽에 2개씩 보통 4개가 있으며 상피모양세포들이 덩어리를 이루고 있다.

부갑상샘의 대부분을 차지하고 있는 으뜸세포(주세포, principal, chief cell)**들에서 분비되는 부갑상샘호르몬**(parathyroid hormone)**은 칼슘**(Ca^{++})**의 흡수를 촉진하여 혈중 및 체액내의** Ca^{++}**농도를 높인다.**

즉 부갑상샘호르몬은 소화관 및 요세관(renal tubules)에서 Ca^{++}의 흡수를 촉진시키며 뼈에서 칼슘과 인(P)을 유리시켜 Ca^{++}의 혈중농도를 높이고 반대로 요세관에서 P의 배설을 촉진시켜 P의 혈중농도를 감소시킨다. 그러나 정상에서 부갑상선 호르몬은 혈중 Ca^{++} 농도가 낮아졌을때 분비가 증가된다.

칼슘은 정상적인 신경세포의 흥분전도, 근육세포의 흥분수축, 혈액응고, 세포막의 투과성, 여러가지 효소들의 기능 등에 필수적임으로 항상 정상농도가 유지되어야 한다. 이 호르몬의 결핍상태인 **부갑상**

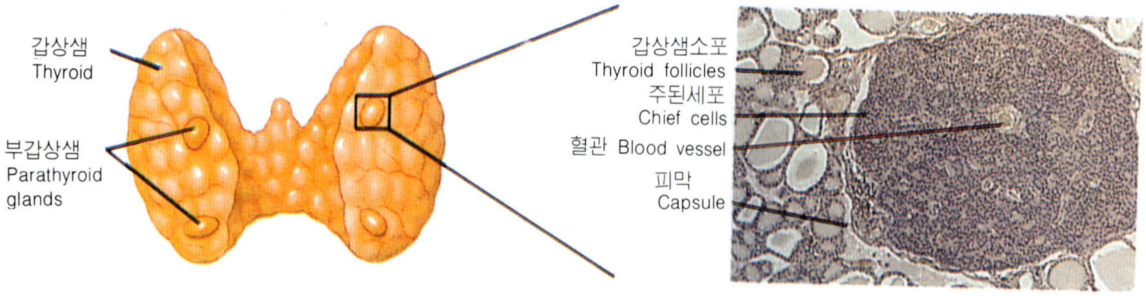

* 그림 11-5. 부갑상샘의 위치와 조직학적 구조.

샘기능저하증(hypoparathyroidism)에서는 혈중 칼슘농도가 저하됨에 따라 신경의 흥분성이 증가되어 심하면 사지의 강직(spasm), 안면 및 후두 근육이 경련(tetany)을 일으킨다. 반대로 **부갑상샘기능항진증**(hyperparathyroidism)에서는 뼈에서 Ca^{++}의 유리가 촉진되어 뼈연화증이 초래된다.

부 신

부신(곁콩팥, adrenal gland)은 양쪽 콩팥위에 모자모양으로 놓여 있는 세모꼴의 샘으로 무게는 약 10g이다. 부신은 구조적으로나 발생학적으로 전혀 다른 2가지 조직으로 구성되어 있는데 **부신겉질**(adrenal cortex)은 중배엽(mesoderm)에서 유래된 것이고 부신속질(adrenal medulla)은 신경능세포, 즉 외배엽(ectoderm)에서 기원된 것이다.

부신겉질

부신겉질(adrenal cortex)은 바깥쪽에서부터 **토리층**(사구대, zona glomerulosa), **다발층**(속상대, zona fasciculata), **그물층**(망상대, zona reticularis)의 3층으로 구분된다. 토리층에서는 **전해질코티코이드**를, 다발층에서는 **당질코티코이드**를, 그물층에서는 소량의 **생식호르몬**(sex hormone)을 분비한다.

1. 전해질코티코이드

전해질코티코이드(mineral corticoid)의 대부분은 **알도스테론**(aldosterone)으로써 콩팥의 먼쪽곱슬세관에 작용하여 소디움(나트리움, Na^+)과 물의 재흡수를 촉진하여 Na^+의 혈중 농도를 일정하게 유지시키며 동시에 포타지움(칼리움, K^+)이나 수소(H^+)를 배출하여 정상 산도(pH)를 유지시킨다.

이 호르몬의 분비는 주로 **레닌-안지오텐신 기전**(renin-angiotensin mechanism)에 의하여 조절되는데 콩팥의 들토리세동맥의 혈압이 떨어지면 토리곁복합체(juxtaglomerular complex)가 자극 되어 **레닌**이 분비되고 레닌은 혈장단백인 안지오텐시노겐(angiotensinogen)을 분해하여 **안지오텐신**으로 전환시키면 이것이 토리층(zona glomerulosa)세포를 자극하여 알도스테론의 분비를 증가시킨다. 또한 K^+의 혈중농도가 높아지면 알도스테론의 분비는 촉진되고 반대로 K^+의 농도가 낮아지면 억제된다.

2. 당질코티코이드

당질코티코이드(glucocorticoid)의 대표적인 것은 **코티솔**(cortisol)과 **코티코스테론**(corticosterone)이며 이것들의 작용은 아래와 같다.

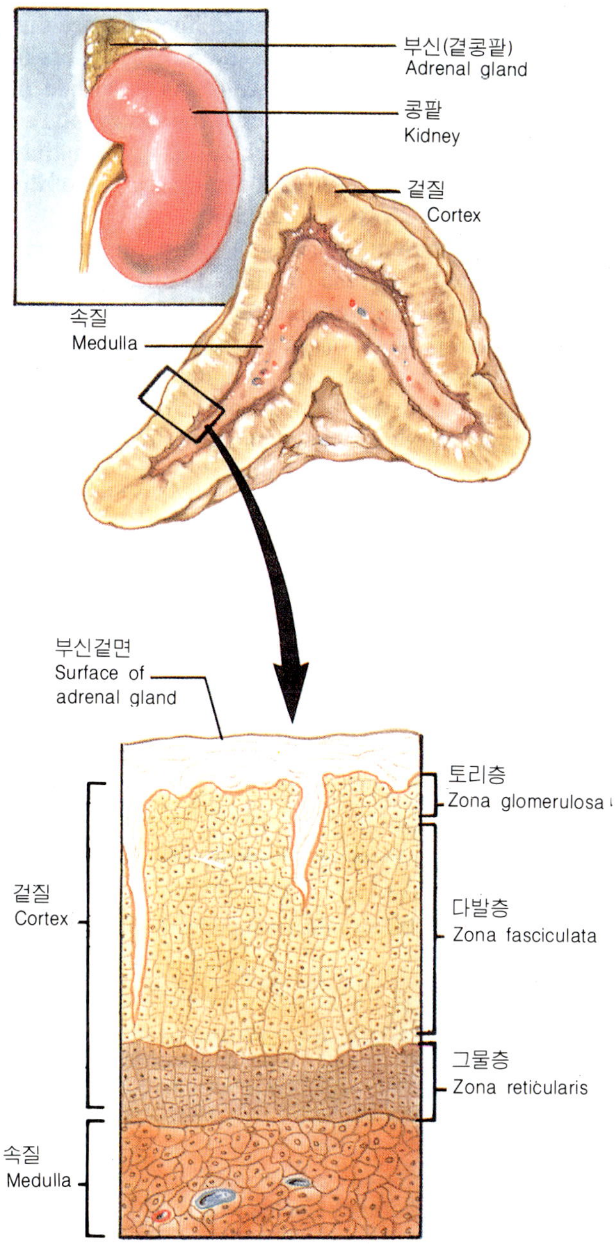

* 그림 11-6. 부신의 위치와 조직학적 구조

1) 간세포를 제외한 모든 세포에서 단백질을 아미노산으로 분해하고 아미노산이 포도당으로 변화되는 것을 촉진하며 지방의 분해도 촉진하는 것으로 알려져 당질코티코이드를 단백질분해(protein catabolic)호르몬, 포도당생성(gluconeogenic)호르몬 또는 과다혈당(hyperglycemic)호르몬이라고도 부른다.

따라서 당질 코티코이드가 만성적으로 과다하게 분비되면 혈당량이 증가되어 당뇨병과 비슷한 증상을 나타내고 신체의 지방분포상태가 비정상으로 변화되어 팔다리에는 감소되고 반대로 얼굴(moon face), 어깨(buffalo hump) 및 가슴과 배에는 증가되는데 이것을 **쿠싱증후군**(Cushing syndrome)이라고 한다. 만성적인 피부질환, 신경통, 관절염 등을 치료하기 위하여 이 호르몬을 장기 복용하면 과분비와 같은 결과를 초래한다.

2) 정상혈압을 유지하는데 관여한다. 이 호르몬의 혈중농도가 낮아지면 부신속질호르몬의 혈관수축 작용이 약해져 혈압이 내려가며 반대로 과다분비되거나 또는 장기간 복용하면 혈압이 올라간다.

3) 항염효과(anti-inflammatory effect)를 나타내나 그 작용기전은 아직도 확실치 않다.

4) 스트레스 방어에 관여한다. 지속적인 정신적 육체적 스트레스 상태에서 이 호르몬의 분비가 촉진되는데 아직까지 그 기전은 자세히 알려져 있지 않다.

3. 성호르몬

부신겉질의 속층인 그물층에서는 남자 여자 모두에서 남성호르몬인 **안드로겐**(androgen)이 분비되나 정상에서는 양이 매우 적어 기능적으로 무시되고 있다. 만약 androgen의 분비가 증가되면 성인 남자에서는 큰 영향이 없을 수 있으나 여자에서는 **다모증**(hirsutism) 등의 남성화(virilization, masculinization)가 초래되며 사춘기 이전의 남자에서는 사춘기가 당겨지는 **조숙**(precocious puberty)이 초래되고 여자에서는 역시 남성화가 초래된다. 특히 부신겉질의 종양 중에서도 남성화종양(virilizing tumor)이 생겨 대량의 호르몬이 분비되면 바깥 생식기가 남자의 그것과 유사하게 발전한다. 이러한 상태를 **여성거짓반음양증**(female pseudohermaphroditism)이라고 한다.

부신속질

부신속질(adrenal medulla)은 부신 전체 폭의 1/4정도를 차지하는 적은 부분으로써 카테콜아민(catecholamine)계 물질인 **에피네프린**(epinephrine)과 **노어에피네프린**(norepinephrine)을 분비한다.

이 호르몬들은 민무늬근육, 심장근육 및 여러 샘들에 작용하여 교감신경의 효과를 증가시키고 지속시킨다. 예를들면, 심장의 혈액박출(cardiac output)을 증가시키고 혈관을 수축하여 혈압을 높여준다.

스트레스에 대한 신체의 최초 반응으로 이 호르몬의 분비가 증가한다. 이런 현상은 뇌의 기능적 변화가 시상하부에서 통합정리되어 교감신경 신경절이전신경(preganglionic neuron)을 거쳐 부신속질에 전달되어 일어나는 것이다.

이자섬(랑거한스섬)

이자섬(pancreatic islets)은 이자(췌장)의 외분비샘 사이에 흩어져 있는 세포집단들로써 **랑거한스섬**(Langerhans' island)이라고도 부르고 20만에서 180만개 정도이며 무게는 이자 전체의 1~2%를 차지하고 있다.

구성세포는 염색성과 과립의 용해성에 따라 5~6종류로 구별한다. 그 중 약 20%를 차지하는 α (A)세포는 글루카곤(glucagon)을 70% 이상을 차지하는 β (B)세포는 인슐린(insulin)을 그리고 5% 이내의 δ (D)세포는 **조마토스타틴**(somatostatin)을 분비한다.

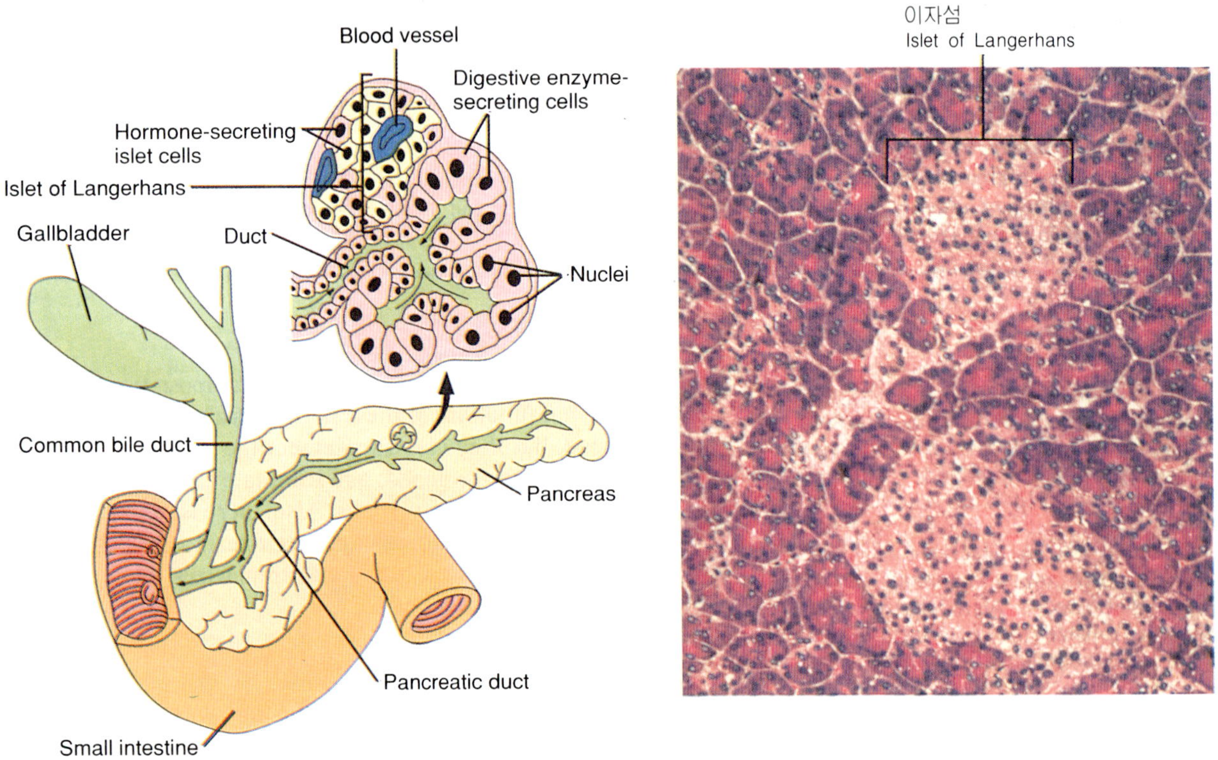

* 그림 11-7. 이자의 외분비샘 사이에 흩어져 있는 이자섬의 조직학적 구조.

1. 인슈린

인슈린은 혈액내의 영양소들 특히 포도당을 세포안으로 이동시킴으로써 포도당의 혈중농도를 저하시킨다. 따라서 인슈린의 분비가 낮아지면 혈당량이 높아지고 그 결과 오줌에 포도당이 섞여 나오게 되는데 이런 상태를 **당뇨병**(diabetes mellitus)이라고 한다.

2. 글루카곤

글루카곤은 인슈린과 반대작용, 즉 혈당량이 저하되면 분비되어 세포에 저장되어 있는 **당원**(glycogen)을 분해하여 혈중으로 내보내는 기능을 한다. 따라서 인슈린과 글루카곤의 보완작용으로 혈당량이 적절히 조절된다.

소마토스타틴은 α - 및 β -세포의 분비기능과 위, 창자 및 쓸개의 운동을 억제하는 것으로 알려져 있다.

난소와 고환

남자의 고환이나 여자의 난소는 생식세포인 정자나 난자를 형성하여 배출하는 기능 외에 스테로이드호르몬을 분비하여 이차성특징을 유발시키고 유지시킨다.

정소의 **사이질세포**(interstitial cell 또는 Leydig's cell)는 남성호르몬인 **테스토스테론**(testosterone)을 분비하고 난소의 성장난포와 성숙난포의 **난포세포**(follicular cell) 및 황체(corpus luteum)는 에스토로겐(estrogen)과 **프로게스테론**(progesterone)을 분비하는데 이 호르몬들에 관하여는 생식기계통에서 자세히 기술하였다.

기타 내분비샘

솔방울샘

솔방울샘(송과체, pineal gland)은 솔씨 모양의 작은 샘으로써 사이뇌의 셋째뇌실 뒤에 위치하고 있다. 사람에서 그 기능에 대해서는 논란이 많으나 멜라토닌(melatonin)을 함유하고 있고 이것은 유년기에 생식샘의 발달에 영향을 미치는 것으로 알려져 있다.

곁신경절

곁신경절(방신경절, paraganglia)은 형태학적, 발생학적, 기능적으로 부신속질 세포와 같은 **친크롬세포**(chromaffin cell)의 집단으로써, 뒤배벽의 배막(복막)뒤 교감신경절 주변에 흩어져 있다.

태 반

태반(placenta)은 임신기간 동안 내분비샘으로서 기능을 하며 아래의 호르몬들을 분비한다.

1. 융모막생식샘자극호르몬

융모막생식샘자극호르몬(human chorionic gonadotropin, HCG)은 황체의 퇴축을 방지하고 황체호르몬의 분비를 촉진하는 뇌하수체의 황체형성호르몬(LH)의 작용과 비슷하다. 임신 2주 째부터 분비되며 임신 8주에 최대에 이르고, 이 후에는 점차 감소된다. 따라서 임신초기에 임신여부를 진단하는데 이용된다.

2. 태반젖샘자극호르몬

태반젖샘자극호르몬(human placental lactogen, HPL 또는 human chorionic somatomammotropin)은 탄수화물과 지방의 대사를 촉진하며 특히 임신후기에 유선의 성장을 촉진한다.

3. 용모막갑상샘자극호르몬

용모막갑상샘자극호르몬(human chorionic thyrotropin)은 뇌하수체에서 분비되는 갑상샘자극호르몬과 같은 호르몬이다.

4. 용모막부신겉질자극호르몬

용모막부신겉질자극호르몬(human chorionic corticotropin)은 뇌하수체에서 분비되는 부신겉질자극호르몬과 유사한 물질이다.

5. 에스트로겐

에스트로겐(estrogen)은 생식기계통에서 자세히 설명하였다.

6. 프로게스테론

프로게스테론(progesterone)은 임신상태의 유지에 필수적이며 에스트로겐과 함께 젖샘의 발달을 촉진한다(내분비계통 참조).

홑세포내분비샘

홑세포내분비샘(unicellular endocrine gland)은 소화기계통에서 처음 알려졌고 현재 확실하게 알려진 것으로는 아래와같은 것들이 있다.

이자에 산재되어 인슈린(insulin) 및 구루카곤(glucagon)을 분비하는 세포들과 갑상샘에 산재되어 칼시토닌(calcitonin)을 분비하는 것을 제외하면 위, 작은장자, 큰창자 등의 점막상피에 흩어져 있는 것들로써 **조마토스타틴**(somatostatin), **섭스탄스피**(substance P), **맥관활성내장폴리펩티드**(vasoactive intestinal polypeptide, VIP), **뉴로텐신**(neurotensin), **씨크리틴**(secretin), **가스트린**(gastrin), **콜레시스토키닌**(cholecystokinin), **위억제폴리펩타이드**(gastric inhibitory polypeptide), **모틸린**(motilin) 등 대부분이 소화관의 운동이나 소화효소의 분비를 조절하는 호르몬들이다.

표 11-2 소화 호르몬의 분비와 기능

호 르 몬	분비자극 및 분비장소	기 능
Gastrin	단백질및 미주신경의 자극에 의해 위점막에서 분비	Pepsin 및 산도 높은 위액 분비 촉진
secretin	부분적으로 소화된 단백질 및 염산에 의해 장점막에서 분비	효소농도가 낮은 이자액 분비 촉진, 담즙 및 위액 분비 촉진
Pancreozymin	단백질에 의해 장점막에서 분비	농도높은 췌액 분비 촉진
Cholecystokinin	지방에 의해 장점막에서 분비	담낭에서 담즙 배출 촉진
Enterogastrone	지방에 의해 장점막에서 분비	위액분비와 위운동 억제

찾아보기

【ㄱ】

【ㄴ】

【ㄷ】

【ㄹ】

【ㅁ】

【ㅂ】

【ㅇ】

【ㅈ】

【ㅊ】

【ㅋ】

【ㅎ】

INDEX

【A】

【D】

【E】

【F】

【G】

【H】

【I】

【J】

【K】

【L】

【M】

【N】

【O】

【P】

【Q】

【R】

【T】

【U】

【V】

개정6판 인체해부학

1991년 3월 10일 초판발행
1996년 3월 10일 개정2판발행
1998년 3월 20일 개정3판발행
2001년 8월 10일 개정4판발행
2006년 3월 10일 개정5판발행
2009년 3월 10일 개정6판발행
2012년 3월 10일 개정6판2쇄발행

지은이 : 전용혁, 서영석, 박선화
펴낸이 : 이상태
펴낸곳 : 청구문화사
주 소 : 120-831 서울특별시 서대문구 연희 1동 436-1
전 화 : 02-332-0541(代) FAX : 02-337-9577
등 록 : 1990년 11월 2일 제9-247호

가격 30,000원

ISBN 978-89-5616-283-6 93510